全国医学教育发展中心医学教育译丛

丛书翻译委员会顾问　韩启德　林蕙青
丛书翻译委员会主任　詹启敏

综合模拟医学：
医学教育中的掌握性学习

Comprehensive Healthcare Simulation:
Mastery Learning in Health Professions Education

原　著　William C. McGaghie
　　　　Jeffrey H. Barsuk
　　　　Diane B. Wayne

主　译　黎孟枫

副主译　李　薇　李海潮　刘继海

U0284285

人民卫生出版社
·北　京·

First published in English under the title
Comprehensive Healthcare Simulation：Mastery Learning in Health Professions Education，edited by William C. McGaghie，Jeffrey H. Barsuk，Diane B. Wayne.
Copyright © Springer Nature Switzerland AG，2020.
This edition has been translated and published under licence from Springer Nature Switzerland AG.

图书在版编目（CIP）数据

综合模拟医学：医学教育中的掌握性学习 /（美）威廉·C. 麦加（William C. McGaghie）原著；黎孟枫主译 .—北京：人民卫生出版社，2023.1
　ISBN 978-7-117-34376-3

　I. ①综… 　II. ①威… ②黎… 　III. ①医学教育 - 研究 　IV. ①R-4

中国版本图书馆 CIP 数据核字（2022）第 258524 号

人卫智网	www.ipmph.com	医学教育、学术、考试、健康，购书智慧智能综合服务平台
人卫官网	www.pmph.com	人卫官方资讯发布平台

图字：01-2021-1343 号

综合模拟医学：医学教育中的掌握性学习
Zonghe Moni Yixue：Yixue Jiaoyu zhong de Zhangwoxing Xuexi

主　　译：黎孟枫
出版发行：人民卫生出版社（中继线 010-59780011）
地　　址：北京市朝阳区潘家园南里 19 号
邮　　编：100021
E - mail：pmph @ pmph.com
购书热线：010-59787592　010-59787584　010-65264830
印　　刷：北京顶佳世纪印刷有限公司
经　　销：新华书店
开　　本：710×1000　1/16　印张：24.5
字　　数：453 千字
版　　次：2023 年 1 月第 1 版
印　　次：2023 年 3 月第 1 次印刷
标准书号：ISBN 978-7-117-34376-3
定　　价：158.00 元
打击盗版举报电话：010-59787491　E-mail：WQ @ pmph.com
质量问题联系电话：010-59787234　E-mail：zhiliang @ pmph.com
数字融合服务电话：4001118166　E-mail：zengzhi @ pmph.com

译者（以姓氏笔画为序）

马思原　南方医科大学南方医院
王中强　南方医科大学
王晓怡　广州医科大学附属第三医院
韦秋文　广西医科大学
朱汉祎　南方医科大学
向　阳　复旦大学附属华山医院
刘继海　北京协和医学院
闫麦冬　南方医科大学南方医院
杜　华　南方医科大学
李　岩　北京大学第一医院
李　崎　四川大学华西医院
李　薇　南方医科大学南方医院
李思思　南方医科大学
李海潮　北京大学第一医院
佟　矿　南方医科大学
辛　岗　汕头大学医学院
张　阳　中国医科大学
张　鸿　北京大学第一医院
陈　勤　西南医科大学
陈志桥　武汉大学中南医院
栗玉菡　南方医科大学
赖雁妮　复旦大学附属华山医院
黎尚荣　中山大学附属第三医院
黎孟枫　南方医科大学

以医学教育科学研究推进医学教育改革与发展。

本套译丛的出版对于我国医学教育研究的科学化和

专业化具有重要作用。

韩启德

医学教育研究要研究真问题，密切联系实际；

要努力发现规律，促进医学教育高质量发展。

林蕙青

译丛序言

医学教育是卫生健康事业发展的重要基石,也是我国建设高质量教育体系的重要组成部分。2020 年 9 月,国务院办公厅印发《关于加快医学教育创新发展的指导意见》,明确指出要把医学教育摆在关系教育和卫生健康事业优先发展的重要地位,要全面提高人才培养质量,为推进健康中国建设、保障人民健康提供强有力的人才保障。医学教育科学研究是医学教育改革与发展的重要支撑,发挥着引领作用。当前,我国已经建立起全球最大的医学教育体系,但在医学教育科学研究上还较为薄弱,在医学教育的最新理念和医学教育模式创新上还相对落后。引进和翻译国际权威、经典的医学教育专业书籍有助于拓宽我们的视野,是提升医学教育科学研究水平和掌握国际医学教育新理念行之有效的方法,对我国医学教育事业改革发展有重要的意义。

北京大学全国医学教育发展中心自 2018 年 5 月成立以来,始终以推动我国医学教育改革与发展为己任,以医学教育学科建设为核心推进医学教育科学研究。2019 年 5 月,中心联合全国 20 所知名高等医学院校联合发起成立全国高等院校医学教育研究联盟,旨在凝聚各高等院校医学教育研究力量,推动中国医学教育研究的专业化、科学化和可持续发展,促进医学教育研究成果的生成、转化和实践推广,引领和推动医学教育发展。2020 年 7~10 月全国医学教育发展中心携手人民卫生出版社,依托全国高等院校医学教育研究联盟,牵头组织研究联盟中的国内知名院校和知名医学教育专家,组织开展了国际经典或前沿的医学教育著作的甄选工作,共同建设"全国医学教育发展中心医学教育译丛",期望出版一套高质量、高水平、可读性和指导性强的医学教育译作丛书,为国内医学教育工作者和医学教育研究人员提供参考借鉴。2020 年 11月,"全国医学教育发展中心医学教育译丛"启动仪式在中国高等教育学会医学教育专业委员会、全国医学教育发展中心和人民卫生出版社共同主办的"全国高等医药教材建设与医学教育研究暨人民卫生出版社专家咨询 2020 年年会"上隆重举行。

"全国医学教育发展中心医学教育译丛"最终共甄选 11 本医学教育著

作,包括国际医学教育研究协会(Association for the Study of Medical Education, ASME)最新组织全球知名医学教育专家编写的 *Understanding Medical Education:Evidence,Theory and Practice*;既有医学教育中教与学的理论性著作,如 *ABC of Learning and Teaching in Medicine*、*Comprehensive Healthcare Simulation:Mastery Learning in Health Professions Education*,又有医学教育教与学中的实践指南,如 *Principles and Practice of Case-based Clinical Reasoning Education*、*Developing Reflective Practice*。译丛还围绕特定专题,如教师发展、临床教育、叙事医学、外科教育等选择了相关代表性著作。*Medical Education for the Future:Identity,Power and Location* 和 *Professional Responsibility:the Fundamental Issue in Education and Health Care Reform* 则帮助读者从社会学、政治学、哲学等多学科视角理解医学职业和医学教育。

这些医学教育著作在甄选时充分注意学术性与实践性的统一,注意著作对我国医学教育实施和研究的针对性和引领性。为充分开展"全国医学教育发展中心医学教育译丛"工作,全国医学教育发展中心专门组织成立丛书翻译委员会,并邀请第十届及第十一届全国人民代表大会常务委员会副委员长、中国人民政治协商会议第十二届全国委员会副主席、中国科学技术协会名誉主席、中国科学院院士韩启德与教育部原副部长、教育部医学教育专家委员会主任委员、中国高等教育学会副会长、全国医学教育发展中心名誉主任林蕙青担任顾问。邀请国内 11 位医学教育知名专家担任委员,11 所知名医学院校分别担任各书主译单位。秘书处设立在全国医学教育发展中心,具体工作由全国高等院校医学教育研究联盟工作组推进实施。

"全国医学教育发展中心医学教育译丛"是一项大工程,在我国医学教育史上实属首次。译丛的整体完成会历时相对较长,但我们坚信,这套译丛中的各著作的陆续出版将会形成我国医学教育中的一道亮丽风景线,对我国医学教育事业具有重要作用,也必将对我国医学教育学科和医学教育的科学化研究的推进提供强大助力。

感谢北京大学全国医学教育发展中心和全国高等院校医学教育研究联盟为此付出辛勤努力的各位老师,感谢人民卫生出版社的大力支持!

詹启敏

中国工程院院士

北京大学全国医学教育发展中心主任

全国高等院校医学教育研究联盟理事长

2021 年 10 月

译者前言

对一门学科的学习,往往是由一系列片段组成的,而每一个片段都涉及获取、转化和评价这三个环节。我们都知道,学生不该是被动的知识接受者,而应是积极的信息加工者。掌握性学习理论的应用,主要目的在于树立"大多数学生都能够学好"这一积极的观念,教师为学生掌握学习内容而教,学生为掌握学习内容而学;提倡教师在教学过程中将学生的个体差异同教学过程联系起来,统筹安排教学方法和教学内容。掌握性学习的核心是形成性评价,即通过反复的形成性评价,不断地进行反馈-矫正,在此过程中不断地发现问题、解决问题,使学生逐步对所学知识趋于完全掌握的程度。

模拟理念应用于医学教育并非现代化社会的产物,我国早在宋代就使用"天圣铜人"作为针灸教学教具。20世纪60年代,挪威"复苏安妮"的面世让教育者看到了医学教育革新的可能性。近几十年高速发展的生物医学工程、计算机技术、虚拟现实等新型技术又为"模拟"提供了更为丰富的技术背景支持。结合现代化社会医疗环境变化和医疗体制改革对医学教育提出的新要求,模拟医学教学体系在现代医学教育中占据了重要地位。目前已有部分高校设立专门的模拟医学学科并予以专业证书(如英国贝德福德大学、英国伦敦大学教育学院、美国纽约理工大学医学院、美国麻省总医院健康职业学院等),体现出模拟医学由一种教学方法学体系向着一门内涵更为丰富的学科发展的趋势和进程。我国模拟医学近十多年发展迅猛,广大师生充分认识到了模拟医学的重要性,模拟医学实践逐渐覆盖各学科与专业,广泛用于院校教育、毕业后教育和继续教育。然而,各地区、各高校之间开展模拟医学教学的水平仍存在较大差异,尤其对于在模拟教学中如何贯穿掌握性学习法,还缺少成熟系统的经验,更缺少权威的专著和参考资料,更多的是依赖教师原生态的教学直觉,这就在很大程度上影响到模拟医学的教学效果,成为限制我国模拟医学进一步发展的瓶颈。在此背景下,《综合模拟医学:医学教育中的掌握性学习》中文版的面世,可能为广大师生的临床实践教学提供有益的参考。

本书的原文版由多名国际资深模拟教学专家集体编写而成,全书21个章节涵盖的内容从医学教育背景导论、掌握性学习法理论基础,到掌握性学习法在各个专科临床教学中的应用,乃至掌握性学习法在医疗质量改进中的转化作用以及展望,全面、实用,重点突出,不仅为从事临床医学教学工作的教师提供了很好的指南,也为所有从事医学模拟的各专业师生提供了参考。

　　本书中文版的译者团队花费了极大努力,孜孜追求翻译文本之至善,以飨读者。在此,谨向本书的全体译者致敬,感谢他们的辛勤付出和不厌其烦地反复斟酌与不断改进。希望这本译著能对我国模拟医学临床教学的规范发展和良好运用发挥积极作用,也欢迎国内医学教育同行和使用本书的师生在教与学的实践中,对本书内容和翻译提出宝贵意见。

黎孟枫

原版致谢

这本书献给我们的父母和配偶，他们是我们生活、抱负和专业工作的关键塑造者。我们永远感激他们对我们思想和行为的影响。

致我的父母，William McGaghie 和 Vivian McGaghie，我的妻子 Pamela Wall McGaghie。

William C. McGaghie 博士

致我的父母，Sidney Barsuk 和 Maxene Barsuk，我的妻子 Ranelle Barsuk。

Jeffrey H. Barsuk 医学博士，理学硕士

致我的父母，Eugene Bronstein 博士和 Enid Bronstein 博士，我的丈夫 Jeffrey D. Wayne 博士。

Diane B. Wayne，医学博士

原版序言

将这本书命名为 *Comprehensive Healthcare Simulation：Mastery Learning in Health Professions Education* 是对这本书寄予了很高的期望值。幸运的是，William McGaghie 博士和他的西北大学医学模拟和教育研究领域的同事们能够胜任这项任务。他们提出了这样一个问题："我们如何改进医学教育？"对于他们所在领域的领导者来说，这是一个很庞杂的问题，而解决这个问题则更为艰巨。这不是西北大学团队第一次提出这个问题，这次他们决心找到答案。

我与 William McGaghie 的专业关系持续了 20 多年，这源于我们与"迈阿密团队"医学模拟教育工作者和研究人员的合作。这个拥有 McGaghie 博士和其他诸多一流模拟教育者的团队在迈阿密大学进行了会晤，他们实施多中心研究并希望利用研究成果说服坚持经典传统理论的医学教育界去更新教学和评估实践。

"迈阿密团队"最重要且被高频引用的研究之一是在最佳证据医学教育（best evidence medical education，BEME）合作支持下进行的系统性综述，BEME 所针对的问题是："有利于高效学习的高保真医学模拟有哪些特征和用处？"[1]我们搜索了数百篇期刊文章，这些文章涵盖了从一年级护理学生和医学生到临床实习生的各层次学生。我们对个别研究报告进行了编码、分类、强度评估和综合定性。研究结果表明，最有效的研究有几个共同特点：反馈、重复练习、既定的培训结果、课程整合、个性化学习、难度渐进和多样化练习[1]。

西北大学的研究小组通过 BEME 综述的结果重新思考医学教育的传统。"最佳证据"证实了我们在医学教育中的研究和经验，但令西北大学和迈阿密大学的研究人员也感到惊讶的是：虽然许多模拟研究在试图还原患者的检查结果和临床情境，他们仍经常采用学徒制并将其应用于模拟培训。虽然这种模式较以往的教学模式有所进步，但依旧受到教育惯性的限制。这种方法带来了积极的培训效果，学习者表现也有统计学上的显著提高，但总体而言，学习者所达到的技能水平还是远低于我们期望的熟练标准，即受训者还不能将临床技能熟练应用于真实患者。

最基本的学习方法需要一种人人都能理解的语言。我们的研究也缺乏一种跨职业、学科和专科的通用方法,例如,外科医生与麻醉医师、内科医生和护士的工作方式不同。西北大学的研究团队很早就发现,虽然他们一直把焦点放在模拟器、模拟环境和操作方面的创新,但并没有将学习方法标准化。医学教育需要的是一种通用的培训和学习方法,历史悠久、经典但过时的 Oslerian 模型已被证实与现代医学发展不匹配,我们需要彻底颠覆和重新设计临床医生照护患者的培训方式。解决方案便是 *Comprehensive Healthcare Simulation*: *Mastery Learning in Health Professions Education* 这本书。

在过去的 15 年里,西北大学医学模拟与教育研究团队有条不紊地对掌握性学习模式进行了系统地开发、实践和严格评估,使其达到了医学教育领域前所未有的程度。这是一次无畏的征途,因为在这一过程中,西北大学团队树立起一面反映传统和自身项目局限性的镜子,并以此为基石向过时的培训制度发出挑战。

西北大学医学模拟和教育研究团队一直强调,患者护理和患者福利不仅是关注重点,还应是掌握性学习项目的最终结果。他们的目标很简单:更好的患者预后,减少患者住院时间和医疗保健系统的成本,以及在培训项目的各个方面都精益求精。这本书是朝着这个目标努力 15 年的结晶。本书经过精心制作,为我们所有负责培训各学科、专业的学生和服务提供者的人提供了丰富的见解、指导和模型。本书的前半部分提供了关于开发和实施综合性掌握性学习项目的分步指南,值得所有参与医学教育的人群阅读。接下来的几章提供了涵盖所有专业和职业具体技能的详细指导,并展示了掌握性学习模式的普遍适用性,包括沟通和团队合作技能。在本书的核心内容中,读者可以找到开发培训课程的指导和案例,这些课程不仅会带来临床技能的即刻提高和持续改进,还可以转化为更好的患者护理实践,进而改善患者预后。这是许多人渴望实现但难以达到的目标。尽管许多案例用于还原临床情境的模拟手段有所不同,但因掌握性学习模型以人类学习科学为理论依据,其被证明对于任何教学策略和方法都是有用的。

本书的最后一部分展望了掌握性学习的应用,描述了它如何为当前和未来基于能力的模型在医学教育连续统一体中奠定基础。这特别适合医学教育的主要利益相关者,例如负责为掌握性学习项目的成功提供必要资源的院长、项目负责人和见习主任。

处于掌握性学习核心位置的是那些愿意改变的人——指导者、教师、评价者、技术人员、管理人员和学习者。掌握性学习需要团队合作,受训者和那些旨在实现它的人都需要努力工作。患者及其家庭的生命和福利值得我们付出这样多的努力。长期以来,反对者一直在为改变医学教育的现状设置障碍,借口是传统教育模式一直有效或这种改变过于耗费资源或成本太高。我反问道:

"如果我们不改变,我们的患者和医疗保健系统为之付出的成本是多少?"当研究人员指出医疗错误可能是美国第三大死亡原因时,我们这些熟悉过时、低效的医学教育方法的人会感到悲伤和沮丧,但并不感到惊讶。医疗保健系统是复杂的,会受到空前发展的新技术和科学发现的影响而不断变化和与之适应。本书的作者接受了这种转变,并提供了一条使医学教育走出黑暗时代的道路。携手共进,我们有能力改变和改进教育和培训学习者的方式,更好地提供患者照护,这是他们的工作目标,也是实现目标的意义。

S.Barry Issenberg
医学博士,美国内科医师协会会员
医学教授
迈阿密大学米勒医学院
美国佛罗里达州

(闫麦冬　译)

参考文献

1. Issenberg SB, McGaghie WC, Petrusa ER, et al. Features and uses of high fidelity medical simulations that lead to effective learning: a BEME systematic review. Med Teach. 2005;27(1): 10–28.

原版前言

只有医学教育的创新者会被要求拿出证据来证明新教育方法的价值，教育现有制度的维护者则从未被要求拿出支持需保持教育现状的证据。30 多年前，Samuel Bloom 的文章提到医学教育存在惰性力量，并推论到其他卫生专业[1]。Bloom 认为，尽管有许多委员会、基金会、专业协会的报告、政策声明及技术进步，20 世纪（现在为 21 世纪）的医学教育却进展缓慢。这是医学教育"没有改变的改革"的历史证据，是一种常见的现象，即教育改革只在讲台上讨论，纸上谈兵，但在实践中却并不被接受。没有改变的改革凸显了医学教育中的惰性力量，保守派激进地断言"我们一直用这种方式教育学生""我受到了很好的床旁教学，你也可以""我们的学生以优异的成绩通过了执业考试"或者"我们的毕业生需求量很大，他们可是市场的抢手资源"。

本书挑战了这种自满的想法。我们知道，现在可以有更好、更有效的方法来教育医生、护士、物理治疗师、助产士、社会工作者和许多其他医疗相关人员，是时候推翻医学教育的传统学徒制了。对医生、护士和其他医疗相关人员来说，临床教育的经典方法（讲座、限时临床轮转、护理基础课程以及内容多样的各种查房）都由来已久，但已不适应当今的医疗环境。这些被动的方法会导致学习者临床技能水平参差不齐，且不能确保毕业生独立实践的安全性。如果我们的目标是让学习者获得临床技能和敏锐度，我们必须做得更好。经过数十年的研究和学习，我们认为基于学习科学原理的系统教育——掌握性学习是非常必要的，其特点是明确的期望、严格的评估、高成就标准、反馈、指导和不断改进的机会。

这本书旨在实现七个关键目标：

1. 向医学教育界介绍掌握性学习的理念、原则和实践——理论、历史、现状和前景。

2. 回顾掌握性学习模式的有效工作，鼓励大家采用、适应和使用该模式。

3. 介绍在医学教育中引入和使用掌握性学习模式的实践细节，包括课程开发、教学设计和实践、结果评估、标准制定、项目实施和管理、反馈和复盘以及教师培训。

4. 回顾如何在医学教育中用掌握性学习模式帮助学习者获得和训练各领域的关键临床能力——沟通技能、团队合作、手术技能、床旁程序、临床紧急情况和基本临床技能。

5. 将在课堂或实验室环境中获得的学习结果转化为更好的患者照护实践和患者结局的改善。培训的转移还涉及掌握性学习项目的维护和传播,包括医学教育中的文化、历史、组织和跨专业障碍,这些障碍阻碍了打破现状的努力。

6. 明确掌握性学习在当代医学教育场景下的影响和后果——本科核心置信职业行为(entrustable professional activities,EPAs)和住院医师里程碑、继续职业教育(continuing professional education,CPE)和资质维持(maintenance of certification,MOC)、财务和专业投资回报(return on investment,ROI)以及掌握性学习的教育政策后果。

7. 从理论、测量和项目评估等方面确定和讨论医学教育中掌握性学习的研究机会。这项研究应该解决它的局限性以及如何使这门科学更强大。

Comprehensive Healthcare Simulation:*Mastery Learning in Health Professions Education* 体现了这 7 个具体目标。本书共分为 5 个部分,每个部分包含 1~8 个章节。这 5 个部分分别是医学专业教育中的临床教育、掌握性学习模式、掌握性学习的实践、掌握性学习的培训转化,以及掌握性学习的未来之路。框架结构从对当前教育和评价卫生专业人员的做法的批评转变为对掌握性学习模式的详细描述;通过有关掌握性学习源源不断的实用理念和在医学教育工作中的实例,将对学习者的评价终点从课堂和实验室环境扩展到床旁和门诊;最后是掌握性学习教育和研究的新机会。

规划和编写这本书也实现了西北大学费恩伯格医学院模拟教育和研究团队的三个特别目标。第一个目标是出版一本实用且具有学术价值的书籍,它是医学教育中掌握性学习的重要信息来源。第二个目标涉及西北大学师资队伍的发展,即我们的教师,尤其是初级教师,提供合著书籍章节的机会,作为学术研究和表达的方式。编辑们是为这一目标服务的导师。第三个目标是记录西北大学模拟和教育研究团队作为基于模拟的掌握性学习的创始人、灵感来源和传播源,对其他机构和医学专业发展的影响。

在编写本书的过程中,西北大学团队清楚地认识到几个出人意料的附加影响。首先,编写本书增强了我们团队的凝聚力。管理如此庞大的学术团队所带来的社会心理挑战可能令人生畏,但这是令人愉快的努力,且能够带来持久的好处。其次,参与编写使得团队成员成为更富想法的写作者。Ericsson 和 Pool 从他们撰写 *Peak*:*Secrets from the New Science of Expertise* [2]的经验中获得:"写书和我们对主题的概念化之间存在着稳定的相互作用,当我们寻找方法让读者更清楚地理解我们的信息时,我们会想出新的方法来思考(主题)。研究人员将这种写作称为'知识转化'而不是'知识讲述',因为写作的过程会改变并增加作者所拥有的知识。"

我们预计本书将成为世界医学专业教师和课程开发人员的宝贵教育资源。我们也希望这本书的出版能激励医学教育学者研究掌握性学习的应用、特点、时机、措施、影响以推进技术革新,改善我们所服务的学习者的教育,并改善患者和公众的医疗保健环境。毫无疑问,本书的后续版本将通过更新和更好的思维以及在医学中掌握性学习的创新应用来扩大当前的内容和方法。

特别鸣谢对本书做出巨大贡献的团队和重要人物。我们认识到是患者塑造并扩大了我们所做事情的意义。我们感谢西北大学掌握性学习课程和项目的所有学生和参与者,也很荣幸可以满足他们的需求和兴趣。我们非常感谢Barry Issenberg 和 Matthew Lineberry 对章节草稿的批评意见。我们特别感谢Desmond G.Fenty 在组织、文书和数据库方面的帮助,使得图书项目得以顺利进行,并感谢 Laura Seul 在提供图形和图像方面的出色表现。

Chicago,IL,USA　　　　　　　William C.McGaghie
Chicago,IL,USA　　　　　　　Jeffrey H.Barsuk
Chicago,IL,USA　　　　　　　Diane B.Wayne

（闫麦冬　译）

参考文献

1. Bloom SW. Structure and ideology in medical education: an analysis of resistance to change. J Health Soc Behav. 1988;29(4):294–306.
2. Ericsson A, Pool R. Peak: secrets from the new science of expertise. Boston: Houghton, Mifflin, Harcourt; 2016.

原版作者简介

Mark Adler, MD 芝加哥西北大学费恩伯格医学院儿科系和医学教育系教授。他是 kidSTAR 医学教育项目的创始人和主任,也是芝加哥 Ann & Robert H. Lurie 儿童医院的急诊医师。他开发并实施了许多模拟医学教育项目和评估项目。他在医学教育领域发表了 40 多篇经由同行评议的文章和书籍。2018 年,他成为医疗保健科学院模拟学会会士。Adler 博士也是基于模拟的儿科创新、研究和教育的国际网络委员会(Board of the International Network for Simulation-Based Pediatric Innovation, Research, and Education, INSPIRE) 的成员。

Katherine A. Barsness, MD, MS 芝加哥西北大学费恩伯格医学院外科系和医学教育系副教授。她是芝加哥 Ann & Robert H. Lurie 儿童医院的小儿外科医生,也是小儿外科培训项目的主任。她将其职业生涯奉献给了外科教育,在培养小儿外科医生掌握新生儿手术的高级微创技术方面,她是国内和国际公认的领导者。她还是新生儿外科 3D 打印模型的发明者,这些模型被公认为儿科微创手术技能获取教育工具的金标准。

Jeffrey H. Barsuk, MD, MS 芝加哥西北大学费恩伯格医学院医学系和医学教育系教授。他于西北大学麦高医学中心完成内科住院医师培训,并完成了临床研究理学硕士学位和医疗质量与患者安全证书课程。Barsuk 博士目前是内科住院医师项目的重要临床教员和西北模拟中心的医学主任。他的研究主要集中在基于模拟的掌握性学习如何提高医疗质量和安全性,同时提供投入回报。

Sidney A. Barsuk, MBA 1971 年获罗切斯特理工学院工商管理硕士学位。作为一位经验丰富的高管,他曾在医院高层管理部门工作超过 25 年。Barsuk 建立并培训了多个理事会和委员会,并与美国国家、州和地方各级的企业首席执行官和政治领袖保持密切合作。他在西北大学教授聚焦变革管理的组织行为学。

Kenzie A. Cameron, PhD, MPH, FACH 芝加哥西北大学费恩伯格医学院医学系、医学教育系、医学社会科学系和预防医学系的研究教授。她发表了

100 多篇经同行评议的文章,并在超过 45 项受资助项目和委托研究中担任首席研究员、合作研究员或导师,研究范围从改善结直肠癌筛查到促进安全使用阿片类药物到基于模拟的掌握性学习。2016 年,她被授予医疗保健传播科学院的院士,并被授予费恩伯格医学院 2016 年度导师奖。

Elaine R. Cohen,MEd 芝加哥西北大学费恩伯格医学院医学系的研究助理。获威斯康星大学麦迪逊学院的社会学学士学位和芝加哥伊利诺伊大学的测量、评估、统计和评估教育硕士学位。研究领域包括医学教育、模拟和能力评估。

Aashish K. Didwania,MD 芝加哥西北大学费恩伯格医学院内科住院医师项目主任,医学系教育副主席,药学系和医学教育系副教授。2002 年毕业于密歇根大学医学院,在西北大学麦高中心完成内科住院医师培训,并担任首席住院医师。加入了西北大学费恩伯格医学院普通内科,并继续担任初级保健医生。除担任临床医生、教师和管理者外,Didwania 博士还从事模拟医学教育、专业化以及医疗质量和安全方面的研究活动。

Brigid M. Dolan,MD,MEd 芝加哥西北大学费恩伯格医学院医学系和医学教育系副教授,兼基于工作场所的本科医学教育评估主任。获匹兹堡大学的医学学位,并于布里格姆妇女医院完成了住院医师培训。除在本科医学教育中的职务外,她还担任内科住院医师女性健康项目主任。曾发表关于医学教育评估和妇女保健与培训创新的文章。

Walter J. Eppich,MD,PhD 芝加哥西北大学费恩伯格医学院儿科学系和医学教育系的副教授。于芝加哥 Ann & Robert H. Lurie 儿童医院主攻儿科急诊医学,且是西北大学费恩伯格医学教育学院院长。2018 年,在荷兰马斯特里赫特大学获医学教育博士学位。Eppich 博士在模拟、反馈和复盘领域很有国际影响力。2017 年,成为医疗保健学院模拟学会的创始会员。他的研究课题使用定性方法来探究团队内部的谈话如何影响模拟和临床工作环境中的学习和表现。

Joe Feinglass,PhD 芝加哥西北大学费恩伯格医学院医学系和预防医学系的研究教授。他是一名有公共政策分析学位的卫生服务研究员。他在卫生政策、医学教育、质量改进、健康差异、医学信息学、患者安全和社会流行病学研究方面拥有超过 25 年的经验,并与人合著了超 200 篇经同行评议的发表物。

Joshua L. Goldstein,MD 西北大学麦高医学中心医学研究生院副院长、指定机构官员,芝加哥西北大学费恩伯格医学院儿科学系、医学教育系和神经病学系的副教授。他的学术领域包括 GME 监督和培训。他还是一名儿童神经科医生,擅长神经危重症护理和重症监护室脑电图监测。临床关注的具体领域包括在非意外头部损伤、心搏骤停、难治性癫痫持续状态和急性肝衰竭的情况下使用脑电图。

Marianne M. Green, MD　医学博士, 医学教育教授, 芝加哥西北大学费恩伯格医学院医学系和医学教育系教授。她的学术工作侧重于能力评估, 特别关注基于能力的医学教育的学习与评估。她曾在美国内科学委员会(ABIM)担任多个领导职务, 最近被任命为 AIBM 理事会主席。

Heather L. Heiman, MD　芝加哥西北大学费恩伯格医学院临床教育中心医学主任, 兼医学系和医学教育系的副教授。获哈佛医学院的医学学位, 并于布里格姆妇女医院完成了住院医师培训。目前是芝加哥伊利诺伊大学医学院的医学教育副院长。

Eric S. Holmboe, MD　住院医师医学教育认证委员会(ACGME)的首席研究员, 芝加哥西北大学费恩伯格医学院医学教育系的兼职教授, 也是耶鲁大学医学院和健康科学统一服务大学的兼职教授。他毕业于富兰克林和马歇尔学院以及罗切斯特大学医学院。他在耶鲁纽黑文医院完成内科住院医师实习和首席住院医师实习, 并参与了耶鲁大学 Robert Wood Johnson Clinical Scholar 项目。

Eric S. Hungness, MD　芝加哥西北大学费恩伯格医学院外科学系和医学教育系的教授, 也是高级外科教育教授。他在微创胃肠外科手术方面的临床关注点包括一类全球最丰富的经口食管肌切开术治疗贲门失弛缓症的临床经验。他也是西北大学模拟中心的外科主任, 专注于使用基于模拟的掌握性学习来学习微创外科技能。

Nabil Issa, MD, MHPE　芝加哥西北大学费恩伯格医学院外科学系和医学教育系的副教授。他在伊拉克巴格达的阿尔穆斯塔西里亚大学医学院获得医学学位; 在克利夫兰诊所费尔维尤医院接受了外科培训; 并在密歇根大学完成了外科重症的研究。他还完成了伊利诺伊大学芝加哥分校的卫生专业教育硕士课程并获得硕士学位。是西北大学的创伤和危重病外科医生, 积极参与学生、住院医师和教师的教育。他在包括课程开发、学习者评价和多媒体教育在内的教育研究领域发表了大量文章。

William C. McGaghie, PhD　芝加哥西北大学费恩伯格医学院医学教育系和预防医学系教授。他从事医学教育研究已有 45 年, 撰写或编辑了 10 本书、数百篇期刊文章和教科书章节, 是美国和世界各地的医学院的常邀讲师。2017 年, 他成为医疗学院模拟社会的首任研究员。因其在医学教育评估方面的卓越表现获得了 2019 年美国国家医学检查委员会的 John P. Hubbard 奖。

Graham T. McMahon, MD, MMSc　美国继续医学教育认证委员会(ACCME)主席兼首席执行官, 也是西北大学费恩伯格医学院医学教育系和医学系的兼职教授。ACCME 确保并推进医疗保健专业人员的优质学习, 推动患者照护的改善。他努力加强经认可的继续医学教育作为国家和国际一级公共卫生举措的战略资源的作用。

Debi L. Mitra,MD 芝加哥西北大学费恩伯格医学院医学系助理教授。作为一名执业医师,她专门从事肿瘤患者的住院治疗。她还担任西北大学内科住院医师模拟项目的联合总监,并领导住院医师的程序和团队模拟培训。她的学术研究内容包括掌握性学习、团队合作和沟通。

Celia Laird O'Brien,PhD 芝加哥西北大学费恩伯格医学院医学教育办公室医学教育系助理教授和 Augusta Webster 医学博士评估和项目评估主任。于亚利桑那大学获高等教育博士学位。她的研究和最近的发表物侧重于学生评估、基于能力的医学教育以及本科医学教育环境中的相关问题。在西北大学,她负责医学生评价系统和课程成果评估。

David H. Salzman,MD,MEd 芝加哥西北大学费恩伯格医学院急诊医学系和医学教育系副教授,兼西北大学急诊医学住院医师项目助理主任、急诊医学教育项目主任和本科医学教育模拟主任。毕业于西北大学费恩伯格医学院,并完成了急诊医学住院医师培训。实习期后,Salzman 博士在西北大学完成了医学教育和模拟研究,同时获得辛辛那提大学的教育硕士学位。他的研究侧重于将基于模拟的教育整合到更大的课程中、基于模拟的掌握性学习的使用,以及医学生的置信职业行为。

Clara Schroedl,MD,MS 芝加哥西北大学费恩伯格医学院医学系和医学教育系的助理教授和继续医学教育办公室的医学主任,西北大学肺部和危重病研究项目的项目副主任。她是继续医学教育认证委员会认证审查委员会的成员,并担任美国医学院协会(AAMC)教育事务小组中心区域的持续专业发展部门主席。她的研究内容包括在重症监护室为受训者和高级实践提供者提供基于模拟的掌握性学习。

Nahzinine Shakeri,MD 芝加哥西北大学费恩伯格医学院急诊医学系助理教授,兼西北大学急诊医学住院医师项目的助理项目总监。获西北大学医学教育奖学金,专注于模拟、基于能力的医学教育和医学教育研究。她研究使用基于模拟的掌握性学习来教授急诊医学住院医师的沟通技能。

Ezra N. Teitelbaum,MD,MEd 芝加哥西北大学费恩伯格医学院外科学系助理教授,兼西北大学普通外科住院医师项目的项目副主任。研究领域是上消化道微创手术、减肥、普通外科以及外科内镜检查。他的研究兴趣包括食管生理学和外科教育,重点是基于模拟的掌握性学习课程和住院医师培训中手术视频复习的使用。

Jennifer Trainor,MD 芝加哥西北大学费恩伯格医学院儿科学系和医学教育系教授,兼芝加哥 Ann & Robert H. Lurie 儿童医院儿科学系和教育系副教授。她的临床背景和委员会认证涉及儿科和儿科急诊医学。她的主要学术方向包括使用模拟教学来教授医学生、住院医师和教师临床儿科、儿科急诊医学课程。她对职业交流、住院医师培训和职业指导尤为关注。

Erin D. Unger, MD 西北大学麦高医学中心医学系介入心脏病学研究员。她获得了医学学位,在西北大学完成了内科住院医师培训,并被选为首席内科住院医师。她的研究方向包括课程开发、医学教育、模拟和床旁心脏超声。

Julia H. Vermylen, MD, MPH 芝加哥西北大学费恩伯格医学院医学系和医学教育系助理教授。她的学术工作集中在医学实习生和临床医生沟通技能培训的教育研究上。她特别注重运用掌握性学习的概念来提高沟通技能培训的效果。她毕业于医学院并获得了公共卫生硕士学位,在西北大学麦高医学中心完成了内科住院医师和姑息医学研究员培训。

Diane B. Wayne, MD 芝加哥西北大学费恩伯格医学院负责教育的副院长,医学教育系主任,医学系和医学教育系教授。毕业于西北大学费恩伯格医学院,获得了内科医学委员会认证,在西北大学医学院和卫生系统担任过许多领导职务,并获得了多个专业奖项,包括医学部年度教师奖和费恩伯格医学院年度导师奖。

Gordon J. Wood, MD, MSCI, FAAHPM 芝加哥西北大学费恩伯格医学院医学系和医学教育系的副教授。他是姑息医学项目的副主任,也是西北大学姑息治疗和临终关怀项目的副主任。他的学术工作以沟通技巧为中心,包括将掌握性学习原则应用于沟通技巧训练。他就读于芝加哥大学医学院,并在旧金山加利福尼亚大学完成内科住院医师培训,获得姑息医学奖学金,并在西北大学获得了临床研究理学硕士学位。

(闫麦冬 译)

原版作者

Mark Adler, MD Northwestern University Feinberg School of Medicine, Departments of Pediatrics and Medical Education, Chicago, IL, USA

Katherine A. Barsness, MD, MS Northwestern University Feinberg School of Medicine, Departments of Surgery and Medical Education, Chicago, IL, USA

Jeffrey H. Barsuk, MD, MS Northwestern University Feinberg School of Medicine, Departments of Medicine and Medical Education, Chicago, IL, USA

Sidney A. Barsuk, BS, MBA Northwestern University School of Professional Studies (retired), Chicago, IL, USA

Kenzie A. Cameron, PhD, MPH Northwestern University Feinberg School of Medicine, Departments of Medicine, Medical Education, Medical Social Sciences, and Preventive Medicine, Chicago, IL, USA

Elaine R. Cohen, MEd Northwestern University Feinberg School of Medicine, Department of Medicine, Chicago, IL, USA

Aashish K. Didwania, MD Northwestern University Feinberg School of Medicine, Departments of Medicine and Medical Education, Chicago, IL, USA

Brigid M. Dolan, MD, MEd Northwestern University Feinberg School of Medicine, Departments of Medicine and Medical Education, Chicago, IL, USA

Walter J. Eppich, MD, PhD Northwestern University Feinberg School of Medicine, Departments of Pediatrics and Medical Education, Chicago, IL, USA

Joe Feinglass, PhD Northwestern University Feinberg School of Medicine, Departments of Medicine and Preventive Medicine, Chicago, IL, USA

Joshua L. Goldstein, MD Northwestern University Feinberg School of Medicine, Departments of Pediatrics, Medical Education, and Neurology, Chicago, IL, USA

Marianne M. Green, MD Northwestern University Feinberg School of Medicine, Departments of Medicine and Medical Education, Chicago, IL, USA

Heather L. Heiman, MD Northwestern University Feinberg School of Medicine, Departments of Medicine and Medical Education, Chicago, IL, USA

Eric S. Holmboe, MD Accreditation Council for Graduate Medical Education, Chief Research, Milestone Development, and Evaluation Officer, Department of Milestones, Chicago, IL, USA

Northwestern University Feinberg School of Medicine, Adjunct Professor of Medical Education, Chicago, IL, USA

Eric S. Hungness, MD Northwestern University Feinberg School of Medicine, Departments of Surgery and Medical Education, Chicago, IL, USA

Nabil Issa, MD, MHPE Northwestern University Feinberg School of Medicine, Departments of Surgery and Medical Education, Chicago, IL, USA

William C. McGaghie, PhD Northwestern University Feinberg School of Medicine, Departments of Medical Education and Preventive Medicine, Chicago, IL, USA

Graham T. McMahon, MD, MMSc Accreditation Council for Continuing Medical Education, President and CEO, Chicago, IL, USA

Northwestern University Feinberg School of Medicine, Adjunct Professor, Departments of Medical Education and Medicine, Chicago, IL, USA

Debi L. Mitra, MD Northwestern University Feinberg School of Medicine, Department of Medicine, Chicago, IL, USA

Celia Laird O'Brien, PhD Northwestern University Feinberg School of Medicine, Department of Medical Education, Chicago, IL, USA

David H. Salzman, MD, MEd Northwestern University Feinberg School of Medicine, Departments of Emergency Medicine and Medical Education, Chicago, IL, USA

Clara Schroedl, MD, MS Northwestern University Feinberg School of Medicine, Departments of Medicine and Medical Education, Chicago, IL, USA

Nahzinine Shakeri, MD Northwestern University Feinberg School of Medicine, Department of Emergency Medicine, Chicago, IL, USA

Ezra N. Teitelbaum, MD, MEd Northwestern University Feinberg School of Medicine, Department of Surgery, Chicago, IL, USA

Jennifer Trainor, MD Northwestern University Feinberg School of Medicine, Departments of Pediatrics and Medical Education, Chicago, IL, USA

Erin D. Unger, MD Northwestern University Feinberg School of Medicine, Department of Medicine, Chicago, IL, USA

Julia H. Vermylen, MD, MPH Northwestern University Feinberg School of Medicine, Departments of Medicine and Medical Education, Chicago, IL, USA

Diane B. Wayne, MD Northwestern University Feinberg School of Medicine, Departments of Medicine and Medical Education, Chicago, IL, USA

Gordon J. Wood, MD, MSCI Northwestern University Feinberg School of Medicine, Departments of Medicine and Medical Education, Chicago, IL, USA

目录

第一篇　医学专业教育中的临床教育·· 1
　第一章　临床教育：起源与结果·· 2

第二篇　掌握性学习模式··· 23
　第二章　掌握性学习：起源、特征及其在医疗卫生行业的实证··············· 24
　第三章　开发掌握性学习课程体系··· 43
　第四章　掌握性学习的教学设计与实施··· 64
　第五章　掌握性学习中的评价·· 81
　第六章　掌握性学习的标准设定·· 100
　第七章　掌握性学习的实施与管理··· 115
　第八章　掌握性学习中的反馈与复盘··· 129
　第九章　掌握性学习的教师发展·· 143

第三篇　掌握性学习的实践··· 155
　第十章　掌握性学习在临床沟通技能中的应用································ 156
　第十一章　团队技能的掌握性学习··· 174
　第十二章　外科技能的掌握性学习··· 191
　第十三章　床旁操作技能的掌握性学习··· 206
　第十四章　临床紧急情况的掌握性学习··· 240
　第十五章　为住院医师阶段做准备··· 249

第四篇　掌握性学习的培训转化··· 265
　第十六章　来源于掌握性学习的转化科学及医疗质量与安全改进······ 266

第五篇　未来之路··· 285
　第十七章　掌握性学习、里程碑和置信职业行为······························ 286
　第十八章　掌握性学习、继续职业教育和资质维持··························· 304

第十九章　基于模拟的掌握性学习带来的投资回报················322

第二十章　掌握性学习的教育策略成效·····················333

第二十一章　掌握性学习：机遇和挑战·····················344

中英文名词对照索引······························357

第一篇
医学专业教育中的临床教育

第一章
临床教育：起源与结果

William C. McGaghie, Jeffrey H. Barsuk, and Diane B. Wayne

美国公众对医疗保健系统的期望是什么？虽然每个人的期望不尽相同，但大多数美国人希望通过训练有素的医生和医疗团队的其他成员获得高质量的医疗服务。美国的医学院每年有近 19 000 名学生毕业并获得进入住院医师医学教育阶段核心专科的住院医师培训项目（如内科、普通外科、神经科和儿科等）的资格。美国的护理教育系统每年培养超过 105 000 名达到初级注册护士水平的毕业生。那么，我们是否能够自信地说，所有这些卫生专业人员都已准备好进入住院医师医学教育阶段或临床实践，为他们的患者提供熟练的医疗保健服务呢？不幸的是，答案是否定的。15 年来，我们的研究小组严格评价了数百名接受培训的医生和他们的上级医生的临床技能水平。尽管他们拥有高水平医学院校的学历和较为丰富的临床经验，但其核心临床技能水平往往不尽如人意，如床旁操作、与患者及其家属的沟通。本书详述了我们为解决围绕医学专业技术发展问题以及确保医学毕业生有能力照护患者所开发的路径。

医学教育研究数据可以有力地说明我们要解决的问题和我们提出的解决方案——掌握性学习。图 1-1 展示了一项基于掌握性学习的临床技能获得研究的数据结果。该研究纳入了 58 名内科住院医师和 36 名神经科住院医师作为研究对象，培训技能是腰椎穿刺（lumbar puncture，LP）[1]。LP 是由医务人员开展的床旁操作，目的是获取脑脊液（cerebrospinal fluid，CSF）并评估患者中枢神经系统的状况，如危及生命的感染或癌性肿瘤的扩散。纳入的内科住院医师均是芝加哥西北大学麦高医学中心第一年的住院医师（postgraduate year 1，PGY-1），此前均获取美国的医学学士学位。神经科住院医师是来自芝加哥市其他三个学术医疗中心的 PGY-2、PGY-3 和 PGY-4 的志愿者。所有的神经科住院医师都有 LP 操作经验，他们此前使用传统的、边做边学的、在真实患者身上练习的方式进行该项技术的学习。

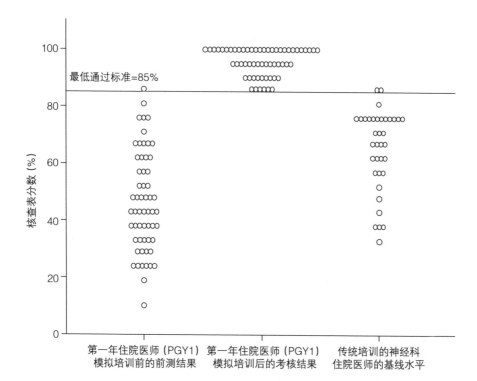

图 1-1　58 名第一年内科住院医师模拟培训前后的分数和 36 名接受传统训练的神经科住院医师的基线分数

注:3 名内科住院医师在首次考核中未能达到最低通过标准(MPS)。PGY= 住院医师年级。

资料来源:Barsuk 等[1],转载经由 Wolters Kluwer Health 许可。

　　相反地,内科住院医师几乎没有 LP 经验。依据 21 项与 LP 技能相关的核查表,他们在人体模型上进行了前测。随后他们学习了至少 3 小时的系统性 LP 技能的掌握性学习课程,内容包括对前测成绩的反馈、LP 技能的刻意练习、形成性评价、即时反馈、辅导和补充训练。培训结束后对内科住院医师进行考核,检测其是否达到或超过专家预设的最低通过标准(minimum passing standard,MPS),并将内科住院医师培训后的考核分数与神经科住院医师进行比较。

　　结果发现,58 名内科住院医师中,仅有 1 名在前测中达到了 MPS,而在 3 小时的模拟培训后,55 人(95%)达到了 MPS。3 名在首次考核中没有达到 MPS 标准的内科住院医师在进行不到 1 小时的补充训练后达到了 MPS 目标。这一结果表明,在以 LP 核查表为衡量标准的前提下,内科住院医师的 LP 技能水平在模拟培训后提高了 107%。

图 1-1 还显示,尽管有多年在真实患者身上进行 LP 操作的经验,经由传统 LP 技能培训的 PGY-2、PGY-3 和 PGY-4 阶段的 36 名神经科住院医师中,只有 2 名达到了 MPS(6%)。尽管未在图 1-1 中显示,这项研究还揭示了两个关于接受传统培训神经科住院医师的意外发现。第一,近 50% 的 PGY-2、PGY-3 和 PGY-4 的神经科住院医师不能正确指出操作的解剖位置,提示他们不知道准确的进针点;第二,超过 40% 的神经科住院医师不能准确列出抽取 CSF 样本后应做的常规检查(如葡萄糖、细胞计数、蛋白质检测,革兰氏染色,培养),提示他们并不了解基本的实验室医学知识。

这项队列研究的成果发表在 *Neurology* 杂志上,后者据此发表了一篇严肃的评论,特别指出了这一研究是对传统医学教育方法的"警钟",并进而质疑传统的医学教育方法是否足以确保最好的教育,从而为患者提供最好的照护[2]。

这个研究实例仅是当今医学专业教育中临床教育的一个片段。正如 LP 案例所示,传统的以临床经验为基础的医学教育无法达到专业或公众的期望。其他案例亦证明了众所周知的观点,即临床经验本身——反映在行医年限或实践的临床操作数量——并不能代表医疗水平[3,4]。

美国国家科学院、工程院和医学院最近的一份题为 *Improving Diagnosis in Health Care* 的报告表明[5],传统体验式的医学专业教育培养出的临床医师的诊断能力不尽相同。该报告提出了关于改进医疗从业人员诊断教育的建议,同时也指出了一些可以改进的方面,包括:

- 临床推理
- 团队合作
- 与患者、患者家属以及其他医护人员的沟通
- 适当使用诊断性检测并将这些结果应用于后续决策
- 使用健康信息技术

这些是医护人员在临床实践中完成的大部分日常任务。

"人人卓越"的理念作为掌握性学习的基本原则,与目前大多数医学专业教育环境中的预期和测量结果相去甚远。实习护士学生、医师学生、药剂师学生、作业治疗师学生和许多其他卫生健康专业的学生,通过临床教育培训项目提升专业技能。这些项目的培训时间通常是固定的,但培训效果却大不相同。尽管在这现实的背后是宏伟的目标,即教育学生、住院医师和其他医务人员在监督下、以个人身份和团队成员身份工作时提供一致安全的、有效的医疗服务。

医学专业教育的时代正在发生变化。越来越多的人意识到,传统的、以经验为基础的临床教育模式已经过时且无效[6,7]。这一观念变化至少有 3 个原因。首先,生物医学、工程和行为科学领域的技术进步每年都呈指数级增长,

需要新的教育模式来为临床医师未来的职业生涯做实际准备[8]。其次,整个医学领域越来越重视采用严格测量的学习结果作为学生课程进展的基准。护理专业正朝着将学习成果和所获能力作为不同层次毕业生教育目标的方向发展[9]。本科医学教育现在集中于将入职住院医师核心置信职业行为(entrustable professional activities,EPA)作为教育的最低结果预期[10]。类似地,住院医师医学教育的"里程碑"旨在使专业课程更加统一,使教育结果的测量更加严谨[11,12]。这些创新朝着改善医学教育问责制迈了一大步,而这种问责制在过去一直是分散或缺乏的。最后,医学专业教育越来越依赖模拟技术,并将其作为一种教学方法和研究平台[13,14]。这是因为基于越来越多的证据,从效果[15]、成本[16](第十九章)和患者安全[17](第十六章)的角度看,模拟教育均优于传统的临床教育。

第一章分为三个部分。第一部分追溯了古代、中世纪以及20世纪初临床医学教育的历史变革。其他医学专业(如牙科、护理、助产和药学)也在这一时期出现。这些新的医学专业不断扩大,逐渐成熟,并经历了与临床医学类似的教育演变。第二部分描述了临床医学教育的现状,其起源于William Osler爵士关于自然教学法(即体验式学习)的想法。此部分接着讨论了临床教育现状中存在的问题,包括:①教育机会不均衡;②缺乏严格的学习者评价和反馈;③临床实践结果不佳。第三部分呼吁医学教育者行动起来,并提出了医学专业教育中临床教育的新方向。

临床教育的历史起源

在Theodor Puschmann[18]和其他学者如Henry Sigerist[19,20]的著作中,临床教育的历史可以追溯到古代和中世纪。这些作者指出,在埃及、美索不达米亚和印度等地,古代的临床医学采用学徒制教授。常常出于家庭传统和长子继承制,处于青春期早期的男孩被选拔和训练成为医生。14、15世纪,柏林、伦敦、帕多瓦、巴黎、布拉格、苏黎世等城市的大学,开始将医学教育纳入学术体系中,但其临床培训仍然依靠学徒制。尽管当时的医疗实践缺乏科学基础,但在那个时代是公认的医学教育准则。

Kenneth Ludmerer[21,22]和许多其他作者,包括James Cassedy[23]、Paul Starr[24]和Molly Cooke及其同事[25],都对北美和西欧的当代临床医学教育历史进行了记录。这些历史性的学术研究涉及从19世纪中期到20世纪初,包括了美国的南北战争时期,记录了医学教育重要事件和趋势。这些研究谈到了医学课程和学生评价,并以当今的标准肯定了当时技术的可用性。Molly Cooke及其同事[25]的医学教育历史研究也将Flexner报告的[26]*Medical Education in the United States and Canada*作为一个转折点,通过在大学环境中建立专业教育,执行严格的录取标准,强调临床科学并淘汰非专业医学院,来提高医学教育标准。相比之下,医学社会学家 Paul Starr[24]淡化了 Flexner 报告的里程碑地位。Starr 认为,Flexner 报告发表前后的经济状况、国家许可要求和其他长期趋势才是 20 世纪初医学教育改革的真正原因。

其他医学专业,包括护理[9]、牙科[27]、药学[28]和物理治疗[29],也在经历类似的临床医疗和临床教育的历史变化。20 世纪初,美国所有的医学专业都是类似的——在基础知识的课堂学习和实验室教学之后,临床教育完全是经验性的,并以机会性的临床实践为基础。对于包括系统课程规划、形成性和终结性评价、心理测试、以问题为导向的教学方法(problem-based learning,PBL)、客观结构化临床考试(objective structured clinical examination,OSCE)、标准化患者(standardized patient,SP)、基于模拟的培训和刻意练习在内的当今广泛使用的新型技术,在当时几乎或完全一无所知。

临床教育的现状

医生 William Osler 爵士和其约翰霍普金斯大学医学院的同事们的临床教育经验在其他地方有详细描述[6,7]。简而言之,Osler 在 1903 年向纽约医学科学院所作的题为 The Tospital as a Tollege 的演讲中,表达了他对美国医生临床教育最佳方法的想法。该演讲后来发表在他的文集 Aequanimitas[30]中。Osler 关于临床教育的想法是由他之前在欧洲的经历塑造的,他认为那里的医学教育要先进得多。Osler 写道"需要进行的根本性改革是在这个国家引入临床见习体系……""在所谓的自然教学法中,学生从患者开始,继续与患者打交道,并在患者身上完成他的学习(特别强调)。教学生如何观察,给他大量的事实来观察,经验心得将从事实本身中产生[30]"。

约翰霍普金斯大学的外科医生 William Halsted 在 1904 年的一篇文章 The Training of the Surgeon[31]中呼应了 Osler 的理念。Osler 和 Halsted 认为,临床医学经验反映在患者身上。医学历史学家 Kenneth Ludmerer 详细阐述了这一立场:"见习医生通过称为'自由放任的学习方法'来收治患者,实习生和住院医师随机收治患者……医学教育家们认为,随着时间的推移,在一个大型的、活跃的教学服务机构中,住院医师会接触到足够数量和种类的患者,从而成为有经验的临床医生[22]。"

Osler 博士和 Halsted 博士在他们那个时代被认为是有远见的医学教育家。然而,他们倡导的临床教育模式主要是被动的,只是在学生收治很多患者这一行为上是主动的。Osler 模型已不适用于当下的医学教育模式:包括结构化、分级化的教育层次要求、多媒体学习、刻意练习、带有反馈的客观形成性和终结性评价、导师问责制度以及针对新手医生技能学习的指导反思等方面[6,7,32,33]。

Osler 的临床课程主导了 20 世纪的医学教育,并延续至 21 世纪。

时至 2020 年,我们依旧沿用着 19 世纪的临床医学教育模式,如本科生临床见习、住院医师轮转、临床和护理专科训练等。临床学习者在没有充分监督的情况下参与患者护理,随着课程的推进,所获取的临床经验也是随机的,临床学习者很少得到反馈。教育经历是按时间(天、周或月)和地点(临床地点)来安排的[34]。由于依赖这种基于时间的模型,学习者很少参与针对可衡量学习成果的有计划且严格的教育活动。除了多项选择和专业委员会考试之外,很少有真正重要的测试。Osler 的自然教学法的结构和实践理论每天都在医学院、护理学校、住院医师和研修项目中看到,在这些项目中,传统的、"历史悠久"的教育实践,如晨间报告(对选定患者诊疗的每日小组讨论)和教授查房(非正式查房,资深临床医生与一群住院医师和医学生共同巡查"感兴趣的"患者)是例行的、持续的和有价值的。护理教育的基础课程也起到了类似的作用。然而,这些在一个多世纪前设计的临床教育经验现在却在更为复杂的医疗环境中运作,在这个环境中,医学专业教育往往从属于患者的护理需求和经济能力。

Osler 的自然教学法在临床教育中已实施了一个世纪有余。这种模式在 20 世纪初运作良好,特别是在著名的医学院和卫生职业学校附属教学医院,患者住院时间长,医疗和教育技术非常单纯,教师的重点集中在患者照护和临床服务上。然而,由于许多相互竞争冲突的临床优先事项、经济上的问题和至少三个教育缺陷(即①教育机会不均;②缺乏严格的学习者评价和反馈;③临床实践效果不佳),Osler 模型在今天的实用性有限。

教育机会不均衡

体验式医学教育,也就是 Osler 自然教学法[30]和 Ludmerer[22]自由放任学习法,均不是构建和管理医学生或住院医师教育体系的好方法。仅就教育经验而言,学生对患者的处置需要广泛、深入和参与。它需要被管理、评估和反馈,而非放任自流。

教育机会不均衡的一个典型案例是由 Richard Bell 及其同事[35]报道的外科教育研究,该研究记录了美国普通外科住院医师教育项目中住院医师的手术经验。外科住院医师项目的负责人用以下标准对 300 个手术进行了 A、B 或 C 评级:A,即将毕业的普通外科住院医师应该有能力独立完成该手术;B,即将毕业的住院医师应该熟悉该手术,但不一定有能力完成该手术;C,即将毕业的住院医师既不需要熟悉也没有能力完成该手术。研究人员对 2005 年 6 月完成普通外科培训的所有美国住院医师的实际手术经验进行了汇编和审查,并与以上标准作对比。

研究结果对 Osler 的自然教学法有直接的启发、说明和强调作用。Bell 等报告[35]:

> 大多数项目负责人将 300 个手术中的 121 个评定为 A 级手术。在 2005 年毕业的美国住院医师($n=1\,022$)培训期间,只有 18 个 A 级手术平均被做了 10 次,83 个 A 级手术平均被做了不超 5 次,31 个 A 级手术不超 1 次。在这 121 个手术中,有 63 个手术(最常报告的)的经验水平为 0。此外,在一些特定手术方面住院医师的操作经验有很大的差异。

研究人员得出结论:

> 鉴于外科医生在住院医师期间一些手术的操作机会有限,必须开发一些方法确保其相关的能力也能达到基本水平。即使是比较常见的手术重复的次数往往也不多,这提示需要客观地确定住院医师是否真的通过这些手术操作达到了基本能力水平。

Malangoni 及其同事[36]在 4 年后发表的一项几乎相同的随访研究证实了这些发现。该研究显示外科住院医师的手术总量有所增加。然而,已毕业的外科住院医师的手术记录仍然提示他们的临床实践经验存在广泛且不平衡的差异。在住院医师培训期间,许多基本的外科手术既没有被实践也没有被练习。这有力地证明了 Osler 的自然教学法,即仅基于面向患者诊疗经验的培训方式,不足以确保初级外科医生获取系统性能力。作者得出结论,需要采用替代方法来讲授不常被执行的手术[36]。

Bell 等[35]和 Malangoni 等[36]发现,外科医生在培训期间的临床学习机会非常不均衡,且现实中常常缺如,这一现象既不局限于外科,也不是现在才发生的。近 40 年前,Bucher 和 Stelling[37]通过定性研究记录了"内科住院医师轮转安排的随机性"。另一个 20 世纪 70 年代的观察是由 McGlynn 及其同事[38]提出的,如果任其随机发生,许多住院医师实际上并没有机会管理诸如冠状动脉疾病等常见病的患者,也没有机会在全科医疗阶段中使用诸如胰岛素等常见的基本治疗药物。促进住院医师对全科临床判断所需的各种临床场景在许多住院医师的实习中并未发生[38]。

其他许多医学教育研究报告强化了这样一种观点,即不定期的临床经验本身并不是获得临床能力的途径。经典的案例是 20 世纪 70 年代末以来发表的 3 篇期刊文章,从 *Physician Profiles in Training the Graduate Internist* 开始[39]。这项对内科医师临床实践的观察性研究发现:诊治患者的总数有 4 倍差异,每个患者就诊辅助服务的平均成本有 12 倍的差异,诊治每个患者的平均时间有 2 倍以上的差异。每年的培训效果的差异都很大。Peets 和 Stelfox[40]的研究表明传统的临床教育导致教育机会不足,在 9 年的时间里,在重症监护室(intensive care unit,ICU)轮转期间,为住院医师提供的收治患者和执行手术的机会分别减少了 32% 和 34%。其他传统临床教育的不足之处还包括:在 6 年的时间里,住院医师临床紧急救治的经验减少[41];美国 17 所医学院的学生对执行基本床旁操作不熟悉[42];由于缺乏"共同核心",呼吸科和 ICU 医生的临床和教育经验存在很大差异[43]。这些和其他许多医学教育研究共同记录了当今临床教育中的惰性力量。

不幸的是,这些不平衡的教育机会导致医生在住院医师或进修阶段毕业并作为主治医生进行临床实践时,对患者的照护并不安全。例如,Birkmeyer及其同事[44]严格评价了密歇根州 20 名主治减肥的外科医生进行腹腔镜胃绕道手术的视频记录。这项研究显示,这些医生的手术技能有很大差异,技术较差的医生会造成更多的手术并发症。Barsuk 及其同事[45]评价了 108 名具有丰富中心静脉导管(central venous catheter,CVC)置入经验的急诊医学、内科和ICU 医生的模拟 CVC 置入的技能。虽然,这些高年资主治医师经常在医院里指导住院医师操作或自己操作 CVC 置入,但是只有不到 20% 的医生模拟技能达标,衡量标准是他们在囊括 29 项 CVC 置入相关技能的核查表上达到或超过 MPS。

临床环境中学习者受教育机会不均的问题并非临床医学界所独有。护理教育的领导者也发出了类似的警告,指出传统的护理临床教育的学徒模式已经过时[46-49]。

以 Osler 自然教学法为基础的传统临床教育,为学习者获得胜任工作所需的知识、技能和职业素养提供的机会是多变而且不足的。我们需要一个更系统的、更加精心管理的、更可靠的临床教育途径。

学习者评价和反馈

在完成基础知识课堂及实验室教学,以及在进入临床教育环境后,医学专业的学生通常通过 3 种方式被评价:①对所获知识的客观测试;②多种形式的OSCE;③对其在临床上表现的主观评价。

对所学知识的客观测试在医学专业领域无处不在。它们有着悠久的历史,可以追溯到 1915 年美国国家医学考试委员会的成立[50]和 20 世纪初心理测量学的兴起[51]。这些评估通常采用多项选择题的方式进行,可能涵盖数百个测试项目,需要花费大量的测试时间以产生高度可靠的数据,评估的分数可用于做出对学习者受教育成果和专业资格认定的高风险决策。美国医学执照考试(United States medical licensing examination, USMLE)的阶段性考试(除临床技能部分外)满足了美国医学界的这些诉求[52]。适用于美国其他医学专业的类似的考试现在也在美国实行,包括护理[53]、牙科[54]、药学[55]、物理治疗[56]、助理医师[57]、骨科医学[58]和许多其他专业。

当今的临床专业知识测试是在受控的、基于计算机的环境下进行的,是非常复杂的。这些测试可以对各种医科领域的学生、住院医师和研修人员的理论和实践能力进行精确的评价。心理测量学发明的测量方法和分析技术远远领先于医学教育中使用的其他评估方法[59]。

医学专业学习者从对所学知识的客观测试中得到标准参照的反馈,通常是同行群体中的百分位数排名。这种反馈通常是非特异性的,并不能反映一个人的知识优势和劣势,只能反映出其在同等学习者群体中的相对位置。因此,从客观知识测量中获取的反馈通常不能用作改进的风向标或作为在所需方向上增加知识储备的途径。事实上,Neely 及其同事[60]报告说,USMLE 的分数与由教师、同行和患者的终结性评价所衡量的 PGY-3 内科住院医师的表现水平呈负相关。另一项研究显示,USMLE 考试分数与衡量医学生、住院医师和研修人员在临床检查、沟通和医疗程序方面技能的可靠指标没有关联[61]。

OSCE 起源于 20 世纪 70 年代英国邓迪大学 Ronald Harden 的工作[62]。简而言之,OSCE 是一种衡量临床技能获得和表现的方法,现在广泛用于各种医学专业,包括临床医学、护理和其他专业[63,64]。OSCE 的目标是对医学生的临床技能(有时是理论知识)进行严格、标准化的评价,作为专业学院升学或认定的基准[65]。

参加 OSCE 考核的医学生需要依次通过一系列的考站,通常考核时间很短(5~15 分钟)。每个考站旨在探查学生在特定临床能力方面的技能或知识,如体格检查,病史采集,与患者及其家属的沟通,医疗流程,健康促进咨询,放射、CT 或其他图像解读,临床思维,处方书写,药物调节等许多挑战。OSCE 评估可能涉及 SP 扮演脚本角色、模拟、分析生物医学标本(包括血液和组织样本)、或录入和验证电子健康记录等医疗存档系统。学生在 OSCE 考核中无论是基于技能(例如缝合、胸外按压)还是基于案例(例如婴儿癫痫发作),都需要应对真实的临床问题。测试通过使用能产生可靠数据的核查表或其他措施对学生的表现进行客观的评分。

OSCE 有多种形式,如现在医学专业中几乎随处可见的迷你临床演练评估练习(mini-clinical evaluation exercises, mini-CEX)[66-69]。它们专注于衡量临床技能的获得情况并在培训中向临床医生提供反馈,这对医学专业教育产生了显著的影响。例如,美国医学院协会[70]报告称,要求学生在毕业前参加最后一场 SP/OSCE 考试的美国医学院的比例从 2006—2007 学年的 87% 增加到

2014—2015 学年的 91%。在同样 9 年的时间跨度内,要求学生通过最后一场 SP/OSCE 考试的美国医学院的百分比从 58% 增加到 74%。因此,虽然几乎所有美国医学生都经历过终结性 OSCE 考试,但只有少部分学生在终结性 OSCE 考试中达到高标准。

在医学专业教育环境中创建和管理 OSCE 是一项劳动密集型的工作。OSCE 必须有足够数量的站点(通常大约 12 个)、经过培训和校准的评分员、对单个站点和总测试有意义的 MPS 以及一致的 SP,方能产生对教育决策有用的可靠数据[71]。尽管这样的标准需要工作人员的奉献和辛勤工作,但在大多数教育环境中是可以达到的。

对学生和住院医师的主观评价在医学专业中也是普遍存在的,但其所涉及学习过程和结果与知识获取不同[72]。主观评价的学习过程和结果通常涉及老师对学生临床技能和专业素质的觉察,包括人际关系和沟通技巧、团队合作、操作能力、利他主义、临床判断和效率。对临床学习者的这些主观评价是由经验丰富但不一定受过培训的教育主管来主导的。导师对学生的评价通常记录在从差到优的评分量表上。对医学专业学习者的主观评价是为了补充通过 OSCE 获取的知识和临床技能等的客观指标,以呈现学生准备从事专业实践的大致情况。

教师对学生临床表现的主观评价有一个弊端。数十年的研究表明,教师对学生临床表现的评级受到许多偏见和错误的影响,从而降低了评价的效用[73]。这一方面有较多案例,例如近 40 年前,社会学家 Charles Bosk[74] 在 *Forgive and Remember:Managing Medical Failure* 中写道,高年资外科医生对初级受训者的主观评价是高度依赖直觉和印象的,而且更多的是关注学习者的性情而非技术能力。Jack Haas 和 William Shaffir[75] 多年前就提到了临床评价方案中体现的“能力的仪式性评价”,学习者通过积极的“印象管理”来影响主管对其的评价。这些研究和过去 40 年的许多其他研究报告指出,临床专业学生、住院医师和进修生临床评价的质量、效用和有效性存在疑问。我们需要严格的、标准化的、具有可推广性的临床能力测量。

当代关于教师在临床环境中对医学专业学习者进行主观评价的文章继续证明了这种方法的缺陷。Eric Holmboe 医生直言不讳地批评了将教师的观察作为评价医学受训者临床技能的一种方法。Holmboe 的批评主要基于两个原因:①临床技能评价的最大问题是让教师简单地观察受训者[76];②目前的证据提示,教师的直接观察评估技能存在明显缺陷[77]。在护理学生的临床评价中也报告了类似的情况,很少发生询问学生以评价他们对指定患者临床状态的掌握情况[47]。因此,在临床专业中,对学习者临床技能的主观观察性评价可能会因为教师的不作为以及判断偏差而存在缺陷。

综上所述,目前用于评价医学专业学习者成绩的方法——对所学知识的测试、OSCE 和对其临床上表现的主观评价——对学习者的临床实践情况的评价并不完整。评价数据也很少用于为学习者提供有助于提高其临床技能的具体而可操作的反馈。标准化的知识测试通常能产生较可靠的数据,这些数据有助于对学习者的临床适应性做出狭义的判断。而来自 OSCE 的评估数据尤其是主观性观察,往往不太可靠,对教育决策的效用很低。因此,许多临床医学教育项目并没有达到 Holmboe 的告诫:医学教育者有道德和职业义务确保任何离开培训项目的受训者都达到安全、有效和富有同情心地照护患者的最低临床技能门槛[77]。

临床实践结果

Osler 的自然教学法,在临床医学专业即为体验式临床学习,一个多世纪以来一直是教育的主流。问题在于,缺乏聚焦于能力的、严格评估的、详细反馈的、严格管理的和可问责的纵向临床教育,并不能很好地发挥作用。

已发表的针对接受传统教育的医学学习者临床技能获得的评估研究,显示出一致的、令人关切的研究结果。我们有诸多这样的例子。

比如,在 20 世纪 90 年代进行的一项为期 3 年的对 126 名儿科住院医师客观评价的研究发现,由于仅基于临床经验的教育,住院医师未能达到带教老师对其基本技能方面的期望,如体格检查、病史采集、检验应用和电话管理患者等方面[78]。其他研究报告称,只接受体验式学习的住院医师和学生获得的心电图解读能力非常薄弱[79-81],并未为将来的专业实践做好准备。另一系列医学教育的研究报道,即将开始住院医师教育的密歇根大学医学院毕业生有技能和知识方面的缺陷。这些研究报告指出,技能和知识的缺陷包括解释关键检验指标、跨文化交流、循证医学运用、放射影像解释、无菌操作技术、高级心脏生命支持和心脏听诊等基本能力[82,83]。

最近在美国医学会主持下进行的一项研究报告称,2015 年 6 月参加美国医学会代表大会的 37 个州的医学院的 159 名学生接受了 11 项血压测量技能的评价,只有 1 名学生对所有 11 项技能较为熟练,正确执行要素的平均数量为 4.1。研究结果表明,需要改变强调血压测量的医学院课程以使医学生维持对血压测量技能的熟练程度。测量血压应该被正确地教学和持续加强,贯穿于医学院、住院医师培训以及整个医师职业生涯[84]。

传统的本科阶段临床教育主要基于真实患者诊疗经验,并不足以培养出为住院医师医学教育做好准备的年轻医生。最近对内科住院医师项目负责人的一项调查表明,有相当一部分住院医师在填写、转化为临床问题、交接、知情同意和促进患者安全方面没有做好充分的准备[85]。外科教育的调查研究结果也显示出类似的情况。2017 年由程序学习和安全协作组织(Procedural

Learning and Safety Collaboration，PLSC）主持的一项多机构联合的外科教育研究得出结论，美国普通外科住院医师在完成住院医师培训后并不具备独立完成最常见核心操作的能力。在不太常见的核心和非核心操作方面仍然存在巨大的差距[86]。其他报告催生了"新兵营"临床教育速成班的发展，旨在使新手医生为他们作为住院医师将面临的患者医疗做好准备[87-94]。

目前，大量的证据表明，医学和其他医学专业的基于临床经验的传统临床教育模式在培养合格从业者方面根本无效。结论是显而易见的：迫切需要使医学教育现代化，以符合美国国家科学院、美国国家工程院和美国国家医学院[5]的期望，即医学教育者应确保整个职业轨迹的课程和培训项目采用符合学习科学的证据的教育方法。

临床教育的新方向

本章前面部分提及的医科职业教育中临床教育不规范、效果不佳，其主要原因是通过临床经历获得知识、技能和职业素养的教育模式已过时，已无法跟上当下快速变化的医疗环境。缺乏管理与监督的临床经历不足以确保护士、医生、理疗师、药剂师、牙医、助产士以及其他卫生健康专业人员安全地照护患者。

与刻意练习的模拟教育等新型教育方法相比，传统临床教育的弱点尤为明显。例如，这一结论已在医学领域的一项研究中得到证明[15]。该研究采用系统荟萃的方法，正面交锋式地比较了传统临床教育与刻意练习的模拟医学教育（simulation-based medical education，SBME）。通过对 633 名临床学习者的 14 项研究进行定量汇总和分析表明，利用刻意练习的模拟医学教育模式无一例外地比单纯依赖临床经验的模式有更好的教育效果（图 1-2）。利用刻意练习的模拟医学教育模式与传统临床教育模式的总体差异十分显著（Cohens'd =2.00）[7]，如此显著的差异在以往的医学教育比较研究中从未报道过。

医学专业教育中的临床教育至少有 5 个新方向值得关注：①聚焦学习科学；②主动学习；③刻意练习；④带有反馈的、严格可靠的测量指标；⑤掌握性学习。

学习科学

心理学家 Richard Mayer[32]认为学习科学应与教导科学分开。学习科学旨在了解人们如何从文字、图片、观察和经验中学习，以及认知性操作如何介导学习。学习科学关乎获得和保持临床实践所需的知识、技能、专业素养和其

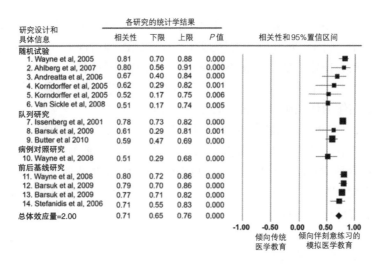

研究设计和 具体信息	各研究的统计学结果				相关性和95%置信区间
	相关性	下限	上限	P值	
随机试验					
1. Wayne et al, 2005	0.81	0.70	0.88	0.000	
2. Ahlberg et al, 2007	0.80	0.56	0.91	0.000	
3. Andreatta et al, 2006	0.67	0.40	0.84	0.000	
4. Korndorffer et al, 2005	0.62	0.29	0.82	0.001	
5. Korndorffer et al, 2005	0.52	0.17	0.75	0.006	
6. Van Sickle et al, 2008	0.51	0.17	0.74	0.005	
队列研究					
7. Issenberg et al, 2001	0.78	0.73	0.82	0.000	
8. Barsuk et al, 2009	0.61	0.29	0.81	0.001	
9. Butter et al 2010	0.59	0.47	0.69	0.000	
病例对照研究					
10. Wayne et al, 2008	0.51	0.29	0.68	0.000	
前后基线研究					
11. Wayne et al, 2008	0.80	0.72	0.86	0.000	
12. Barsuk et al, 2009	0.79	0.70	0.86	0.000	
13. Barsuk et al, 2009	0.77	0.71	0.82	0.000	
14. Stefanidis et al, 2006	0.71	0.55	0.83	0.000	
总体效应量=2.00	0.71	0.65	0.76	0.000	

-1.00　　-0.50　　0.00　　0.50　　1.00
倾向传统　　　　倾向伴刻意练习的
医学教育　　　　模拟医学教育

图 1-2　传统临床教育与刻意练习的模拟医学教育的随机效应荟萃分析

注：带有95%置信区间的效应量大小代表了纳入荟萃分析中所包含的14项研究。菱形代表总效应量。

资料来源：McGaghie 等[15]，转载经由 Wolters Kluwer Health 许可。

他相关能力。相比之下，教导科学是关于如何帮助人们学习的科学研究[32]。医学教育者需要精通学习科学和教导科学两者，以便能够计划和提供教育课程，进而培养有能力和有同情心的临床医生。

　　事实上，多种学习科学已在医学教育中广泛应用。对各种学习理论的详细描述超出了本章的范围（相关内容详见第二章）。许多科学家的名字在此无法一一列举，他们试图通过经验性和综合性的学术研究来加深我们对卫生专业人员学习的理解。学习科学的经典理论包括行为主义[95]、认知负荷理论[96]、建构主义[97]、问题学习[98]以及社会认知理论[99]。除此之外，亦有许多涉及不同科学的观点值得学习。

　　简而言之，在设计和实施健康职业的教育计划时，医学教育者除了推进学习科学研究进程外，还需要充分地利用当前的学习科学知识。

主动学习

　　Proceedings of the National Academy of Science[33]上发表的一项对225项科学教育研究的荟萃分析表明，在实现学生的学习目标方面，课堂上主动解决问题、工作表、个人反馈系统、同伴辅导等主动学习方式远远优于听课的被动学习。作者认为：这些研究结果质疑了在研究中继续使用传统授课方式作为

对照的方法,并支持了将主动学习作为首选的、经证实的常规课堂教学实践。这一研究得出的经验是积极参与专业相关项目能够更好地帮助健康科学的学习者发展和提升能力,而听讲座、看视频等被动学习策略的学习效果要差很多。

刻意练习

刻意练习是由心理学家 K. Anders Ericsson 和他的同事提出并推广的一个概念[95,100-104]。Ericsson 团队试图解释和阐明各种技能领域获得专业知识的过程,包括体育、音乐、写作、科学以及包括内外科在内的学习专业[102]。Rousmaniere[105]将这项工作扩展到专业心理治疗师的教育。Ericsson 团队认为一些变量可以影响"专家表现"(即卓越的、可重复性的表现)的获得和维持,并一直致力于区分和解释这些变量。Ericsson 和他的同事们发现,测量智力、学术能力、学术谱系或纵向经验并不是影响各技能领域达到"专家表现"的因素。相反地,10 000 小时的刻意练习是获得某一特定技能领域专业知识必需的。

关于研究,Ericsson 写道:

> ……确定了一组条件,在这些条件下,练习与成绩的提高是一致的。当个体被赋予一个有明确目标的任务,被激励去改进,被提供反馈,被提供充分的机会去重复和逐步改进他们的表现时,他们的表现就会有明显的改善。刻意努力提升个人能力以超越现状,通常需要解决现存问题和使用更好的方法来完成既定任务[101]。

医学教育中的刻意练习是指学生在教师的监督和指导下,完成有计划、有难度、以目标为导向的培训任务。教师在高成就期望的条件下对学生提供反馈和纠正,并对其现有的心理表征进行修正和改进。刻意练习与 Osler[30]时代的自然教学法以及 Kenneth Ludmerer[22]所描述的较新的"自由放任的学习方法"截然相反。

带有反馈的、严格可靠的测量指标

为了提供给学习者具体的、可操作的反馈,促进他们在知识、技能和专业水平方面的改进,使用能够产生高度可靠数据的质控指标至关重要。高度可靠的评价数据具有很强的"信号",而很少有"噪声"或误差[106]。在教育项目中也需要可靠的数据对学习者的提升决策做出准确的判断。教育质量改进要求定期检查测量和评价数据的可靠性,并根据需要对其进行改进,以确保对学习者评价的准确性和公正性。

在过去十年里,西北大学的一个研究小组完成了一系列基于模拟(simulation-based,S-B)的临床技能培训项目,其特点是关注学习科学、主动学习、刻意练习和掌握性学习。这些项目成功的关键是对测量数据可靠性的持续关注、反馈和优化。一个由 Jeffrey Barsuk 医生主持的项目是此类项目的典型案例。该项目对内科和急诊科住院医师在内科重症监护室(medical intensive care unit,MICU)中正确实施 CVC 置入的培训,以及对 ICU 护士进行 CVC 维护技能培训。简言之,该研究的结果证明了在模拟实验室中能够准确评估受训者的 CVC 技能水平[107]。其后的临床技能转化结果[108]也显示,接受 S-B 培训的住院医师在 MICU 实施 CVC 置入的患者并发症明显少于传统培训的住院医师[109]。一项在 MICU 进行的自身前后对照研究显示,基于模拟的教育干预在 39 个月内使得中心静脉导管相关血流感染减少了 85%[17]。S-B 培训也使 ICU 护士的 CVC 维护技能的中位数得分显著提高,被考核人员覆盖率 100%,具有高可靠性[110]。

毫无疑问,带有反馈的、严格可靠的评估对提升临床医学教育质量,进而改善患者的临床结局非常重要。

掌握性学习

掌握性学习是本书的主题,旨在实现医学专业教育"人人卓越"的目标。其基本思想是任何医学专业课程(临床医学、护理学、药学、牙科等)都是掌握性学习可应用的领域。测试、评估、考试是课程的重要部分。教育的目的是使对学习者的评价与课程目标和专业实践目标相一致,尽管这种一致性永远不会是完美无缺的。

掌握性学习要求所有学习者达到所有课程既定的、高标准学习目标。不同学习者的教育结果是同质的,而达成目标所需的时间可能有所不同。这与传统的医学教育模式不同。在传统的模式中,学习时间是固定的,但学习者的学习结果不同,通常呈正态曲线分布。掌握性学习的理念符合 Cooke、Irby 和 O'Brien 在 *Educating Physicians:A Call for Reform of Medical School and Residency* 一书[25]中提出的医学教育建议,即学习结果标准化,学习过程个性化。

临床教育新模式的时代已经到来。长期以来,我们一直利用基于时间的临床轮转使学习者获得临床技能,并以多项选择题作为测量临床学习结果的替代措施。新的模式将补充,甚至在某些情况下取代传统的临床教育,并将教室、学习实验室的测量结果与未来对临床的影响关联起来。掌握性学习将成为这种新型临床教育模式的基石。

结语

正如本章所讨论的原因，我们认为当前的医学教育模式并不能有效发挥人才培养作用。我们需要一个新的、更优化的培训模式，以弥补临床培训的不足，提高教育质量，改善患者结局。传统的、基于时间轮转和多项选择测验的模式必须转化为对实际临床技能的常规化和持续化评估的模式[111]。本书的第二章将详细介绍掌握性学习模式，并展示其在医学教育中的具体应用实例。

（黎孟枫　佟矿　朱汉祎　译）

参考文献

1. Barsuk JH, Cohen ER, Caprio T, McGaghie WC, Simuni T, Wayne DB. Simulation-based education with mastery learning improves residents' lumbar puncture skills. Neurology. 2012;79(2):132–7.
2. Nathan BR, Kincaid O. Does experience doing lumbar punctures result in expertise? A medical maxim bites the dust. Neurology. 2012;79(2):115–6.
3. Choudhry NK, Fletcher RH, Soumerai SB. Systematic review: the relationship between clinical experience and quality of health care. Ann Intern Med. 2005;142:260–73.
4. Barsuk JH, Cohen ER, Feinglass J, McGaghie WC, Wayne DB. Experience with clinical procedures does not ensure competence: a research synthesis. J Grad Med Educ. 2017;9:201–8.
5. National Academy of Sciences, Engineering, and Medicine. Improving diagnosis in healthcare. Washington, DC: The National Academies Press; 2015.
6. Issenberg SB, McGaghie WC. Looking to the future. In: McGaghie WC, editor. International best practices for evaluation in the health professions. London: Radcliffe Publishing, Ltd.; 2013. p. 341–59.
7. McGaghie WC, Kristopaitis T. Deliberate practice and mastery learning: origins of expert medical performance. In: Cleland J, Durning SJ, editors. Researching medical education. New York: John Wiley & Sons; 2015. p. 219–30.
8. Susskind R, Susskind D. The future of the professions: how technology will transform the work of human experts. New York: Oxford University Press; 2015.
9. National League for Nursing. Outcomes and competencies for graduates of practical/vocational, diploma, baccalaureate, master's practice, doctorate, and research. Washington, DC: National League for Nursing; 2012.
10. Association of American Medical Colleges. Core entrustable professional activities for entering residency. Curriculum developer's guide. Washington, DC: AAMC; 2014.
11. Holmboe ES, Edgar L, Hamstra S. The milestones guidebook. Chicago: Accreditation Council on Graduate Medical Education; 2016.
12. Nasca TJ, Philibert I, Brigham T, Flynn TC. The next GME accreditation system—rationale and benefits. N Engl J Med. 2012;366(11):1051–6.
13. Levine AI, DeMaria S Jr, Schwartz AD, Sim AJ, editors. The comprehensive textbook of healthcare simulation. New York: Springer; 2013.
14. Fincher R-ME, White CB, Huang G, Schwartzstein R. Toward hypothesis-driven medical education research: task force report from the Millennium Conference 2007 on educational research. Acad Med. 2010;85:821–8.
15. McGaghie WC, Issenberg SB, Cohen ER, Barsuk JH, Wayne DB. Does simulation-based med-

ical education with deliberate practice yield better results than traditional clinical education? A meta-analytic comparative review of the evidence. Acad Med. 2011;86:706–11.

16. Cohen ER, Feinglass J, Barsuk JH, Barnard C, O'Donnell A, McGaghie WC, Wayne DB. Cost savings from reduced catheter-related bloodstream infection after simulation-based education for residents in a medical intensive care unit. Simul Healthc. 2010;5:98–102.

17. Barsuk JH, Cohen ER, Feinglass J, McGaghie WC, Wayne DB. Use of simulation-based education to reduce catheter-related bloodstream infections. Arch Intern Med. 2009;169:1420–3.

18. Puschmann T. A history of medical education. New York: Hafner Publishing Co.; 1966. (Originally published 1891).

19. Siegerist HE. A history of medicine, vol. I: primitive and archaic medicine. New York: Oxford University Press; 1951.

20. Siegerist HE. A history of medicine, vol. II: early Greek, Hindu, and Persian medicine. New York: Oxford University Press; 1961.

21. Ludmerer KM. Learning to heal: the development of American medical education. Baltimore: Johns Hopkins University Press; 1985.

22. Ludmerer KM. Let me heal: the opportunity to preserve excellence in American medicine. New York: Oxford University Press; 2015.

23. Cassedy JL. Medicine in America: a short history. Baltimore: Johns Hopkins University Press; 1991.

24. Starr P. The social transformation of American medicine. New York: Basic Books; 1982.

25. Cooke M, Irby DM, O'Brien BC. Educating physicians: a call for reform of medical school and residency. Stanford: Carnegie Foundation for the Advancement of Teaching; 2010.

26. Flexner A. Medical education in the United States and Canada. Bulletin no. 4 of the Carnegie Foundation for the Advancement of Teaching. New York: Carnegie Foundation for the Advancement of Teaching; 1910.

27. Committee on the Future of Dental Education, Division of Healthcare Services, Institute of Medicine, Field MS, editor. Dental education at the crossroads: challenges and change. Washington, DC: National Academy Press; 1995.

28. Buerki RA, editor. Teaching the history of pharmacy today. Madison: American Institute of the History of Pharmacy; 1999. Retrieved from https://pharmacy.wisc.edu/sites/default/files/content/american-institute-history-pharmacy/resources-teaching/teachinghistpharm.pdf.

29. Murphy W. Healing the generations: a history of physical therapy and the American Physical Therapy Association. Alexandria: American Physical Therapy Association; 1995.

30. Osler W. The hospital as a college. In: Osler W, editor. Aequanimitas. Philadelphia: P. Blakiston's Son & Co.; 1932. p. 313–25.

31. Halsted WS. The training of the surgeon. Bull Johns Hopkins Hosp. 1904;15:267–75.

32. Mayer RE. Applying the science of learning to medical education. Med Educ. 2010;44:543–9.

33. Freeman S, Eddy SI, McDonough M, Smith MK, Okoraoafor N, Jordt H, Wenderoth MP. Active learning increases student performance in science, engineering, and mathematics. PNAS. 2014;111(23):8410–5.

34. Holmboe E, Ginsburg S, Bernabeo E. The rotational approach to medical education: time to confront our assumptions? Med Educ. 2011;45:69–80.

35. Bell RH Jr, Biester TW, Tabuenca A, Rhodes RS, Cofer JB, Britt D, Lewis FR Jr. Operative experience of residents in U.S. general surgery programs: a gap between expectation and experience. Ann Surg. 2009;249:719–24.

36. Malangoni MA, Biester TW, Jones AT, Klingensmith ME, Lewis FA Jr. Operative experience of surgery residents: trends and challenges. J Surg Educ. 2013;70(6):783–8.

37. Bucher R, Stelling JG. Becoming professional. Beverly Hills: Sage Publications; 1977.

38. McGlynn TJ Jr, Munzenrider RF, Zizzo J. A resident's internal medicine practice. Eval Health Prof. 1979;2(4):463–76.

39. Reid RA, Lantz KH. Physician profiles in training the graduate internist. J Med Educ. 1977;52:301–7.

40. Peets AD, Stelfox HT. Changes in residents' opportunities for experiential learning over time. Med Educ. 2012;46:1189–93.

41. Mickelsen S, McNeil R, Parikh P, Persoff J. Reduced patient "code blue" experience in the era of quality improvement. New challenges in physician training. Acad Med. 2011;86(6):726–30.

42. Barr J, Graffeo CS. Procedural experience and confidence among graduating medical students. J Surg Educ. 2016;73(3):46–7.

43. Shah NG, Seam N, Woods CJ, Fessler HE, Goyal M, McAreavey D, Lee B. A longitudinal regional educational model for pulmonary and critical care fellows emphasizing small group and simulation-based learning. Ann Am Thorac Soc. 2016;13(4):469–74.

44. Birkmeyer JD, Finks JF, O'Reilly A, Oerline M, Carlin AM, Nunn AR, Dimick J, Banerjee M, Birkmeyer NJO. Surgical skill and complication rates after bariatric surgery. N Engl J Med. 2013;369(15):1434–42.

45. Barsuk JH, Cohen ER, Nguyen D, Mitra D, O'Hara K, Okuda Y, Feinglass J, Cameron K, McGaghie WC, Wayne DB. Attending physician adherence to a 29 component central venous catheter bundle checklist during simulated procedures. Crit Care Med. 2016;44:1871–81.

46. Gubrud-Howe P, Schoessler M. From random access opportunity to a clinical education curriculum. J Nurs Educ. 2008;47(1):3–4.

47. Ironside PM, McNelis AM. Clinical education in prelicensure nursing programs: findings from a national survey. Nurs Educ Perspect. 2010;31(4):264–5.

48. Niederhauser V, Schoessler M, Gubrud-Howe PM, Magnussen L, Codier E. Creating innovative models of clinical nursing education. J Nurs Educ. 2012;51(11):603–8.

49. Ironside PM, McNelis AM, Ebrigret P. Clinical education in nursing: rethinking learning in practice settings. Nurs Outlook. 2014;62(3):185–91.

50. Hubbard JP. Measuring medical education: the tests and the experience of the National Board of Medical Examiners. 2nd ed. Philadelphia: Lea & Febiger; 1978.

51. Monroe WS. An introduction to the theory of educational measurements. Boston: Houghton Mifflin; 1923.

52. Federation of State Medical Boards of the United States, Inc., and the National Board of Medical Examiners. Bulletin of information; 2016. Retrieved from http://usmle.org.

53. National Council of State Boards of Nursing. NCLEX examination candidate bulletin; 2016. Retrieved from https://www.ncsbn.org/1213.htm.

54. American Dental Association. Report of the ADA-recognized dental specialty certifying boards; 2015. Retrieved from http://www.ada.org/.

55. American College of Clinical Pharmacy. Board certification and recertification; 2016. Retrieved from http://www.accp.com/careers/certification.aspx.

56. American Physical Therapy Association. About the national physical therapy examination; 2016. Retrieved from http://www.apta.org/Licensure/NPTE?.

57. National Commission on Certification of Physician Assistants. Initial certification for physician assistants, PANCE Exam; 2016. Retrieved from http://www.nccpa.net/become-certified.

58. American Osteopathic Association. AOA board certification; 2016. Retrieved from https://www.osteopathic.org/inside-aoa/development/aoa-board-certification.

59. Clauser BE, Margolis MJ, Case SM. Testing for licensure and certification. In: Brennan RL, editor. Educational measurement. 4th ed. Westport: American Council on Education and Praeger Publishers; 2006. p. 701–31.

60. Neely D, Feinglass J, Wallace WH. Developing a predictive model to assess applicants to an internal medicine residency. J Grad Med Educ. 2010;2(1):129–32.

61. McGaghie WC, Cohen ER, Wayne DB. Are United States Medical Licensing Exam Step 1 and 2 scores valid measures for postgraduate medical residency selection decisions? Acad Med. 2011;86(1):48–52.

62. Harden RM, Stevenson M, Downie WW, Wilson GM. Assessment of clinical competence using objective structured examination. BMJ. 1975;1:447–51.

63. Rushforth HE. Objective structured clinical examination (OSCE): review of literature and

implications for nursing education. Nurse Educ Today. 2007;27(5):481–90.

64. Sloan DA, Donnelly MB, Schwartz RW, Strodel WE. The objective structured clinical examination: the new gold standard for evaluating postgraduate clinical performance. Ann Surg. 1995;222(6):735–42.

65. Yudkowsky R. Performance tests. In: Downing SM, Yudkowsky R, editors. Assessment in health professions education. New York: Routledge; 2009. p. 217–43.

66. Norcini JJ, Blank LL, Arnold GK, Kimball HR. The mini-CEX (clinical evaluation exercise): a preliminary investigation. Ann Intern Med. 1995;123(10):795–9.

67. Behere R. Introduction of mini-CEX in undergraduate dental education in India. Educ Health. 2014;27(3):262–8.

68. Milner KA, Watson SM, Steward JG, NeNisco S. Use of mini-CEX tool to assess clinical competence in family nurse practitioner students using undergraduate students as patients and doctoral students as evaluators. J Nurs Educ. 2014;53(12):718–20.

69. Weijs CA, Coe JB, Hecker KG. Final-year students' and clinical instructors' experience of workplace-based assessments used in a small-animal primary-veterinary-care clinical rotation. J Vet Med Educ. 2015;42(4):382–92.

70. Association of American Medical Colleges. Number of medical schools requiring final SP/OSCE examination: 2006–2007 through 2010–2011; 2016. Retrieved from https://www.aamc.org/initiatives/cir/406426/9.html.

71. Brannick MT, Erol-Korkmaz HT, Prewett M. A systematic review of the reliability of objective structured clinical examination scores. Med Educ. 2011;45:1181–9.

72. McGaghie WC, Butter J, Kaye M. Observational assessment. In: Downing SM, Yudkowsky R, editors. Assessment in health professions education. New York: Routledge; 2009. p. 185–215.

73. Williams RG, Klamen DA, McGaghie WC. Cognitive, social, and environmental sources of bias in clinical performance ratings. Teach Learn Med. 2003;15(4):270–92.

74. Bosk CL. Forgive and remember: managing medical failure. 2nd ed. Chicago: University of Chicago Press; 2003.

75. Haas J, Shaffir W. Becoming doctors: the adoption of a cloak of competence. Greenwich: JAI Press; 1987.

76. Holmboe ES. Direct observation by faculty. In: Holmboe ES, Hawkins RE, editors. Practical guide to the evaluation of competence. Philadelphia: Mosby Elsevier; 2008. p. 119–29.

77. Holmboe ES. Faculty and the observation of trainees' clinical skills: problems and opportunities. Acad Med. 2004;79(1):16–22.

78. Joorabchi B, Devries JM. Evaluation of clinical competence: the gap between expectation and performance. Pediatrics. 1996;97(2):179–84.

79. Pinkerton RE, Francis CK, Ljungquist KA, Howe GW. Electrocardiographic training in primary care residency programs. JAMA. 1981;246:148–50.

80. Boltri JM, Hash RB, Vogel RL. Are family practice residents able to interpret electrocardiograms? Adv Health Sci Educ. 2003;8:149–53.

81. Wilcox JE, Raval Z, Patel AB, Didwania A, Wayne DB. Imperfect beginnings: incoming residents vary in their ability to interpret basic electrocardiogram findings. J Hosp Med. 2014;9(3):197–8.

82. Lypson ML, Frohna JG, Gruppen LD, Woolliscroft JO. Assessing residents' competencies at baseline: identifying the gaps. Acad Med. 2004;79(6):564–70.

83. Wagner D, Lypson ML. Centralized assessment in graduate medical education: cents and sensibilities. J Grad Med Educ. 2009;1:21–7.

84. Rakotz MK, Townsend RR, Yang J, et al. Medical students and measuring blood pressure: results from the American Medical Association blood pressure check challenge. J Clin Hypertens. 2017;19:614–9.

85. Perlmen RE, Pawelczak M, Yacht AC, et al. Program director perceptions of proficiency of the core entrustable professional activities. J Grad Med Educ. 2017;9(5):588–92.

86. George BC, Bohnan JD, Williams RG, Procedural Learning and Safety Collaborative

(PLSC), et al. Readiness of US general surgery residents for independent practice. Ann Surg. 2017;266(4):582–94.

87. Laack TA, Newman JS, Goyal DG, Torsher LC. A 1-week simulated internship course helps prepare medical students for transition to residency. Simul Healthc. 2010;5: 127–32.

88. Antonoff MB, Swanson JA, Green CA, Mann BD, Maddaus MA, D'Cunha J. The significant impact of a competency-based preparatory course for senior medical students entering surgical residency. Acad Med. 2012;87(3):308–19.

89. Cohen ER, Barsuk JH, Moazed F, Caprio T, Didwania A, McGaghie WC, Wayne DB. Making July safer: simulation-based mastery learning during intern boot camp. Acad Med. 2013;88:233–9.

90. Naylor RA, Hollett LA, Castellvi A, Valentine RJ, Scott DJ. Preparing medical students to enter surgical residencies. Am J Surg. 2010;199(1):105–9.

91. Nishisake A, Hales R, Bigas K, Cheifetz I, Corriveau C, Garber N, Hunt E, Jarrah R, McCloskey J, Morrison W, Nelson K, Niles D, Smith S, Thomas S, Tuttle S, Helfaer M, Nadkarni V. A multi-institutional high-fidelity simulation "boot camp" orientation and training program for first year pediatric critical care fellows. Pediatr Crit Care Med. 2009;10:157–62.

92. Reed T, Pirotte M, McHugh M, Oh L, Lovett S, Hoyt AE, Quinones D, Adams W, Gruener G, McGaghie WC. Simulation-based mastery learning improves medical student performance and retention of core clinical skills. Simul Healthc. 2016;11:173–80.

93. Salzman DH, McGaghie WC, Caprio T, Even E, Hufmeyer K, Issa N, Schaefer E, Trainor J, Wayne DB. Use of simulation-based capstone course to teach and assess entrustable professional activities to graduating medical students. Med Sci Educ. 2016;26:453–6.

94. Salzman DH, McGaghie WC, Caprio TW, et al. A mastery learning capstone course to teach and assess components of three entrustable professional activities to graduating medical students. Teach Learn Med. 2019;31(2):186–94.

95. Ericsson KA, Krampe RT, Tesch-Römer C. The role of deliberate practice in the acquisition of expert performance. Psychol Rev. 1993;100:363–406.

96. Leppink J, van Gog T, Paas F, Sweller J. Cognitive load theory: researching and planning teaching to maximize learning. In: Cleland J, Durning SJ, editors. Researching medical education. Oxford: Wiley Blackwell; 2015. p. 207–18.

97. Mann K, MacLeod A. Constructivism: learning theories and approaches to research. In: Cleland J, Durning SJ, editors. Researching medical education. Oxford: Wiley Blackwell; 2015. p. 51–65.

98. Norman GR, Schmidt HG. The psychological basis of problem-based learning: a review of the evidence. Acad Med. 1992;67(9):557–65.

99. Torre D, Durning SJ. Social cognitive theory: thinking and learning in social settings. In: Cleland J, Durning SJ, editors. Researching medical education. Oxford: Wiley Blackwell; 2015. p. 105–16.

100. Ericsson KA. Deliberate practice and the acquisition and maintenance of expert performance in medicine and related domains. Acad Med. 2004;79(10, Suppl):S70–81.

101. Ericsson KA. Deliberate practice and the acquisition of expert performance: a general overview. Acad Emerg Med. 2008;15:988–94.

102. Ericsson KA, Charness N, Feltovich PJ, Hoffman RR, editors. The Cambridge handbook of expertise and expert performance. New York: Cambridge University Press; 2006.

103. Ericsson K, Pool R. Peak: secrets from the new science of expertise. Boston: Houghton Mifflin Harcourt; 2016.

104. Ericsson KA, Shyte J, Ward P. Expert performance in nursing: reviewing research on expertise in nursing within the framework of the expert performance approach. Adv Nurs Sci. 2007;30(1):E58–71.

105. Rousmaniere T. Deliberate practice for psychotherapists: a guide to improving clinical effec-

tiveness. New York: Routledge; 2017.

106. Axelson RD, Kreiter CD. Reliability. In: Downing SM, Yudkowsky R, editors. Assessment in health professions education. New York: Routledge; 2009. p. 57–73.

107. Barsuk JH, McGaghie WC, Cohen ER, Balachandran JS, Wayne DB. Use of simulation-based mastery learning to improve the quality of central venous catheter placement in a medical intensive care unit. J Hosp Med. 2009;4:397–403.

108. McGaghie WC. Medical education research as translational science. Sci Transl Med. 2010;2:19cm8.

109. Barsuk JH, McGaghie WC, Cohen ER, O'Leary KJ, Wayne DB. Simulation-based mastery learning reduces complications during central venous catheter insertion in a medical intensive care unit. Crit Care Med. 2009;37:2697–701.

110. Barsuk JH, Cohen ER, Mikolajczak A, Seburn S, Slade M, Wayne DB. Simulation-based mastery learning improves central line maintenance skills of ICU nurses. J Nurs Adm. 2015;45(10):511–7.

111. van der Vleuten CPM, Schuwirth LWT. Assessing professional competence: from methods to programmes. Med Educ. 2005;39:309–17.

第二篇
掌握性学习模式

第二章
掌握性学习:起源、特征及其在医疗卫生行业的实证

William C. McGaghie

本章从很久以前的一篇关于掌握性学习经验的故事开始,该故事发表在 2015 年 *Medical Education* 的一篇文章中[1]。故事发生在 50 多年前的 1968 年,我当时正参加大学二年级统计学课程的学习。这门统计学课程共有 16 单元,每周上一个单元,各单元按照难度进行排序。学生参与多种不同形式的主动学习和练习,包括阅读、做习题集、小组讨论、同伴评价和老师指导等。我们全身心投入,对统计学问题进行刻意练习,学习认真刻苦。简洁的、形成性的单元测试检测了我们的进步,并提供了利于改进的反馈。故事仍在继续,

> 在教学和练习之后,每周二早上十点我们进行单元测试,每周都必须通过,然后下一周继续。如果需要的话,周五下午五点钟安排重新测试(这通常是美国大学生开派对的时间),或者最后的重测安排在星期天早上(这个选项对学生来说犹如世界末日,因此从未出现过)。

最后的结果是所有 30 个学生均以全优(A)的成绩通过课程考试,同学之间没有出现差异。这门课的成功经历让我们都感到非常高兴。唯一美中不足的就是教我们这门课的教授 Jack Michael 博士挨了系主任的批评,系主任认为他打分过于宽松。"怎么可以每个人都那么高分数?"系主任抱怨说,"必须要有人不及格!"。

那次本科统计课程的掌握性学习经历影响了我的一生。它奠定了我在定量统计方法上的知识基础,使我能够在那些教得很差的高级统计学课程(例如相关与回归分析、多元分析等)中坚持下来并成功完成学习。当其他住院医师苦苦挣扎的时候我却能够胜出。早期运用掌握性学习原则呈现的统计学课程

使得我在博士阶段也能顺利前行,尽管老师教得差。那次本科统计课程也让我停下来发问:为什么其他的大学课程不采取掌握性学习模式? 为什么掌握性学习如此与众不同?

何为掌握性学习?

掌握性学习,是一系列特别严格、以胜任力为基础的教育[2]。这也意味着所有学习者都需要掌握必要的知识和技能,并根据特定的成绩标准来严格衡量,不考虑达到学习标准所需的时间。掌握性学习对学生的表现提出了更高层次的要求,而不仅仅是胜任。在掌握性学习中,教学的结果是一致的,没有或者基本没有大的差异,但是受训者花费的学习时间可能有所不同。

下面一个来自儿科医学教育住院医师课程的例子,阐述了运用模拟技术的掌握性学习方法。

西北大学 Lurie 儿童医院的儿科医生 Marcelo Malakooti 注意到新入职的儿科住院医师对癫痫病儿童的治疗感到棘手,尤其是已经发展到癫痫持续状态(status epilepticus,SE)的儿童,因为在这一阶段,对患者的管理具有高度时间敏感性[3]。在儿科住院医师中开展的需求评估进一步证实了 Malakooti 的观察,评估显示儿科住院医师不能够自如地对 SE 患者进行管理,也不能顺利回忆起并实施标准的治疗方案。Malakooti 博士和其同事认为这种情况既涉及医学教育的问题,也涉及患者安全的问题。他们决心为 SE 住院患者的管理开发出一门基于模拟的掌握性学习(simulation-based mastery learning,SBML)课程,用以帮助住院医师成为更好的医生,降低患者风险[3]。

SBML 课程是根据 SE 管理的一套算法进行开发的,该算法以芝加哥 Lurie 儿童医院制定的治疗标准[4,5]为基础(图 2-1)。课程嵌入在有脚本的模拟场景中,涉及"一个患有强直阵挛发作的 2 岁儿童,需要回忆和实施 SE 算法"[3]。这个场景中,住院医师可以在设备完善、高度仿真、配备护士的标准化环境里进行 SE 管理的刻意练习[6-8]。同时,这个 SE 算法还用以制定一个 22 个条目的核查表,用以评价住院医师的技能获得情况并提供反馈。儿科神经病学专家组成的小组为这个核查表制定了最低通过标准(minimum passing standard,MPS)。

每位住院医师都被安排单独进行模拟场景训练,保证他们有充分的时间对基线知识进行前测,在独立的复盘房间里给他们提供个性化的教学。参与者不知道案例的内容,他们首先进行模拟(前测),评分后回来进行复盘。在每位参与者进行复盘时,详细地告诉他们算法和核查表的每一步具体步骤,并对他们的表现给予个性化的反馈,告诉他们每一步该如何正确地操作。

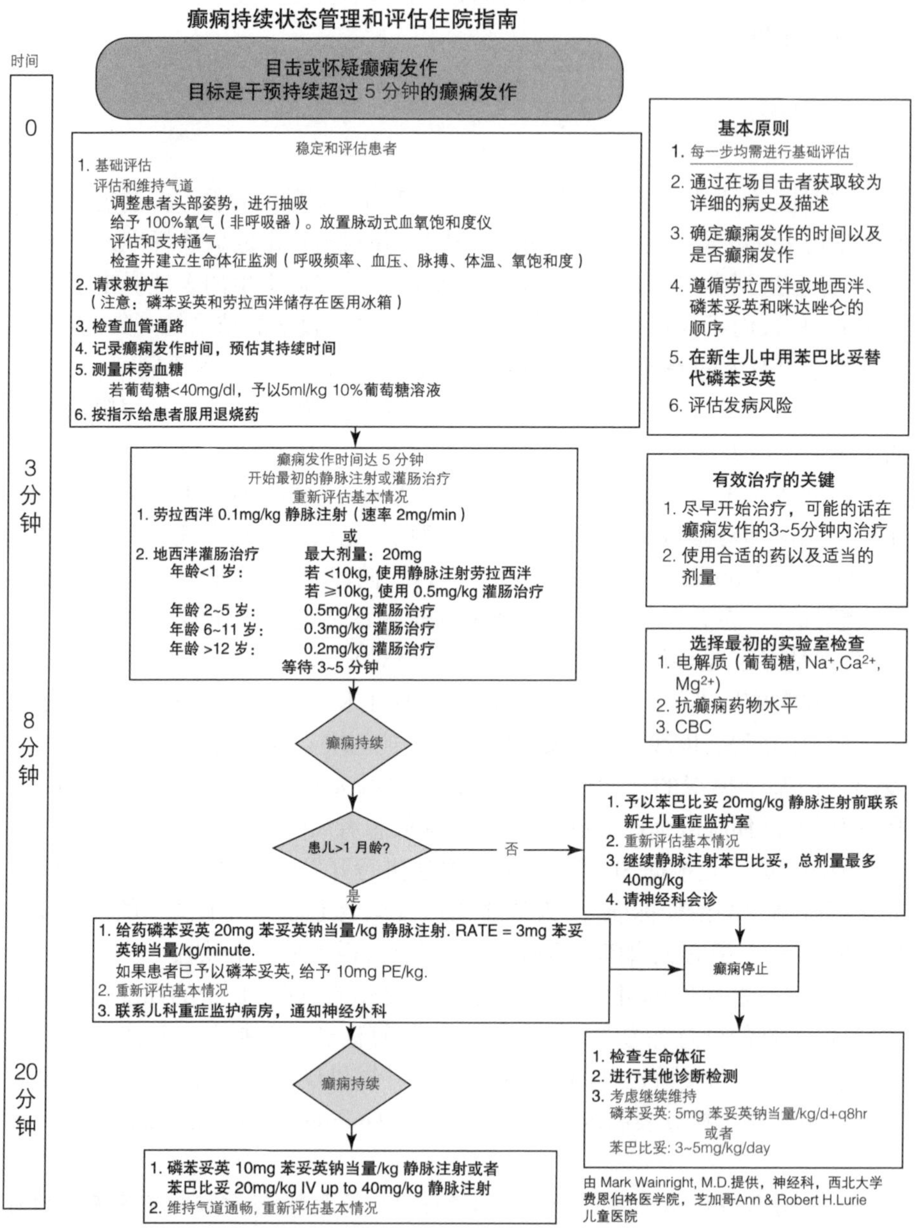

癫痫持续状态管理和评估住院指南

时间

目击或怀疑癫痫发作
目标是干预持续超过 5 分钟的癫痫发作

0

稳定和评估患者
1. 基础评估
　 评估和维持气道
　　 调整患者头部姿势,进行抽吸
　　 给予 100%氧气(非呼吸器)。放置脉动式血氧饱和度仪
　　 评估和支持通气
　　 检查并建立生命体征监测(呼吸频率、血压、脉搏、体温、氧饱和度)
2. 请求救护车
　 (注意:磷苯妥英和劳拉西泮储存在医用冰箱)
3. 检查血管通路
4. 记录癫痫发作时间,预估其持续时间
5. 测量床旁血糖
　 若葡萄糖<40mg/dl,予以5ml/kg 10%葡萄糖溶液
6. 按指示给患者服用退烧药

基本原则
1. 每一步均需进行基础评估
2. 通过在场目击者获取较为详细的病史及描述
3. 确定癫痫发作的时间以及是否癫痫发作
4. 遵循劳拉西泮或地西泮、磷苯妥英和咪达唑仑的顺序
5. 在新生儿中用苯巴比妥替代磷苯妥英
6. 评估发病风险

3 分钟

癫痫发作时间达 5 分钟
开始最初的静脉注射或灌肠治疗
重新评估基本情况
1. 劳拉西泮 0.1mg/kg 静脉注射(速率 2mg/min)
　 或
2. 地西泮灌肠治疗　　最大剂量:20mg
　 年龄<1 岁:　　 若 <10kg,使用静脉注射劳拉西泮
　　　　　　　　　 若 ≥10kg,使用 0.5mg/kg 灌肠治疗
　 年龄 2~5 岁:　　0.5mg/kg 灌肠治疗
　 年龄 6~11 岁:　0.3mg/kg 灌肠治疗
　 年龄 >12 岁:　　0.2mg/kg 灌肠治疗
　　　　　　　　 等待 3~5 分钟

有效治疗的关键
1. 尽早开始治疗,可能的话在癫痫发作的3~5分钟内治疗
2. 使用合适的药以及适当的剂量

选择最初的实验室检查
1. 电解质(葡萄糖、Na^+,Ca^{2+},Mg^{2+})
2. 抗癫痫药物水平
3. CBC

8 分钟

癫痫持续

患儿>1 月龄?　　否 →
　　　　　　 是

1. 予以苯巴比妥 20mg/kg 静脉注射前联系新生儿重症监护室
2. 重新评估基本情况
3. 继续静脉注射苯巴比妥,总剂量最多40mg/kg
4. 请神经科会诊

1. 给药磷苯妥英 20mg 苯妥英钠当量/kg 静脉注射. RATE = 3mg 苯妥英钠/kg/minute.
　 如果患者已予以磷苯妥英,给予 10mg PE/kg.
2. 重新评估基本情况
3. 联系儿科重症监护病房,通知神经外科

癫痫停止

20 分钟

癫痫持续

1. 磷苯妥英 10mg 苯妥英钠当量/kg 静脉注射或者苯巴比妥 20mg/kg IV up to 40mg/kg 静脉注射
2. 维持气道通畅,重新评估基本情况

1. 检查生命体征
2. 进行其他诊断检测
3. 考虑继续维持
　 磷苯妥英: 5mg 苯妥英钠当量/kg/d+q8hr
　 或者
　 苯巴比妥: 3~5mg/kg/day

由 Mark Wainright, M.D.提供,神经科,西北大学费恩伯格医学院,芝加哥Ann & Robert H.Lurie 儿童医院

图 2-1　癫痫持续状态管理和评估的住院指南

资料来源:Malakooti 等[3],经由住院医师医学教育认证委员会许可转载。

每位住院医师都反复地进行场景模拟、核查表评估、复盘和反馈等环节,直至达到 MPS。在复盘和刻意练习之后,所有参与者均能掌握算法;大部分参与者需要两次模拟和复盘。最后,所有参与者对教学干预的评价都很高(总分为 10 分,中位数为 8 分)。所有参与者都认为,相比讲授模式,他们更喜欢基于模拟和复盘的教学,并且感觉这种教学能让他们为管理 SE 患者做更好的准备[3]。

像 SE 项目的掌握性学习课程必须认真和详细地计划,用心落实,讲究技巧,核心是每位学习者都要达成目标。本书第三章关于掌握性学习课程的设计中,讨论了如何突出这些教学目标。这与第一章节中提到的没有控制的临床学习环境形成了鲜明的对比,在那种学习模式中,课程通过随机选取的患者进行教学。

掌握性学习的起源

掌握性学习的理念和实践并不是新鲜事物。其最早表述可见于 Carleton Washburne 为芝加哥郊区小学教育制订的 Winnetka 计划[9]以及芝加哥大学实验学校 Henry C. Morrison 教授关于中学教育的著作[10]。哈佛大学教授 John B. Carroll 教授在一个有重大影响力的期刊[11]中发表的论文,关于开创性学术论述中,把掌握性学习称为"一种学校学习的模式"。Carroll 的学校学习模式部分是基于由 B. F. Skinner10 年前所提出的行为心理学理论[12,13]。

掌握性学习及其他相类似的学习模式,例如 Keller[14]以及 Keller 和 Sherman 等[15]提出的个性化教学系统,在二十世纪七八十年代的小学、中学和高校中开始受到关注。在此期间,有关掌握性学习的学术研究也显著增长,主要包括 Benjamin Bloom[16,17]、James Block[18,19]、Block 和 Burns[20]、Block 和 Anderson[21]、Thomas Guskey[22]以及 Kay Pomerance Torshen[23]等的论述。一些荟萃分析[24,25]、叙述性综述[26,27]以及一份实证研究报告[28]都充分证明了掌握性学习的课程能对生物社会科学、数学和统计学、医学、语言学、商科、图书馆学等领域学生的认知、情感、交流、技能学习产生积极的影响。简而言之,掌握性学习对众多学科、各个层次的学生都能产生很好的效果。

Bloom[16,17]和其他后来发表的学术著述对 Carroll 的[11]"学校学习模式"的延伸为过去 50 年的掌握性学习打下了教学和研究基础[29]。掌握性学习的理念十分清晰,主要基于以下 4 个假设:

1. 所有有能力、学习动机强、学习刻苦的学习者都期望并能够达到卓越水平。由于严格筛选、仔细选择和强烈的成就动机,几乎所有医学教育学习者都具备上述条件。

2. 在掌握性学习的环境下,学生得到的学习结果差别不大或者没有差别。

3. 任何领域的学习,不管有多复杂,都是由一系列不太复杂的部分组成的。把复杂领域分割成不太复杂的组成部分,确保所有学习者都能掌握各个环节的学习,这样所有学习者就都能掌握复杂的技能。

4. 如果学习某一专题的学生能力和学习准备呈正态分布,且他们接受相同的教学,即相同的教学质量和学习时间,他们的学习成绩也将呈正态分布。然而,如果学生能力呈正态分布,但他们都接受优质的教学,并付出要求的学习时间,那么预计大多数学生都能达到卓越水平[18]。

心理学基础

掌握性学习基于 3 个心理学传统。这些传统是互为补充、相辅相成的理论框架,共同为课程体系设计、教学、刻意练习、教师指导、形成性和终结性评价、反馈及其解读、短期以及后续学习效果等提供了基础。如图 2-2 所示,这 3 个心理学基础分别是行为学、建构主义和社会认知。

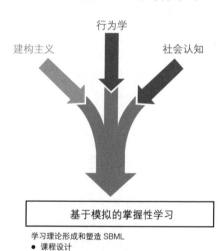

图 2-2 掌握性学习的理论基础

资料来源:McGaghie 和 Harris[30],经医疗模拟协会许可转载。

行为学

行为学理论框架根植于实证主义哲学,该哲学以客观性原则和具体的、可发现的自然规律为指导。在教育学领域中,它关注的是行为的改变和提高。

行为主义起源于早期的科学心理学，20世纪中叶由 B. F. Skinner[12,13]的科学研究著作推向顶峰。在医学教育中行为主义实际表现为：行为主义学习目标；在监督和指导之下的刻意学习；对能观察到的行为进行严格、可靠的评估；为了提高学生表现所提供的即时、具体、可执行的反馈等。在这个框架里，行为改变、测试、教学和指导是互为补充、相辅相成的教学活动，它们不仅提升了学习者的临床胜任力，还能加强他们记忆力——测试的助记效应[31]。例如，Larsen、Butler 和 Roediger[31]通过引用 Wayne 等[32]发表的高级心脏生命支持（advanced cardiac life support, ACLS）的学习保持研究的例子指出：通过模拟来教授心血管生命支持可以防止学生随时间而遗忘相关知识。这个结果可以理解成测试的效果，因为模拟就是一种亲身实践的测试。

建构主义

职业胜任力远不止只是答对一系列按顺序排列的检查表项目。知识、理解、服务和专业性在很多方面都是社会性建构的现实，由可有多种解释的语言和共同意义为媒介。例如，医学专家就可能对许多临床问题的最佳办法和解决方案持有不同意见，因为大多数临床问题不止一个正确答案。从建构主义视角进行的学习是一个由真实问题驱动构建意义的积极过程。建构主义学习目标不仅仅是知识和技能的获得和解释，还包括自我定位和专注状态。建构主义视角把老师看作教师而不是教练[33-35]。

Cheung 等[36]最近报道了一例掌握性学习研究，内容是在中心静脉导管（central venous catheter, CVC）置入技能的实践刻意练习之前，进行一项可观察的操作。这项可观察的操作的特征是旨在帮助学习者掌握临床任务的心理模型，以启动技能学习和激发学习动机。此项操作大大提高了 CVC 掌握性学习课程的学习效率和效果。这也符合近期 Ericsson 和 Pool[37]所提的，刻意练习的目的（掌握性学习的核心原则）是建立有效的心理表征……心理表征反过来也在刻意练习中起着关键作用。Ericsson 和 Pool 继续指出，心理表征越有效，学习效果就越好。最后，在任何领域，技能和心理表征之间的关系都是一个良性循环：你变得越熟练，你的心理表征就越好，你的心理表征越有效，你就越能通过练习来磨炼你的技能。

社会认知

学习和行为都是在具体情境中发生的，因此社会认知理论视角把学习和专业发展当成情境性事件。医学领域学习的很大一部分比重，包括职业社会化（除了在受控制的实验室环境之外），都是在临床工作场所进行的。这使得社会认知的理论框架成为课程发展的有用模式，尤其是在结果评估方面[38]。

社会认知模式中的一个关键概念就是自我效能（self-efficacy, S-E）的产生和维持，也就是相信自己具备为了应对可能情况而对所需行动进行组织和执行的能力。自我效能是对自己采取行动的信念。

Albert Bandura 是社会认知领域的思想领袖。他的两本重要著作 *Social Foundations of Thought and Action:A Social Cognitive Theory*[39]和 *Self-Efficacy: The Exercise of Control*[40]从总体上为社会认知视角提供了详细的解释,特别是自我效能。Bandura 和其他社会认知学者认为人不仅仅是由环境塑造的、具有反应能力的生物体,或者是受内在冲动驱使的生命体,还具有自我组织、积极主动、自我调节和自我反思的能力。

在医学教育领域,自我效能是掌握性学习的产物,而非来源。自我效能作为学习的结果,是指学生进行有助于实现明确目标活动时的信心。自我调节有助于个人设定未来的目标,管理自我行为,并达成目标设定、自我监控和自我影响。研究表明,当学习者在掌握性学习的环境下获得临床技能、改善心理表征,临床自我效能就会有实际的增长。行为、认知和情感同时得到提升[3,41,42]。

这 3 个理论框架表明了医学教育胜任力中行为、认知和情感各个方面的相互动态作用,在教学环境中它们经常分开来,但在实践中却是统一的。

掌握性学习模式

John Carroll[11]的"学校学习模式",可以用 Block[18]提出的一个简单公式来表达(如图 2-3 所示)。这个公式认为某个教学环境中的学习程度是受到 5 个变量影响。公式的分子是 2 个表明花费学习时间的变量:①标准时间;②毅力。分母是学习所需时间的 3 个变量:①天赋;②教学质量;③理解教学的能力。这个最简明的掌握性学习模式表明学习程度表达为学习所用时间 / 学习所需时间的比值。

$$\text{学习程度} = f\left(\frac{1.\text{标准时间} \quad 2.\text{毅力}}{\begin{array}{c}3.\text{天赋} \quad 4.\text{教学质量}\\5.\text{理解教学的能力}\end{array}}\right) = \frac{\text{所用时间}}{\text{所需时间}}$$

掌握性学习

图 2-3 掌握性学习模式的公式
资料来源:Block[18],经出版商许可转载。

标准时间

学习的标准时间是关于学习机会的指数,用以衡量各种形式的教学从开始到结束的线性距离。在大多数学习环境中,标准时间是固定的、统一的,诸如学时计划、课程模块、学期和学年等都属于标准时间。时钟和日历上所规定的标准学习时间，通常会让学生的成绩大相径庭。相比之下，掌握性学习模式不受时钟或日历上的时间所限制。相反，它允许学习时间因人而异。

毅力

John Carroll[11]将毅力定义为学习者愿意花费在学习上的时间。学习动机是毅力的同义词，也就是学生学习的意愿。K. Anders Ericsson[43]的刻意练习概念很好地阐释了毅力，该概念包括目标导向、全身投入和重复练习，以期达到导师或老师监督下的特定目标，这一目标的实现产生或依赖有效的心理表征、形成性评价、老师为帮助学生进步而给出的反馈以及学生为达到（卓越）MPS所付出的不懈努力等。达到MPS对学习者来说是巨大的进步，远远不止是为了取悦自己的老师、同伴或朋友，或者是为了获得诸如获取学术荣誉或进入院长奖励名单等的外部奖励。

天赋

天赋是现有能力。它们可以用以评价学习者是否能快速、容易地准备或学会完成学术、社会、职业、专业或其他任务。天赋是一种能力基线，是获取或者提升生活和工作所需的更广泛更深层次的技能、知识、性格和胜任力的前瞻性指标。

天赋是多维的，而非单一的。几十年来一直有学者指出，天赋的评估就像智力评估一样，包括多个方面——语言、数字、机械、空间可视化、运动控制、社会与人际交往、实践等其他许多方面[44,45]。有些天赋是明确的，可以客观评估，但也有很多天赋——尤其是专业性的实践——是无法表达出来的[46]。我们之所以能成功地将天赋指数纳入掌握性学习模式之中，是源于我们在识别职业准备的可靠标志方面的研究和经验。

John Carroll[11]关于学生学习准备的概念要基础得多，而且与测试评估或心理测量学的细节没有关系。相反，他写道：

> ……学生在这些条件下完成学习任务所需的时间主要是对一个变量的评估，这个变量我们称为学习这项任务的天赋。用普通一点的说法，那就是只需要很少时间完成学习任务的学习者被认为具有高天赋；而需要大量时间的学习者则被认为天赋较低。

简而言之，Carroll的观点是，对于大多数学生来说，学习主要由高质量的学习时间决定而不是内在的能力决定。

教学质量

　　教学质量是指由教师或教学设计者控制的一系列学习条件,他们为教学准备材料和其他教育经验。这些学习条件包括表现为目标清晰的学习期望;系统、连贯地组织需要学习的概念和技能;以累积的结构单元顺序布置的学习任务;为反馈和改进提供可靠数据的严格评估。John Carroll[11]指出,这个变量不仅是指老师上课的表现,而且还包括教材、练习册、视频、机器教学等特点。

　　如果教学质量不完美——在大多数教学环境中这是一个公平的假设——那么大多数学习者比在理想条件下学习需花费更多的时间。根据 Carroll[11]的说法,有一些学习者更容易受到教学质量差的困扰。

理解教学的能力

　　一个人理解教学的能力源于以下内容的结合:智力,语言能力,本领域学习前的经验积累,运用学习材料理解、分类、概念化和解决问题的能力。这些学习材料可能很复杂(例如肾脏生理学),或以教学质量低下呈现。Carroll[11]指出,在这方面具有强大学习能力的学习者将能够弄清楚自己的学习任务是什么以及如何学习;他们能够通过理解教材中的概念和关系来克服由于教学质量低下带来的困难,而学习能力较弱的学习者则做不到这一点。

掌握性学习的特征

　　对掌握性学习的起源和掌握性学习模型中各组成部分比率或者公式(图 2-3)的讨论不足以说明它在实践中是如何运作的。护士、物理治疗师、内科医生和其他医学教育人士会问:"我们如何创建或改进课程,才能使之融入掌握性学习? 需要做些什么? "

　　掌握性学习模式包含 7 个相互影响的特征。

1. 基线或诊断性测试。
2. 明确的学习目标。
3. 教学活动。
4. MPS。
5. 具有可执行反馈的形成性测试。
6. 循证推进。
7. 持续地练习和评估,直至达到 MPS[47-49]。

基线和诊断性测试

在教学开始之前开展基线测试,对学习者的知识、技能、敏锐度或学习倾向进行评价,是掌握性学习的一个关键特征。这是掌握性学习中的第一个教学干预。基线测试为学习者的表现提供反馈,是"测试提升学习"[31]的一个最主要例子。根据教学开始之前对专业适应度的评估,它能告诉学习者所处的学习水平。基线测试的数据必须具有高度可靠性才能有用,即数据必须具有高"信号"性和低"噪声"性[50]。基线数据设定了一个基础,一个出发点,学习者从此开始迈向掌握性学习。这是掌握性学习路线图中的第一个里程碑。

明确的学习目标

教学目标就是设定期望。目标告诉学习者需要完成什么。目标告知学习者需要获得的知识、技能、处置权或职业精神,并指出如何来评价这些成就。例如,医学生需要从教科书里获得葡萄糖代谢的知识,以了解 2 型糖尿病的病理生理学知识,如糖化血红蛋白(HbA1c)、阴离子隙和其他标志物等相关的知识。医学生还应学习沟通技巧,为糖尿病患者提供饮食、运动和促进健康的生活方式等方面的相关咨询。这些学习期望的时间点和顺序可能因不同医学院的课程体系而异,但它们肯定存在。这些目标和许多其他教育目标强调了核心学习成果,它们是大多数医学教育者认为所有医师需要掌握的。

掌握性学习中的学习目标通常打包成教学单元。这些单元是有序列的结构单元,例如从 A 到 Z,学习者从简单的学习资料到相对复杂的学习资料。完成 A 单元的学习目标是已经准备好参与到 B 单元学习目标的信号。列表按顺序排列,但是进度可能有所不同。这些教学单元可能是宽泛的(例如肺生理学)或是独立的(例如插入导尿管),但其原则简单明了——学习者要掌握每一步阶梯,然后继续前进。

教育活动

掌握性学习环境中的教学活动是由需求驱动的。教育活动关注实现既定教育目标之所需——阅读、讨论、视频观看、问题学习小组、计算、基本技能的刻意练习、反馈和反思等。所有的教学方法都有价值,并占一席之地。诺贝尔奖获得者、心理学家 Daniel Kahneman 说得对[51]:

> 技能的获得需要常规的环境、充分的实践机会以及对思想和行动的正确性做出快速且明确的反馈。当这些条件得到满足时,学生的技能水平会提高,并且这时他们大多数的直觉判断和快速选择往往都会是正确的。

让我们来看下用于帮助西北纪念医院二年级内科住院医师实现掌握ACLS技能的五项学习活动[42]。第一,住院医师必须通过美国心脏协会提供的为期1天的课程,尽管其教育效用值得怀疑,但数十年来一直被视为是ACLS教育的"黄金标准"[42]。第二,住院医师阅读有关会触发ACLS响应的院内"应急反应"行为。第三,住院医师通过高度仿真的模拟器进行前测,模拟器涉及6个产生ACLS响应的院内"应急反应"情景(例如心脏停搏、室性心动过速)。第四,通过使用模拟器,住院医师对ACLS患者照护技能进行严格地刻意练习[43],这些模拟都是救生操作所需(例如问题识别、患者评估、获得患者同意,胸外按压、球囊面罩(bag valve mask,BVM)氧合、药物管理、领导团队等)。第五,学习者进行后测,收到表现反馈,反思自己的学习,然后继续练习,直至达到MPS,享受ACLS的掌握状态并获得认可,他们准备好了应对医院当中真正的"应急反应"。本卷第十一章"团队技能的掌握性学习"会进一步讨论西北纪念医院的ACLS教育,其中包含更多高效的教学活动。

所有这些教育活动无一例外都是有计划、安排、组织和要求的。ACLS教育是强制性的,不允许有例外,不遵循"见一个,做一个,教一个"的教育常规,这种陈旧的常规在整个医学教育的临床教学环境中仍普遍存在[43]。学习者和老师们对这些ACLS掌握性学习环节很投入,都非常努力。

以上帮助医学学习者掌握ACLS知识和技能所需要的学习活动,和教育、评估医疗卫生行业其他不同胜任力的专业人士所需的学习活动差别并不大。例如:与患者及其家属进行关于临终的讨论(第十章);临床"交接"时为患者安全和药物核对进行的团队合作(第十一章);掌握外科技巧(第十二章);以及侵入性临床外科手术的实施(第十三章)。教学活动和行为必须针对学习目标展开。在医学教育中,这些活动通常涉及具有可靠结果评估的有计划、有组织的刻意练习。

最低通过标准

学了多少才算够? 医学教育者们如何才能确定学生们准备好学习下一阶段的课程? 或者不论老师是否在场他们都能照护患者? 这些都是有关掌握性学习标准的问题。

从历史来看,医学专业课堂教学的通过标准通常以竞争性和标准化的方式来设置"曲线"。学习成就被定义为在书面的学业考试中要超过同伴,通常用高斯正态分布曲线的标准差单位来表示。在考试中分数排在前10%~15%学习者能获得荣誉,获取学业上的认可,获得诸如有竞争力的住院医师职位和其他医疗卫生职业的晋升的未来职业机会。

临床教育环境中的通过标准在历史上一直存有争议。对医学见习、住院医师轮转、高级专科培训以及其他医学专业类似活动的评估,通常是由导师来完成的,而导师是会犯错误的。评分既不能区分学习者个体差异也不能根据胜任力标准来判断学习者的成就[52]。由于缺乏关注和严格的评估,学生很少在临床训练中被判为不合格。对临床学习者进步的假阳性判定可能很常见,但很少被记录下来。

在掌握性学习的环境中,情况大不相同。每个教学单元都设置了 MPS,由专家组运用最先进的方法来设置。本书的第六章详细又实用地描述了掌握性学习的标准设置。直到最近,Angoff、Hofstee 等其他标准设定方法使用了最适合评估课堂表现的书面考试程序,设定了用来评估临床教学的掌握性学习 MPS[53,54]。然而,伊利诺伊大学芝加哥分校医学院的 Rachel Yudkowsky 和其同事的研究又通过引入以患者安全为基础的方法[55,56],改进了传统的标准设定方法。用患者安全法来设置掌握性学习标准,通常是一个学习者必须达到非常高的标准(第六章)。

带有反馈的形成性评价

形成性评价也就是"对学习的评价",是掌握性学习模式中的核心部分,因为它让学习者在学习过程中对自己的学习结果有所了解。在掌握性学习的环境中,形成性评价把可靠的评价数据作为一种工具,而不是武器[31]。学习者从前测开始就频繁接受测试,找出学习差距;受训者们收到有关学习表现的反馈,在老师们的指导下进行刻意练习,继续接受更多的测试,直至达到 MPS。教学和评估(测试)之间的界线不再那么明显,因为在动态训练环境中,教学和评价是互为补充和相互交融的[57]。

在临床教学中,反馈对学习者起着关键的作用,但它常常被忽视。在长达几十年的医学教育研究中,几个研究综述[58,59]均提及及时的、聚焦的、操作性强的表现反馈对于达成掌握性学习临床教育目标的重要性。本书的第八章和第九章会讨论临床医学教育中反馈的重要性。

循证推进

学习者在掌握性学习课程中的成就基于对知识和技能掌握的客观测量,这些测量能够产生可靠的数据。Lineberry 和他的同事们讲到,掌握性学习需要明确说明如何解读和使用评价分数[60]。Lineberry 等还指出,在掌握性学习系统中与评估相关的最重要关系是评价分数是否与学习者在其后续教育单元中的成功相关,包括最终过渡至实践[60]。关键的问题是基于评价数据做出的决定要可靠,这种可靠性使得学习者能在课程中取得进步。

循证推进也表明掌握性学习模式不仅能保证医学教育本科生和住院医师的学习,同时还适用于继续教育和终身学习[47](第十八章)。

持续地练习和评估

掌握性学习系统中的不同学习者不会同时到达"终点线"。教学质量的不足，以及学习者在天资和毅力方面的差异会共同产生作用，使得学习者达成 MPS 所需的时间有所不同。大多数学生都能顺利学习，不会延期，但通常也会有一部分，大概 10%~20% 的学生需要超出课程的常规时间获得知识和技能[3,42]。大多数教学环境具有一定的弹性机制来适应学生达到 MPS 所需时间的差距，包括重复学习、刻意练习和测试等。护理、医学、药学、心理治疗等医学专业的受训者本身也希望能学得更好。学习和实践动机对他们来说很少成为问题。

在本章开头讨论的统计课程中，那些比较早完成单元测试的学生给需要更多时间学习的同学充当导师的角色。同伴辅导产生了有价值的学业和社会效应，因为所有学生最终都通过了单元测试，同时学生之间也形成了持久的友谊。学习、教学和人际关系相互交融一起。

医学教育中的案例

从以下三门成功的医学教育课程可以明显地看到掌握性学习模式的作用和效果：①本科护理专业教育；②本科医学专业教育；③住院医师外科培训。每门课程都使用了掌握性学习模式来教育学习者达到一致的高成绩标准。

本科护理专业教育

南卡罗来纳医科大学位于南卡罗来纳州的查尔斯顿，该校医疗卫生模拟教学部门的 Melanie Cason 和她的同事们创建了一门运用合作学习和模拟技术的课程，以帮助护理专业副学士和学士学位的学生完成鼻胃管插入的掌握性学习[61]。他们的课程运用刻意练习达到掌握性学习模式在鼻胃管插入教学中的合作学习模拟技能训练（cooperative learning simulation skills training, CLSST）。Cason 等报告：学生分成实施者和学习者；每组学生互换角色，直到他们达到掌握性标准为止，之后他们会单独接受评价。在此教学创新中，学生们通过刻苦努力和严格反馈，取得了完美的核查表成绩。在护理课程教学中，"刻意练习至掌握性学习"模式的 CLSST 提供了一种新颖的心理运动技能教授方式，同时降低了师生比[61]。

本科医学专业教育

芝加哥洛约拉大学斯特里奇医学院急诊科医生 Trent Reed 和他的同事们创建了一个基于模拟的、标准化的评价方案，用以评价高年级（四年级）医学生

6 项核心临床技能的获得和保持情况：①超声引导外周静脉置管术；②基本的皮肤伤口缝合；③胸外按压；④球囊面罩通气；⑤除颤器管理；⑥应急反应领导（code leadership）[62]。这个学生评价方案属于"准备做住院医师"项目中的一部分，该项目是由洛约拉大学开发，用以帮助所有大四的医学生为接受严格的住院医师医学教育做好准备。

Reed 医生和其他急诊科医生开发了这个 6 项程序性技能的课程，创建和前测了测量核查表，得出了测试该 6 项技能掌握性的 MPS。Reed 等报道：135 名急诊医学见习生先进行 6 项技能的前测，紧接着观看在线视频，随后参加技能相关的多项选择题形式的机考，接受有反馈的刻意练习模式的一对一、手把手的技能训练，最后进行后测，直到达到 MPS 为止[62]。研究人员比较了学员前测和后测的表现。他们还在 1~9 个月后重测了部分学员样本以评价技能水平的保持情况。

结果显示，所有学员无一例外地通过了 6 项技能考试，只是他们达到 MPS 的时间略有不同。此外，在 1~9 个月后的重测中，98% 的学生得分达到或高于 MPS[62]，数据如图 2-4 所示。

这些医学生对掌握性学习教育及其评价的经历评价非常高。研究人员得出结论：基于模拟教学的掌握性学习使用了大量非同步的学习内容，对于高年级医学生来说，这是学习和记忆急诊医学临床技能的有效途径[62]。

住院医师外科培训

西北大学外科医生 Ezra Teitelbaum 和其同事开发并测试了一门基于模拟的腹腔镜胆总管探查（laparoscopic common bile duct exploration，LCBDE）的住院医师课程[63]。有人认为，LCBDE 手术步骤在治疗有症状的胆结石疾病中没有充分利用，其主要原因是外科住院医师很少在临床培训期间接触这些步骤。

该项目以开发、制订和测试一个全新的 LCBDE 程序性模拟器开始[64]。该模拟器可以再现手术过程所必需的 3 种成像模式（腹腔镜、胆道镜和荧光镜），并能通过真正的器械和胆道镜进行经胆囊管和经胆总管 LCBDE 手术[63]。

住院医师参加了一项涉及前测-后测掌握性学习技能获得研究，该研究使用了 LCBDE 模拟器，并运用了有反馈的刻意练习。不出所料，10 名住院医师都没有能达到经胆囊管 LCBDE 前测的 MPS。但通过强力的教学干预，如阅读、观看手术视频、在模拟实验室进行刻意练习等，所有住院医师都一次性地通过了经胆囊管 LCBDE 手术的后测。经胆总管 LCBDE 手术的训练程序和测试结果也相类似，有 2 名住院医师未能在首次后测中达到 MPS，但经过多次刻意练习和反复测试后最后也都达标了。在经过了基于模拟的掌握性学习标准的训练之后，操作两种手术的住院医师自信心都得到极大的提升。

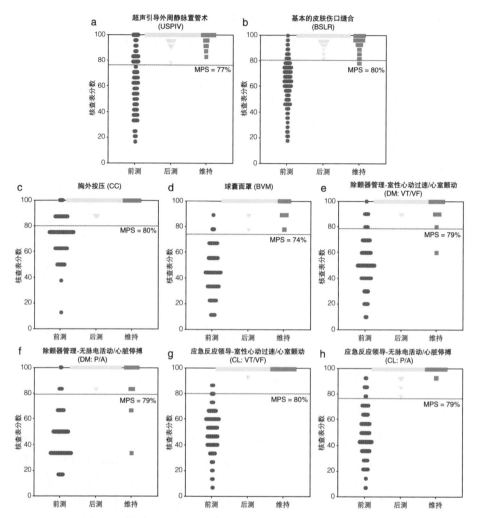

图 2-4　(a)超声引导外周静脉置管术;(b)基本的皮肤撕裂伤缝合;(c)胸外按压;(d)球囊面罩通气;(e)除颤器管理 VT/VF;(f)除颤器管理 - 无脉电活动 / 心脏停搏;(g)应急反应领导 - 室性心动过速 / 室颤心室颤动;(h)应急反应领导 - 无脉电活动 / 心脏停搏。

注:MPS. 最低通过标准。

资料来源:Reed 等[62],经医疗保健模拟协会许可转载。

结语

　　本章讨论了掌握性学习模式的起源和特点,并证明了其在医学教育中的作用。最近一篇对 82 项相关研究的荟萃分析文献提供了更多的有力证据。

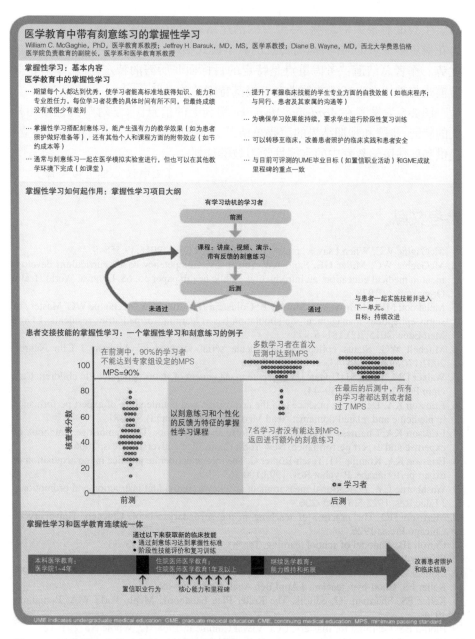

图 2-5　医学教育中带有刻意练习的掌握性学习
资料来源：McGaghie 等[66]，经美国医学院协会许可转载。

这些证据显示,在医学专业中,带有技术支持的掌握性学习模式比传统临床教学模式更为有效[65]。结果表明,与没有干预的教学模式相比,掌握性学习课程对学生技能有很大的影响,对患者的治疗结果也有一定的影响。虽然要求学生花费更多一点的时间,但与传统的教学模式相比,掌握性学习显示出巨大的优势。作者总结道:"考虑重点是特定的目标而非所需的特定时间,掌握性学习模式与胜任力为基础的教学有着极其特殊的关系"[65]。

图 2-5 为发表在 *Academic Medicine* 期刊上的信息图,是对掌握性学习模式的特征、步骤和预期结果的简要总结[66]。本书的后续章节将讨论如何建立、提供和评估医学教育中的掌握性学习教学计划。

(王中强　黎孟枫　译)

参考文献

1. McGaghie WC. When I say … mastery learning. Med Educ. 2015;49:558–9.
2. McGaghie WC, Miller GE, Sajid AW, Telder TV. Competency-based curriculum development in medical education: an introduction. Public health paper no. 68. Geneva: World Health Organization; 1978.
3. Malakooti MR, McBride ME, Mobley B, Goldstein JL, Adler MD, McGaghie WC. Mastery of status epilepticus management via simulation-based learning for pediatrics residents. J Grad Med Educ. 2015;7(2):181–6.
4. Mitchell WG. Status epilepticus and acute serial seizures in children. J Clin Neurol. 2002;17(Suppl. 1):36–43.
5. Walker DM, Teach SJ. Update on the acute management of status epilepticus in children. Curr Opin Ped. 2006;18(3):239–44.
6. Ericsson KA. Deliberate practice and the acquisition and maintenance of expert performance in medicine and related domains. Acad Med. 2004;79(10, Suppl):S70–81.
7. Ericsson KA, Charness N, Feltovich PJ, Hoffman RR, editors. The Cambridge handbook of expertise and expert performance. New York: Cambridge University Press; 2006.
8. Ericsson KA, Krampe RT, Tesch-Römer C. The role of deliberate practice in the acquisition of expert performance. Psychol Rev. 1993;100:363–406.
9. Washburne CW. Educational measurement as a key to individual instruction and promotions. J Educ Res. 1922;5(3):195–206.
10. Morrison HC. The practice of teaching in the secondary school. Chicago: University of Chicago Press; 1926.
11. Carroll JB. A model of school learning. Teach Coll Rec. 1963;64:723–33.
12. Skinner BF. Science and human behavior. New York: Macmillan; 1953.
13. Skinner BF. The science of learning and the art of teaching. Harvard Educ Rev. 1954;24:86–97.
14. Keller FS. Good-bye, teacher. J Appl Beh Anal. 1968;1:79–89.
15. Keller FS, Sherman JG, editors. The Keller Plan handbook. Menlo Park: W.A. Benjamin; 1974.
16. Bloom BS. Learning for mastery. UCLA Eval Comment. 1968;1(2, Whole No. 2):1–12.
17. Bloom BS. Time and learning. Am Psychol. 1974;29:682–8.
18. Block JH, editor. Mastery learning: theory and practice. New York: Holt, Rinehart and Winston; 1971.
19. Block JH, editor. Schools, society, and mastery learning. New York: Holt, Rinehart and Winston; 1974.

20. Block JH, Burns RB. Mastery learning. In: Shulman LS, editor. Review of research in education. 4th ed. Itasca: F.E. Peacock Publishers; 1974. p. 3–49.
21. Block JH, Anderson LW. Mastery learning in classroom instruction. New York: Macmillan; 1975.
22. Guskey TR. Implementing mastery learning. Belmont: Wadsworth Publishing Co.; 1985.
23. Torshen KP. The mastery approach to competency-based education. New York: Academic Press; 1977.
24. Kulik C-L, Kulik JA, Bangert-Downs RL. Effectiveness of mastery learning programs: a meta-analysis. Rev Educ Res. 1990;60(2):265–99.
25. Kulik JA, Kulik C-L, Cohen PA. A meta-analysis of outcome studies of Keller's personalized system of instruction. Am Psychol. 1979;34(4):307–18.
26. Guskey TR. Closing achievements gaps: revisiting Benjamin S. Bloom's learning for mastery. J Advan Acad. 2007;19(1):8–31.
27. Kulik JA, Kulik C-L, Carmichael K. The Keller Plan in science. Science. 1974;183(4123):379–83.
28. Schwartz PL. A controlled trial of teaching clinical biochemistry by the Keller Plan. J Med Educ. 1980;55(12):1013–20.
29. McGaghie WC. Mastery learning: it is time for medical education to join the 21st century. Acad Med. 2015;90(11):1438–41.
30. McGaghie WC, Harris IB. Learning theory foundations of simulation-based mastery learning. Simul Healthc. 2018;13(3, Suppl):S15–20.
31. Larsen DP, Butler A, Roediger HL. Test-enhanced learning in medical education. Med Educ. 2008;42(10):959–66.
32. Wayne DB, Siddall VJ, Butter J, Fudala MJ, Wade LD, Feinglass J, McGaghie WC. A longitudinal study of internal medicine residents' retention of advanced cardiac life support skills. Acad Med. 2006;81(10, Suppl):S9–S12.
33. Harris I. Conceptions and theories of learning for workplace education. In: Hafler J, editor. Extraordinary learning in the workplace. New York: Springer; 2011. p. 39–62.
34. Schön DA. Educating the reflective practitioner: toward a new design for teaching and learning in the professions. San Francisco: Jossey-Bass; 1987.
35. Sternberg RJ, Forsythe GB, Hedlund J, Horvath JA, Wagner RK, Williams WM, Snook SA, Grigorenko EL. Practical intelligence in everyday life. New York: Cambridge University Press; 2000.
36. Cheung JJH, Koh J, Brett C, Bägli DJ, Kapralos B, Dubrowski A. Preparation with web-based observational practice improves efficiency of simulation-based mastery learning. Simul Healthc. 2016;11(5):316–22.
37. Ericsson A, Pool R. Peak: secrets from the new science of expertise. Boston: Houghton Mifflin Harcourt; 2016.
38. Singh T, Norcini JJ. Workplace-based assessment. In: McGaghie WC, editor. International best practices for evaluation in the health professions. London: Radcliffe Publishing, Ltd; 2013. p. 257–79.
39. Bandura A. Social foundations of thought and action: a social cognitive theory. Englewood Cliffs: Prentice-Hall; 1986.
40. Bandura A. Self-efficacy: the exercise of control. New York: W.H. Freeman; 1997.
41. Barsuk JH, Cohen ER, Mikolajczak A, Seburn S, Slade M, Wayne DB. Simulation-based mastery learning improves central line maintenance skills of ICU nurses. J Nurs Adm. 2015;45(10):511–7.
42. Wayne DB, Butter J, Siddall VJ, Fudala MJ, Wade LD, Feinglass J, McGaghie WC. Mastery learning of advanced cardiac life support skills by internal medicine residents using simulation technology and deliberate practice. J Gen Intern Med. 2006;21:251–6.
43. Ericsson KA. Acquisition and maintenance of medical expertise: a perspective from the expert performance approach with deliberate practice. Acad Med. 2015;90(11):1471–86.
44. Cronbach LJ, Snow RE. Aptitudes and instructional methods: a handbook for research on

interactions. New York: Irvington Publishers; 1981.

45. Sternberg RJ, editor. Handbook of intelligence. New York: Cambridge University Press; 2000.

46. Sternberg RJ, Horvath JA, editors. Tacit knowledge in professional practice: researcher and practitioner perspectives. Mahwah: Lawrence Erlbaum Associates; 1999.

47. McGaghie WC, Siddall VJ, Mazmanian PE, Myers J. Lessons for continuing medical education from simulation research in undergraduate and graduate medical education: effectiveness of continuing medical education: American College of Chest Physicians evidence-based educational guidelines. Chest. 2009;135(3, Suppl):62S–8S.

48. McGaghie WC, Kristopaitis T. Deliberate practice and mastery learning: origins of expert medical performance. In: Cleland J, Durning SJ, editors. Researching medical education. Oxford, UK: Wiley-Blackwell; 2015. p. 219–30.

49. Issenberg SB, McGaghie WC. Looking to the future. In: McGaghie WC, editor. International best practices for evaluation in the health professions. London: Radcliffe Publishing, Ltd; 2013. p. 341–59.

50. Axelson RD, Kreiter CD. Reliability. In: Downing SM, Yudkowsky R, editors. Assessment in health professions education. New York: Routledge; 2009. p. 57–73.

51. Kahneman D. Thinking, fast and slow. New York: Farrar, Straus and Giroux; 2011.

52. Williams RG, Klamen DA, McGaghie WC. Cognitive, social, and environmental sources of bias in clinical competence ratings. Teach Learn Med. 2003;15(4):270–92.

53. Wayne DB, Fudala MJ, Butter J, Siddall VJ, Feinglass J, Wade LD, McGaghie WC. Comparison of two standard-setting methods for advanced cardiac life support training. Acad Med. 2005;80(10, Suppl):S63–6.

54. Yudkowsky R, Downing SM, Tekian A. Standard setting. In: Downing SM, Yudkowsky R, editors. Assessment in health professions education. New York: Routledge; 2009. p. 119–48.

55. Yudkowsky R, Tumuluru S, Casey P, Herlich N, Ledonne C. A patient safety approach to setting pass/fail standards for basic procedural skills checklists. Simul Healthc. 2014;9:277–82.

56. Yudkowsky R, Park YS, Lineberry M, Knox A, Ritter EM. Setting mastery learning standards. Acad Med. 2015;90(11):1495–500.

57. Grigorenko EL, Sternberg RJ. Dynamic testing. Psychol Bull. 1998;124(1):75–111.

58. Issenberg SB, McGaghie WC, Petrusa ER, Gordon DJ, Scalese RJ. Features and uses of high-fidelity medical simulations that lead to effective learning: a BEME systematic review. Med Teach. 2005;27(1):10–25.

59. van de Ridder JMM, Stokking KM, McGaghie WC, ten Cate OT. What is feedback in clinical education? Med Educ. 2008;42:189–97.

60. Lineberry M, Park YS, Cook DA, Yudkowsky R. Making the case for mastery learning assessments: key issues in validation and justification. Acad Med. 2015;90(11):1445–50.

61. Cason ML, Gilbert GE, Schmoll HH, Dolinar SM, Anderson J, Nickles BM, Pufpaff LA, Henderson R, Lee FW, Schaefer JJ. Cooperative learning using simulation to achieve mastery of nasogastric tube insertion. J Nurs Educ. 2015;54(3 Suppl):S47–51.

62. Reed T, Pirotte M, McHugh M, Oh L, Lovett S, Hoyt AE, Quinones D, Adams W, Gruener G, McGaghie WC. Simulation-based mastery learning improves medical student performance and retention of core clinical skills. Simul Healthc. 2016;11(3):173–80.

63. Teitelbaum EN, Soper NJ, Santos BF, Rooney DM, Patel P, Nagle AP, Hungness ES. A simulator-based resident curriculum for laparoscopic common bile duct exploration. Surgery. 2014;156:880–93.

64. Santos BF, Reif TJ, Soper NJ, Nagle AP, Rooney DM, Hungness ES. Development and evaluation of a laparoscopic common bile duct exploration simulator and procedural rating scale. Surg Endosc. 2012;26:2403–15.

65. Cook DA, Brydges R, Zendejas B, Hamstra SJ, Hatala R. Mastery learning for health professionals using technology-enhanced simulation: a systematic review and meta-analysis. Acad Med. 2013;88:1178–86.

66. McGaghie WC, Barsuk JH, Wayne DB. Mastery learning with deliberate practice in medical education (Last Page). Acad Med. 2015;90(11):1575.

第三章
开发掌握性学习课程体系

Jeffrey H. Barsuk and David H. Salzman

一名有高血压和糖尿病病史的64岁男子,因非典型胸痛来到急诊科。他的体格检查、实验室检查、心电图、胸部X线检查均正常。他被收入了医院的遥测病房,准备次日清晨进行压力测试。当晚11点,当夜间医生值班时,患者出现了心动过缓,护士们立即叫来了一名医生。然后患者的心律进入停搏状态(无电活动——平线),因而,"应急反应"启动,心搏骤停小组应答,心肺复苏(cardiopulmonary resuscitation,CPR)开始。现场很混乱,团队看上去并不熟悉救治设备,团队由谁领导不明确;因为给错了药物,一名护士表示了对患者安全的担忧。这种临床救治迅速以失败告终。

幸运的是,这只是一个模拟。该模拟事件中的医护人员最近完成了美国心脏协会(American Heart Association,AHA)为高级心脏生命支持(advanced cardiac life support,ACLS)提供者而设的课程,理应已经准备好治疗标准化患者。研究证据提示,该模拟病例中ACLS团队所表现的反应,很可能在一个真实患者身上[1]被重复。

传统上,医疗保健提供者是根据当时的评估模型毕业和在培训中进步的。许多医学院校仍然使用正态分布对学员进行评价,以确定通过标准,其中低于平均值一个(或两个)标准差设为通过分数。这使得毕业生的技能水平存在较大差异,以至于无法进行合格的患者照护。学习者与导师一起参与实际患者护理的临床实践,继续依赖于经典的奥斯勒式的"见一个,做一个,教一个"的学徒模式。这些临床实践往往很短,学习者不能"看到"许多有代表性的临床案例。学徒模式对于罕见或不常见的病例显得尤其不合逻辑,因为学员在培训期间[2]往往不会遇到这些病例。此外,许多经验丰富的临床教师不熟悉新的程序或培训不当[3]。这就造成了一种情况,即不准确的技能和信息将由医疗保健专业人员从一代传递到下一代。这些对当前临床教育的指责在第一章中有所讨论。

如第二章所述,掌握性学习可有助于解决这个医学教育问题。美国医学院协会的置信职业行为(entrustable professional activity,EPA)项目[4]和住院医师医学教育认证委员会[5]是在毕业前认证医学生和住院医师能力的第一步。基于模拟的掌握性课程也符合这些框架。第十七章详细讨论了在掌握性学习中本科置信职业行为和研究生阶段重要节点的问题。强有力的证据表明,与传统的教育方法[6-10]相比,基于模拟的掌握性学习(simulation-based mastery learning,SBML)能培养更好的改进患者照护实践的临床医生,获得更好的患者预后。

本章介绍了如何开发一个 SBML 课程。首先,我们使用 Thomas、Kern 及其同事[11]创建的模型,提供了一个关于医学教育课程体系开发的概述。其次,我们讨论了掌握性学习的步骤,并演示了如何通过掌握性学习原则来改进 Thomas 模型。再次,我们提供了一个例子,说明我们如何使用这些原则来开发 ACLS 技能的 SBML 课程,并将其从基本的模拟经验转化为掌握性学习课程。最后,我们总结了在创建 SBML 课程时遇到的一些挑战。

课程发展

"课程"一词有拉丁语词根,意为"赛程"。课程被简单地定义为包括指导和评价的有计划的教育经验。医学教育课程是利用各种从以学科为中心到以综合能力为基础的模式。然而,所有医学课程的基础是教育工作者正在培养的技能娴熟、能安全可靠地照护患者的未来医疗工作者。Thomas 和同事展示了一个使用六步法的医学教育课程开发的标准化模型,共分六步[11]。这六步为:

1. 问题识别和一般需求评估。
2. 目标需求评估。
3. 目的和目标。
4. 教育策略。
5. 实施。
6. 评估和反馈。

Thomas 课程开发团队又提出了两个条目来逐步完善这个方法:课程维护和增强,以及推广。Thomas 模型已被用于创建和评估模拟医学教育课程,以满足各种临床专业的需求,包括为医学生[11]、普外科[12]和儿科[13]提供必要的复苏技能。

问题识别和一般需求评估

医学课程开发人员必须首先识别该课程将解决的具体问题,定义这个问题是一个关键的步骤。思考前面提出的模拟心搏骤停的例子。这是团队坚持 ACLS 算法的问题吗? 那么团队沟通技巧如何? 可能是团队对 ACLS 的知识很强,但团队合作和领导能力很弱吗? 识别和定义教育问题将创建一个路线图,能确保所有后续课程开发步骤都是有针对性的。

医学课程开发人员应该进行一般需求评估。一般需求评估提出了一些广泛的问题,例如:①需要解决的医疗问题有多广泛? ②目前由患者、医务人员、医院和社会机构来解决这一医疗问题的方法是否合适? 是否需要创建新的方法? 一般需求评估可以由许多来源提供信息。信息来源包括医科教师在临床环境中观察到的无效执行的程序性技能、未能达标地方或国家医疗指标要求、重大医疗事件报告或监管机构要求的核心临床能力。已发表的研究也可以通过指出由于医生对诸如腹腔镜减肥手术[14]等技能的表现存在差异,需要更好的培训来告知一般需求。

目标需求评估

下一步是制订一个当地的或有针对性的需求评估。目标需求评估解决了学生、学校、患者或当地医疗组织需要改进的地方。这一步的关键点是塑造和完善从一般需求评估中得到的基本信息。这使得从一般需求评估中学到的知识能够应用于当地的学习者和他们的学习环境中。与主要组织利益相关者的讨论能够了解当地的需求评估。例如,我们当地的外科医生在腹腔镜下的减肥手术技能方面有很大的差异,反映全国性问题吗? 目标需求评估还应该包括决定目标学习者——卫生专业人员——最有可能解决问题的途径。课程开发人员不仅需要考虑目标学习者,而且还需要考虑重点关注的学习环境(例如现有的课程、利益相关者)。因为没有其他的培训机会,减肥外科医生可能需要参与一个基于模拟的练习。当地需求评估可以防止重复已经在进行的工作,已经掌握的情况,或开展高于目标学习者水平的教学。可能会提出的问题见表 3-1。可以通过查看当地质量指标来回答这些问题:病历审查;焦点小组、调查或访谈;在临床照护期间进行观察;或进行正式评估。

表 3-1　在需求评估期间提出的问题

谁是目标学习者?	过去表现不佳的原因是什么?
已经计划了什么培训?	学习者提高成绩的动机是什么?
对这个层次学员知识范围的期望是什么?	对当前这个话题的态度是什么?
现有的技能是什么?	你最喜欢的学习方法是什么?
可察觉到的缺陷和需求是什么?	学习环境是什么,它会匹配吗?

目的和目标

学习目的和目标是在建立了一般需求和目标需求后制定的。课程目的是对整体课程目的的广泛定义。目标是具体的学习结果。目标必须是可测量的,并且应该包括描述学习者表现的名词和动词,以及衡量学习者成绩的最低标准。课程的目的和目标必须与需求评估相一致,以确保教育的成功。

编写具体的可测量学习目标的医学教育工作者应该使用离散的、可测量的和明确的动词。诸如"描述""演示"或"指出"等动词是具体的且可衡量的。目标必须告诉学习者在培训后能做到什么,相对于他们在培训前做不到什么。"谁会在什么时候做多少(做得多好)的事情?"的具体问题必须回答[11]。

Bloom 分类法展示了目标的几个层次[15](图 3-1)。识别和回忆位于金字塔的底部。金字塔随着学习目标的复杂性的增长而上升。评估或判断技能或主题质量的能力处于顶峰。医疗提供者渴望达到这一水平,但并不是每个课程或课程要素都需要达到顶峰。Bloom 分类法中显示的描述性动词可以用来制定学习目标(例如知道、应用、评估)。但是,这些动词必须是可测量的。表达为"知道"的动词很容易通过书面或口头考试来衡量。相比之下,"理解"则更难得到客观地评价。

学习目标多种多样。目标可以是关于学习者、学习过程或教育成果的。

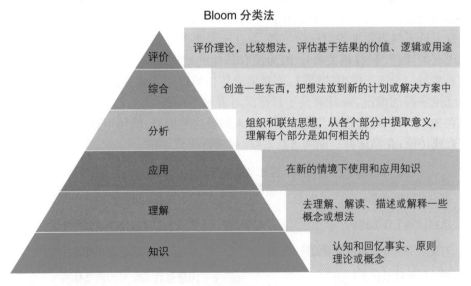

图 3-1　可用于目标撰写的 Bloom 动词分类法
注:随着金字塔的上升,对学习者的期望增加,测量变得更加复杂。

关于学习者的目标涉及认知、情感和精神运动结果。认知学习目标(或知识)的水平如图 3-2 所示。情感学习者的目标描述影响学习者对成就的态度、价值观、信念、偏见、情绪和角色期望。精神运动学习者的目标包括诸如手或身体运动、视觉、言语、沟通或程序等技能。学习者学习目标的一个例子是"所有护理学生将在毕业前演示完整的患者评估"。

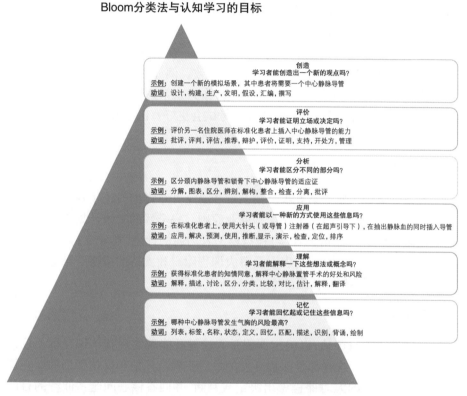

图 3-2　Bloom 认知学习目标分类法的应用,以中心静脉导管置入为例

过程学习的目标涉及课程的实施。这些目标描述了参与程度、预期的学习者或教师对课程的满意度或课程实施的成功程度。"90% 的第二年内科住院医师将在本学年成功完成中心静脉导管(central venous catheter,CVC)置入的模拟培训"是一个过程学习目标。

结果学习目标包括医疗和患者预后或超出了学习者或过程目标中所述结果的课程影响。结果学习目标可改变患者的行为及其健康状况,或以其他方式对医疗产生积极影响。结果目标是持续课程实施的关键。"超过 50% 的住院医师项目毕业生将从事学术医学职业"是一个结果学习目标。

教育策略

教育策略会在设定了目的和目标后制订。选择教育策略是为了解决学习目标。教育策略是要采用的教学和评价方法。阅读、讲座、在线学习资源、讨论、教程、经验反思、行为反馈、小组学习、问题学习、基于案例的学习、基于团队的学习、个性化学习项目、角色建模、示范、角色扮演、模拟、标准化患者、临床经验、音频或视频回顾、翻转课堂和刻意练习的掌握性学习都是学习策略的例子（见第四章）。使用多种教育策略有助于应对受训者之间的不同学习方式。成人实践学习方法通常是医学教育中最有效的。在选择教育和评价策略时，课程开发人员必须确保评价与学习方法相一致。例如，如果学习者从未经历过实践模拟练习，那么使用基于模拟的评价作为一系列讲座后的课程考试也是不匹配的。在这种情况下，多项选择题考试会更好。医学教育者也知道，提供反馈的评价是教育干预措施的一个关键特征。

实施

实施是课程开发的第五步。第七章和第十九章详细讨论了在实施和维持教育课程时需要考虑的实施科学和商业原则。一个好的实施计划必须考虑课程如何影响所有利益相关者、与利益相关者沟通的计划、财政支持和资源、教职员工时间、行政支持、时间表以及解决课程障碍和支持的策略。第七章还讨论了课程的长期维护和传播。

评估和反馈

必须进行项目评估，以确定课程是否稳健及能否实现其培训目标。反馈可用于改进课程。这些都是课程开发的最后步骤。评估和反馈帮助那些在课程中有利害关系的人对课程做出决定或判断，并回答核心问题："课程的目的和目标实现了吗？"评估是尝试回答表3-2中所示的问题。具体来说，评估应关注步骤1和步骤2中分别呈现的教育问题是否已得到解决或改进。

教育学中的评估是指课程的成功程度。学习者是否达到了课程的目的和目标？该课程成功实施了吗？学习者（和教师）是否喜欢这一教育体验？来自评估的反馈为未来迭代中的课程改进提供了信息。课程评估还可能询问课程是否影响了患者的照护实践或医疗结果。

评价证明了学习是否发生，以及以什么方式发生。评价必须产生可靠和有效的数据。评价可以是形成性的（促进学习），也可以是总结性的（学习），以指导提升决策。评价必须被整合到每一个学习干预措施中。它们是教育干预的关键组成部分，对指导学习者很重要。此外，基线评价（前测）可以提高学习

表 3-2　通过评估和反馈回答的问题

学习者是否有动力 / 他们的态度是否有所改变？
学生是否有收获？
该课程是否能够按预期实施？
需要改变什么才能使课程更有效？
如何提供形成性反馈以鼓励个人的改进？
该课程是否改善了患者照护或预后？
资源分配是否合理？
学习者是否可以晋升 / 毕业或进入下一阶段的培训？
哪些报告和出版物授权其他人采用作为课程内容？

者在课程中的意识，并聚焦和指导后续的学习。评价会告诉学习者，他们的成就是否符合课程的期望。学习者评价还可以为教育项目主任提供数据，为学员的提升决策提供信息。在医疗领域，评价提供了关于学习者是否准备好独立并安全地进行患者照护的关键信息。第五章讨论了创建评估的过程，以产生有助于有效决策的可靠数据。

　　Thomas 课程开发计划的 6 个步骤是迭代的。在每一步中所做出的决定将告知并影响其他课程开发的组成。步骤的顺序呈现了一种结构化的思维方式，因为课程开发过程是非线性的，可能会无序地来回移动。例如，目标是可以根据评估和反馈改进。在获取新的信息后，我们将重新审视教育策略和各种步骤。应根据评价和反馈意见，定期审查和改进医学教育课程。

掌握性学习

　　医学教育中基于模拟的掌握性学习的思想与 Thomas 的六步课程开发方法相一致。掌握性学习将 Thomas 模型视为出发点，并增加了对教育目标、成就标准、教育策略、评估和反馈的高期望。掌握性学习以"人人卓越"的准则开始。其目标是确保临床学习者获取非常高成就标准的信息和技能，患者照护实践得到改善，出色地照护使得患者更安全、更妥当。

　　McGaghie 及其同事概述了医学教育[16]中掌握性学习课程的 7 个原则。这 7 个学习原则为：

　　1. 基线，即诊断性测试。

　　2. 清晰的学习目标，单元按难度递增排序。

　　3. 参与教育活动。

　　4. 为每个教育单元设定的最低通过标准（minimum passing standard，MPS）。

5. 形成性或总结性测试,以便在预设 MPS 下衡量单元完成情况。

6. 在成绩达到或高于上述掌握性标准的情况下进入下一个教育单元。

7. 继续在教育单元上实践或学习,直到达到掌握性标准。

最近增加的另一个步骤是执行后续测试,以确保随着时间的推移学习者在执行罕见的或将患者置于险境的任务中保持他们的高水平技能。

医学教育的掌握模式确保所有学习者达到较小或无差异的高教育目标。与传统的基于时间的医学课程相比,掌握性学习允许达到一个单元的教育目标所需的时间因学习者而异。研究表明,约 10%~20% 的医学教育学习者在最初的后测中无法达到或超过掌握性标准,需要更多的培训时间。对于包括腰椎穿刺和胸腔穿刺术等临床程序在内的医疗任务,额外的培训时间通常在 1 小时或 2 小时之内。

前测评价(即基线评价)是掌握性学习中最重要的组成部分之一。基线评价是教育干预的一部分,至少有 5 个原因。第一,对技能和知识的自我评价往往是不准确的[17]。因此,基线评价通常是对那些认为自己掌握某项技能而实际上他们并非如此的学习者的启示。例如,当主治医生对模拟 CVC 技能进行严格测试时,许多人不知道如何使用超声波或关于是否需要完全无菌屏障[3]。这些技能是新的创新,可能不是医疗培训期间的常规操作,也不是所有的医生都采用了这些操作。

第二,基线评价可以激励学习者,并在培训期间增强意识。医疗提供者的意图是好的,并愿意提供良好的患者照护。对 CVC 的基于模拟的掌握性学习(simulation-based mastery learning,SBML)培训参与者的未发表的访谈显示,大多数学习者认识到在教学和实践训练中基线测试和其提供的重点基线数据的价值。

第三,基线评价是表明学习已经发生的一个基准。基线评价告知学习者和教师(例如教师、教练)在培训过程中需要学习者关注的知识或技能。对基线和最终测试结果的比较显示了由于教育干预而发生的学习量。

第四,基线评价允许熟练的个体“免试”教育干预。如果他们能够在基线评价中达到或超过 MPS,就不需要完成教育干预。参与者可以进入下一个单元。

第五,基线评价也可以作为未来课程开发的需求评估。例如,在西北纪念医院(Northwestern Memorial Hospital,NMH),我们不知道护士是否在遵循 CVC 维护任务中的最佳实践。我们创建了一个模拟的基线评价,并就这些技能测试了一小群护士。评价结果显示,护士们对 CVC 维护[18]最佳实践的依从性差异很大。西北纪念医院后来要求所有参与 CVC 工作的护士参加维护任务的培训。在基线评价中表现良好的护士“免试”此干预。

　　SBML 中对医学教育者的教育活动是在基线评价后进行。这些活动涉及广泛的教育事件(见第四章)。方法包括讲座、小组讨论、演示、技能的刻意练习和视频的演示。基于视频的程序演示的一个好处是,在研究教育资料时,教师不需要在场。

　　我们相信,基线评价是使学习者更加专注的教育方法,并减少在学习过程中的注意力分散。应采用标准化的教育活动,使所有的学习者都能获得相同的经验。基于视频或在线的内容传送可以最大限度地减少差异。无论教育策略和传送方式如何,内容也必须定期更新,以确保其符合当前的实践标准。内容还应由专家进行同行评议,以验证所学习和评价的信息的准确性和相关性。

　　在观看了视频和讲座后,学习者返回了模拟实验室,在那里他们参与了由教师提供指导和反馈的刻意练习的学习任务。K. Anders Ericsson 在他对专业音乐家、棋手和运动员如何达到专家水平的表现的研究中首次描述了刻意练习[19,20]。Ericsson 发现,最佳表演者不仅投入了长时间的练习,而且他们的练习是集中的、系统的和高强度的。刻意练习包括设置一个明确定义的任务,让学习者参与有重点的重复练习。一个对该任务的最佳教学方法有专业知识的专家教练提供指导和反馈。这允许学习者练习、接受反馈、纠正错误,并朝着持续改进的总体目标前进(第四章)。

　　学习者通过重复循环的刻意练习可以接近专家级的表现。在医疗实践中,如果没有反馈和持续改进[21]的机制,医生所执行的程序数量与程序技能无关。如果外科医生每年做 300 次阑尾切除术,但每次手术都不正确,则说明经验不是一个好老师。有反馈的刻意练习周期必须是连续的,以防止技能水平下降(图 3-3)。

　　图 3-4 显示了一组在模拟器上刻意练习复苏技能的学习者。查看模拟环境如何匹配临床设置的基本组成部分,以创建一个近似于患者照护实际的学习环境。在本图中,参与者使用的设备与医院中用于实际复苏的设备相同。

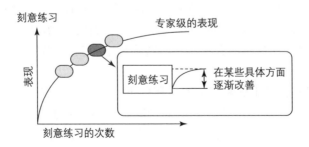

图 3-3　刻意练习模型

注:如果没有持续的刻意练习周期,学习者就会跌到曲线的左边。

资料来源:经作者同意改编的 Ericsson[42]的幻灯片。

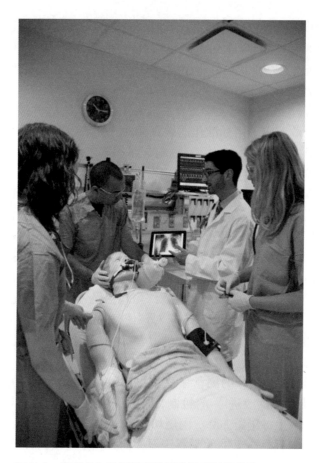

图 3-4　学习者和教师刻意练习以学习复苏技能
注:注意学习环境与临床环境的相似之处。

老师正在给学习者关于恰当技巧的反馈。根据训练场景,在练习过程中,指导老师可能并不总是穿上个人防护装备。刻意练习近似于在实际临床实践中执行的行为。刻意练习是一项艰苦的工作,学习者在最后往往会很累。练习时的表现必须尽可能与学习者在实际实践环境中的表现相似。经验法则是"训练你怎么操作!"

　　设置 MPS 是设计掌握性学习课程的下一步。决定一个学习者是否可以继续进行下一个任务(或通过此培训)和照护患者,对患者安全有重要影响。决定必须是合理的,并应该恰当地识别已准备好独立实践的医疗提供者。这不仅影响了下游的患者照护,而且也为学习者和培训项目设定了明确的期望。MPS 可以作为学习者了解在培训中的期望的形成性行为向导。通过最低通过标准,医疗培训项目有客观和合乎情理的关于学习者累积表现的证据,并决定他们对实践是否做好准备。4 种方法已被描述并用于为掌握性学习中的医疗任务设定最低通过标准：Angoff，Hofstee，掌握性 Angoff 和患者安全。对这些方法的详细讨论见第六章，简单地说，每种方法召集了 8~12 名在被评价任务中具有经验和专长的专家作为样本。每个评委都会独立地对测试进行评分，并提供有关及格分数的数据。裁判决定的平均值可以用来设定掌握性标准。

最后，刻意练习表明需要持续的周期以维持专业的表现，在成功达到 MPS 并完成培训后，掌握性学习还需要后续的评价和实践。研究表明，在学习干预[22,23]进行 6 个月后的追踪测试中，多达 10% 的学习者没有达到 MPS。此外，由于学习者的人口统计学数据（如年龄、性别、测试成绩、培训年限、临床经验、信心）并不能预测后续表现[22]，因此尚未确定谁需要后续培训的具体指标。患者安全在医疗提供者中至关重要，因此至少每 6 个月进行一次追踪评价和培训至关重要。

图 3-5 总结了从基线评价到长期保留的掌握性学习的步骤。

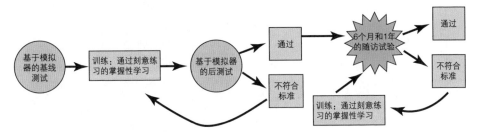

图 3-5　基于模拟的掌握性学习步骤图

运用掌握性学习方法进行的课程开发

Thomas 课程开发模式与掌握性学习的 7 个步骤紧密结合在一起（图 3-6）。Thomas 模型需求评估的第一步同样使用掌握性学习原则。掌握性学习告知目的和目标，特别是增加了对所有学习者必须在培训结束时达到或超过 MPS 的要求。随着学习者达到学习目标，学习阶段和主题难度逐渐增加。掌握性学习教育策略已经定义明确，包括一个基线测试和其他实体，如视频演示、讲座、基于模拟的刻意练习和后测。在刻意练习和前、后测之后，要不断进行复盘。为保障患者安全，学习者需达到或超过专家设定的 MPS 而需要接受培训时，实施掌握性学习课程是最容易的。所有利益相关者都应充分参与并支持培训。需要设置管理时间为培训安排模拟实验室、学习者和教师。评分者必须统一化且经过培训，以保证评价学习者无差异。我们不仅需要为教师留出时间参加评价和刻意练习，还需要为其留出时间与 10%~20% 首次后测成绩没有达到

Thomas模型与掌握性学习的融合

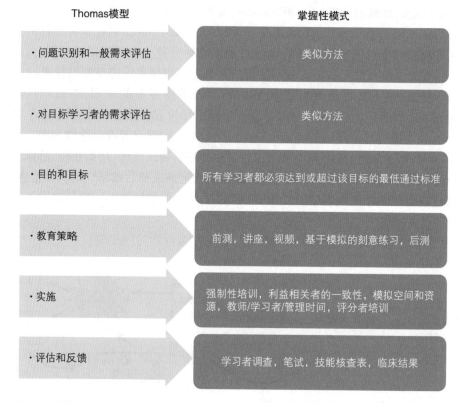

图 3-6 课程开发的 Thomas 模型与掌握性学习的融合

或超过 MPS 的学习者一起工作。每个阶段都需要模拟空间和资源,包括视频录制和回放。关于掌握性学习干预实施的更多细节见第七章和第十九章。

创建课程学习者评价和课程评估工具,产生可靠的数据,促进有效的决策,是掌握性学习干预的关键。准确、可操作的学习者反馈和学习者提升决策依赖可靠的评价数据。课程评估是学习者调查的反馈,帮助教师调整课程,以更好地满足学习者的需求。表3-3给出了 ACLS 培训后进行的学习者调查示例。评论部分包括鼓励学习者写下既定调查问题中未涉及的问题或疑虑。

在掌握性学习干预中,设计笔试或核查表用来评价学习者的基线和训练后的表现。可以为基线和测试后的知识培训开发多项选择题笔试。制订笔试的详细方法超出了本章的范围。然而,最佳实践可能包括基于测试蓝图创建一个测试题库,该题库包括知识、应用和解释类的问题(第五章)。一旦测试被开发出来,则应该选取多个测试者进行试点测试。每个条目都应进行分析,以确定要将其纳入最终评价的统计价值。

表 3-3　ACLS 调查

项目	非常不同意	不同意	不确定	同意	非常同意
1. 使用医疗模拟器进行练习提高我的临床技能	1	2	3	4	5
2. 使用医疗模拟器允许犯临床错误	1	2	3	4	5
3. 我从医疗模拟器中得到了有用的教育反馈	1	2	3	4	5
4. 使用医疗模拟器进行练习增强了我的临床自信	1	2	3	4	5
5. 模拟器中心的工作人员是有能力的	1	2	3	4	5
6. 住院医师教育的组成部分应该要求医疗模拟器练习模块	1	2	3	4	5
7. 与单一的临床经验相比,医疗模拟器实践更好地帮助我准备成为一名能够处理紧急情况的领导者	1	2	3	4	5
8. 与 ACLS 课程相比,医疗模拟器实践更好地帮助我为成为一名处理紧急情况的领导者做准备	1	2	3	4	5

　　另一个额外的步骤是从测试蓝图和题库中得出一个在内容、难度和可靠性上等效的独立前测和后测。内容类别和题目难度在前测和后测间平均分布。试点测试数据还可以计算前测和后测的信度系数。等效的前测和后测对无偏见的学习评价很重要。这确保了学习者并不仅仅是简单地记住测试条目而不经思考地回答[24]。更多关于开发笔试的信息可以从 Miller 和 Linn 的 *Measurement and Assessment in Teaching* 中获得[25]。

　　可观察到的技能表现中使用核查表来评价技能。核查表可以是二分法的(正确地完成或不正确地完成 / 未完成)或基于总体评级。这两种类型的核查表都可以通过适当的锚定和评分标准表现出较高的评分者信度。Stufflebeam[26] 和 Schmutz 等[27] 已经描述了创建检查表的方法。核查表的开发任务包括:

　　1. 定义任务。
　　2. 回顾文献。
　　3. 起草核查表。
　　4. 专家审查。
　　5. 有反馈的前测。

6. 修订核查表。

7. 校准核查表。

8. 修订核查表——定期审查和修订。

临床程序核查表开发的第一步是定义需要评价的任务。应注意确保核查表条目不是"基于知识的",而是一项实际的可观察的技能。研究相关文献以确保核查表能产生有用的数据。编写程序核查表的草案,由专家小组审查其条目。一个临床程序核查表应该有大约 20~30 个条目。太多条目工作量大且难以记录和判断的。太少的条目缺少测量差异性或可信的评价。核查表应该请学习者和专家进行前测,以获得反馈以告知后续改进。在前测过程中,几个评分者应该同时使用学习者核查表来精炼评分标题,并计算评分者信度。应使用 Kappa 系数或其他指数来衡量评分者信度。Kappa 系数小于 0.8 的条目应被删除或修改以提高评分者的一致性。核查表应定期审查和修订,以确保准确性和及时性。

第五章描述了 Kane 和 Messick 的有效性模型,以及如何应用于展示 SBML 干预产生可靠的数据,从而导致有效的决策。

需要严格的科学方法来评估转化科学的结果。随机对照试验(randomized controlled trial,RCT)通常被认为是评估教育干预的最严格的方法。然而,在评估 SBML 干预措施时,RCT 可能违背伦理。研究表明,强大的 SBML 干预有效地提高了学员的临床技能、患者照护实践和后续患者预后[28]。因此,暂缓对一些学员和患者进行 SBML 干预是违背伦理的。

了解如何开发严格并产生可靠和有效数据的 SBML 课程,对于一个具有主题、持续和累积的成功教育和研究项目至关重要。本章的剩余部分将讨论我们如何将使用 Thomas 模型构建的 ACLS 课程转换为成功的 SBML 干预。这门 ACLS 课程持续了 13 年,仍然在不断修订和改进。

高级心脏生命支持掌握性学习课程

步骤 1:一般需求评估

美国内科学委员会(American Board of Internal Medicine,ABIM)要求所有内科(internal medicine,IM)住院医师安全有效地进行 ACLS[29]。美国心脏协会(American Heart Association,AHA)提供了一门 ACLS 课程,IM 住院医师参与该课程以实现这一目标[30]。这些 AHA ACLS 提供者课程包括一系列视频,随后是模拟器上的技能构建阶段。客观的评价是在呈现基于病例的场景的客观结构化临床考站进行。对各种心律异常情况中心脏停搏急救小组领导者进行评价[30]。在课程结束时,学员必须通过笔试才能获得 AHA ACLS 完成证明。

　　AHA 课程的质量和严谨性取决于个别教师的宽容程度和学习者所投入的时间。人们对住院医师是否具有足够诊治心搏骤停的能力表示担忧[31]。事实上,数据显示,通过培训的医疗提供者心脏复苏的质量差异很大,往往不符合 AHA 标准[32]。目前的 ACLS AHA 证明的有效期为 2 年,之后需要重新认证。2 年时间可能太长,无法充分保留技能和知识,这可能是导致心脏复苏质量巨大差异的原因。因此,公认的 2 年周期可能不足以确保医疗提供者保持他们的技能和知识[33,34]。

步骤 2:目标需求评估

　　在学术医疗中心,ACLS 提供者团队通常包括内科、麻醉科和外科住院医师。在芝加哥的西北纪念医院,一旦第二年和第三年的内科住院医师完成了 AHA ACLS 课程,他们将担任应急反应领导者。根据护理反馈,我们发现这些应急反应领导者所提供的心搏骤停诊治质量不同,而且通常没有遵守 AHA ACLS 指南。根据这些观察结果,内科住院医师项目领导被要求与医院护理领导和质量改进团队合作,以提供解决方案。

步骤 3:目的和目标

　　对 ACLS 应急反应领导技能的关注促进了 NMH 开发、实施和评估一个基于模拟的教育项目,目标是提高内科住院医师技能和院内心脏事件的管理。共有三个基本目标:
　　　　目标 1:所有二、三年级内科住院医师在接受模拟训练后,当面临心脏停搏、心室颤动、室上性心动过速、室性心动过速、症状性心动过缓和无脉搏心电活动时,应正确遵循 AHA ACLS 指南。
　　　　目标 2:所有二、三年级内科住院医师在接受模拟训练后,当面临心脏停搏、心室颤动、室上性心动过速、室性心动过速、症状性心动过缓和无脉搏心电活动等情况时,将作为 ACLS 领导者尽可能标准地完成救治。
　　　　目标 3:评估经过模拟训练的二、三年级内科住院医师应急反应领导能力在实际的医院心搏骤停救治期间与 AHA ACLS 指南的一致性。

步骤 4:教育策略

　　最初于 2003 年实施的 ACLS 培训课程旨在培训内科住院医师在 NMH 面临的 6 种最常见的心搏骤停事件,并与 2001 年 AHA ACLS 提供者指南[30]中的内容相匹配。模拟是学习和教学的平台。我们使用了高保真人体模拟器(如

HPS、METI LLC、Sarasota、FL)来模拟真实临床场景。METI 模拟器是一个完整的人体模型,由计算机运行,可以模拟在 ACLS 中观察到的多种生理和药理反应。人体模型有呼吸反应、心肺音和外周脉冲。可监测全身血压、动脉血氧饱和度、心电图和动脉血压。心肺复苏和除颤也可在人体模型上进行。

住院总医师回顾了医院的心搏骤停记录,并根据 NMH 最常见的 6 种 ACLS 事件制订了场景。模拟 ACLS 场景由主治医生、ACLS 讲师和其他方面的专家进行了前测,并根据需要进行修订。在一个配备单向玻璃和视听技术的中心使用标准化患者,使学习者能够在学习环境中管理模拟的住院心脏事件,同时反复做出临床反应和护理,而不会对患者安全造成威胁。参与者被要求作为应急反应领导者进行基线评价,然后参与基于模拟的实践,并作为应急反应领导者进行后测。反馈由专家讲师和同行提供。在最初的实施中,如果学习者在后测表现不佳,则没有客观补救的方法。

步骤 5:实施

所有二、三年级的内科住院医师都被住院医师项目主任要求参加 ACLS 课程。模拟教育阶段持续 4 次,每次 2 小时,为期 2 周。2~4 名住院医师为一组参与实践,两两一组进行测试。在每个测试阶段中,6 个 ACLS 场景的顺序是随机的。刻意练习和反馈阶段由 1 名受过培训的呼吸科医生主持,他是 ACLS 权威教师。这位呼吸科 ACLS 教师使得医护人员的时间得到有效利用,并提高了干预的质量。

步骤 6:评估和反馈

学习者评价

针对 6 种 ACLS 情况分别开发了一份独特的核查表。核查表是由一组专家根据 AHA ACLS 指南使用改进的德尔菲技术开发的。每个核查表都需要 AHA[30] 推荐的患者评估、临床检查、药物管理、适当的胸外按压、节律监测和团队工作技能。对每个检查表条目[35]使用了从 0(未操作 / 操作不正确)到 1(操作正确)的二分评分量表。所有核查表条目的权重都相等。

教师评分员在前测阶段使用 10 名志愿学习者完成了培训和校准。这些阶段用录像记录下来,并由教师重新评分,使用 Cohen's kappa 系数来评价评分者信度。核查表的条目如果没有可接受的信度,就会被修改,直到信度被接受为止。教师评分者收到了关于其评分的反馈,并接受了重新培训,以确保持续的核查表评分的持续高信度。

课程评估

该课程的第一个调查采用了具有等待列表控制条件的随机对照试验设计

来评估模拟教育干预是否产生了显著的技能习得效果[36]。通过评估基线与后测评价的差异,该教育干预在技能方面产生了 38% 的具有统计意义的显著提高。住院医师调查显示,教育干预比传统的临床教育更受青睐。一项追踪研究表明,这些内科住院医师从 SBME 习得的 ACLS 技能在[23]6 个月和 14 个月后水平没有下降。接下来,为了评估转化结果,一项关于实际 NMH 心搏骤停的病例对照研究对比了经过模拟训练的内科住院医师领导的事件与未经模拟训练的住院医师领导的事件。由经过模拟训练的住院医师领导的救治事件遵守 AHA 指南[37]的可能性是前者的 7.1 倍。为了评估其他转化结果,在模拟训练组和非模拟训练组领导的事后生存没有显著差异。然而,模拟器训练组的平均未调整生存时间有增加的趋势(195 小时 vs. 107 小时;P=0.11)。(见第十六章关于 SBML 与转化结果的讨论。)

转化为 SBML

因为没有客观的方法来确定学习者是否需要在后测后参加更多的练习(补救),才能安全地诊治患者,所以基于患者安全的原因,ACLS 干预被转换为 SBML。掌握性学习的 7 个原则应用于 ACLS 课程,并经过了 2 年的修订。ACLS 的基本结构和教学没有改变。然而,这些目标已被修改为:

目标 1:所有二、三年级住院医师在模拟心脏停搏、心室颤动、室上性心动过速、室性心动过速、症状性心动过缓和无脉搏心电活动时,根据 AHA ACLS 指南的技能核查表上达到或超过 MPS。

目标 2:所有二、三年级的内科住院医师将在技能核查表上达到或超过 MPS,该核查表旨在测量在心脏停搏、心室颤动、室上性心动过速、室性心动过速、症状性心动过缓和无脉搏心电活动诊治期间作为 ACLS 领导者的最佳表现。

目标 3:评估基于模拟的掌握性学习培训的所有二、三年级内科住院医师应急反应领导在实际心搏骤停期间遵守 AHA ACLS 指南的情况。

需要建立一个 SBML 课程的 MPS。每个 ACLS 技能清单(6 个场景)的 MPS 由 12 位专家使用 Angoff 和 Hofstee 标准设置方法的平均值进行设置(见第六章)[38]。这两种方法都使用了一个由 ACLS 专家和有经验的个人组成的评判小组。MPS 设置各项目的正确率分别为:心脏停搏 74%,心室颤动 76%,室上性心动过速 72%,室性心动过速 74%,症状性心动过缓 72%,无脉搏心电活动 77%。

在基于模拟的掌握性学习训练中,强调了刻意练习的原则。这需要更多的时间培训教师如何指导刻意练习和其他掌握性学习的原则。学习者还被要求在进行训练阶段前记住 ACLS AHA 算法。这使得我们有更多的时间聚焦刻意练习在团队领导技能和心搏骤停过程上。如果学习者在后测时不能达到

MPS,实施则需要安排更多的指导者和学习者时间来练习。

对首批参加 SBML ACLS 干预的 41 名内科住院医师进行了掌握性学习课程评估[39]。在 41 名住院医师中,33 名能够在预定的培训阶段内达到或超过 MPS,剩下的 8 名住院医师花了额外的 15 分钟到 1 小时不等的练习时间来达到 MPS。这些住院医师只需要改进他们没有达到 MPS 的 2 个场景(共 6 个)的评价。前测到后测的提高率为 24%($P \leq 0.0001$)。

对 NMH 心搏骤停的实际应急反应领导者进行了第二项研究,将 SBML 培训与没有 MPS 的 SBME 和传统的 ACLS 进行比较[40]。经过 SBML 培训的住院医师应急反应领导者对 AHA 应急反应指南的符合率为 88%,在掌握性学习课程之前接受过模拟培训的住院医师符合率为 68%,未接受过模拟培训的人员符合率为 44%,$P<0.001$。这一发现证实了 SBML 比非掌握性模拟训练和传统的临床教育更有效。

SBML 课程开发所面临的挑战

基于几个因素,围绕临床技能创建 SBML 课程可能是直截了当的或具有挑战性的。诸如涉及动态团队的 ACLS 事件的复杂任务的课程开发、评估和结果测量是困难的。相反,当有明确的指南(例如,ACLS AHA 指南)时,用于独立的临床程序和技能的 SBML 项目相对容易开发。在涉及高级临床推理或决策等复杂活动的场景中使用 SBML 更具挑战性。这些临床事件可能没有清晰的表述和易于使用的指标。我们不知道这些领域的临床技能评价是否可以使用 SBML 来完成。然而,SBML 已经成功地适应了非程序性的任务,如困难的对话(见第十章)[41]。

开发 SBML 课程的其他挑战包括行政支持、来自关键利益相关者的"买入"以及资金(在第七章和第十九章中有更详细的讨论)。医学教育工作者必须尽早和经常地应对这些挑战。为 SBML 安排受训者和教师需要行政支持。来自利益相关者的支持对成功至关重要,以确保支持教师参加教育阶段,并灵活地按照学习者的时间表参加所有的培训阶段。对于 ACLS 培训,内科住院医师的项目主任要求所有住院医师参加培训。护理和医院的领导层全力支持,因为该项目帮助解决了他们议程上最重要的医院安全问题(需求评估)。教师也是关键的利益相关者,因为 SBML 需要足够的评分者培训来发展高评分者信度,并确保通过/失败决策的有效性。教师(和学习者)可能需要更多的时间来训练所有参与者达到掌握性标准。对于 ACLS,系主任支持两位教师以 1 年中 10% 的工作来协助这一工作,住院总医师通过将此培训作为其临床职责的一部分的方式支持。必须考虑 SBML 的成本,包括教职工、设备和空间。

SBML ACLS 培训的第一年费用预计约为 45 000 美元,随后几年的费用约为 20 000 美元。项目成本由利益相关者参与的直接产生的内部拨款支付。

　　与项目评估相关的成本和时间可能是一个额外的挑战。对于 ACLS 课程,学习者的反馈建议,通过删除多余的内容可以将课程减少到 6 小时。内科住院医师还要求重症监护病房的护士参与模拟以改善与患者的沟通。尽管回应这一反馈节省了一些成本,但它增加了另一些成本,因为课程近期必须修改且增加了模拟人员。由于 AHA 的指南每 5 年更新一次,我们的 ACLS 技能核查表需要至少每 5 年修订一次,最近一次修订是在 2015 年。对我们的 ACLS 课程的评估有助于确保多年培训的投资。我们鼓励所有使用 SBML 的教育工作者将他们的工作终点从模拟实验室扩展到临床领域。

结语

　　医疗教育质量参差不齐,产生的提供者在知识和技能方面差异很大。了解如何开发和使用掌握性学习课程可以帮助消除这种可变性。SBML 确保了"人人卓越",包括成为更好的临床医生和获得更好、更安全的照护的患者。虽然 SBML 课程开发并不容易,但它们可以通过重要和持续的教育和他们后续产生的临床结果调整。有兴趣创建 SBML 课程的医学教育工作者在选择具体目标之前需要考虑当地环境,强调需求评估的重要性。与组织的质量倡议相联系有助于最大限度地加强利益相关者对稳健和成功的 SBML 干预的承诺。鉴于掌握性学习对我们的学习者和患者有很大的好处,我们向医疗教育者发起需要花费额外时间和精力来利用掌握性学习原则修改现有课程或创建新课程的挑战。

(陈勤　译)

参考文献

1. Langdorf MI, Strom SL, Yang L, et al. High-fidelity simulation enhances ACLS training. Teach Learn Med. 2014;26(3):266–73.
2. Bell RH Jr. Why Johnny cannot operate. Surgery. 2009;146(4):533–42.
3. Barsuk JH, Cohen ER, Nguyen D, Mitra D, O'Hara K, Okuda Y, et al. Attending physician adherence to a 29-component central venous catheter bundle checklist during simulated procedures. Crit Care Med. 2016;44(10):1871–81.
4. The Core Entrustable Professional Activities for Entering Residency. Available from: https://www.aamc.org/initiatives/coreepas/.
5. Accreditation Council for Graduate Medical Education Milestones. Available from: http://www.acgme.org/acgmeweb/tabid/430/ProgramandInstitutionalAccreditation/NextAccreditationSystem.Milestones.aspx.

6. Barsuk JH, Cohen ER, Feinglass J, McGaghie WC, Wayne DB. Use of simulation-based education to reduce catheter-related bloodstream infections. Arch Intern Med. 2009;169(15):1420–3.

7. Barsuk JH, Cohen ER, Feinglass J, McGaghie WC, Wayne DB. Clinical outcomes after bedside and interventional radiology paracentesis procedures. Am J Med. 2013;126(4):349–56.

8. Barsuk JH, Cohen ER, Potts S, Demo H, Gupta S, Feinglass J, et al. Dissemination of a simulation-based mastery learning intervention reduces central line-associated bloodstream infections. BMJ Qual Saf. 2014;23(9):749–56.

9. Cook DA, Brydges R, Zendejas B, Hamstra SJ, Hatala R. Mastery learning for health professionals using technology-enhanced simulation: a systematic review and meta-analysis. Acad Med. 2013;88(8):1178–86.

10. Barsuk JH, Cohen ER, Williams MV, et al. Simulation-based mastery learning for thoracentesis skills improves patient outcomes: a randomized trial. Acad Med. 2018;93(5):729–35.

11. Thomas PA, Kern DE, Hughes MT, Chen BY. Curriculum development for medical education: a six-step approach. 3rd ed. Baltimore: Johns Hopkins University Press; 2016.

12. Stefanidis D, Colavita PD. Simulation in general surgery. In: Levine AI, DeMaria S, Schwartz AD, Sim AJ, editors. The comprehensive textbook of healthcare simulation. New York: Springer; 2013. p. 353–66.

13. Severin PN, Cortez EP, McNeal CA, Kramer JE. Considerations of pediatric simulation. In: Kyle RR, Murray WB, editors. Clinical simulation: operations, engineering and management. Burlington: Elsevier; 2008. p. 411–21.

14. Birkmeyer JD, Finks JF, O'Reilly A, et al. Surgical skill and complication rates after bariatric surgery. N Engl J Med. 2013;369(15):1434–42.

15. Bloom BS, editor. Taxonomy of educational objectives: the classification of educational goals. Handbook 1: cognitive domain. New York: David McKay; 1956.

16. McGaghie WC, Siddall VJ, Mazmanian PE, Myers J, American College of Chest Physicians Health and Science Policy Committee. Lessons for continuing medical education from simulation research in undergraduate and graduate medical education: effectiveness of continuing medical education: American College of Chest Physicians Evidence-Based Educational Guidelines. Chest. 2009;135(3 Suppl):62S–8S.

17. Davis DA, Mazmanian PE, Fordis M, et al. Accuracy of physician self-assessment compared with observed measures of competence: a systematic review. JAMA. 2006;296(9):1094–102.

18. Barsuk JH, Cohen ER, Mikolajczak A, Seburn S, et al. Simulation-based mastery learning improves central line maintenance skills of ICU nurses. J Nurs Adm. 2015;45(10):511–7.

19. Ericsson KA. Acquisition and maintenance of medical expertise: a perspective from the expert-performance approach with deliberate practice. Acad Med. 2015;90(11):1471–86.

20. Ericsson KA, Pool R. Peak: secrets from the new science of expertise. Boston: Houghton Mifflin Harcourt; 2016.

21. Barsuk JH, Cohen ER, Feinglass J, McGaghie WC, Wayne DB. Residents' procedural experience does not ensure competence: a research synthesis. J Grad Med Educ. 2017;9(2):201–8.

22. Barsuk JH, Cohen ER, McGaghie WC, Wayne DB. Long-term retention of central venous catheter insertion skills after simulation-based mastery learning. Acad Med. 2010;85(10 Suppl):S9–S12.

23. Wayne DB, Siddall VJ, Butter J, et al. A longitudinal study of internal medicine residents' retention of advanced cardiac life support skills. Acad Med. 2006;81(10 Suppl):S9–S12.

24. Issenberg SB, McGaghie WC, Brown DD, et al. Development of multimedia computer-based measures of clinical skills in bedside cardiology. In: Melnick DE, editor. The eighth international Ottawa conference on medical education and assessment proceedings. Evolving assessment: protecting the human dimension. Philadelphia: National Board of Medical Examiners; 2000. p. 821–9.

25. Miller MD, Linn RL. Measurement and assessment in teaching. 11th ed. Boston: Pearson; 2013.

26. Stufflebeam DL. The checklists development checklist. Western Michigan University

Evaluation Center; 2000. Available at: http://www.wmich.edu/evalctr/checklists/cdc.htm.

27. Schmutz J, Eppich WJ, Hoffmann F, et al. Five steps to develop checklists for evaluating clinical performance: an integrative approach. Acad Med. 2014;89(7):996–1005.
28. McGaghie WC, Issenberg SB, Barsuk JH, Wayne DB. A critical review of simulation-based mastery learning with translational outcomes. Med Educ. 2014;48:375–85.
29. American Board of Internal Medicine. Internal medicine policies. Available from: http://www.abim.org/certification/policies/imss/im.aspx-procedures.
30. Cummins RO, editor. ACLS provider manual. Dallas: American Heart Association; 2001.
31. Peberdy MA, Kaye W, Ornato JP, et al. Cardiopulmonary resuscitation of adults in the hospital: a report of 14720 cardiac arrests from the National Registry of Cardiopulmonary Resuscitation. Resuscitation. 2003;58(3):297–308.
32. Abella BS, Alvarado JP, Myklebust H, et al. Quality of cardiopulmonary resuscitation during in-hospital cardiac arrest. JAMA. 2005;293(3):305–10.
33. Kaye W. Research on ACLS training--which methods improve skill & knowledge retention? Respir Care. 1995;40(5):538–46; 46–9.
34. Makker R, Gray-Siracusa K, Evers M. Evaluation of advanced cardiac life support in a community teaching hospital by use of actual cardiac arrests. Heart Lung. 1995;24(2):116–20.
35. Wayne DB, Butter J, Didwania A, et al. Advanced cardiac life support checklists for simulation-based education. 2009. Available from: www.mededportal.org/publication/1773.
36. Wayne DB, Butter J, Siddall VJ, et al. Simulation-based training of internal medicine residents in advanced cardiac life support protocols: a randomized trial. Teach Learn Med. 2005;17(3):210–6.
37. Wayne DB, Didwania A, Feinglass J, et al. Simulation-based education improves quality of care during cardiac arrest team responses at an academic teaching hospital: a case-control study. Chest. 2008;133:56–61.
38. Wayne DB, Fudala MJ, Butter J, et al. Comparison of two standard setting methods for advanced cardiac life support training. Acad Med. 2005;80(10, Suppl):S63–6.
39. Wayne DB, Butter J, Fudala MJ, et al. Mastery learning of advanced cardiac life support skills by internal medicine residents using simulation technology and deliberate practice. J Gen Intern Med. 2006;21:251–6.
40. Didwania A, McGaghie WC, Cohen ER, et al. Progress toward improving the quality of cardiac arrest medical team responses at an academic teaching hospital. J Grad Med Educ. 2011;3(2):211–6.
41. Vermylen J, Wood G, Wayne DB, et al. Raising the bar: applying a mastery learning approach to communication skills training. [Abstract]. J Pain Symp Manage. 2017;53(2):388–9.
42. Ericsson KA. Why innate talent does not matter in chess, music, sports: what the study of expert performers can tell us about human modifiability. Seminar at the Center for Advanced Studies in the Behavioral Sciences, Stanford, California (February 19th); 2003.

第四章
掌握性学习的教学设计与实施

William C. McGaghie，Mark Adler，and David H. Salzman

本章是关于设计和实施有效的教学指导。教学关注的是医学教育学习者，包括个人和团队。

严谨的教学设计与实施是一项艰苦的工作，需要思考和规划。教学设计和实施是经过深思熟虑之后在创新和经验之间做出选择的决策过程，而不是被动地运用。我们从美国大学田径领域的一个例子开始。

传奇的北卡罗来纳大学篮球教练 Dean Smith（Michael Jordan 的已故导师）在他的 *Basketball：Multiple Offense and Defense* [1] 一书中描述了通过刻意练习掌握运动技能。Smith 写道："组织、准备、执行以及教练的理念都要在所有重要的训练中得以实施。"Smith 继续道："从训练场走出来时，要成为比步入训练场时更好的球员，这应该成为每个球员的目标，而教练有责任帮助他们实现这个目标。"Smith 接着描述了每天 2 小时的训练课程，目标明确、计划精确到分钟、伴有表扬和同伴压力、没有休息时间，只有两次 90 秒的喝水时间。Smith 教练断言，"教练必须将球员推到不得不停下来的程度。这种努力可以锻炼心理韧性。团队越努力，其完成目标的决心就越强。"

Dean Smith 每天在篮球场上的教学强度与每日高效的医学教育者是相匹配的。未来的医生、护士、牙医、理疗师和职业治疗师、社工、助理医师、助产士和许多其他医学专业的教师在他们的整个职业生涯中都参与教学设计（计划）和实施（执行）。尤其是当医学教育者期望个人和团队学习者达到掌握性学习的目标时，这种高水平的行为工程是必不可少的。在学习领域，掌握性学习道路困难多多、长路漫漫。

教学设计是教育领导者的重要职责之一，它源于医学课程开发（第三章）。教育领导者代表学习者制订课程和教学决策，这些决策是由认证标准、职业习惯、州和地方法律以及机构惯例所塑造的。正如第三章和第五章所指出的，潜在的学习资源是丰富的，医学教育者必须决定哪些资源课程教学和评价是必须包含的,哪些是可以忽略的。教育领导者必须确保课程、教学和评价样本代表的是胜任的患者照护提供者在专业实践中应有的表现。

教学设计始于对学习者目标和期望的清晰认知,进而对学习活动、效果以及评价方法做出决策(第五章)。设计掌握性学习课程还需要一个额外的步骤,即设定成绩标准(第六章)。正如本书其他部分所指出的,教学和评价密不可分,因为测试和反馈是掌握性学习模式的关键特征,可以带来强大持久的结果。

医学教育正日益成为 Anders Ericsson 和 Robert Pool 所说的"高度发达的领域"。他们在其著作 *Peak:Secrets from the New Science of Expertise* 中写道:"这些领域拥有高度发达、被广泛接受的培训方法,如果一个人认真勤奋地遵循这些方法,那么他几乎肯定会成为专家。"[2]Ericsson 和 Pool 进一步深化了这一观点,指出[高度发达]领域的几个共同特点。

第一,使用客观的方式(如国际象棋比赛的胜 / 负或正面交锋)或半客观的方式(如有专家评委的评估)衡量表现。这是有道理的。如果对好的表现无法达成一致,也无法说明哪些改变会提高表现,制订有效的培训方法将会非常困难,甚至是不可能的。如果您不确定什么促成进步,如何开发提高表现的方法呢?

第二,这些领域往往竞争激烈,执行者有强烈的动机去练习和提高。

第三,这些领域普遍成熟,相关技能已经发展了几十年甚至几百年。

第四,这些领域有一部分实践者,他们身兼教师和导师,随着时间的推移,他们已经开发出越来越复杂的训练技巧,使该领域技能水平稳步提高。技能的提高和训练技巧的发展是相辅相成的,新的训练技巧带来新的成就,新的成就促进训练技巧的创新。[2]

Ericsson 和 Pool 为开发医学教育的掌握性学习项目提供了一个路线图。我们在这些框架性意见的基础上写了本章,涉及:①心理学基础;②教学设计;③教学实施;④四个医学教育示例;⑤结论。其目的是描述当前理论和经验指导下的循证教学的最佳实践。

心理学基础

多位作者已经讨论了构建掌握性学习模型的学习和教学的心理学基础[3-5],尤其是 McGaghie 和 Harris[6]近期阐述了基于模拟的掌握性学习的理论基础,他们的讨论集中在 3 种个人和团队结果:①行为改进;②认知和社会建构;③社会认知自我效能。这些内容已在第二章讨论,该章详细描述了掌握性学习模式。

其他旨在医学教育中推进掌握性学习法的基础性著作包括 Arthur Chickering 和 Zelda Gamson 的 *Seven principles for good practice in undergraduate education* [7] 和 Issenberg 等撰写的关于高仿真医学模拟促进有效学习的特征和用途的最佳证据医学教育（best evidence medical education, BEME）的文献综述[8]。

Chickering、Gamson 及其同事指出，高等教育和专业教育中好的教学实践采用了可促使教师和学习者之间主动而非被动地参与的七项原则[7]。好的教学实践应该：

1. 鼓励学生和教师之间的联系。
2. 培养学生之间的互惠与合作。
3. 使用主动学习技巧。
4. 及时反馈。
5. 强调完成任务的时间。
6. 高效沟通。
7. 尊重不同的人才和思维方式。

BEME 报告指出，可促进有效学习的高仿真医学模拟关键特征和用途与上述清单内容相呼应，但并不重复[8]。按照对学习者教育影响排序，BEME 报告认为，模拟医学教育（simulation-based medical education, SBME）的这 10 项原则是医学和其他医学教育的有力指导。

1. 反馈。
2. 反复[刻意]练习。
3. 课程整合。
4. 难度范围。
5. 多种学习策略。
6. 多变的临床情境。
7. 受控的环境。
8. 个性化学习。
9. 确定的结果。
10. 模拟有效性。

学习者的主动参与是掌握性学习取得成功的关键。来自科学、工程和数学教育研究的有力证据支持学习者主动参与的价值[9]。这与医学教育中传统的 Oslerian "特色教学法"形成鲜明对比，后者更多的是依赖被动阅读和临床观察，而非"动手"的刻意练习[10,11]（第一章）。

从这些和其他涉及医学教育掌握性学习的影响深远的文章中，至少还有 4 条经验可以借鉴。第一，在掌握性学习中，指导和评价是统一的。带有可操作反馈的严格评价是教育干预的一个关键特征[12]。第二,以掌握性学习为目标的教育需要克服在医学教育中普遍存在的评估恐惧障碍[13,14]。评价数据是个人和团队改进的工具,而不是暴露或羞辱积极学习者的武器。第三,设定掌握性学习目标的医学教育者必须设计和启动严格的学习要求,设定高标准的成绩目标(第六章)。第四,医学掌握性学习项目需要仔细地将教学和评价形式与学习目标相匹配。例如,学习者不能简单地通过阅读书籍或观看视频来掌握高级心脏生命支持(advanced cardiac life support, ACLS)技能,他们需要收到清晰的学习目标,在导师的指导下练习 ACLS 技能,进行形成性评价,收到关于如何改进的可操作的反馈,继续练习,并得到更多的评价和反馈,直到达到掌握性学习的标准[15](第三章)。

诺贝尔奖获得者心理学家 Daniel Kahneman 在其 2011 年出版的 *Thinking, Fast and Slow* 一书中提炼了这些观点,接近于对掌握性学习法的描述。Kahneman 写道:

> 技能的习得需要一个有规律的环境,充分的实践机会以及对思想和行动正确性的快速、明确的反馈。当满足这些条件时,技能水平最终会得到提高,迅速出现在脑海中的直觉判断和选择大多会是准确的[16]。

教学设计

医学专业教育的教学设计完全是关于计划和行为工程学的。Smith 和 Ragan 在他们第三版 *Instructional Design*[17]中教导说,整个教学过程有 3 个紧密衔接的步骤,这些步骤与本书的章节一致:①开展教学分析以确定"我们要去哪里?"(第三章);②制订教学策略以确定"我们将如何到那里?"(本章);③制定并实施一个评价策略以确定"我们怎么知道我们在那了?"(第五及第十五至二十章)。

这种系统化的医学教育教学设计方法至少有 7 个优点[17]。Smith 和 Ragan 声称这一策略能够:

1. 激励学习者的主张。
2. 支持有效、高效和有吸引力的教学。
3. 支持设计者、开发者和执行者之间的协调。
4. 促进传播和采用。
5. 支持替代实施方案或实施系统的开发。
6. 促进目标、活动和评价之间的一致性。
7. 提供了一个处理学习问题的系统框架。

　　表 4-1 给出了医学专业掌握性学习法的教学设计和实施方案。该表格采用 3×3 布局，由理论(行)和实践(列)构成。这三行涉及前面讨论的掌握性学习法的心理学基础：①行为改进；②认知和社会建构；③社会认知自我效能[6]。三列涵盖了教学设计实践：①我们要去哪里？（教学目标）；②我们将如何到那里？（教育环境和学习者体验）；③我们怎么知道我们在那了？表 4-1 的九个单元格是医学教育者在规划强有力的教学时需要考虑的教学设计条件和决策的精髓。本章前面已经提到了理论行，并在第二章中进行了介绍。现在我们重点讨论实践条件的三列。

表 4-1　医学教育掌握性学习的教学设计与实施

	我们要去哪里？ 教学目标	我们将如何到那里？		我们怎么知道 我们在那了？
行为改进	技能的习得 和完善： 技术和交流 技能维持	设置 临床教育中心 (SPs)； 模拟实验室； 临床工作场所	学习者体验 前测； 主动参与； 观察和视频； 刻意练习； 形成性评价； 严谨、可操作的反馈； 实践和改进的机会； 终结性评价	形成性评价结果 的不断提高； 在临床技能习得 方面达到或超过 MPS； 随着时间的推移， 临床技能维持在 MPS 或以上； 由于掌握性学习 经验，临床技能 习得的速度更快
认知和社 会建构	知识习得； 临床推理； 情景意识； 团队合作； 伦理道德； 学术研究； 社区参与； 倡导； 反思性实践； 适应能力	设置 报告厅； 教室； 模拟实验室； 研讨室； PBL 小组； TBL 小组； 图书馆； 独立学习； 社区诊所； 临床工作场所	学习者体验 前测； 主动参与； 阅读； 演讲； 小组讨论； PBL； TBL； 问题集 - 计算方式和 SPs； 临床经验和社区 实践； 社区走访和接触； 团队实践练习；	形成性评价结果 的不断提高； 知识习得测量达 到或超过 MPS； 随着时间的推 移，知识保持在 MPS 或以上； 在专业性、适应 能力、临床推理 和洞察力、团队 合作和其他素质 的定量和定量指 标的提高

续表

我们要去哪里? 教学目标		我们将如何到那里?	我们怎么知道 我们在那了?
认知和社 会建构		案例研究; 形成性评价; 严谨、可操作的反馈; 练习和改进的机会; 终结性评价	
社会认知 自我效能	临床自我效能 平衡; 压力下冷静的 专业精神	**设置** 临床教育中心 (SPs); 模拟实验室; 社区诊所 临床工作场所 **学习者体验** 前测; 主动参与; 在不同的情况下练习; 形成性评价; 严谨、可操作的反馈; 实践和改进的机会; 对行动的反思; 终结性评价	由于掌握性学习 的经验,在定量 和定性测量中提 高了临床自我 效能; 在专业、沉着、对 压力或不确定情 况的反应以及其 他素质的定量和 定性测量的提高

注:SP.标准化患者;MPS.最低通过标准;PBL.问题学习;TBL.基于团队的学习。

我们要去哪里? 教学目标

医学教育个人和团队的教学目标及其起源以学习者的课程目标、里程碑和核心置信职业行为(entrustable professional activity,EPA)为基础。教学目标涉及广泛的、可能的学习成果,包括临床技能的习得、完善和维持,临床推理、情景意识、适应能力和其他认知和社会建构的标志,以及社会认知自我效能的指标,如沉着、在压力下保持冷静和专业精神。教学目标表达了学习预期,它是指教育干预的掌握性学习目标点,教育干预是由教育环境设置和学习者的体验塑造的。

教学目标通常比课程目标更具体,通常使用有关行为的、可测量的语言表达,从属于掌握性学习标准。多种客观和主观测量工具可用来评价不同教学目标的成就,具体取决于它们在定量 - 质性连续体中的定位(第五章)。回顾 Ericsson 和 Pool 的陈述,需要用"客观的方法"或"至少是半客观的方法"来衡量表现。在掌握性学习中,通过反馈来衡量每一步的成就,促使个人和团队学习者向教学目标迈进,直到达到最低通过标准(minimum passing standard,MPS)。在掌握性学习中,教学和评价是不可分割的。

我们将如何到那里？教育环境和学习者体验

医学掌握性学习项目的教学环境因目标、当地资源和访问途径而异。教学环境应有助于实现具体的课程目的和目标。在许多情况下，教学环境最好与医学专业教育实践的最终环境完美匹配。然而，医学专业教育者往往必须根据当地的资源，不得不根据"什么是可能的"对完美的教学做出妥协。

使用标准化患者（standardized patient，SP）、模拟实验室和临床工作场所的临床教育中心是表现改进干预的惯常环境。认知和社会建构目标的实现可以在一系列的环境中完成，如教室、研讨室、PBL 小组、TBL 小组、图书馆、独立学习和其他等。

规划学习者的体验以达到促进个人和团队实现教学和课程目标，是掌握性学习教育领导者的一项重要职责。教育领导者必须思考：我们如何设计或启动一套能够提高学习者获得成功概率的体验？我们怎样才能帮助学习者冲过"终点线"？（达到 MPS 的要求）。教师或导师想要执行的教学计划是什么？我们如何设计条件，让所有学习者都能练习关键技能、接受评价、接收反馈并不断改进？这些问题涉及 Ben Lovell 所说的医学教育中的执教[18]（另见第八章）。

Dean Smith 的 2 小时高强度的篮球训练阶段是医学教育者的原型而非蓝图：明确的目标；学习者持续的身体、智力和情感参与；形成性评价和反馈；预定的休息时间；持续的学习者参与、评价和反馈，直到达到终结性MPS。个人和团队学习改进是计划学习者体验的教育焦点，学习被设计为主动的[1]。

Smith 和 Ragan 的第二个"我们将如何到那里？"设计问题有直接的答案。对于医学教育的掌握性学习项目来说，个人和团队学习体验的主要答案体现在两个方面：掌握性学习课程包[19,20]和刻意练习[21-24]。这两个要素在第二章中都有涉及，但在此需要重复一下。

掌握性学习课程包有 7 个基本特征。

1. 基线，即诊断性测试。
2. 清晰的学习目标，单元按难度排序。
3. 聚焦目标的教育活动（例如刻意的技能练习）。
4. 每个单元的最低合格掌握性标准。
5. 形成性测试 + 反馈→掌握每个单元。
6. 如果成绩≥MPS，则可晋级。
7. 继续练习或学习，直到达到 MPS。

刻意练习（deliberate practice，DP）是指在医学教育中习得和保持知识、自我效能和专业能力的途径。Anders 指出：

> ……专家表现……习得要求一个系统的、刻意的方法。因此，刻意练习的目的是改善表现的具体方面，以确保所取得的变化能够被成功地衡量并纳入代表性表现中。关于音乐和体育方面的刻意练习的研究表明，持续争取达到掌握水平需要学习者不断尝试，竭尽全力超越现状，查缺补漏的同时保留其他成功的方面。这种刻意练习需要全神贯注，但即使付出了极大的努力，也可能会出现失误，需要通过必要的纠正和重复来逐步改进[23]。

刻意练习是对掌握性学习课程包的补充，它包括 10 个整合部分。

1. 学习积极性高，注意力集中的学习者。

2. 参与一个明确的学习目标或任务。

3. 在合适的难度下通过。

4. 注意力集中地、重复地练习。

5. 产生严格、精确的测量数据。

6. 产生来自教育资源（如模拟器、教师）的可操作的反馈。

7. 使得受训者也会监控他们的学习经历，纠正策略、错误和理解水平，参与更多的刻意练习。

8. 并继续进行评价以达到掌握的标准。

9. 然后进阶到另一个任务或单元。

10. 目标：持续改进。

掌握性学习的教学设计特征和刻意练习放在一起就是一种强大的技能习得教育干预。第二章中描述的医学教育掌握性学习教育和评估研究项目的引文强调了该模型的效用。另一个来自音乐专业的掌握性学习教育项目（实际上类似于掌握性学习）的例子加强了该模型的效用。

Dorothy DeLay 是纽约市茱莉亚音乐学院的一位杰出的小提琴教师，她的职业生涯跨越了 50 多年。她的学生名单中包括 Nora Chastain、Misha Keylin、Itzhak Perlman、Joel Smirnoff 以及 Won Bin Yim 等知名艺术家。传记作者 Barbara Lourie Sand 在 *Teaching Genius：Dorothy DeLay and the Making of a Musician* 一书中详细介绍了 DeLay 的教育技能[25]。DeLay 常在反思时刻问自己：“我希望我的学生能够做什么？我希望他们能够独立工作并知道自己在做什么。”DeLay 考虑了专家们（包括 Toscanini、Heifetz、Casals）对音乐会表演的反应，并决定“……这就是我的学生在演奏时必须知道的东西，而我制订的练习表就是这些想法的浓缩”。Barbara Lourie Sand 接下来描述了 DeLay 的小提琴学生所经历的严格练习。

　　　　DeLay 的练习表包括日程如下：第一个小时花在基本功上，左手弹奏
的音准、换把和颤音练习以及右手的各种弓法；第二个小时是曲目、琶音
和音阶的段落练习；第三个小时是练习曲或帕格尼尼名曲；第四个小时用
于协奏曲；第五个用于练习巴赫或学生的独奏曲目。学生们被要求在乐
队排练日的练习仅限于第一、第三和第四个小时，并在每小时之间至少休
息十分钟。

　　大提琴演奏家 Pablo Casals 是 Dorothy DeLay 的学生。在他 81 岁时，他已
经拥有 60 多年职业生涯，一位联合报专栏作家问 Casals："你为什么仍然每天
练习四五个小时？"Casals 回答说："因为我觉得自己在不断进步"[26]。
　　一个类似的故事讲述了成为美国海军海豹突击队员所需要的动力、奉献
精神、不断地刻意练习以及挑战极限的体力、智力和艰苦的团队合作[27]。海豹
突击队在他们的专业技能方面非常出色，是美军中最精锐的战士。
　　掌握性学习教育者的角色（课程开发、教学设计、多环境教学实施）是非
常主动的，而不是被动的。掌握性学习教育者计划课程和教学阶段；在特定环
境中设计教学条件；组织人员、教育仪器（如模拟器和材料）；安排人员和设施；
计划评价；传达可操作的反馈；并期望医学专业教育个体和团队间的不断改进
（第七章）。这是一项艰巨而不可或缺的工作。Anders Ericsson 指出，该领域更
有成就的人，例如专业教练和教师，在以安全有效的方式指导未来专家的实践
活动方面，始终发挥着重要作用[23]。这个工作在很大程度上与优秀的医学教
育者在传统项目中所做的工作没有什么不同。
　　指导个人和团队达到掌握性学习标准的医学教育者不一定要和学生是同
一行业。对医学生的指导可以由心理学家、呼吸治疗师、物理治疗师、医师助
理、护士和技术人员来完成。许多其他医学专业教育者和临床专家都可以完
成临床诊疗教育。例如，一名呼吸治疗师是严格的 ACLS 教学项目的主要教育
者，该项目旨在让内科住院医师达到掌握性标准[15]。物理治疗师在肌肉骨骼
检查方面对医学生进行了有效的教育，其教学评级与医师导师相同[28]。外科
教师有效地为四年级医学生讲授了皮下缝合术。外科教育评估研究报告的作
者指出，由非外科医生和外科医生培训的基本外科技能的表现没有差异[29]。

我们怎么知道我们在那了？

　　我们认为在掌握性学习环境中，教学和评价是结合在一起的，它们是不可
分割的。掌握性评价应是评价项目，而不是单一的措施或方法[12]（第五章）。

我们还强调掌握性学习中的评价必须在心理上是安全的,要减少或消除广泛存在于各级医学教育学习者中的评价忧虑。培训前的介绍可以帮助实现这一目标。掌握性学习评价还必须与教学目标、教育环境和学习者体验紧密结合。

注重学习者行为提升的教学目标侧重于促进临床技能的习得和维持。两个主要目标是通过形成性评价、反馈和练习来提高学习者的技能。每个教学单元的最终掌握性学习目标是让所有学习者达到或超过 MPS,这是一个终结性评价。通常用于行为提升的评价方法和措施包括核查表和评分量表、临床模拟和 SP、触觉传感器、教师和同行的观察以及许多其他技术。为行为改进目标服务的掌握性学习通常依赖各种评价技术,这些技术共同产生数据为掌握性决策提供信息。

学习者在认知和社会建构中的成就的掌握性决策也可以是形成性的和总结性的。在医学教育中,这些决策通常使用客观测试,是关于知识的习得和保持。然而,整个医学教育也非常关注学习者在专业精神、适应能力、临床推理和洞察力、团队合作和许多其他属性方面的发展。这些学习成果通过观察评分、同行评价、纵向组合和其他主观方法来评价。

关于社会认知自我效能的掌握性决策很少在医学教育中完成。这是因为社会认知自我效能通常被认为是掌握性学习的附带结果,而不是特定的教学目标。Albert Bandura 为医学教育者提供了有关如何构建临床自我效能的客观测量的建议,他们可能会选择在短期和长期评价此类学习成果[30]。

教学实施

一个有组织的课程设计计划对于实现 3 个教学设计问题至关重要:我们的目标是什么? 我们将如何到那里? 我们如何知道我们在那了? 课程设计者可以在解决这 3 个问题后制订教学实施计划。

思考以下示例。医学生需要展示对一系列核心临床能力的掌握,包括在毕业前通过电话与护士沟通患者照护问题。在他们未来作为住院医师这一角色中,电话交流将成为影响患者照护的日常活动。为确保学生在医学院培训结束时能够有效地运用这项技能,在第四年过渡到住院医师的课程时开发并实施了掌握性学习课程。作为课程要求,所有学生都必须达到课程对不同阶段的掌握性要求。

案例 4-1 展示了一个沟通技能的掌握性学习模拟阶段的实用教学实施计划。这个例子展示了在本课程开发过程中做出的教学设计决策,以确保即将毕业的医学生准备好执行一项重要的临床技能。

案例 4-1 掌握性学习模拟阶段教学设计方案基本信息

- 课程名称：跨专业交流
- 课程总监：Linda Todd，注册护士（RN）
- 主要学习者：四年级医学生

我们的目标是什么？

- 课程的总体目标：提高学习者与医疗提供者（通常为护士）就紧急照护问题进行沟通的能力。
- 具体目标：所有学习者将在后测达到最低通过标准（MPS），通过评价学习者以下能力的核查表来衡量。
- 在与他人的对话中展示专业行为。
- 使用阐明问题和复述方式来识别临床问题。
- 制订和沟通后续照护计划。
- 确认他们何时跟进其他临床医生的计划。
- 需求评估：
- 学习环境：在模拟实验室或任何配备患者照护设备（计算机、电话）的临床环境中进行
- 学习者：作为临床医师负责管理需要问诊的患者（例如，来自床旁护士或初级实习生的电话问询或问题）
- 我们的教学需求／目标是什么？

尊重和专业的沟通

了解患者的精神状况

使用闭环沟通模式

根据他人的信息制订清晰可行的计划

- 目前正在采取哪些措施来解决这个问题？

实习医师立即负责处理来自各种渠道的患者照护问题；他们没有接受常规的培训。

如果没有包含最佳实践的正式课程，包括获得反馈和改进的机会，学习者将无法持续地进行良好沟通。

我们将如何到那里？

- 主要目标：提高四年级医学生与其他照护组成员交流的质量和专业性。
- 执行：

　　– 前测：每位学习者将单独进行 20 分钟的前测。前测将包括关于培训期望的预简介和他们将与之交谈的标准化临床医生的自我介绍。学习者将进行一组患者的模拟交接，他们将回答有关他们的临床问题。当学习者被呼叫到或被询问临床问题时，模拟就开始了。有 6 个不同的案例作为临床提示。

　　– 学习前：在干预之前，每位学习者都会收到一份沟通技巧入门手册。

　　– 干预：学习者将使用沟通技巧进行练习（介绍自己、称呼他人的名字、倾听问题并澄清和回顾问题、识别和沟通计划，以及寻求他人对计划的意见）。我们提供 90 分钟用于小组练习，让学生结对训练。

　　– 后测：干预后 1 周将进行 20 分钟的个人测试，与前测的格式相同。学习者必须达到 MPS。那些不合格者将通过刻意练习完成更多培训并重新参加后测，直至达到 MPS。

　　– 教师：在掌握性学习干预方面有经验的医疗提供者将担任指导教师。（此处包括姓名和个人经历）每位评估员都将使用示例视频接受关于测量工具的培训。

　　• 资金：(示例)教师将由医学院提供。受过培训的护理评分员也将纳入预算成本。

我们如何知道我们到那了？

　　• 如何评价学习者的成绩？ 学习者将达到或超过 MPS。第一年之后，我们将根据第一次后测未达到 MPS 的人数，评价后测成绩并调整练习时间和修改课程。MPS 设置练习由具有管理此类事件经验的 Harriett Matthews 博士领导，他与教育专家们进行了两次内容和标准设定会议。

　　• 将使用哪些类型的评估？ 我们的新型核查表工具在课程实施之前设计好，符合 Schmutz 等专家开发的方案[31]。量表的效度数据将被收集以支持其在此背景下的使用。

　　• 内容规划：我们的核查表条目将根据具体的医学院里程碑以及我们专业沟通置信职业行为来设置，坚信不会过度代表任何特定领域。

医学教育示例

　　这份关于医学院四年级课程中掌握性学习教学实施的详细说明信息丰富且有用。学习者与其他医疗团队成员之间的沟通是准住院医师的一项必要技能，与患者照护质量有明确的联系。在本课程中，学习者练习、接受评价、接受反馈并努力改进；学习者在这些技能上持续努力直到达到 MPS。教师努力帮助住院医师达到或超过掌握性学习的 MPS。本章关于教学实施部分我们用

4 个例子总结(最后一个接近于)医学教育的掌握性学习项目。这 4 个例子是关于护理学、外科学、皮肤病学和心理治疗学的严格教育。

护理学

明尼苏达州明尼阿波利斯市儿童医院的 Brittany Dahlen 和她的同事为经验丰富的心血管重症监护病房(cardiovascular intensive care unit,CVICU)医院护士开发并测试了关于中心静脉换药的掌握性学习课程[32]。课程包括严格的技能前测、反馈、基于前测结果的指导和后测。对参与课程的 20 名 CVICU 护士中的每一名都进行评价和指导,直到所有人达到 MPS。Dahlen 及其同事报告说:"没有一个学习者在前测中达到 MPS。常见的失误包括保持无菌操作和给患者戴面罩等。55% 的学习者在第二次尝试后达到了 MPS,89% 第三次尝试中达到了 MPS。"所有 20 名 CVICU 护士最终都在中心静脉换药检查措施上达到了完美的 MPS。作者得出结论,尽管在前测问卷的自我报告中对执行换药能力有很高的信心,但达到掌握性和信心没有相关性[32]。

外科学

西北大学外科医生 Ben Schwab 和他的同事为外科住院医师创建了一个基于模拟的掌握性学习(simulation-based mastery learning,SBML)课程体系,用于腹腔镜胆总管探查(laparoscopic common bile duct exploration,LCBDE)[33]。他们进行了一项研究,对比接受 LCBDE 与内镜逆行胰胆管造影术(通常为标准诊疗手段)治疗的患者的临床结果。SBML 培训包括一项基线评价(前测),然后使用 LCBDE 模拟进行刻意练习,并由专家讲师提供即时反馈。

为了回答教学设计过程的"我们将如何实现目标?"部分,作者使用了以前开发的 LCBDE 模拟器[34]。该课程和刻意练习作为强制性组成部分,嵌入到微创手术服务中,学习者继续练习直到达到 MPS。学习者的指导贯穿于 3 年高级住院医师课程中,最初由一位专家讲师培训,然后在第二年以团队形式进行培训,第三年由已达到掌握性的高级住院医师担任培训师。这个过程使设计开发"自我维持的'训练 - 教练'模式"[33]成为可能。SBML 的多个部分需要数量可观的指导、评价并设计一个以促进可持续的长期教学和反馈方法的结构。然而,该 SBML 模式更容易产生程序化持续的可能性(另见第十二章)。

作者报告了该方案的结果:

> 在 22 名住院医师中,21 人(95%)没有通过前测,22 人全部通过后测。平均总课程时间为 4 小时,分为每周 1 小时的练习阶段。同期,2 名外科教师自愿接受了同样的 SBML 课程。两人都没有通过前测,都通过了后测[33]。

后续的临床结果的比较也是有参考价值的。与通常的照护标准相比,接受 LCBDE 治疗的患者的住院时间缩短。此外,成本节约使课程实施的投资回报率达到 3.8∶1[33](另见第十九章)。

皮肤病学

June Robinson 和一组西北大学的皮肤科医生、全科医生(primary care provider,PCP)和医学教育工作者创建了一个关于黑色素瘤机会性筛查技能和实践的掌握性学习课程,旨在为 PCP 提供指导[35]。PCP 是社区医生和医生助理,他们常规性地对门诊患者进行皮肤病筛查。掌握性学习课程包含 450 个临床和皮肤镜真实患者图像,并通过病理诊断进行验证。Robinson 及其同事指出,PCP 接受了识别高危患者和可疑黑色素瘤病变的培训,包括 3 个单元:①肉眼和皮肤镜评价;②诊断和管理;③刻意练习。

为了设计课程并回答教学设计的“我们将如何到那里?”的组成部分,作者必须确定要包含哪些内容以及刻意练习的方法和结构。作者强调了本章前面关于设计掌握性学习课程所需的努力工作的概念,指出该课程由皮肤科医生、PCP 和医学教育者组成的团队开发了 11 个月。为了提供内容,我们开发了一个在线学习程序,创建了算法辅助工具,并将该程序分为多个阶段。为了回答教学设计的最后一个组成部分“我们怎么知道我们到那了?”鉴于正确和早期诊断黑色素瘤的关键性和对患者安全的影响,作者选择使用患者安全法来设定标准(参见第六章)。Robinson 团队还指出,掌握性学习课程包的所有 7 个功能(例如前测、MPS、后测)都包含在黑色素瘤筛查的掌握性学习课程中。

研究人员进行了一项随机试验,比较完成掌握性学习课程的 PCP 与未接受掌握性学习教育的 PCP 的黑色素瘤机会性筛查技能水平。结果表明,与对照组 PCP 相比,干预组的 PCP 后测中正确回答了更多黑色素瘤检测问题。接受掌握性学习的 PCP 组与对照组相比,假阳性黑色素瘤诊断较少,无假阴性诊断,并且涉及的良性病变包括痣、脂溢性角化病和皮肤纤维瘤较少。最后,接受培训的人转诊的黑色素瘤明显多于对照组,主要位于头部和颈部[35]。Robinson 及其同事得出结论,掌握性学习提高了 PCP 在标准化后测试中检测黑色素瘤的能力,并可能改善疑似黑色素瘤患者的转诊情况[35]。

心理治疗学

心理治疗师的教育和培训传统上依赖长时间的受监督下的临床实践和是否有能力独立执业的定性判断。心理治疗学的学习目的和目标通常是不透明的。心理治疗技能的监督实践在质量和强度上差异很大,除了标准化的知识测试外,缺乏对技能习得和维持的客观衡量标准,心理治疗技能获得没有严格的 MPS。

然而，心理治疗教育范式已经开始出现变化的迹象。包括 Daryl Chow 及其同事[36]和 Tony Rousmaniere[37]在内的心理治疗教育者已成功地将刻意练习的理念引入临床教育。这些内容尽管与心理治疗师全面掌握性学习的方法相去甚远，但却代表了未来课程和评估发展的坚实出发点。

这些掌握性学习项目的例子表明，医学教育者必须在整个教学设计和实施过程中做出决策。这些决策并不简单，而且很少是"一次性"事件，因为医科掌握性学习的教学设计和实施会根据评估数据和教育经验而改进。持续质量改进（continuous quality improvement，CQI）是掌握性学习的支柱之一。我们的学习者和他们所服务的患者理应得到。

结语

在医学教育中，实现掌握性学习目标的教学设计和实施需要有清晰的目的、周密的计划和辛勤的工作。教育者需要为各个层次的学习者设定明确的目标，让学习者有机会参与刻意练习的组织环境和教育体验、接收反馈并定期改进，开发允许使用定量和定性数据对学习者进行形成性和终结性评价的评价项目。医学教学设计和实施应经常升级以实现 CQI 目标。

（张阳 译）

参考文献

1. Smith D. Basketball: multiple offense and defense. Boston: Allyn and Bacon; 1999.
2. Ericsson A, Pool R. Peak: secrets from the new science of expertise. Boston: Houghton Mifflin Harcourt; 2016.
3. Mayer RE. Applying the science of learning: evidence-based principles for the design of multimedia instruction. Am Psychol. 2008;63(8):760–9.
4. Mayer RE. Applying the science of learning to medical education. Med Educ. 2010;44:543–9.
5. McGaghie WC, Fisichella PM. The science of learning and medical education. Med Educ. 2014;48:106–8.
6. McGaghie WC, Harris IB. Learning theory foundations of simulation-based mastery learning. Simul Healthc. 2018;13(3S Suppl 1):S15–20.
7. Chickering AW, Gamson ZF, Associates. Seven principles for good practice in undergraduate education. AAHE Bull. 1987;39(7):2–6.
8. Issenberg SB, McGaghie WC, Petrusa ER, et al. Features and uses of high-fidelity medical simulations that lead to effective learning: a BEME systematic review. Med Teach. 2005;27(1):10–28.
9. Freeman S, Eddy SI, McDonough M, et al. Active learning increases student performance in science, engineering, and mathematics. PNAS. 2014;111(23):8410–5.
10. Harris I. Conceptions and theories of learning for workplace education. In: Hafler CJ, editor. Extraordinary learning in the workplace. New York: Springer; 2011.

11. Karani R, Fromme HB, Cayea D, Muller D, Schwartz A, Harris IB. How medical students learn from residents in the workplace: a qualitative study. Acad Med. 2014;89:490–6.
12. van der Vleuten CPM, Schuwirth LWT. Assessing professional competence: from methods to programmes. Med Educ. 2005;39:309–17.
13. McGaghie WC. Evaluation apprehension and impression management in clinical medical education. Acad Med. 2018;93(5):685–6.
14. Rosenblum L. Cursed by knowledge—building a culture of psychological safety. N Engl J Med. 2019;380(8):786–90.
15. Wayne DB, Butter J, Siddall VJ, et al. Mastery learning of advanced cardiac life support skills by internal medicine residents using simulation technology and deliberate practice. J Gen Intern Med. 2006;21:251–6.
16. Kahneman D. Thinking, fast and slow. New York: Farrar, Straus and Giroux; 2011.
17. Smith PL, Ragan TJ. Instructional design. 3rd ed. Hoboken, NJ: Wiley; 2005.
18. Lovell B. What do we know about coaching in medical education? A literature review. Med Educ. 2018;52:376–90.
19. WC MG, Siddall VJ, Mazmanian PE, Meyers J. Lessons for continuing medical education from simulation research in undergraduate and graduate medical education. Effectiveness of continuing medical education: American College of Chest Physicians evidence-based educational guidelines. Chest. 2009;135(Suppl):62S–8S.
20. McGaghie WC. Mastery learning: it is time for medical education to join the 21st century. Acad Med. 2015;90(11):1438–41.
21. Ericsson KA, Krampe RT, Tesch-Römer C. The role of deliberate practice in the acquisition of expert performance. Psychol Rev. 1993;100(3):363–406.
22. Ericsson KA. Deliberate practice and the acquisition and maintenance of expert performance in medicine and related domains. Acad Med. 2004;79(10, Suppl):S70–81.
23. Ericsson KA. The influence of experience and deliberate practice on the development of superior expert performance. In: Ericsson KA, Charness N, Feltovich PJ, Hoffman RR, editors. The Cambridge Handbook of expertise and expert performance. New York: Cambridge University Press; 2006.
24. Ericsson KA. Acquisition and maintenance of medical expertise: a perspective from the expert-performance approach with deliberate practice. Acad Med. 2015;90(11):1471–86.
25. Sand BL. Teaching genius: Dorothy DeLay and the making of a musician. Montclair, NJ: Amadeus Press; 2000.
26. Casals P. Quote. Available at: https://quoteinvestigator.com/2014/02/12/casals-progress/.
27. Wasdin HE, Templin S. Seal team six: memoirs of an elite navy seal sniper. New York: St. Martin's Press; 2011.
28. McGaghie WC, Kowlowitz V, Renner BR, et al. A randomized trial of physicians and physical therapists as instructors of the musculoskeletal examination. J Rheumatol. 1993;20:1027–32.
29. Kim MJ, Boehler ML, Ketchum JK, Bueno R, Williams RG, Dunnington GL. Skills coaches as part of the educational team: a randomized controlled trial of teaching of a basic surgical skill in the laboratory setting. Am J Surg. 2010;199(1):94–8.
30. Bandura A. Guide for constructing self-efficacy scales. In: Pajares F, Urdan T, editors. Self-efficacy beliefs in adolescents. Greenwich, CT: Information Age Publishing; 2006.
31. Schmutz J, Eppich WJ, Hoffmann F, et al. Five steps to develop checklists for evaluating clinical performance: an integrative approach. Acad Med. 2014;89(7):996–1005.
32. Dahlen B, Finch M, Lambton J. Simulation-based mastery learning for central venous line dressing changes. Clin Simul Nurs. 2019;27:35–8.
33. Schwab B, Teitelbaum EN, Barsuk JH, et al. Single-stage laparoscopic management of choledocholithiasis: an analysis after implementation of a mastery learning resident curriculum. Surgery. 2018;163:503–8.
34. Santos BF, Reif TJ, Soper NJ, et al. Development and evaluation of a laparoscopic common bile duct exploration simulator and procedural rating scale. Surg Endosc. 2012;26:2403–15.

35. Robinson JK, Jain N, Marghoob AA, et al. A randomized trial on the efficacy of mastery learning for primary care provider melanoma opportunistic screening skills and practice. J Gen Intern Med. 2018;33(6):855–62.
36. Chow DL, Miller SD, Seidel JA, et al. The role of deliberate practice in the development of highly effective psychotherapists. Psychotherapy. 2015;52(3):337–45.
37. Rousmaniere T. Deliberate practice for psychotherapists: a guide to improving clinical effectiveness. New York: Routledge; 2017.

第五章
掌握性学习中的评价

Celia Laird O'Brien, Mark Adler, and William C. McGaghie

　　对掌握性学习进行评价的目的是促进学习者的进步。在掌握性学习过程中,各种形式的评价与指导是密不可分的。评价与指导与第二章所描述的掌握性学习 7 个组成部分之间互为补充。掌握性学习法的各种特征及其相应的评价重点见表 5-1。

　　掌握性学习中的评价采用的是标准参照方式,旨在衡量个体所取得的进步。这与常模参照评价方式不同,常模参照强调的是传统学习结果,即学习者

表 5-1　掌握性学习法附属特征所对应的评价要点

掌握性学习法的附属特征	评价要点
基线测试或诊断性测试	设定个人或团队的基线表现,提供可操作的表现改进反馈,激励学习和刻意练习
学习目标清晰,按单元排序,通常难度递增	经由需求评估和专家表现分析来制订学习目标(第三章)
参与教学活动(例如刻意练习、计算、数据解释、阅读),着眼于学习目标的达成	学习者参与度指标、课程实施指标、满足教学要求和期望值指标(第四章)
为每个教学单元设定 MPS。MPS 可以设定为书面测验、核查表、触摸式设备和其他诸多临床表现的测定	采用高水平的方法(第六章)或专业共识来设定标准
形成性测验,以衡量预先设定的单元掌握性学习 MPS 完成情况	采用标准参照评价方式来衡量个人所取得的进步是否接近、达到或超过 MPS
经评价,成绩达到或超过 MPS,可进入下一个教学单元	以学习者表现的数据来记录其不断进步的课程学习情况
在教学单元中继续实践或学习,直到达到本单元的 MPS	刻意练习和重复评价学习者的表现,直到达成 MPS(第四章)

个人之间的差别[1]。标准参照方式并不是将个体或团队的成绩与参照组或正常曲线进行比较。相反,学习者所取得的成绩只与最低通过标准(minimum passing standard,MPS)进行比较。对所有学习者来说,MPS都是一样的,如图5-1所示。"人人卓越"是掌握性学习所期望达到的目标。掌握性学习中的评价用于衡量、巩固和促进学习者所取得的进步,也用来确认是否达成学习目标[2]。

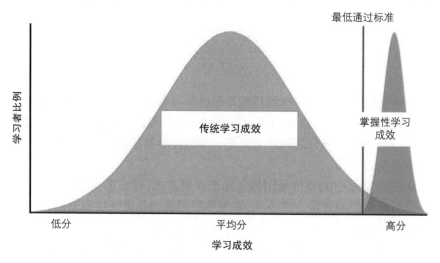

图5-1　传统学习成效和掌握性学习成效的比较

采用标准参照方式评价学习者的想法并非新鲜事物[1],在诸如动态测试[3]中有其近义词,在学习过程中嵌入评价并非作为评价工具,而是作为重要特征[4]。

然而,采用标准参照方式对学习者进行评价与当前的心理测量文化背道而驰,因为它最小化了教学数据(掌握性学习前测除外)差异的重要性,而更关注一致的、优秀的学习者成绩[5]。这是一个根本性转变,过去一个世纪以来,个体差异的心理测量学基础一直主导着教育测量和数据解释。

医学教育掌握性学习的核心思想是评价主要服务于形成性学习目标——为促进学习而评价。与此相反,心理测量学评价通常针对的是终结性学习目标——评价学习成效[4,5]。在掌握性学习背景下,教学与评价的结合和分隔并不明显。

医学专业的教师们是幸运的,他们所面对的学生都经历了严格筛选和竞争激烈的入学审查。这些学生具有较高的学术能力,积极主动,工作努力,立志成为优秀的护士、医生、物理治疗师、药剂师、医师助理和其他健康领域的专业人士。大多数医学专业教学项目和所设置专业的不及格率都非常低。我们完全有理由认为,除了个别情况,被招收和挑选从事医学专业工作的人员都应该是最优秀的人。衡量学习者取得和保持一流表现的唯一方法是通过严格的评价、反馈和持续改进——所有这些都是掌握性学习的基石。

建立在严格和频繁的学习者评价基础上的掌握性学习有赖于新型的师生关系。掌握性学习必须在心理安全的条件下进行,学习者无须担忧或害怕考试不及格。这其中,教育评价数据仅作为帮助学习者改进的工具,而不是羞辱或惩罚的武器[6,7]。掌握性学习的开展有赖于师生之间的合作伙伴关系。这样的合作伙伴关系设定了较高的教育期望;需要让所有各方参与到积极、勤奋、刻意练习中来;需要不断评价其能力的提升,反复多次提供具有可操作性的反馈;提高个人和团队的士气。对于学习者或教师,掌握性学习并不是被动参与。

掌握性学习侧重于采用标准参照方式进行评价,有赖于医学专业的改进和负责任的文化。卓越、服务和患者照护的价值高于同伴间竞争的重要性,这是心理测量学评价默认的基础。

本章节其余部分共安排了6方面连续的内容,讨论掌握性学习中评价的形成、背景、测量、数据和结果。这6方面内容分别是:①课程和目标;②效度论证;③评价背景;④评价方法;⑤数据;⑥决策。本章并非一份综合报告,涵盖多种可用来衡量学习者进步的评价方法。相反,我们的目的是提供一份有关掌握性学习评价方法的概述,能够普遍适用于各种课程和工作场所。最重要的是,我们旨在表明掌握性学习中的评价并非“一锤定音”的独立过程。掌握性学习的评价是将这6项内容连接成为一个整体的核心支柱(图5-2)。正如社会科学家 Laurel Richardson 所言,“就像真正的脊柱,它(评价)承载着重量,使其能运动自如,(并)将各部分连接在一起,形成一个功能性的、连贯的整体。”[8]

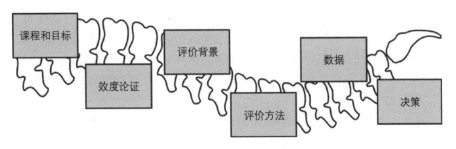

图 5-2　掌握性学习评价的 6 个特征

课程和目标

课程与评价的整合

　　第三章详细讨论了如何运用 Thomas 等的[9]方法设计和开发掌握性学习课程。编写课程和学习目标,与制订评价计划以确保每位学习者实现目标,这两者之间存在着对应关系。课程设计机制、学习目标表达和学习者评价这三者之间存在着动态且持续的相互作用。这一论断的基础是 van der Vleuten Schuwirth 所述,"正如大量有关信度和效度的文献所提示的,评价不仅仅是测量问题,很大程度上也是教学设计问题,涉及教学、实施和资源各方面。"[4]

　　这种相互依存的关系适用于课程、学习目标和学习者评价,每个过程都会影响到其他过程。学习者评价源于课程和学习目标。评价及其产生的数据有助于准确判定学习者的进步和晋级。评价数据也能证明课程是否"符合目标",而且有助于教育和测量计划的有效性论证。表 5-2 指出了在临床医学和护理学中的一项核心临床技能——乳房查体(clinical breast examination,CBE)中这些关系的关联性。支持掌握性学习的医学教育者需要始终关注课程与目标、效度论证、评价背景、评价方法、数据和决策之间的联系。

我们的目标是培养什么?

　　回顾第二章,如表 5-2 所示,掌握性学习的学习理论基础涉及:①行为改进(临床工作表现);②认知和社会建构(知识创造和解释临床表现、情境感知和临床决策、与患者、家庭及医疗团队沟通、记录和更新临床数据);③社会认知自我效能的形成[10]。在临床教学和专业场景中,这三类活动往往同时进行,而且无缝衔接。学习者评价策略需要针对这三个课程类别,它们既各自独立,又相互统一。

　　在模拟实训室或是在患者照护情境中进行核心临床技能的刻意练习,可产生行为改进[11-13]。当然,刻意练习必须辅以严格的测量、具有可操作性的反馈、高标准和改进的机会。临床行为改进的评价通常使用核查表、触觉传感器和观察性评级量表来完成。第四章非常详细地介绍了掌握性学习的教学设计和实施。

　　在医学专业领域,很难评价知识建构、创造和解释临床表现、情境感知、沟通技能和数据记录。要评价学习者对临床事件的认知和社会建构,需要用到不同的评价方法,包括多项选择题、迷你临床演练评估练习(mini clinical evaluation exercises,mini-CEX)、教师和同行评价、问题集、模拟、核查表、具体和

表 5-2 乳房查体的课程和目标、评价背景、评价方法、数据、判定和效度论证

临床技能	课程和目标	效度论证	评价背景	评价方法	数据	判定
乳房查体 (CBE)	行为改进 临床表现	内容；响应过程；与其他变量的关联性	临床教学中心；模拟实训室；门诊或病房	详细列出乳房查体关键动作的核查表、触摸传感器、观察性评级量表	能展现掌握性学习教学干预力度的核查表的具体条目和触诊记录	学习者获得临床技能≥MPS；学习者临床技能的保持
	认知和社会建构 临床技能的适应证，禁忌证和并发症的知识；完成并解释临床表现	内容；内部结构；与其他变量的关系	教室；临床教学中心；模拟实训室；门诊或病房	多项选择题；迷你临床演练评估习；临床记录：标准化患者(SP)；教师和同行评议	所学知识的预测验和训练后测验分数；临床查体日志；证明临床表现改进的评级量表	学习者获得知识和临床表现≥MPS；学习者知识和临床表现的保持
	情境感知(situation awareness,SA)以及何时需要进行CBE的临床决策(clinical decision-making,CDM)	内容；反应程序；评价带来的影响；与其他变量的关系	临床教学中心；模拟实训室；门诊或病房	问题集，计算机模拟；门诊记录/电子健康档案(EHR)审核；教师和同行评议	学习者反应、评级量表，教师和同行对SA和CDM改进的记录	学习者展示出SA和CDM≥MPS；学习者能保持SA和CDM
	与患者、家属和医疗团队成员的沟通技巧(communication skill, CS)	内容；反应程序；评价带来的影响；与其他变量的关系	临床实训室；模拟实训室；门诊或病房	核查表、综合评级量表；教师和同行评议	展示掌握性学习提升表达技巧的条目	学习者展示出CS≥MPS；学习者能保持CS

续表

临床技能	课程和目标	效度论证	评价背景	评价方法	数据	判定
乳房查体 (CBE)	临床数据记录和更新	内容；反应程序；与其他变量的关联性	临床教学中心；模拟实训室；门诊或病房	审核模拟与真实的电子健康档案 (EHR)	来自 EHR 记录的档案数据	学习者的 EHR 技巧≥MPS；学习者能保持 EHR 技巧
	社会认知和自我效能对自身临床技能和可掌握的信心	内容；内部结构；评价带来的影响；与其他变量的关系	临床教学中心；模拟实训室；门诊或病房	临床自我效能 (S-E) 的自评报告	对 CBE 自我效能的反应的条目和量表	临床学习和实践所带来的 S-E 提升；学习者能保持和强化 S-E

整体评级量表以及模拟和真实电子健康档案的审核。为获取可靠的学习者能力样本，往往需要涵盖一定的时间跨度和对多项临床问题及情境的纵向测评。

社会认知自我效能的形成，需经过预先安排好的模拟和真实临床实践，辅以观察专家的随访和反馈、指导、阅读和反思。缺乏指导、随机安排的临床实践并不是好的教学[6]。众所周知，人类不善于自我评价[14,15]。然而，可靠的外部数据和来自可信赖导师的指导已被证明可以提高自我评价的准确性[16]。对社会认知自我效能形成的评价，通常使用定量自评报告[17]和更为定性的整体评级量表。

学习者整体评价，包括获取学习者行为改进、日益成熟的建构主义以及更好的社会认知自我效能，不能通过单项测量或简单思考来完成。掌握性学习评价项目需要评价个人和医学专业团队的综合能力。van der Vleuten 和 Schuwirth 断言，这需要来自不同渠道的定量和定性信息以及专业判断。对结论、评价方法和评价背景进行充分的抽样可以确保其信度和效度[4]。关于医学专业教育评价的其他学术著作也强调了这一观点[18-21]。基于纵向电子档案的医学专业学习者评价项目充分展示了这一整体评价方案[22]。

在医学专业教育领域，越来越多的人开始制订课程和评价计划，重点关注发展里程碑和置信职业行为，这符合掌握性学习模式。第十七章将详细介绍这些思路和做法。

效度论证

效度是总体的评价性判断，用于判断经验证据和理论基础对考试分数或其他评价模型进行解释和行动的充分性和适当性的支持程度[23]。目前的效度框架是由 Samuel Messick[23]和 Michael Kane[24]提出的。这些框架由 Cook 及其同事[25,26]和 Boulet 及其同事[27]进行了归纳总结。Lineberry 及其同事直截了当地将这些理念置于掌握性学习背景下。在既往的旧模型中，采用诸如表面效度、同时效度和预测效度等术语来描述这一概念。这些模型已经更新迭代，形成了一种观点，现在认为效度是一个统一结构。

有关效度的论证始终都在进行，从未结束，有不同的证据流加以支持。当前效度理论的主要特征包括：

- 效度是数据和决策的属性，而不是工具或测量程序的特征。
- 效度专指某个特定目的，如掌握决策，专指某个特定人群（如正在学习基础课程的护理专业学生）。效度无法借用。
- 效度既不是二分法，也从未被完全确定下来。
- 效度是一种假设驱动的探究，以支持特定条件下对特定人员或医学专业团队的表现进行测量的论点。

● 医学教育者通过现有证据和有说服力的效度论证,就评价数据和做出准确决策的能力得出结论。

效度论证是一个持续的讨论,如何以多种形式收集、解释和使用评价数据,对医学专业人员个体和团队的进步和可信任度做出正确有效的判断。在交换彼此意见的讨论过程中,问题和答案丰富了关于学习者和团队应该如何以及何时在教学情境中继续前进,以及随后判定其是否适合照护患者。

目前的观点认为,有效的决策源于 6 个方面的评价证据[23-27]。

1. 对掌握性学习评价的解释和运用——掌握意味着什么? 掌握性学习评价的最佳证据是什么?

2. 内容——涵盖代表专业的实践技能、信息和职业属性。

3. 反应过程——通过评价所获取的学习者反应能够在多大程度上模拟其在职业实践过程中的反应。

4. 内部结构和信度——个体评价项目或方法在通用结构或能力方面趋同的程度。

5. 与其他变量的关系——掌握性学习的评价数据如何与概念上相似的其他测量方法相关联。

6. 评价应用的后续影响——掌握性学习的评价数据和决策对医学专业人员个人和团队以及他们所服务患者的影响。

Lineberry 及其同事认为,"正确的评价是掌握性学习体系的基石"。他们继续道:"勾勒了有关掌握性学习评价的有效性和合理性的关键要素……基于现代评价效度理论的关键原则(有组织的)。"[5]清单 5-1 对该团队的工作进行了总结,其中列出了掌握性学习评价有效性和合理性的 6 个主要考虑,主要来自 Michael Kane 的学术研究成果[24]。经许可,我们从 *Academic Medicine* 引用了清单 5-1[5]。

清单 5-1　掌握性学习评价有效性和合理性的主要考虑

掌握性学习评价的解释和使用

● 详细说明掌握意味着已达到何种程度的成就或准备进展到何种程度
● 详细说明学习者需要多长时间才能保持掌握
● 详细说明某项特定内容如何实现掌握(补偿性评分与非补偿性评分)
● 详细说明学习者的成绩如何用来做出决定和采取行动

效度证据的来源:内容

● 设定充分的评价内容,以便根据需要进行大量的重复测试
● 采用最佳实践生成多个等效的重复测试

- 在适当的时候,对超越规定内容的表现进行评价(例如主动表现)

效度证据的来源:反应过程

- 检查学习者在重复测试时的反应过程是否与真正的掌握性学习保持一致,而不是与对评价内容具体细节的记忆保持一致

效度证据的来源:内部结构与信度

- 使用校正后的信度估计来区分掌握和非掌握
- 当学习者的表现可能被限定在一定范围内时,仔细考虑如何估算掌握性后测的信度和内部结构
- 如果使用非补偿性评分,则相应地调整信度估计

有效性证据的来源:与其他变量的关系

- 当学习者的表现可能被限制在一定范围内时,仔细考虑如何估算掌握性后测与其他变量的关系
- 收集证据,判断一项既定的掌握性学习评价是否与以后的教学单位和/或今后患者照护中令人满意或不满意的提高有关

效度来源及合理性证据:使用评价数据的成效

- 检查掌握性学习评价对课程和教学、学习者个体、患者预后以及社会可能存在的正面和负面影响

引用自 Lineberry 等[5],经许可转载。

定期关注来自医学专业教育工作者对效度论证的这些议题讨论,让临床掌握性学习的真正含义以及我们对如何改进未来的思考和实践得以丰富。

评价背景

在医学教育中,对学习者的评价总是处于特定的背景下。背景分为两大类:①可控的教学环境,如教室和临床教学中心,包括模拟实训室;②基于医疗工作场所的教学环境,包括住院部和门诊部、社区卫生服务中心、院前急救和战伤情况。在这些环境中,无法或很难对教学活动进行控制。可控的环境和基于医疗工作的背景塑造并驱动学习者接受的评价体验。评价背景是医学教学体验的重要组成部分[18-20]。

可控的教学环境

可控的医学专业教学场所包括教室、研讨会、问题学习(problem-based learning,PBL)小组和临床教学中心,如模拟实训室和标准化患者(standardized patient,SP)项目。可控的教学环境允许医学专业的学习者和老师们在不被干

扰的情况下参与到知识学习和技能练习中。在可控的教学环境中强调阅读、讨论、解决问题，刻意练习，并依据掌握性学习的目标提供具有可操作性的反馈。

在可控的教学环境中，评价是标准化的，对每个人都一致，最适合于基本临床技能的学习和测量。可采用核查表、触觉传感器、SP和观察评级量表来评价CBE技能（表5-2）和其他诸多临床教学效果，如高级心脏生命支持（advanced cardiac life support，ACLS）、气管插管、中心静脉导管（CVC）置入、与患者及家属沟通。这些是可控教学环境中进行评价的T1结果[28]，主要是为促进学习而评价[4,5]。第十六章详细描述了在可控教学环境中进行评价及其转化结果。

（译者注：当对受训者的临床技能和知识掌握情况进行严格的研究，解决关键的医疗保健问题，并在受控的环境中测量结果时为T1；当这些结果转移到诊所、病房和办公室，提供更好的医疗保健时为T2；当病人或公众健康因教育实践而得到改善时为T3，医学教育研究就是转化性科学。）

工作场所的教学环境

在医疗工作场所的教学环境中进行的学习者评价，如全科门诊、物理治疗室、儿科急诊和外科重症监护室，与可控教学环境中的评价差别很大。基于医疗工作场所的学习者评价经常在患者照护目标替代了教学目标的无序场景中进行[29]。在医疗工作场所的评价中，在可控教学场所证据的信度和通常在混乱的临床环境中"真实世界"评价的效度之间有一个假定的权衡。

Singh和Norcini指出，基于医疗工作场所的医学专业评价有很大的价值，至少有以下5个原因。第一，它允许对与医疗工作预期直接相关的知识、技能和职业特质进行评价。第二，可以使用mini-CEX对单个临床病例进行观察和评价。第三，在真实的临床环境中可以直接观察操作性技能。第四，学习者临床工作可评价的情况覆盖了广度和饱和度。第五，可以详细讨论单个临床案例，并对学习者提供形成性反馈[29]。基于医疗工作场所的评价也可以延伸到测量终点，以获取转化式教学的成效，如改善患者照护的临床实践（T2）和患者预后（T3）[28]。转化式教学的成效是第十六章的主题。

尽管缺乏控制，但基于医疗工作场所的评价着眼于临床学习目标，这是对在更可控的教学环境中教学、学习和评价的学习目标的补充。在临床工作场所进行的学习者评价扩展了在可控的临床教学中心或医学专业模拟教学实训室所进行的评价。

评价方法

医学教育领域掌握性学习项目的评价方法产生于以下4个方面：①抽样；

②蓝图;③粒度;④工具。这四个来源串联起来,使得医学教育工作者能够根据数据对学习者所取得进步和能力做出准确判定。

抽样

医学专业的临床实践是一项非常复杂的工作。临床实践的胜任力包括了广泛而深刻的职业特质:基础科学和临床知识;操作技能;团队合作;诊断和治疗的敏锐性;设定临床诊疗优先次序,与患者、家属和医疗团队成员沟通;对卫生经济学的认识;关注伦理问题;还有其他诸多事务。因此,医疗临床实践的范畴几乎是无尽的,跨越了广泛的认知基础、技能和能力、性格特征和职业特质。作为医学教育工作者,我们既无法教授这一切,也无法评价这一切。

图 5-3 以图表形式,将这个情况描述为一项抽样计划。该计划取决于医学教育工作者的专业判断。我们创建和呈现的课程只是临床实践领域的一个小样本。学习目标是一门课程的样本。学习者评价则是我们为学生、住院医师、专科医师和继续教育项目设定的学习目标的一个更小的样本。从学习者评价中获得的数据必须准确、有用,以便对个人和医疗卫生团队的能力做出评判。评价数据的准确性和实用性源于从临床实践的"点滴"到课程、学习目标和学习者评价的内容抽样的程度,针对学习者的评价应该是合理的、有代表性的。

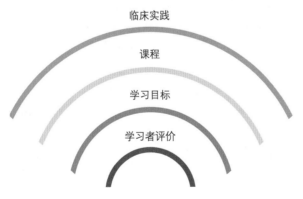

图 5-3 对学习目标、课程和临床实践进行抽样的学习者评价

教育测量学专家 Samuel Messick 在题为 *content relevance and representativeness* 的著述中讨论了对内容和学习表现的抽样。Messick 这样写道,

> [测量]内容的一个关键问题是明确说明要评价内容领域的界限。也就是说,确定评价任务所要揭示的知识、技能和其他特质。建构领域的界限和结构可以通过工作分析、任务分析、课程分析,特别是领域理论来评

价,即对领域过程的本质以及结合起来对结果产生影响的方式进行科学探索[23]。

Messick 继续写道:"意在确保涵盖构建领域的所有重要部分,通常被描述为根据各个领域过程的功能重要性进行抽样的选择任务。"[23]

因此,医学教育中的掌握性学习评价项目必须侧重于从研究、传统和专家判断中获得的具有知识、临床技能和专业属性的精选样本。这样的评价抽样计划首先需要制订评价蓝图,进而做出有关采用或创建评价方法和工具的决定。

蓝图

考试蓝图是对评价目的和评价范围如何操作的定义。评价蓝图明确了考试的具体案例、任务或所纳入的内容(并根据推断,排除一些),以及它们将如何挑战培训对象。下面两段和表 5-3 摘自 2009 年出版的关于评价蓝图专著中的一个章节[30]。文本和表格的转载得到了许可。

表 5-3 采用"Harvey"CPS 进行临床心脏病学考试的蓝图

主要听诊发现	评价目标				合计
	确认发现	确认发现并将其与病理生理基础相关联	确认发现并将其与可能的疾病过程和鉴别诊断相关联	确认发现并将其与基础疾病过程的严重程度和临床处理相关联	
1. 第二心音分裂	10%		5%		15%
2. 第三心音		5%	5%		10%
3. 第四心音				10%	10%
4. 收缩期喀喇音		5%	5%		10%
5. 生理性杂音	5%			10%	15%
6. 二尖瓣反流		5%		5%	10%
7. 主动脉瓣狭窄					0
8. 主动脉瓣反流	5%		10%		15%
9. 二尖瓣狭窄		10%			10%
10. 连续性杂音					0
11. 三尖瓣反流	5%				5%
12. 心包摩擦音					0
合计	25%	25%	25%	25%	100%

资料来源:经许可,转载自 2009 年 4 月出版的 *Assessment in Health Profession Education* 一书[30]。

表 5-3 展示了一个基于模拟、采用"Harvey"心脏病患者模拟器(cardiology patient simulator, CPS)的临床心脏病学考试蓝图范例[30,31]。这个例子用于对完成四周心脏病科轮转的第二年内科住院医师进行考试。这一蓝图范例展示了如何通过四个独立的、复杂程度递增的考试目标,来评价对 12 个主要听诊内容的识别能力。其范围从确认发现到确认发现并将其与病理生理基础相关联,确认发现并将其与可能的疾病过程和鉴别诊断相关联,以及确认发现并将其与基础疾病过程的严重性和临床处理相关联。表格中的单元格条目显示了本范例考试内容的分布。单元格内容和最边上的合计栏表明第二心音分裂、生理性杂音和主动脉瓣反流的评价要比其他项目更受重视。单元格和边缘栏也反映出确认发现与其他 3 个更复杂的评价目标权重等。其他医学专业教育课程(如护理、药学、物理治疗)和测试水平(即从初级到高级)可能有非常不同的评价加权方案。

表 5-3 的重点是,医学教育工作者使用模拟和其他技术进行学习者评价时,必须有意识地确定这些考试将覆盖(和不覆盖)哪些内容,重点关注哪些内容。这涉及由理性、经验和对当今学习者未来职业实践需要的预期所形成的专业判断和选择。考试蓝图的开发和使用,结合临床教育工作者的判断和选择,将为评价学习者的实践提供内容相关效度证据。这是评价过程的基本组成部分,可以对学习者的能力做出有效判定[30]。

考试蓝图的设计过程不应孤立进行。教育工作者应依靠同行评议的出版物和该领域专家以及他们自己的职业经验,来考虑评价由哪些内容、案例和项目组成。关于如何构建和创建各种评价模式的蓝图,可以从教育测量和评价的教材中获取实用的建议[32]。可从美国国家护理委员会理事会获取用于医学专业教育评价基础的蓝图范例[33],其中涉及注册护士执照考试、肾脏病学住培考试[34]、儿童和青少年精神病学认证考试[35],以及韩国的医师执照考试[36]。

粒度

医学教育评价中的粒度概念是指测量的细节。粒度并不等同于信度,信度是数据的一种属性。高粒度评价侧重于离散的要素,例如像第十二章中所介绍的外科手术技能。核查表可用于外科技能的粒度评价,关注特定的手术步骤,通常是有序的操作,这是手术成功的关键[37]。护理、口腔、临床医学和其他医学专业的许多侵入性和非侵入性临床技能都需要精细的评价来衡量学习者是否达到了掌握性标准。

与此相反,在医学教育评价中,粒度连续体的另一端是临床技能和行为,这些技能和行为的评价无法还原为一份核查表或评级量表。在这里,教育工作者认识到评价临床学习结果的重要性,如团队合作、专业素养、处理复杂临床问题,这些问题有不止一个正确答案,专家们对最佳行动方案意见不一。这样的评价依赖整体评分、专家判断和同行群体评价来达成评价决议,包括掌握判断[4]。

医学教育工作者必须采用粒度连续体上最佳位置的知情判断来定位每一项评价。就像评价抽样和蓝图,解决粒度问题需要个人和教师小组的知情判断。

工具

测量工具侧重于掌握性学习"如何"进行测量和评价。评价一名护理专业学生留置导尿技能的最佳方法是什么?医生助教如何判断年轻临床医生是否能敏锐地注意到药物的协同作用?身为考核人员的教师评价骨科新手医生手术技能的最佳方法是什么?

在医学教育领域,正确选择评价工具的关键是关注评价目标与测量工具是否匹配。回到表5-2,我们展示了评价学习者进行 CBE 技能的目标 - 工具匹配的范例。如果是为了评价 CBE 的临床表现,可采用嵌入式触觉传感器的模拟乳房模型来区分正常组织和病变组织,这是合理的方法。一些测量方法,包括采用核查表通过观察现场表现进行评价,通过视频记录的 CBE 技能结合嵌入式触觉传感器评价触诊时按压的位置和深度,可对 CBE 技能进行抽样评价[38,39]。CBE 能力的抽样评价方法可以扩展,从评价所学习知识的多项选择题、SP、题库和计算机模拟的情境感知和临床决策、教师和同行评价、评价各种沟通技能的核查表和评级量表、用于评价数据记录和更新的真实和模拟电子健康档案[40],到对掌握性学习体验带来的自我效能成长的自评报告。

需要采用多种评价工具来获取综合数据,以便教学领导者能对学习者所取得的进步做出形成性判断,并对专业认证和执照做出总结性决策。

数据

数据是评价工具和过程所产生的信息。数据有两种通用形式:①各种来源的定量数字;②定性文字、符号、图片和制品。采用不同但有时存在重叠的方法来收集、解释和使用定量和定性的评价数据。这些同时使用定量数字和文字的方法被称为混合方法[41]。

数据应用

在掌握性学习中,数据的收集和使用至少有以下 4 个目的:①向学习者提供具有可操作性的反馈,帮助其改进;②告知教师关于学习者所取得进步和委托的决定(第十七章);③判断教学项目的效率和有效性;④为医学专业教育科学和学术研究做出贡献。

提供具有可操作性的反馈,帮助学习者改进其表现,这是掌握性学习的核心概念(第八章)。改进学习者表现的目的取决于这样一种理解:评价数据是用来衡量和提高学习者专业领域表现的,而不是用来羞辱或贬低学习者的武器。将评价数据用于提供具有可操作性的反馈,需要教育者努力创造出一个安全的学习空间,以减轻学习者对评价的担忧[6,7]。我们应该力求基于可靠评价的反馈,而不是回避,通过刻意练习促进学习者持续改进,并达到掌握性学习的目标。篮球巨星 Michael Jordan 曾这样描述他的传奇教练 Dean Smith:"我喜欢练习中的竞争(有反馈)。这是从 Smith 教练那里学来的。他会使每次训练都充满竞争。我为自己的练习方式而自豪。"[42]

在医学专业课程中,教师对学习者所取得进步的准确判定有赖于可靠的数据。多项选择题考试成绩、核查表评分、临床评级、触觉传感器记录、电子健康档案和其他多项指标都可以用来让教师知晓有关学习者的进步和委托的判定,或许还需要更多的学习和刻意练习,以及对课程组成部分的掌握。需要各种定量和定性的数据来对学习者的进步做出准确判定。

医学专业教育计划的效率和效果在很大程度上是通过学习者所取得的成绩来衡量的。掌握了卧床患者压疮护理和治疗方法的护理学生人数和比例有多少? 有多少医学院毕业生能就戒烟、控制饮食、锻炼、饮酒和安全性行为向初级保健患者提供咨询? 手术技术员为第二天手术准备无菌托盘的效率如何? 这些都是教学项目结果数据所涉及的问题。课程效率和效果主要通过学习者的学习成效来衡量。

医学专业领域教师和科学家将来自评价工具的数据用于记录学习者所取得的成绩,评估新型教学干预措施的影响及课堂、临床和模拟学习体验的相关性研究,并计算"下游"教学干预对患者照护实践和患者预后的转化结果[28](参见第十六章)。经过深思熟虑地计划和当地机构审查委员会(Institutional Review Board,IRB)批准,几乎所有被收集并用于学习者评价和反馈的数据也可以用于研究和论文写作。这些基于数据的活动所取得的学术研究成果和出版物丰富了医学教育中掌握性学习的知识基础,并产生了新的、更好的教学方法。

数据质量和效用

可采用类似于心理测量数据的方法和标准,对掌握性学习环境中的评价工具和评价过程中获得的数据质量和效用进行测量。然而,采用的方法和标准并不相同,因为基于标准的评价侧重于个体内部(或群体内部)的进步,而不是个体或群体之间的差异。定量掌握性学习以掌握临床技能项目的信度最好通过评价者间一致性或观察数据的概化理论指标来估算[43,44]。名义数据用Cohen's kappa 系数,序数数据用肯德尔一致性系数,区间观测数据用组内相关系数估计信度。由 Robert Brennan 描述的概化理论提供了另一种综合方法,该方法提供了分数方差来源的信息,包括评分者一致性信息[44]。就像任何其他的实验室测量仪器一样,触觉传感器的常规校准确保了它们所产生数据的信度。定性掌握性学习项目的信度则是由主观数据的积累、重复、饱和度、一致性和成员核对而决定的[4,18,19]。定性数据信度评估的严格程度不亚于定量数据的信度评估,只是有所不同。

依赖个体差异变化的数据信度指标有时被用于掌握性学习项目中态度和自我效能(评价指标:克龙巴赫 α 系数)和获得知识(评价指标:KR-20 和 21)的测量。这些数据信度估算对于测量掌握性学习的质量是最有用的前测数据,但不是后测数据,因为个体差异造成的变化是不相关的。

决策

在掌握性学习环境中,对个体和团队的学习进展做出准确判定的能力取决于两个变量:①仔细定义的最低通过标准(minimum passing standard,MPS);②值得信赖的、可靠的数据。

掌握性学习课程的小单元和大单元都需要有 MPS 来评价和判断学习者对取得进展的准备情况。举例来说:临床技能的习得练习,如 ACLS;基础医学课程单元,如肾脏生理学;或者是更大的课程组成部分,比如在精神医学科门诊轮转 6 周。这 3 个课程组成部分的"底线"MPS 是什么? 如何定义和表示学生的表现"足够好"? 谁负责和有权来设定和执行 MPS? 当判定学习者已达到掌握程度和尚未达到掌握程度时,对学习者和医学专业教学计划会产生什么影响? 这些问题以及其他有关 MPS 的问题在第六章"掌握性学习的标准设置"和近期的学术文章中均有涉及[45]。

前一节已讨论过可靠的定量和定性评价数据的价值和用途。没有可靠的数据,就不可能做出关于学习者个体和学习者团队准确而可靠的决定。不过,回到表 5-2,我们注意到并非所有的教育决策都需要采用掌握性学习 MPS。为说明这点,在社会认知自我效能(即对某人临床技能和个人可靠性的信心)课程类别中,对课程学习和临床经验带来的自我效能增长进行测量,有证据表明在没有推行 MPS 的情况下,课程正在发挥作用,前提是学习者通过对其表现的准确反馈而获得信息。

结语

医学专业教育中的掌握性学习课程的评价是教学干预的基本特征。教学与学习者评价是分不开的。医学专业掌握性学习评价承认学习和专业实践的复杂社会背景，依靠多种定量和定性测量方法，坚持产生和使用可靠数据，并提倡采用评价项目，而不是单一的测评，从而提供对学习者掌握（可信任）行为的判定[46]。这类评价项目将心理测量学传统精华与衡量个体与团队学习成绩的新理念相结合[47]。总之，掌握性学习的评价支持 Watling 和 Ginsburg 的观点，即"将基于测验的评价定期融入课程，可以强化学习和记忆"[48]。

关于个体和团队进步和可信任度的可靠判定是掌握性学习项目的基石[5]。这些判定有助于掌握性学习作为教学干预手段的效用和掌握性学习课程中所嵌入的评价项目的效度论证。

（赖雁妮　译）

参考文献

1. Popham WJ. Criterion-referenced measurement. Englewood Cliffs, NJ: Prentice-Hall; 1978.
2. McGaghie WC. Mastery learning: it is time for medical education to join the 21st century. Acad Med. 2015;90(11):1438–41.
3. Grigorenko EL, Sternberg RJ. Dynamic testing. Psychol Bull. 1998;124(1):75–111.
4. van der Vleuten CPM, Schuwirth LWT. Assessing professional competence: from methods to programmes. Med Educ. 2005;39(3):309–17.
5. Lineberry M, Park YS, Cook DA, Yudkowsky R. Making the case for mastery learning assessments: key issues in validation and justification. Acad Med. 2015;90(11):1445–50.
6. McGaghie WC. Evaluation apprehension and impression management in clinical medical education. Acad Med. 2018;93(5):685–6.
7. Rosenbaum L. Cursed by knowledge—building a culture of psychological safety. N Engl J Med. 2019;380(8):786–90.
8. Richardson L. Writing strategies: reaching diverse audiences, Qualitative research methods series, vol. 21. Newbury Park, CA: Sage Publications; 1990.
9. Thomas PA, Kern DE, Hughes MT, Chen BY. Curriculum development for medical education: a six-step approach. 3rd ed. Baltimore: Johns Hopkins University Press; 2016.
10. McGaghie WC, Harris IB. Learning theory foundations of simulation-based mastery learning. Simul Healthc. 2018;13:S15.
11. Ericsson KA. Deliberate practice and the acquisition and maintenance of expert performance in medicine and related domains. Acad Med. 2004;79(10, Suppl):S70–81.
12. Ericsson KA, Whyte J, Ward P. Expert performance in nursing: reviewing research on expertise in nursing within the framework of the expert-performance approach. Adv Nurs Sci. 2007;30(1):E58–71.
13. Ericsson KA. Acquisition and maintenance of medical expertise: a perspective from the expert-performance approach with deliberate practice. Acad Med. 2015;90(11):1471–86.
14. Davis DA, Mazmanian PE, Fordis M, et al. Accuracy of physician self-assessment compared with observed measures of competence: a systematic review. JAMA. 2006;296:1094–102.

15. Eva KW, Cunnington JPW, Reiter HI, et al. How can I know what I don't know? Poor self-assessment in a well-defined domain. Adv Health Sci Educ Theory Pract. 2004;9(3):211–24.
16. Sargeant J, Mann K, van der Vleuten C, Metsemakers J. "Directed" self-assessment: practice and feedback within a social context. J Contin Educ Health Prof. 2008;28:47–54.
17. Bandura A. Guide for constructing self-efficacy scales. In: Pajores P, Urdan T, editors. Self-efficacy beliefs of adolescents. Greenwich, CT: Information Age Publishing; 2006. p. 307–37.
18. Schuwirth L, Ash J. Assessing tomorrow's learners: in competency-based education only a radically different holistic method of assessment will work. Six things we could forget. Med Teach. 2013;35:555–9.
19. Hodges B. Assessment in the post-psychometric era: learning to love the subjective and collective. Med Teach. 2013;35:564–8.
20. Lockyer J, Carraccio C, Chan M-K, et al. Core principles of assessment in competency-based medical education. Med Teach. 2017;39960:609–16.
21. Gruppen LD, ten Cate O, Lingard LA, et al. Enhanced requirements for assessment in a competency-based, time variable medical education system. Acad Med. 2018;93:S17–21.
22. O'Brien CL, Sanguino SM, Thomas JX, Green MM. Feasibility and outcomes of implementing a portfolio assessment system alongside a traditional grading system. Acad Med. 2016;91(11):1554–60.
23. Messick S. Standards of validity and the validity of standards in performance assessment. Educ Meas Issues Pract. 1995;14(4):5–8.
24. Kane MT. Validating the interpretations and uses of test scores. J Educ Meas. 2013;50(1):1–73.
25. Cook DA, Brydges R, Ginsburg S, Hatala RA. A contemporary approach to validity arguments: a practical guide to Kane's framework. Med Educ. 2015;49(6):560–75.
26. Cook DA, Hatala RA. Validation of educational assessments: a primer for simulation and beyond. Adv Simul. 2016;1(1):31.
27. Boulet JR, Jeffries PR, Hatala RA, et al. Research regarding methods of assessing learning outcomes. Simul Healthc. 2011;6(Suppl):S48–51.
28. McGaghie WC. Medical education research as translational science. Sci Trans Med. 2010;2:19cm8.
29. Singh T, Norcini JJ. Workplace-based assessment. In: McGaghie WC, editor. International best practices for evaluation in the health professions. London: Radcliffe Publishing Ltd; 2013.
30. McGaghie WC, Issenberg SB. Simulations in assessment. In: Downing SM, Yudkowsky R, editors. Assessment in health professions education. New York: Routledge; 2009. p. 245–68.
31. Gordon MS, Issenberg SB. Instructor guide for Harvey the cardiovascular patient simulator. University of Miami Miller School of Medicine, Gordon Center for Research in Medical Education; 2006.
32. Miller MD, Linn RL, Gronlund NE. Measurement and assessment in teaching. 11th ed. New York: Pearson; 2013.
33. National Council of State Boards of Nursing. NCLEX – RN Examination: detailed test plan for the National Council licensure examination for registered nurses. Chicago: NCSBN; 2015.
34. Jurich D, Duhigs LM, Plumb TJ, et al. Performance on the nephrology in-training examination and ABIM nephrology certification examination outcomes. Clin J Am Soc Nephrol. 2018;13(5):710–7.
35. American Board of Psychiatry and Neurology. Certification examination in child and adolescent psychiatry: 2017 content blueprint and 2017 content outline. Available at: https://www.abpn.com/wp-content/uploads/2016/11/2017_Child_and_Adolescent_Psychiatry_CERT_Conteny_specifications.pdf.
36. Korea Health Personnel Licensing Examination Institute. Health professional examination guides. Available at: http://www.kuksiwon.or.kr/EngHome?context.aspx?page=sub_2_1&sub=1#.
37. Gallagher AG, O'Sullivan GC. Fundamentals of surgical simulation. New York: Springer; 2012.
38. Laufer S, D'Angelo A-LD, Kwan C, et al. Rescuing the clinical breast examination: advances

in classifying technique and assessing physician competency. Ann Surg. 2017;266(6):1069–74.

39. Laufer S, Cohen ER, Kwan C, et al. Sensor technology in assessments of clinical skill (research letter). N Engl J Med. 2015;372(8):784–6.

40. Heiman HL, Rasminsky S, Bierman JA, et al. Medical students' observations, practices, and attitudes regarding electronic health record documentation. Teach Learn Med. 2014;26(1):49–55.

41. Cresswell JW, Plano Clark VL. Designing and conducting mixed methods research. 3rd ed. Thousand Oaks, CA: Sage Publications; 2018.

42. Jordan M. For the love of the game. New York: Crown Publishers; 1998.

43. Downing SM. Reliability: on the reproducibility of assessment data. Med Educ. 2004;38:1006–12.

44. Brennan RL. Generalizability theory. Educ Meas Issues Prac. 1992;11(4):27–34.

45. Barsuk JH, Cohen ER, Wayne DB, et al. A comparison of approaches to mastery learning standard setting. Acad Med. 2018;93(7):1079–84.

46. Govaerts MJB, van der Vleuten CPM, Holmboe ES. Managing tensions in assessment: moving beyond either-or thinking. Med Educ. 2019;53:64–75.

47. Schoenherr JR, Hamstra SJ. Psychometrics and its discontents: an historical perspective on the discourse of the measurement tradition. Adv Health Sci Educ. 2016;21:719–29.

48. Watling CJ, Ginsburg S. Assessment, feedback and the alchemy of learning. Med Educ. 2019;53:76–85.

第六章
掌握性学习的标准设定

Diane B. Wayne, Elaine R. Cohen, and Jeffrey H. Barsuk

掌握性学习是一种时限不同、结果一致的教育方法[1,2]。在掌握性学习中，合格与否取决于学习者是否达到预设的客观标准。个人合格与否不受整体表现的影响。掌握性学习中使用的评价方式是最低通过标准（minimum passing standard, MPS），即所有学习者都必须达到或超越此标准以完成培训或实现课程体系中的进阶。医学教育中合理标准的设定至关重要，原因有两个：首先，公平的及格线能够让学习者通过与客观标准（而不是主观臆断）对比来了解他们的表现；其次，使用合理的及格线是培养能为患者提供安全照护的合格临床医生的保障[3]。

在医学教育中使用掌握性学习模式的教育者必须了解标准设定方法，以确定公平合理的合格标准。许多教师误认为标准设定耗时费力错综复杂，这种误解导致了"凭借经验与直觉"的标准设定实践，比如武断地使用相对法（例如，低于群体平均水平 1.5 个标准差），而这些标准会因群体表现而改变。这种方法并不代表教育的最佳实践，也不符合当代以胜任力为导向的教育模式。使用相对标准并不能回答诸如"每个学习者需要多少知识才能在课程体系中进阶？"或者"需要多少知识才能在真实患者身上进行临床技能操作？"的重要问题。相反，使用相对标准设定方法时，成绩水平较低的学习者也会顺理成章地进入下一个学习单元[3]。

相比之下，在掌握性学习的环境中，严格的标准设定要求每个学习者达到预设的知识和技能水平，从而促进"人人卓越"。此标准由该领域专家所设定，是进入下一个学习单元的标准。每个学习者都是"准备充分"，而不是"勉强胜任"。弹性时限，能够让每个学员都能达到及格线，因为后续的患者安全是一个重要且常规的考量[3]。

基本原则

规范性标准与基于标准的标准

规范的教育成就标准取决于随时间变化的群体表现。这些标准相对于某个整体而言,例如,得分低于平均数两个标准差的学生不能通过考试(图 6-1)。规范性标准不适用于胜任力导向教育的个性化评价。

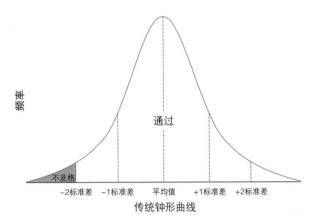

图 6-1　分数呈正态分布的传统钟形曲线
注:成绩低于平均数两个标准差的学习者不能通过考试。

基于标准的标准或绝对标准反映了个体的表现,且不受群体表现的影响。举个例子,设定一个及格标准,在一次考试中成绩达到至少 75% 的正确率。我们建议教育工作者组建一个专家评审团,使用公认的标准设定方法来设定绝对标准。标准的设定最好是在掌握性学习课程(包括评价工具)的开发与试点完成后进行(第三章)。

评判者选拔

选择标准设定工作的评判者是设定公平的及格线的关键。基于过去的研究[4,5]和我们的自身经验[6-11],建议如下:

1. 至少 8 名评判者,最好是 10~12 名评判者参与标准设定工作。

2. 为了给标准设定提供一个宽广的视角,通常课程开发者和主讲教师不担任评判者。

3. 我们倾向于一个代表不同学科和专业的多学科标准设定专家组。例如,在设定高级心脏生命支持(advanced cardiac life support,ACLS)模拟临床场景的标准时,需要麻醉学、危重症医学、内科学、心脏病学方面的专科医生,以及来自相关学科的高级执业护士的参与。在设定临终照护的标准时,除了医生、医生助理和护士外,我们还会邀请有经验的社会工作者担任专家评判者。

4. 评判者应在从事和监督他们负责评价的技能和操作方面积极履责。

5. 为保证评判在时间轴上的稳定性(测试 - 重测信度),建议至少在 6 周后重复此标准设定工作。

招募临床医生和其他学科专家参与标准设定通常不存在障碍。事实上,因对自己的专业工作充满热情,同时希望学习者保持高质量的表现,大多数人都会积极参与标准设定活动。在过去的十年里,我们从未缺少过具有必要专业知识的评判志愿者,包括医生、护士、项目主管、同行评估员和患者在内的各利益相关群体[6-11]。

标准设定活动

关于如何安排标准设定活动,我们的建议如下:

1. 将会议安排在午餐时间,并提供工作餐。

2. 预留一个安静的房间,要求参与者签署文件并关闭手机。

3. 提前准备好含有活动步骤说明的"标准设定包",如下所示。

(1) 对教育干预的描述。

(2) 评定通过与否对学习者的影响。

(3) 试点研究小组的基线行为数据(见下文)。

(4) 训练有素的教师所需的核查表及其他评价工具的复印件。

(5) 供评判者评分的表格。

使用标准设定能够帮助会议主持人保障流程的有序进行,并使小组能够在预定的时间范围内完成所有内容。标准设定包的示例详见本章附录(附录6-1)。

我们用本活动的第一部分来引导评判者了解正在审查的评价,以及它如何适应整个培训项目评价系统。我们讨论了考核的利害关系以及没有达到掌握性程度的原因,可能是没在真实患者身上执行操作,或是没有回到模拟实验室进行额外的练习。由于评判者是各自领域的专家,我们通常在 10~15 分钟内审阅课程大纲和评价方案。对于像 ACLS 情景那样的复杂操作,则建议在标准设定前让评判者观察教学和评价过程。

在标准设定的过程中,我们建议会议主持人将专家评判者的重点聚焦在预期表现上。与课程和评价工具相关的非必要项目的评论和反馈则建议安排在标准设定活动完成后进行。这一建议是基于"按时"完成标准设定工作的需要且考虑到专家组成员的繁忙日程而提出的。在掌握性学习标准设定过程中有可能收到评判者的有益建议和反馈，会促进其课程改进和创新。然而，标准设定不同于课程体系开发，应该在开发课程和评估工具并进行试点之后开展。(参照第三章和第五章)。

掌握性学习课程要求使用个性化的评价和绝对标准。有几种既定的方法可以用来设定 MPS，包括传统 Angoff 法和 Hofstee 法，以及较新的掌握性 Angoff 法和患者安全法。

标准设定方法

Angoff 法

传统 Angoff 标准设定方法是一种以条目为基础的方法[12]。评判者对每个问题或核查表条目进行单独评估。要求评判者思考一名"边界组考生"(50% 的机会通过考试的学习者)的表现。咨询评判者们"百分之多少的'边界组考生'将会正确完成每一个具体条目"？如果评价工具为评定量表，评判者则被问及一位"边界组考生"在每个条目将获得的等级。然后，将所有条目的评级进行平均，以确定最终的 MPS。传统 Angoff 法通常用于美国国家医学考试委员会的执照颁发和机构认证[13]。

Hofstee 法

传统 Hofstee 标准设定方法评估的是整个考试[14]。评判者们被问及 4 个问题：①可接受的最低及格分数是多少？②可接受的最高及格分数是多少？③可接受的最低不及格率是多少？④可接受的最高不及格率是多少？关于最低和最高通过率的问题要求评判者提供一个可接受的及格分数范围。最低可接受的不及格率要求评判者评估是否有考生无论表现如何都注定考试失败。最高可接受的不及格率要求评判者评估是否有考生无论表现如何都必须通过考试。

在基于模拟的掌握性学习(simulation-based mastery learning，SBML)标准设定中，最常见的规定是确定最低可接受不及格率为 0，最高可接受不及格率为 100%。这是因为评判者知道，SBML 课程的学习者可以根据需要多次重新参加考试，且不会受到惩罚，因为习得临床技能和后续的患者安全才是最终目标。

一旦得到这 4 个问题的答案，就可以使用真实行为数据来绘制 Hofstee 图。这些行为数据用于绘制 Y 轴上的累计测试分数百分比，X 轴上为测试条目准确率。垂直线表示可接受的最低和最高及格分数,水平线表示最小和最大可接受的不及格率。最后,从可接受的最低及格分数和可接受的最低不及格率线的交点到可接受的最高及格分数和可接受的最高不及格率线的交点画出一条对角线。该对角线与受训人员实际累计百分比曲线相交于 X 轴的点就是 Hofstee 及格线。

Hofstee 法在临床技能评价中的使用由来已久。相比 Angoff 法,一些学者更喜欢 Hofstee 法,因为他们认为 Hofstee 法易于使用[15]。

Angoff 法和 Hofstee 法的优劣

Angoff 法和 Hofstee 法都是经过充分验证的方法,运用这两种方法所得出的数据在几周甚至几年后仍保持稳定[6,7,16]。这两种方法都已成功地应用于一个多年的研究项目中,该项目将严格的 SBML 与后续患者照护质量的改善和医疗成本的降低联系在一起[17-22]。然而,Angoff 法常使得 MPS 过于宽松,而 Hofstee 法则使得 MPS 过于严苛。因此,对于 SBML,通常建议使用 Angoff 和 Hofstee 及格线的平均值。

Angoff 法的另一个挑战是,评价"边界组考生"的表现经常很困难,即使是专家评判者也很难理解。在使用 Angoff 方法时,向评判者提供行为数据会很有帮助。行为数据显示哪些步骤或问题最具挑战性,并且为上述综合判断提供现实依据,以避免设定过于宽松或严苛的 MPS。

本研究组的早期研究工作表明,提供行为数据可以提高模拟中心静脉导管(central venous catheter,CVC)置入技能的 Angoff 和 Hofstee 及格线[7]。在随后的研究中显示,在评判者审查数据之后,CVC 置入的 MPS 显著提高。这说明学习者的表现会随着时间的推移而提升,许多学习者甚至在没有接受培训的情况下也超过了之前设定的 MPS[10]。在执业医师考试中的 Angoff 标准设定活动中运用行为数据,也得出类似结论[13]。评判者们基于行为数据大幅修改了评价,这表明对数据的依赖可能会取代"边界组考生"所掌握的专业知识。基于上述因素,我们惯常的做法是在运用 Angoff 法和 Hofstee 法时向评判者提供行为数据。

一个值得思考的问题是,传统的 Angoff 法和 Hofstee 标准设定方法是否是掌握性学习背景下的最佳方法? SBML 施加了与传统学习环境不同的条件。在 SBML 中,考试成绩的正态分布是弯曲的 J 曲线(图 6-2),因所有的学习者在完成培训之前都会达到高技能水平,通常以学业成绩表示。

掌握性学习的一个基本原则是,所有的学习者都能以较小的结果差异获得最大的技能成绩。允许"边界组考生"完成课程并进入临床实践不符合掌握性学习原则。在掌握性设定中使用传统的 Hofstee 法也是有问题的。因为

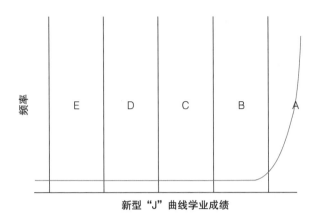

图 6-2 传统学习成绩呈正态分布

注:在掌握性学习中,成绩分布是一条"J"型曲线,所有学习者都能以最小的差异取得较高的成绩。

Hofstee 法探讨的是最小与最大可接受的不及格率的问题,而掌握性学习法为学习者提供额外的练习和重复测试,直至达到 MPS。为了解决这些问题,为掌握性学习环境创建了两种新的标准设定方法:掌握性 Angoff 法和患者安全法[3,23]。

掌握性 Angoff 法

掌握性 Angoff 法是一种基于条目的方法[3]。评判者单独评定每个问题或核查表条目。他们需要评价一名"充分准备的"学习者的表现,此学习者将在最少监督或没有监督的情况下,是否能在真实患者身上安全而有效地进行每一步操作。评判者们需要回答的是,"在'充分准备的'学习者中,有多少比例的人能正确地完成每一特定条目?"然后,把各评判者对各条目的评分平均,以确定最终的 MPS。

对比传统 Angoff 法和掌握性 Angoff 法的 CVC 置入,我们发现掌握性 Angoff 法能得出更为严苛的通过标准[16]。使用传统 Angoff 法和 Hofstee 法的 MPS,学习者遗漏 CVC 置入核查表上的条目可达 3 个。而使用掌握性 Angoff 法,在参与患者护理前,学习者仅会遗漏 1 个条目,而无须返回模拟实验室进行额外的练习[16]。根据内科和急诊住院医师在 SBML 的 CVC 置入中的历史表现,应用较新的 MPS 将导致 123 名先前通过颈内静脉临床技能考试的住院医师中的 55 名(45%),以及 130 名先前通过锁骨下静脉临床技能考试的住院医师中的 36 名(28%),要进行额外的练习和重测[16]。尚需更多的研究来确定掌握性 Angoff 法 MPS 的严苛性是否能为患者提供后续额外的临床获益。

与传统的标准设定方法相比,掌握性 Angoff 法除了设定更加严苛之外,运用该方法做出的判断受行为数据的影响也更小。Prenner 和他的同事们使用掌握性 Angoff 法为心电监测的笔试设定标准[24]。他们发现,与传统 Angoff 法的差异是基线数据对掌握性 Angoff 法 MPS 没有影响。作者总结说,之所以会出现这种情况,是因为较"边界组考生"而言,评判者们更加了解"充分准备的"学习者。

患者安全法

患者安全法既基于条目,又基于测试。在患者安全法中,评判者需要审查每个核查表条目,并确定它是否对患者的安全性、舒适性或临床结果有影响[23]。如果该条目对患者的安全性、舒适性或临床结果有影响,则被列为关键条目。如果条目没有这些影响,则被视为非关键条目。评判者为关键和非关键条目设置不同的 MPS。审查整个考试后,评判者可能会确定关键条目的 MPS 为 96% 正确,而非关键条目的 MPS 为 75% 正确。

有几项研究比较了患者安全法与传统方法得到的 MPS。Yudkowsky 和他的同事们在一项针对医学生的五站式客观结构化临床考试的研究中比较了患者安全法和传统 Angoff 法[23]。作者发现,患者安全法比 Angoff 方法更严苛——前者不允许失误,后者允许 3 个失误。当应用于 CVC 置入的核查表时,使用患者安全法与使用掌握性 Angoff 法得到的 MPS 是相同的[16]。

其他注意事项

在标准设定活动中经常出现的两个问题。第一个问题是是否向评判者提供基线行为数据。如前所述,我们之前使用传统 Angoff 法和 Hofstee 法时为评判者提供相关数据,以防设定过于宽松或过于严苛的 MPS。我们的研究表明,基线数据影响评判者的判断,进而影响使用 Angoff 法和 Hofstee 法得出的 MPS 的严苛性[7]。但最近的研究表明,基线数据对掌握性 Angoff 法的结果影响很小[16]。因此,在使用传统 Angoff 法和 Hofstee 法时,我们提供了基线数据。然而,当使用掌握性 Angoff 法或患者安全法时,可选择是否为评判者提供该数据。

在标准设定过程中经常出现的第二个问题是如何处理"强制性"条目。例如,个别评判者可能认为,除了总体评价达到 MPS 之外,诸如"保持无菌技术"这样的核查表条目也不容失误。一般来说,在标准设定环节结束时我们已处理这一问题,并期望工作组就"强制性"条目达成共识。如达成共识,最终的 MPS 如下所示:

考试总分必须达到 92%,且核查表第 1 条、第 3 条和第 5 条必须正确完成。

在这种情况下,若总分未达到 92% 或第 1、3 或 5 条失误,学习者将需要返回教学场所进行额外的技能练习和重新测试。

第三个可能出现的问题是,如果评价同时包含核查表和总体评级表(global rating scale,GRS),如何确定及格线。核查表要求评判者确定具体行动的执行情况,通常使用二分法评级:正确地完成与未完成/未正确完成。相比之下,GRS 要求评判者对整体表现进行评分。虽然两者都有优势,但我们在 SBML 课程中一直使用核查表,因为它可以向受训者提供逐步的表现反馈。如最近的一份系统综述所示,GRS 有几个优点[25]。具体地说,GRS 可能具有更高的条目间和站间平均可信度,可以捕获核查表条目中未显示的某些行为要素,并且可以在多个评价中使用。在同时使用核查表和 GRS 的情况下,我们建议先处理核查表,然后再确定 GRS 的 MPS。在核查表与 GRS 共同使用的情况下,有四个可能的分数等级:新手、初学者、胜任者和专家,最终的及格线可能如下所示:

核查表考试总分必须达到 92%,且考生的总体评级为"胜任者"或更高。

在这种情况下,若未达到总分的 92%,或者获得"新手"或"初学者"的总体评级,则学习者将需要返回学习环境进行额外的技能练习和重新测试。

建议

标准设定是掌握性学习课程体系开发和实施中必不可少的一部分。有几种基于证据的标准设定方法可供使用,包括传统的且已得到充分研究的 Angoff 法和 Hofstee 法。在 SMBL 课程中使用这些方法与改善后续患者照护实践、患者预后及可观的投资回报结果相关联。近年来,着眼于"充分准备的"学习者,而非"边界组考生"的掌握性 Angoff 法因其易于使用且符合掌握性学习课程目标而广受欢迎。这种尚未像传统方法那样被充分研究过的方法,既不需要基线行为数据,又较传统 Angoff 法更容易理解和使用。基于上述原因,我们推荐掌握性 Angoff 法作为医学教育工作者当前最佳的标准设定选择。我们承认,仍需更多的研究来比较掌握性 Angoff 和传统方法,并具体评价其对后续患者照护结果的影响。最后,掌握性学习课程体系的所有部分都需要定期审查和更新。MPS 应定期重新评估,以确保它代表当前的最佳实践,并嵌入到实现相关教育和患者照护目标的课程中。

附录 6-1　传统 Angoff 法、Hofstee 法以及掌握性 Angoff 法和患者安全法的模拟腰椎穿刺标准设定包

行为数据(审查这些数据可能对传统 Angoff 法和 Hofstee 法有用)。

此表展示了由 57 名内科住院医师构成的试点组,进行模拟腰椎穿刺术的前测和后测的数据样本。显示了前测和后测总体得分的均值 / 标准差,以及各种总体得分的频度。

准确率	前测频度	后测频度
10%	1	0
19%	1	0
24%	6	0
29%	4	0
33%	5	0
38%	7	0
43%	6	0
48%	6	0
52%	3	1
57%	3	0
62%	4	0
67%	5	1
71%	1	0
76%	3	0
81%	1	1
86%	1	5
90%	0	8
95%	0	15
100%	0	26
	前测准确率均值 =46.3%	后测准确率均值 =94.4%
	前测准确率 SD=17.6%	后测准确率 SD=8.5%

A. 传统 Angoff 法

1. 评判者选拔。

2. 讨论测试的目的、课程与评价、考生特质,以及构成技能 / 知识充分与不足的条件。审查基线行为数据。

3. 给"边界"组,即通过概率各占一半的组下定义。

4. 阅读第一条目。

5. 每位评判者估测能够正确操作的边界组学生比例。

6. 评分记录供所有人查看、讨论并可根据需要更改。

7. 就每一条目重复步骤 4~6。

8. 计算及格分数的方法：平均所有评判者对每个条目的估计值并计算条目总数。

9. 使用下面的核查表进行此活动。

核查表	试点组前测数据 /%	正确完成每一步操作的边界组住院医师百分比 /%
用碘伏消毒皮肤 3 次（不可以用氯己定）	30	
铺巾	91	
用 1% 利多卡因在预定穿刺点注射形成皮丘	54	
麻醉深层组织（大号针）	54	
将腰椎穿刺针向脐部方向推进（具体视脊柱弯曲程度而定，可能偏向头侧）	65	
针尖斜面的方向必须正确	46	
缓慢进针，不时取出针芯以观察是否有脑脊液流出，直至穿刺针到达腰椎间隙	23	
测量脑脊液压力	14	

资料来源：改编自 Barsuk 等的部分清单[26]。在实际标准设定活动中，插入包含行为数据的完整的评价工具。

B. 传统 Hofstee 法

1. 评判者选拔。

2. 讨论测试的目的、课程与评价、考生特质，以及构成技能 / 知识充分与不足的条件。审查基线行为数据。

3. 详细回顾测试内容。

4. 请评判者回答四个问题：

（1）可接受的最低及格分数是多少？

（2）可接受的最高及格分数是多少？

（3）可接受的最低不及格率是多少？

（4）可接受的最高不及格率是多少？

5. 测试结束后，按照 De Gruiter 等的方法绘制分数分布图并选择及格分数（线）。

临床技能标准设定 Hofstee 法			
可接受的最低要求及格分数	可接受的最高要求及格分数	可接受的最低不及格率	可接受的最高不及格率
临床技能			

资料来源：De Gruiter[27]。

C. 掌握性 Angoff 法

1. 评判者选拔。

2. 讨论测试的目的、课程与评价、考生特质，以及构成技能/知识充分与不足的条件。

（1）掌握性学习：住院医师可以继续练习和重新测试，直到他们达到及格标准（练习较长时间或多次重复测试不会受到惩罚）。

（2）过去的行为数据无关紧要，住院医师可以一直练习，直到他们能够完成这些条目，甚至是困难的条目。

3. 定义"为成功做好充分准备"的群体：该标准反映了在模拟实验室的住院医师的预期表现。

（1）充分准备好执行操作。

（2）安全且成功的操作。

（3）在真实患者身上操作。

（4）仅需最低限度的监督。

4. 阅读第一条目。

5. 每位评判者估计"充分准备的"群体中正确完成的比例（或任何一个"充分准备的"住院医师正确完成的概率）。

6. 评分记录供所有人查看、讨论并可根据需要修改。

7. 就每一条目重复步骤 4~6。

8. 计算及格分数的方法：平均所有评判者对每个条目的估计值并计算条目总数。

9. 使用下面的核查表进行此活动。

核查表	在模拟实验室中正确完成此条目的"充分准备的"住院医师百分比 /%
用碘伏消毒皮肤 3 次（不可以用氯己定）	
铺巾	
用 1% 利多卡因在预定穿刺点注射形成皮丘	

续表

核查表	在模拟实验室中正确完成此条目的"充分准备的"住院医师百分比 /%
麻醉深层组织(大号针)	
将腰椎穿刺针向脐部方向推进(具体视脊柱弯曲程度而定,可能偏向头侧)	
针尖斜面的方向必须正确	
缓慢进针,不时取出针芯以观察是否有脑脊液流出,直至穿刺针到达腰椎间隙	
测量脑脊液压力	

资料来源:改编自 Barsuk 等的部分清单[26]。在实际标准设定活动中,插入完整的评价工具。

D. 患者安全法

1. 评判者选拔。

2. 讨论测试的目的、课程与评价、考生特质。

掌握性学习:住院医师可以继续练习和重新测试,直到他们达到及格标准(练习较长时间或多次重复测试不会受到惩罚)。

3. 确定与患者安全相关的维度。在这种情况下,我们认为相关维度为:

(1) 医患安全。

(2) 患者舒适度。

(3) 治疗结果。

4. 各评判者会指出考生每一条目的作为或不作为对任何一个维度的影响。

5. 根据下面的技能核查表执行此操作。

6. 对关键条目和非关键条目分别设定标准。

(1) 影响三个维度中任何一个条目被视为关键条目。

(2) 不影响上述任何一个维度的条目被视为非关键条目。

7. 平均各评判者的结果,以决定:

(1) 哪些条目是关键条目或非关键条目。

(2) 关键和非关键条目的通过分数。

8. 各标准之间无关联性。完成(所有的)非关键条目不能代替没有完成关键条目。

核查表	是否影响安全		是否影响舒适度		是否影响预后	
用碘伏消毒皮肤 3 次(不推荐用氯己定)	是	否	是	否	是	否

续表

核查表	是否影响安全		是否影响舒适度		是否影响预后	
铺巾	是	否	是	否	是	否
用 1% 利多卡因局部麻醉,皮下注射以在穿刺点区域形成皮丘	是	否	是	否	是	否
麻醉深层组织(大号针)	是	否	是	否	是	否
将腰椎穿刺针向脐部方向推进(具体视脊柱弯曲程度而定,可能偏向头侧)	是	否	是	否	是	否
针尖斜面的方向必须正确	是	否	是	否	是	否
缓慢进针,不时取出针芯以观察是否有脑脊液流出,直至穿刺针到达腰椎间隙	是	否	是	否	是	否
测量脑脊液压力	是	否	是	否	是	否

资料来源:改编自 Barsuk 等的部分清单[26]。在实际标准设定活动中,插入完整的评价工具。

标准设定

通过标准代表在真实患者身上进行实操之前,在模拟实验室中的表现。住院医师可以继续练习和重新测试,直至他们达到合格标准;练习花费更长时间或多次重测不会受到惩罚。

1. 关键条目(即影响医患安全、患者舒适度或治疗结果的条目)的通过标准应该是什么?在最低限度的监督下对真实患者执行操作前,住院医师应该在模拟实验室中正确完成关键条目的比例是多少? _____%

2. 非关键条目(即不影响医患安全、患者舒适度或治疗结果的条目)的通过标准应该是什么?在最低限度的监督下对真实患者执行操作前,住院医师应该在模拟实验室中正确操作的非关键条目的比例是多少? _____%

请列出您对这些标准设定步骤的意见。

(李思思 译)

参考文献

1. McGaghie WC, Miller GE, Sajid A, Telder TV. Competency-based curriculum development in medical education. Public Health Paper No. 68. Geneva: World Health Organization; 1978.
2. McGaghie WC. Mastery learning: it is time for medical education to join the 21st century. Acad Med. 2015;90(11):1438–41.
3. Yudkowsky R, Park YS, Lineberry M, Knox A, Ritter EM. Setting mastery learning standards. Acad Med. 2015;90(11):1495–500.

4. Norcini J, Guille R. Combining tests and setting standards. In: Norman GR, Van der Vleuten CPM, Newble DI, editors. International handbook of research in medical education. Dordrecht: Kluwer Academic Publishers; 2002. p. 811–34.

5. Downing SM, Tekian A, Yudkowsky R. Procedures for establishing defensible absolute passing scores on performance examinations in health professions education. Teach Learn Med. 2006;18:50–7.

6. Wayne DB, Fudala MJ, Butter J, Siddall VJ, Feinglass J, Wade LD, McGaghie WC. Comparison of two standard-setting methods for advanced cardiac life support training. Acad Med. 2005;80(10 Suppl):S63–6.

7. Wayne DB, Barsuk JH, Cohen E, McGaghie WC. Do baseline data influence standard setting for a clinical skills examination? Acad Med. 2007;82(10 Suppl):S105–8.

8. Wayne DB, Cohen E, Makoul G, McGaghie WC. The impact of judge selection on standard setting for a patient survey of physician communication skills. Acad Med. 2008;83(10 Suppl):S17–20.

9. Wayne DB, Butter J, Cohen ER, McGaghie WC. Setting defensible standards for cardiac auscultation skills in medical students. Acad Med. 2009;84(10 Suppl):S94–6.

10. Cohen ER, Barsuk JH, McGaghie WC, Wayne DB. Raising the bar: reassessing standards for procedural competence. Teach Learn Med. 2013;25(1):6–9.

11. Sharma R, Szmuilowicz E, Ogunseitan A, Montalvo J, O'Leary K, Wayne DB. Evaluation of a mastery learning intervention on hospitalists' code status discussion skills. J Pain Symptom Manag. 2017;53(6):1066–70.

12. Angoff WH. Scales, norms, and equivalent scores. In: Thorndike RL, editor. Educational measurement. 2nd ed. Washington, DC: American Council on Education; 1971. p. 508–600.

13. Clauser BE, Mee J, Baldwin SG, Margolis MJ, Dillon GF. Judges' use of examinee performance data in an Angoff standard-setting exercise for a medical licensing examination: an experimental study. J Educ Meas. 2009;46:390–407.

14. Hofstee WKB. The case for compromise in educational selection and grading. In: Anderson SB, editor. On educational testing. San Francisco: Jossey-Bass; 1983. p. 107–27.

15. Schindler N, Corcoran J, DaRosa D. Description and impact of using a standard-setting method for determining pass/fail scores in a surgery clerkship. Am J Surg. 2007;193(2):252–7.

16. Barsuk JH, Cohen ER, Wayne DB, McGaghie WC, Yudkowsky R. A comparison of approaches for mastery learning standard setting. Acad Med. 2018;93:1079.

17. McGaghie WC, Issenberg SB, Barsuk JH, Cohen ER, Wayne DB. Translational educational research: a necessity for effective health-care improvement. Chest. 2012;142(5):1097–103.

18. Wayne DB, Didwania A, Fudals M, Barsuk JH, Feinglass J, McGaghie WC. Simulation-based education improves quality of care during cardiac arrest team responses at an academic teaching hospital: a case-control study. Chest. 2008;133:56–61.

19. Barsuk JH, Cohen ER, Feinglass J, McGaghie WC, Wayne DB. Use of simulation-based education to reduce catheter-related bloodstream infections. Arch Intern Med. 2009;169(15):1420–3.

20. Gossett DR, Gilchrist-Scott D, Wayne DB, Gerber SE. Simulation training for forceps assisted vaginal delivery and rates of maternal perineal trauma. Obstet Gynecol. 2016;128(3):429–35.

21. Cohen ER, Feinglass J, Barsuk JH, Barnard C, O'Donnell A, McGaghie WC, Wayne DB. Cost Savings from reduced catheter-related bloodstream infection after simulation-based education for residents in a medical intensive care unit. Simul Healthc. 2010;5:98–102.

22. Barsuk JH, Cohen ER, Feinglass J, Kozmic SE, McGaghie WC, Wayne DB. Cost savings of performing paracentesis procedures at the bedside. Simul Healthc. 2014;9(5):312–8.

23. Yudkowsky R, Tumuluru S, Casey P, Herlich N, Ledonne C. A patient safety approach to setting pass/fail standards for basic procedural skills checklists. Simul Healthc. 2014;9(5):277–82.

24. Prenner SB, McGaghie WC, Chuzi S, Cantey E, Didwania A, Barsuk JH. Effect of trainee performance data on standard setting judgments using the mastery Angoff method. J Grad Med Educ. 2018;10:301.

25. Ilgen JS, Ma IW, Hatala R, Cook DA. A systematic review of validity evidence for checklists

versus global rating scales in simulation-based assessment. Med Educ. 2015;49(2):161–73.

26. Barsuk JH, Cohen ER, Caprio T, McGaghie WC, Simuni T, Wayne DB. Simulation-based education with mastery learning improves lumbar puncture skills. Neurology. 2012;79(2):132–7.

27. De Gruijter DNM. Compromise models for establishing examination standards. J Educ Meas. 1985;22(4):263–9.

第七章
掌握性学习的实施与管理

Elaine R. Cohen, Kenzie A. Cameron, Jeffrey H. Barsuk, and Diane B. Wayne

制订掌握性学习计划

医学教育必须有充足的资源和支持,才能计划和实施掌握性学习课程。在制订计划的过程中,第一步是确认必要资源,包括人力、时间、设备、物资供应、设施和资金。成功的掌握性学习通常和机构的质量目标有很大关系[1]。当二者一致时,掌握性学习的内部资源更容易得到保障。

表7-1列出了掌握性学习的实施清单。下文将详述表中项目,说明掌握性学习教育项目的计划制订、试点测试、实施和持续管理等细节。

掌握性学习团队

> 好团队不是运气的产物,而是努力工作、周密计划以及主办机构大力支持的结果[2]。——西北大学 Kellogg 管理学院 Leigh Thompson 博士

营造支持型学习环境是掌握性学习项目蓬勃发展的必要条件。选择关键人员组建一个致力于成功实施项目的团队,这是重要的第一步。掌握性学习团队成员应包括教育负责人如专业或实习负责人以及教师、行政人员、研究人员。团队成员拥有不同的专长,形成互相支持型工作环境,为建立成功的掌握性学习课程体系搭建平台[3]。专业或见习负责人为学习者和工作人员提供支持,并确保课程体系符合执业资格认定或毕业的要求。教师通常包括课程体系的主要开发人(第三章和第四章),应包含教学专家和专业内容专家。为了成功实施掌握性学习,教师必须全力投入该项目,其教学时间应得到充分保障。

表 7-1　掌握性学习实施清单

计划

☐ 组建团队,包括教职人员主管和行政协调人员

☐ 筹划课程和评价

☐ 制订评价方法,包括课程评价调查问卷

☐ 确保获得利益相关者的支持(如系主任、住院医师医学教育(GME)项目协调人员、课程负责人)

☐ 对已批准的预算进行资金筹措

☐ 保障教师与学习者的时间

☐ 制作系列幻灯片和视频

☐ 选择实际可行的培训地点

☐ 获得材料与设备,包括医疗物资、模拟器和音视频设备

☐ 向机构审查委员会(Institutional Review Board,IRB)提交申请

试点测试

☐ 选择非研究受试者进行干预措施的先导测试

☐ 记录并解决有关场地、模拟器、音视频设备等问题

☐ 教师评分培训

☐ 标准化讲授、讲课内容和复盘方法

☐ 采用先导测试数据计算评分者间信度(IRR),如有必要进行额外培训和试点测试

☐ 与授课教师讨论;如有需要可做出必要调整

☐ 准备数据管理文件以追踪教学结局(前测和后测结果、笔试、课程评价调查问卷回复等)

实施

☐ 招收学生,培训开始前对出席率、临床覆盖率及其他后勤工作制订预期目标

☐ 为每期培训准备以下项目:

　　☐ 盖有当前 IRB 批准印章的同意书

　　☐ 标准教师使用材料(模拟前指导、模拟内容、复盘)

　　☐ 阅读材料和 / 或考试问题

　　☐ 核查表

　　☐ 课程评估调查问卷

☐ 采用 IRB 批准的方法,在电子表格或其他电子格式中输入并追踪结果

☐ 记录学习者、教师、职员或安排中所遇到的任何问题,并在团队会议中加以讨论

☐ 通过分析教学成效,评估课程效果

持续管理

☐ 持续召开定期的团队会议

☐ 制订论文撰写计划

☐ 审核培训课程与评价的一致性,如有必要重新校准

☐ 持续收集并输入数据

☐ 提交 IRB 更新,报告招生人数,编制进度报告以便获得经费资助

行政人员负责安排所有日常活动,为掌握性学习提供重要支持。他们负责为研究项目准备 IRB 的申请,维护和分发课程材料,追踪课程后勤事务,协调教师与学习者的安排,收集和维护数据以及管理费用支出。最后,研究人员的重要职责是监督结果测量和评价。教育研究不应成为特殊事件。相反,严格的结果测量应该贯穿在日常活动中,以便结果可以被跟踪和共享[4]。

团队组建后,初次团队会议必须制订预期目标,明确个人职责,讨论研究报告计划(包括署名标准和顺序)。虽然所有团队成员各自都有职责,但我们建议指定一名团队领导负责整体项目。应定期召开会议,以便团队成员分享最新信息、询问项目相关的问题。一个高度成功的团队会做好下列事项[5]:

- 制订令人信服的任务、目标,以及明确共同的责任。
- 共同确定团队如何制订和执行决定。
- 确定和构建团队成员的职责。
- 维护稳定的团队成员关系。
- 为创新和挑战现状提供一个安全场所。
- 培养过程应提供具体和持续的反馈。
- 强调个人奖励与团队奖励的结合。
- 营造不断改进的文化环境。

时间与组织工作

开发课程时,应考虑开发、讲授和评估掌握性学习所需的时间。团队负责人必须拿出充分的时间监督项目的实施与管理。教师需要时间准备课程、执行试点测试和授课。估算时间时,必须包括对最初不符合掌握性标准的学习者提供的额外培训课。除了标准培训和评估,这些学习者还需要更多的教学和评价时间。

保障教职人员在项目中的时间可能很困难,尤其是对于肩负重大临床责任的教育工作者。为了减少这个负担,可以培训多名教师进行授课。临床医生通常不需要再承担临床医学或其他专业的教学。由主要教师制定统一标准后,还可培训标准化患者、研究助手和其他临床医师根据技能评定表进行评分。利用训练有素的非医生评分员的成功例子包括高级心脏生命支持(advanced cardiac life support,ACLS)的掌握性学习、住院医师腹腔穿刺术培训以及医学毕业生常见的临床评价[6-8]。

行政人员负责准备课程材料(视频、讲义、书面材料、数据收集表、调查问卷)、管理后勤(音视频设备、教室安排、教员与学习者安排),以便教师能够将注意力放在教学上。行政支持对于项目成功实施非常重要,在早期计划与预算阶段应给予充分考虑。

掌握性学习通常可以纳入临床教学要求。这意味着还需要保障学习者全程参加课程的时间。学习者时间包括预习、培训、评估和反馈,因此必须获得专业和实习负责人的支持。我们还认为取得住院、实习项目协调人的支持非常重要,因为他们非常了解住院医师和医学生的学习安排和值班要求。例如,西北大学麦高医学中心的内科住院医师需要在开始重症监护室(intensive care unit,ICU)轮转前掌握一系列临床技能。为了达到进入 ICU 轮转的要求,需要利用轮转模块之间的非值班时间,训练住院医师掌握患者通气管理[9]和中心静脉导管(central venous catheter,CVC)置入[10,11]达到掌握性学习的标准。医学部门人员(住院医师项目主任、项目协调人、住院总医师)与掌握性学习教师之间的长期合作关系是本项目获得成功的关键。

教育转换前、后要求立即进行掌握性学习培训是一个经过实践证明的方案,能确保学习者做好进行临床照护的准备。在西北大学,所有医学生在毕业前均需要完成一项与美国医学院校联合会认证的置信职业行为有关的掌握性学习实践课程[8]。同样,实习医生提供医疗服务前,西北大学"实习医生训练营"采用基于模拟的掌握性学习(simulation-based mastery learning,SBML)进行个体化培训、评估及胜任力记录[12]。实习医生的技能培训,如心脏听诊[13]、腹腔穿刺[7]和腰椎穿刺[14]的操作、重症患者管理[9]和医患沟通[15],全部在 3 天时间内完成。除了学习者和教师的参与,"实习医生训练营"项目的成功还需要得到机构的支持。这种情况下,在新实习医生开始临床轮转前,要求他们进行 3 天的带薪实习,以完成 SBML。

设施与设备

许多掌握性学习课程是在教室采用低仿真移动设备和标准化患者进行教学[7,14-16]。机构可能会对模拟或临床教学中心的使用收费,但这些专门的场地并不是必需的。选择其他场地对学习者来说更方便。例如,如果住院医师主要在医院工作,则在医院区域开展掌握性学习可能更加理想,而不是在另一个大楼的模拟中心。

我们理解某些课程需要高级设备和物资,如高仿真患者模拟器、计算机或尸体,这些需要专门的场所。例如,住院医师进行 ACLS 培训时,采用高端模拟器显示 ACLS 中观察到的多种生理和药理反应。另外,模拟器安装在装备有单向玻璃和音视频设备的教学中心,有利于住院医师在"允许失误"的环境下,对模拟的院内心脏事件做出反应和诊疗,同时管理同行组成的团队并接受反馈[17,18](图 7-1)。

在 SBML 中,要求学习者像面对真实患者时一样做所有事情。这包括利用必需的医疗器械和设备展示一个操作或临床技能。创新通常能够减少物资成本。

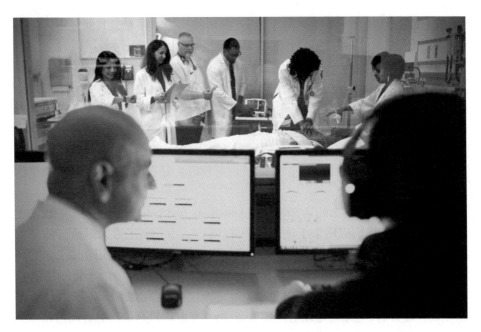

图 7-1 在一个医学模拟中心,掌握性学习内科住院医师正在进行 ACLS 事件的 SBML 培训

例如,许多操作套件可以回收再利用,许多公司也愿意捐献过有效期的物资。借用昂贵设备(如超声机)也是一种选择。大量证据表明创造拟真学习环境是物有所值的,因为许多掌握性学习已经证明这项投资的回报丰厚[1,19,20](第十九章)。

试点测试

试点测试是掌握性学习中的必备环节。试点测试确保课程在规定时间内切实可行,确保临床情境明确、真实,运行流畅,设备充分,并确保项目能够实现其教学目标。基于试点测试结果,可对时间、物资和设备做出调整。试点测试期间,教育工作者还可以改变课程的授课方式。试点测试应包括掌握性学习课程的以下要素:①标准化引导内容;②前测;③授课或其他授课内容;④动手操作的刻意练习;⑤个体化反馈;⑥后测;⑦复盘。

我们已成功采用教师和学习者(如住院总医师)来先导测试新课程。我们支持采用不同受试者进行先导测试,以测试教学与评估中的临床情境。例如,西北大学 ACLS 掌握性学习课程的目标是培训住院医师做好准备以领导实际 ACLS 患者照护事件。分析真实 ACLS 事件后,形成了我们主要临床机构复苏团队所面对的常见临床情景清单。我们开发了基于这些病例的临床情景,并植入高仿真模拟器,与主治医师、ACLS 教师和其他内容专家共同进行先导测试。收到反馈后,再对情景进行必要修订,然后才开始住院医师培训[18]。

试点测试还包含评分员培训、评分者间一致性的校准与评估。为了从研究结果中得出正确结论,数据记录的可靠性非常重要。为此,所有评估工具必须接受先导测试,以确保它们产生可靠的数据,能够支持关于学习者胜任力的通过/未通过评判[21]。在评估评分者间信度时,需要采用一名以上的评估人[22]。所有评分者应接受培训和校准,以便一致性地使用评估工具。如果评分者间信度较低,则需要增加额外的培训与校准。必要时,还可以编辑和重新校准评估工具。

在一个医学生参加的告知坏消息(breaking bad news,BBN)的 SBML 课程的先导研究中,我们应用了上述建议步骤。首先,由一名主考人对所有前测和后测中的所有对话进行评估。然后,再由另一名主考人采用相同的评估工具随机审查 50% 的视频记录对话样本,以评估评分者间信度。由于告知坏消息很难进行评估,发现了评分者之间存在一些偏差。因此课程开发者修订了评价量表。修订后,主考人对该组视频重新评分,并取得较高的评分者间信度[23]。

试点测试中收集的数据可用于辅助标准设定演练。虽然并非必要,但试点测试中所收集的成绩数据可以帮助标准设定评估人来制定合理的最低通过标准(minimum passing standard,MPS)[24]。成绩数据可证明评估工具中的哪些步骤或问题是最困难的。这为评估人提供了某些背景,以便制定合理的MPS,既不过于宽松,也不太过严格(第六章)。

实施

经过开发、计划、试点测试等一系列艰苦工作和时间投入后,该把掌握性学习用于实践了。开始实施前,教师应该毫无困难地教授课程和使用评估工具。所有模拟情境必须最终敲定,评分者也应经过校准。

项目管理

行政人员应安排第一组学习者和教师的进度表。应向所有参与者(学习者与教师)传达明确、详细的说明,包括课程概述,培训的日期、时间和持续时间,地点,需回顾的阅读物或其他材料,以及其他重要信息(如带上听诊器和白大褂)。有关手机使用应提前明确设定预期要求,并将临床呼叫信息推送给能够在掌握性学习活动期间承担临床工作的同事。一条临床运营主管或项目主任、实习主任对项目提供支持的备注信息,通常能够给学习者产生支持。

培训课程开始前,教师应准备好所有的数据收集工具。采取预定的研究结局指标(第五章)来评估项目成功与否。收集数据可采用纸质表格或电子表格。如果培训课或评估需要视频记录,则应事先安装摄像头,并获得学习者与教师的同意。介绍过程结束后,应向学习者与教师说明预期目标。如果要求学习者参加研究试验,则在培训开始前必须获得知情同意书。

包括参与者的人口学特征、临床经验和自信心问卷调查等基线数据收集表,应当在培训开始前完成。然后,教师阅读标准临床情景,学习者接受特殊临床技能的前测。完成前测后,学习者便可了解在培训中关注哪些重点领域,并向教师提供信息用于给出可执行的反馈。前测后,学习者参加授课培训,包括操作或临床技能的演示。然后参加刻意练习,辅以个性化反馈。掌握性学习课程的第一部分通常以复盘讨论和评价收尾。在单独计划的另一部分课程中(建议在不同的日子),学习者返回并完成后测。如果学习者达到或超过 MPS 标准,则进入下一个任务或技能的培训。如果学习者没有达到或超过 MPS 标准,则继续参加刻意练习,重新测试,直到达标。后测结束后,学习者填写课程后满意度调查问卷。这些数据能够对培训项目提供支持,以便教师基于学习者反馈改进课程。

下面介绍一个试点测试和实施的成功例子——三年级医学生的心脏听诊 SBML 课程[13,25]。当地实习主任发现需要改进心脏听诊这个核心技能的评估和培训。于是开发了一门课程,并从 3 所芝加哥医学院中招募 100 名医学生,采用辅导材料与心脏患者模拟器[26]进行试点测试[25]。专家考官根据试点测试数据,对以前经验证的基于计算机的评估设定合理的 MPS 标准。

在 SBML 研究中,利用计算机化模拟病例的检查和真实患者的听诊,评价了 77 名三年级医学生和 31 名四年级医学生的心脏听诊熟练程度。三年级医学生参加了整个 SBML 课程,四年级医学生(传统培训)作为对照组没有接受这个干预。

所有学生提供了知情同意书,并填写基线人口学调查问卷。三年级医学生在干预前完成计算机化评价(前测)。然后参加课程,课上对 12 个主要心脏检查结果进行 1 小时的刻意练习。SBML 干预包括基于计算机的互动自学辅导[26]、课程介绍、刻意练习和自我评价。课程的自我导向学习部分结束后,在一名经验丰富的临床教育专家的带领下,对三年级医学生采用心脏模拟器进行 30~40 分钟的重点复习。然后,三年级医学生完成后测,预期他们将达到或超过专家小组设定的 MPS 标准,即计算机评价项目正确率为 75%。四年级医学生也完成评价,但没有接受 SBML 干预。

基线上,三年级医学生的 M=67.3%,SD=18.85%,与四年级医学生得分类似,后者 M=73.9%,SD=14.1%(不显著)。但是经过 SBML 培训后,三年级医学生的得分提高到 M=93.8%,SD=11.6%(P<0.001),高于基线得分,并且表现优于

传统培训的四年级医学生（*P*<0.001）。

　　为评价 SBML 对真实患者照护的影响，根据至少存在一项重要心脏病阳性体征的标准，从内科或心脏科招募 4~5 名患者，并要求所有医学生评估这些患者。完成 SBML 的三年级医学生，对患者心脏病阳性体征的发现（*M*=81.8%，SD=8.8%）比没有接受 SBML 但临床经验更丰富的四年级医学生（*M*=75.1%，SD=13.4%）更加准确（*P*=0.003）。

　　除了对教学和临床照护的影响，课程评价结果还表明，学生报告该课程提高了他们的心脏听诊技能，对于临床经验是一个有益的补充，且非常有趣。

结局评估

　　在实施过程中收集结局数据，能够帮助医学教育专家确定课程的效果和影响（第五章）。教育专家必须能够说明，他们选择或开发的用于结局测量的所有指标或评价的特性。主要结局指标用于回答该研究的主要研究问题。所有其他结局都是次要指标。应当说明各个细节，包括确定如何（哪种评估工具）及何时（哪个时间点）测量每个结局。可收集各类数据用于评估掌握性学习，包括书面测试[27]、核查表[28]或总体评级表[29]。不建议采用自我评价作为单独的结局指标，因为这种方法与客观结局测量之间的相关性通常较差[30,31]。数据收集应使用唯一识别码，纸质表格或电子表格都可以。纸质表格收集的数据应交由行政人员尽快输入安全数据库。

　　数据收集完毕后进行数据分析。可生成数据表，并与掌握性学习团队的其他成员分享。即使没有进行主动的教学研究，该信息也可帮助修订课程，并随着时间的推移对课程进行评估。

　　CVC 置入的 SBML 研究表明数据的连续收集和回顾非常重要。实施数年的干预后，教师发现第二年住院医师在颈内静脉和锁骨下静脉导管置入技能的前测评价中成绩越来越好。因为保留了详细的记录，故可以评价 102 名住院医师 3 年的前测评分。前测数据分析表明，前测评分的增加具有统计学意义，大约 40% 的第二年住院医师甚至在培训开始前便达到或超过 MPS 标准。我们发现这一意外的 SBML 影响得益于由高年资住院医师培训第一年轮转的低年资住院医师的教学与模范作用，因此低年资住院医师成为第二年的学习者时成绩明显提高。根据这些发现[32]，重新制定了标准设定练习，并对后续住院医师队列采取更加严格的 MPS 标准[33]。

持续管理

　　掌握性学习的持续管理是该项目蓬勃发展的必要条件。这包括定期开展团队会议、回顾教学课程、持续收集数据、维护文件工作和审批,以及定期修订课程。

掌握性学习团队应坚持定期召开会议,并审核数据、解决实施中的问题,且在必要情况下更新课程,还应拿出时间用于论文的起草和修改。重要的是向重复讲授课程的教师提供持续的反馈。可以观察现场培训课,或用视频记录培训课后集体观看。如果由一名以上的团队成员进行评分,则应定期执行评分者间校准,确定他们之间的一致性。如果发现评分者间信度较低,则应进行额外培训和校准。

在实施掌握性学习的过程中要持续收集数据,并定期录入数据,以免滞后。行政人员应负责维持数据库,并在服务器上备份。如果在住院医师或实习阶段记录学习者的能力水平,则还应在学习者记录中提供掌握性学习结业证书。

必须定期处理各种行政任务,包括向 IRB 提交更新信息,向医疗机构报告同意书和招募数量,为资助机构准备进度报告。

掌握性学习课程很复杂,需要克服若干个困难才能取得持续成功。首先,人员变动会带来困扰。例如,如果没有主要教师的支持,则很难保持掌握性学习课程的活力。维持支持和在人员变更时稳定过渡的关键在于保持项目目标一致,并得到已完成干预试验的学习者支持。兴盛的研究环境和强健的团队文化也有助于吸引有参加意愿的其他教师。其次,资助来源可能随时间改变。如前文所述,与机构的优先任务(尤其是有关患者安全和临床结局的任务)紧密对标有助于筹集额外资金,用于长期支持掌握性学习。再次,需要解决可能出现任务优先级的冲突。保持一项现有 SBML 项目的同时开发新项目,可能在学习者与教师的资源上产生竞争。这些问题是实际存在的,需要团队和临床 / 科室主办方谨慎解决。最后,成功的掌握性学习应不断改进。这需要持续维护和改良课程。关键在于紧跟最新的掌握性学习文献及具体领域的相关临床指南。例如,ACLS 指南每 5 年更新一次。以前的版本已经发生变动,ACLS 培训的重点从气道 - 呼吸 - 循环(airway-breathing-circulation,ABC)转移到循环 - 气道 - 呼吸(circulation-airway-breathing,CAB)[34,35],因此需要更新我们的 ACLS 技能检查表,以反映当前的临床实践指南[36]。

其他考虑因素

变更管理与实施科学

如果组织不能随时准备应对变化,或不仔细审核项目的影响,那么即使计划合理、实施完美的 SBML 干预也很难产生长期影响。另外,计划向其他地方和环境推广 SBML 时,理解文化、环境和 SBML 的下游附带影响也非常重要。

　　关于如何有效地实施变更,现有多个理论、模型和框架,且许多是重叠的[37]。Kotter 的变更管理模式是我们最常用的模型,并且它非常有效[38]。该模型有 8 个主要步骤:①建立紧迫感;②通过机构的力量联合利益相关者,引领变更;③制订愿景;④推广愿景;⑤促使其他人努力实现愿景;⑥计划和实现短期成效;⑦巩固改良,并产生更多变革;⑧使新方法形成制度。虽然本文不涉及变更管理的详细分析,但是我们鼓励对 SBML 项目领导感兴趣的读者,深入考虑项目成功所需要的支持,以及如何周全地管理新培训模式如 SBML 带来的变更。

　　项目开始后,实践科学领域将提供项目成败原因的详细背景信息。理解实践科学能帮助项目取得成功。现有若干实践科学理论和框架[39-43]。创新扩散理论[39]与实施研究综合框架(consolidated framework for implementation research,CFIR)[40]是医疗系统通常采用的理论和框架,已经被用于评估 SBML 的实施[44-46]。创新扩散理论确认了影响创新干预/创意的采用实施与可持续性的 5 个要素。这些要素包括:①创新本身;②采纳实施方;③社会体系;④个体采纳实施流程;⑤创新扩散系统[47]。了解参与 SBML、受 SBML 影响的个人和团队的特点以及大型组织文化,能够帮助项目领导人理解和识别项目成功的潜在妨碍因素和促进因素。CFIR 确认了现有实践科学理论中的关键结构,并提出实施研究的综合框架。CFIR 还描述了实施流程中的 4 种活动:计划、参与、执行和反思/评价。虽然本文不涉及实践科学的详细综述,但是我们鼓励领导 SBML 项目的读者深入考虑 SBML 带来的环境变化,以及这些变化如何影响项目的长期成功。

　　表 7-2 中列出了利用实践科学原则将 SBML 项目从一个试点推广到另一个试点的示例。该示例中,当地社区医院实施了先前开发的大幅减少西北大学医院导管感染率的 CVC 置入的 SBML 课程[46]。

表 7-2　利用实践科学将一个试点的 SBML 项目推广到另一个试点

背景	采用的实践科学理论	实施方法示例	结局
一家本地学术性社区医院希望采用西北大学 CVC 置入的 SBML 方案来解决中心静脉导管相关的血行感染率偏高的问题	实施研究综合框架(consolidated framework for implementation research,CFIR)	计划:现场视察,每周电话访问,培训监察,先导测试 参与:医院管理、医学教育、护理和感染控制部门负责人早期参与和支持 执行:复制培训材料,包括视频/讲义、数据收集表 评估:多年随访	中心静脉导管相关的血行感染率下降 74%

改编[46]获得 BMJ 出版集团许可。

SBML 推广至新环境和地点

上文已说明 SBML 计划与实施取得成功的关键步骤。SBML 在发起地获得成功取决于这些步骤，以及密切关注变更管理和实践科学的原则。SBML 项目成功发起和维护后，项目和行政负责人可考虑向其他临床区域或地区推广。多机构推广也是可能的，只要密切注意文化背景、计划和实施[44-46]。SBML 干预的推广可影响更大数量的患者，产生更多的下游临床收益。

结语

SBML 课程的实施与持续管理非常复杂，但是值得付出努力。必须仔细管理每个步骤，以确保教育和转化科学成果的实现。正如一部成功的戏剧需要的不仅仅是一个剧本，它涉及多个要素，包括出色的演员阵容和音乐家，经验丰富的制作人员，充足的资金以及合适的地点、舞台布景和服装。彩排和预演有助于为首演成功做好准备，而评论家的反馈还能带来修改和调整。而全国巡演则需要准确复制一次以上每一个步骤，每个细节都需得到同样关注。SBML 课程体系的实施与持续管理需要执行以下每个步骤：严谨的课程体系（剧本）、专业教职人员（演员）、充足的资金、合适的地点、实境预试（带妆彩排）以及细致的评价（评论）。如遇到关注且时机恰当，还可以进行推广（全国巡演）。

掌握性学习课程必须谨慎实施和管理，这看上去可能很艰苦。但是，教学工作者需要无畏前行。只要处理得当，维持顺畅的掌握性学习与管理其他临床技能学习项目几乎没有什么不同。在适当指导下，包括本章列出的步骤（表7-1），任何人都可以把掌握性学习课程变为现实。

（栗玉菡　译）

参考文献

1. Cohen ER, Feinglass J, Barsuk JH, et al. Cost savings from reduced catheter-related bloodstream infection after simulation-based education for residents in a medical intensive care unit. Simul Healthc. 2010;5(2):98–102.
2. Thompson LL. Making the team: a guide for managers. 6th ed. New York: Pearson Education; 2016.
3. Salas E, Rosen MA, Burke CS, et al. The making of a dream team: when expert teams do best. In: Ericsson KA, Charness N, Feltovich PJ, Hoffman RR, editors. The Cambridge handbook of expertise and expert performance. New York: Cambridge University Press; 2006.
4. McGaghie WC, Pugh CM, Wayne DB. Fundamentals of educational research using clinical simulation. In: Kyle RR, Murray WB, editors. Clinical simulation: operations, engineering, and management. Burlington: Academic Press; 2008.

5. Stagl KC, Salas E, Burke CS. Best practices in team leadership: what team leaders do to facilitate team effectiveness. In: Conger J, Riggio R, editors. The practice of leadership: developing the next generation of leaders. San Francisco: Jossey-Bass; 2007.

6. Wayne DB, Didwania A, Feinglass J, Fudala MJ, Barsuk JH, McGaghie WC. Simulation-based education improves quality of care during cardiac arrest team responses at an academic teaching hospital: a case-control study. Chest. 2008;133(1):56–61.

7. Barsuk JH, Cohen ER, Vozenilek JA, O'Connor L, McGaghie WC, Wayne DB. Simulation-based education with mastery learning improves paracentesis skills. J Grad Med Educ. 2012;4(1):23–7.

8. Salzman DH, McGaghie WC, Caprio TW, et al. A mastery learning capstone course to teach and assess components of three entrustable professional activities to graduating medical students. Teach Learn Med. 2019;31(2):186–94.

9. Schroedl CJ, Corbridge TC, Cohen ER, Fakhran SS, Schimmel D, McGaghie WC, Wayne DB. Use of simulation-based education to improve resident learning and patient care in the medical intensive care unit: a randomized trial. J Crit Care. 2012;27(2):219.e7–219.e13.

10. Barsuk JH, McGaghie WC, Cohen ER, Balachandran JS, Wayne DB. Use of simulation-based mastery learning to improve the quality of central venous catheter placement in a medical intensive care unit. J Hosp Med. 2009;4(7):397–403.

11. Barsuk JH, McGaghie WC, Cohen ER, O'Leary KJ, Wayne DB. Simulation-based mastery learning reduces complications during central venous catheter insertion in a medical intensive care unit. Crit Care Med. 2009;37(10):2697–701.

12. Cohen ER, Barsuk JH, Moazed F, Caprio C, Didwania A, McGaghie WC, Wayne DB. Making July safer: simulation-based mastery learning during intern bootcamp. Acad Med. 2013;88(2):233–9.

13. Butter J, McGaghie WC, Cohen ER, Kaye M, Wayne DB. Simulation-based mastery learning improves cardiac auscultation skills in medical students. J Gen Intern Med. 2010;25(8):780–5.

14. Barsuk JH, Cohen ER, Simuni T, Caprio T, McGaghie WC, Wayne DB. Simulation-based education with mastery learning improves residents' lumbar puncture skills. Neurology. 2012;79(2):132–7.

15. Szmuilowicz E, Neeley KJ, Sharma RK, Cohen ER, McGaghie WC, Wayne DB. Improving residents' code status discussion skills: a randomized trial. J Palliat Med. 2012;15(7):768–74.

16. Gossett DR, Gilchrist-Scott D, Wayne DB, Gerber SE. Simulation training for forceps-assisted vaginal delivery and rates of maternal perineal trauma. Obstet Gynecol. 2016;128(3):429–35.

17. Wayne DB, Butter J, Siddall VJ, et al. Mastery learning of advanced cardiac life support skills by internal medicine residents using simulation technology and deliberate practice. J Gen Intern Med. 2006;21(3):251–6.

18. Barsuk JH, Cohen ER, Wayne DB, Siddall VJ, McGaghie WC. Developing a simulation-based mastery learning curriculum: lessons learned from 11 years of advanced cardiac life support. Simul Healthc. 2016;11(1):52–9.

19. Schwab B, Teitelbaum EN, Barsuk JH, Soper NJ, Hungness ES. Single-stage laparoscopic management of choledocholithiasis: an analysis after implementation of a mastery learning resident curriculum. Surgery. 2018;163(3):503–8.

20. Barsuk JH, Cohen ER, Feinglass J, et al. Cost savings of performing paracentesis procedures at the bedside after simulation-based education. Simul Healthc. 2014;9(5):312–8.

21. Downing SM, Tekian A, Yudkowsky R. Procedures for establishing defensible absolute passing scores on performance examinations in health professions education. Teach Learn Med. 2006;18(1):50–7.

22. Downs SH, Black N. The feasibility of creating a checklist for the assessment of the methodological quality both of randomised and non-randomised studies of health care interventions. J Epidemiol Community Health. 1998;52(6):377–84.

23. Vermylen JH, Wood GJ, Cohen ER, Barsuk JH, McGaghie WC, Wayne DB. Development of a

simulation-based mastery learning curriculum for breaking bad news. J Pain Symptom Manag. 2019;57(3):682–7.

24. Barsuk JH, Cohen ER, Wayne DB, McGaghie WC, Yudkowsky R. A comparison of approaches for mastery learning standard setting. Acad Med. 2018;93(7):1079–84.

25. Wayne DB, Butter J, Cohen ER, McGaghie WC. Setting defensible standards for cardiac auscultation skills in medical students. Acad Med. 2009;84(10 Suppl):S94–6.

26. Miami Group. UMedic user manual. Miami: Gordon Center for Research in Medical Education, University of Miami Miller School of Medicine; 2008.

27. Downing SM, Haladyna TM. Handbook of test development. Mahwah: L. Erlbaum; 2006.

28. Stufflebeam DL. The checklists development checklist. 2000. Available at: https://wmich.edu/sites/default/files/attachments/u350/2014/guidelines_cdc.pdf. Accessed 10 Dec 2018.

29. Adler MD, Vozenilek JA, Trainor JK, et al. Comparison of checklist and anchored global rating instruments for performance rating of simulated pediatric emergencies. Simul Healthc. 2011;6(1):18–24.

30. Dunning D, Heath C, Suls JM. Flawed self-assessment: implications for health, education, and the workplace. Psychol Sci Public Interest. 2004;5(3):69–106.

31. Davis DA, Mazmanian PE, Fordis M, Van Harrison R, Thorpe KE, Perrier L. Accuracy of physician self-assessment compared with observed measures of competence: a systematic review. JAMA. 2006;296(9):1094–102.

32. Barsuk JH, Cohen ER, Feinglass J, McGaghie WC, Wayne DB. Unexpected collateral effects of simulation-based medical education. Acad Med. 2011;86(12):1513–7.

33. Cohen ER, Barsuk JH, McGaghie WC, Wayne DB. Raising the bar: reassessing standards for procedural competence. Teach Learn Med. 2013;25(1):6–9.

34. International Liaison Committee on Resuscitation and Emergency Cardiovascular Care Science with Treatment Recommendations. Circulation. 2005;112(Suppl III):III-1-136. [Context Link].

35. Proceedings of the 2005 international consensus on cardiopulmonary resuscitation and emergency cardiovascular care science with treatment recommendations. Resuscitation. 2005;67:157–341.

36. Wayne DB, Nitzberg M, Reddy S, et al. Advanced cardiac life support checklists for simulation-based education. MedEdPORTAL. 2014. Available at: https://www.mededportal.org/publication/9697/. Accessed 10 Dec 2018.

37. Robbins S. Organizational behavior. 10th ed. Upper Saddle River: Prentice Hall; 2003.

38. Kotter JP. Leading change. Boston: Harvard Business Review Press; 2012.

39. Rogers EM. Diffusion of innovations. New York: Free Press of Glencoe; 1962.

40. Damschroder LJ, Aron DC, Keith RE, Kirsh SR, Alexander JA, Lowery JC. Fostering implementation of health services research findings into practice: a consolidated framework for advancing implementation science. Implement Sci. 2009;4:50.

41. Feldstein AC, Glasgow RE. A practical, robust implementation and sustainability model (PRISM) for integrating research findings into practice. Jt Comm J Qual Patient Saf. 2008;34(4):228–43.

42. Glasgow RE. The REAIM model. In: Glanz K, Lewis FM, Rimer BK, editors. Health behavior and health education. San Francisco: John Wiley & Sons; 2002.

43. Kitson A, Harvey G, McCormack B. Enabling the implementation of evidence based practice: a conceptual framework. Qual Health Care. 1998;7:149–58.

44. Cameron KA, Cohen ER, Hertz JR, Wayne DB, Mitra D, Barsuk JH. Barriers and facilitators to central venous catheter insertion: a qualitative study. J Patient Saf. 2018. [Epub ahead of print].

45. Cohen ER, Barsuk JH, Hertz JR, et al. Healthcare providers' awareness and understanding of competency requirements for central venous catheter insertion. AMEE MedEDPublish. 2018. Available at: https://doi.org/10.15694/mep.2018.0000012.1.

46. Barsuk JH, Cohen ER, Potts S, et al. Dissemination of a simulation-based mastery learn-

ing intervention reduces central line-associated bloodstream infections. BMJ Qual Saf. 2014;23(9):749–56.

47. Dearing JW. Applying diffusion of innovation theory to intervention development. Res Soc Work Pract. 2009;19(5):503–18.

第八章
掌握性学习中的反馈与复盘

Nahzinine Shakeri,David H. Salzman,Mark Adler,and Walter J. Eppich

反馈与复盘

反馈与复盘这两个术语经常被混用,但实际上两者是不同的。反馈是指(反馈的)提供者通过比对标准或目标,把客观、可观察到的表现数据与受训者沟通的过程。反馈是为了改进学员的表现而进行的单向沟通[1]。反馈的特点包括内容、目的、反馈的接收者与提供者、反馈的格式、提供者的准备、信息来源、背景和沟通的条件(表 8-1)[1]。反馈的来源包括专家、同伴、自我反思、感应装置、视频记录或其他媒介[1,2]。

表 8-1　反馈的特点

特点	描述
内容	关于表现的具体信息,表现与标准之间的差异
目的	为了改进,促进反思
反馈接收者	接收反馈的人
反馈提供者	提供反馈的人或设备
格式	口头、书面或源自设备
提供者的准备	事先收集结果或观察反馈接收者
信息来源	来自某人的信息(内部反馈)或其他来源(外部反馈)
背景	沟通的时机与地点
沟通的条件	沟通适时、直接、清晰

资料来源:摘自 van de Ridder 等[1]。重印得到 Wiley Blackwell 许可。

反馈有几个关键特性。给学员的反馈应该是具体的、可实施的、有针对性的且适时的。反馈应该承认和强化那些达到或超出预期的表现,并识别出需要改进的方面[3]。有效的反馈是基于学员表现中可观察的部分,通常由专家给出,包含具体的信息、学员表现与明确标准的对比,反馈的目的是改进技能、行动,是定期观察学员表现计划的一部分[1]。

多种来源的反馈能促进学习[4]。另一种信息源是能够提供学员表现中某些指标定量信息的反馈设备装置。有几项研究证明反馈设备可以改进学员的表现。有研究表明遵照指南实施复苏流程的例数有增加[5,6],并且 CPR 技能的学习与保留效果更好[7,8]。但研究并未显示仅给予学员反馈就能转化为患者结局的改善(见第十六章)。但是,反馈设备被认为是高质量培训有效的辅助工具[5-7,9]。

与单向的反馈不同,医学教育中的复盘被定义为是促进学员对自己表现反思,以改进今后临床诊疗为目的的互动交流[10,11]。复盘中的导师与学员之间的互动交流不只是单向的。Tannenbaum 与 Cerasoli 对复盘的四项重要特点进行了定义[12]:

1. 复盘涉及学员主动自学。
2. 复盘的目的是教学,而非评判或惩罚。
3. 复盘涉及针对具体事件的反思,而非整体表现。
4. 复盘应包含不同来源的信息。

表 8-2 总结了复盘的特点。

表 8-2　复盘的特点

特点	描述
Who——谁参与复盘?	参与复盘的人数
	导师培训
	复盘参与者的身份:同学,导师,助演,标准化患者
	同一个学科或多学科
What——复盘的目的、内容、方法是什么?	目的:形成性或终结性
	内容:沟通,基于流程的操作和 / 或操作技能
	方法:主张 - 探询,优点 / 不足,非评判式,照本复盘,自评等
When——何时复盘?	简介
	事中复盘(小复盘)
	模拟后立即复盘
	模拟后延迟复盘
Where——进行复盘的地点	原位,复盘室,模拟的场所
Why——支持复盘的理论基础	经验学习,掌握性学习,反思练习,纠正性反馈,思维框架

资料来源:摘自 Raemer 等[11]。重印得到 Wolters Kluwer Health 许可。

数项研究证明反馈和复盘是有效的教育措施,可以改进个人和团队的表现[4,12-17]。在反馈与复盘过程中都需要结合客观行为观察。既往的研究证明医生的自评与其实际表现的客观测评之间并无相关性[18]。实际上,几项研究有报道一些技能较差的医生往往对自身能力非常自信,无法准确进行自评[18]。这与其他职业领域的研究结果一致[18,19]。由于自评与实际技能之间相关性差,临床医生们需要外部客观的测量来促进技能提升。客观表现测量着眼于两类目标:①任务工作;②团队协作。任务工作指医生们用于改善患者诊疗的具体技术性技能,例如沟通策略、告知坏消息、技能操作以及基于流程指南的实践。不同的是,现代医疗工作需要团队协作,即强调团队成员一起工作和沟通才能完成任务工作[20](见第十一章)。

模拟中的反馈与复盘

多种因素会影响反馈和复盘的有效性。Sawer 与同事总结了复盘的最佳方法和基本要素:①确保心理安全(psychological safety);②建立复盘的总体规则;③确立复盘的态度或“基本假设”(basic assumption);④建设共享心智模式(shared mental model)(译者注:分享心中的观点和想法);⑤强调主要学习目的;⑥开放式提问;⑦运用沉默[21]。

心理安全是一种能力,即学员无须担心自己在模拟或复盘中的行为或表现会对自我形象、社会地位或职业生涯带来负面影响[22]。心理安全有助于学员融入模拟和复盘,能促进学员进行反思、接纳反馈,并愿意尽其所能做到最好[23,24]。同样,团队心理安全鼓励学习那些能改进团队的学习行为,比如寻求帮助、承认错误、征求反馈意见[25]。

导师应该主动营造一个安全、支持性的学习环境以帮助学员获得心理安全,这样有助于激励学员融入教学活动中。这个重要的步骤始于模拟前的课程简介。在课程简介中,导师需要阐明学习目标,明确学员和导师的职责,陈述学员应有的预期[23]。学员和导师应该就复盘的总体规则达成一致意见。这些规则应该包含保密原则、需要大家都积极参与、重点聚焦于改进表现而不是批评[21-27]。提早建立规则能增强学员的心理安全并提升融入度[28]。

导师应该与学员讨论错误对学习的作用,并告知学员犯错误很正常,并且将错误作为学习和进步的动力。同时,导师应该明确告知学员是否会被正式地评价,如果是,它是(为了学习进步的)形成性评价还是(对学习成果的)终结性评价(见第五章)。终结性评价是对培训的进展做出的判断,常常导致学员产生评价焦虑[24,29]。最后,导师应该强调保证尊重学员并珍视他们的观点[23-26]。光嘴上说“学习环境是安全的”还不够。导师应该以一种坦诚而无风险的方式进行反馈和复盘,从而建设学员的心理安全。

　　为了帮助学员建设心理安全,导师应该与学员沟通关于复盘的态度和"基本假设"[21]。基本假设是连接学员和导师最重要的声明,是对学员个人和团队的能力和动机的共识。比如,我们相信每一位参与模拟的学员都是聪明的、有能力的、愿意尽其所能做到最好,并希望得到提高[23]。通常基本假设对他人持正面积极的看法,当有人犯错误或学员团队的表现不同于预期时,则学员和导师会产生对错误的内在原因的好奇心(译者注:不是他/她愿意犯错误,而是有别的原因,所以需要通过复盘来弄清楚犯错误的真正原因)[21,23,27]。另外,研究表明复盘中激发积极正面的情绪除了有助于心理安全外,还能增进学习[21,23]。

　　在就参与复盘的基本规则达成一致之后,专家们建议让部分学员简要地陈述情境案例作为复盘的开始,这样来建立共享心智模式(shared mental model)。可以使用诸如"请问有人愿意用1~2段话总结一下这个情境案例主要发生的事件吗?"作为引导,请学员回顾和总结在模拟中发生的事件。学员们必须对模拟中发生的事件有一致的理解并共同对其进行讨论。请学员们总结某个案例有助于形成共同的理解并帮助学员们建立共享心智模式[21,27,28]。

　　正如在第三章和第四章中讨论的那样,任何教学干预,包括模拟都应该有主要教学目标[21,27-35]。复盘导师应该清楚教学目标以及学员的预期表现。在针对模拟教学的复盘中,应该关注与学习目标相关的内容。

　　复盘中提问的类型会影响讨论的质量。导师应使用开放式提问,这样才能深入地探究某个行为执行与否背后的原因。对话应该避免闭合式提问或"是或否"。开放式提问是激发反思、促进讨论、鼓励学员分享观点的好方法[21,27-33]。通过试探学员的观点,导师可以更好地组织讨论来强调那些未能到达预期之处,以及强化成功之处。

　　在开放式提问之后,导师不要立即回答自己提出的问题,而应沉默片刻。沉默可以让学员进行反思并自己寻找答案。导师在开放式提问之后保持片刻沉默的方法是帮助学员进行批判式分析并总结所学的有效复盘方法[21,35]。

复盘的模式

　　复盘有多种具体的方法。没有证据表明哪种复盘方法的有效性更好[21]。导师必须从多种框架与工具中选择适合的。某些混合模式,比如PEARLS(译者注:promoting excellence and reflective learning in simulation,在模拟中促进卓越和反思性学习)和TeamGAINS,混合了不同的对话方式[31,32]。导师在组织反馈和复盘时心中应该时刻谨记基于模拟的掌握性学习的目标,因为这些目标才是教学课程的核心。某些特定的复盘技术更适用于特定表现领域。对于不同的技能,导师可以选用特定的复盘策略。复盘的各种模式在表 8-3 进行了总结。

表 8-3　复盘模式

技术	描述	使用注意事项
主张 - 探询[21,22,36-38]	三步式对话结构: 观察到 观点(看法) 提问	基于真诚的好奇心探究行为背后的思维逻辑
迂回提问[21,32,39]	一种提问技术,针对在场另外两方的行为,导师询问第三方对前两者行为的评价(译者注:导师不直接评论前两者的行为,而是借助第三方的评价促使前两者对其行为反思)	对沟通技能有效
指令反馈[21,31,40]	没有讨论,从导师向学员的信息沟通(信息的单向转移)	学员经验不足时有效
开诚布公地复盘[21,27,38]	三期复盘结构: 反应 分析 总结	把好奇心与对话策略结合,来探究学员行为背后的思维逻辑框架
钻石模式[21,30]	三期复盘结构: 描述 分析 应用	视觉上能清晰呈现复盘结构的一种基础复盘模式
GAS[21,33]	三期复盘结构: 收集 分析 总结	复盘结构的分期有各自清晰的功能,对应所谓的收集感受和事实,分析案例,总结所学
引导下的团队自我更正[21,41]	两期复盘结构: 模拟前先讨论某种特定模式的团队协作相关技能 情境模拟之后进行严格、系统的自我分析	可以是学员引导的对团队协作技能有效
医学模拟事后回顾[21,29]	七期复盘结构: 定义规则 解释学习目标 操作规范 回顾预期的行为 确定发生了什么 核查事情为何如此发生 归纳所学	基于美国军方的事后回顾流程。可以分享心智模式,以及客观地对比行为与要求的标准之间的差异

续表

技术	描述	使用注意事项
PERALS [21,31]	四期复盘结构 反应 描述 分析 总结	可以是学员引导的整合了优点/不足、主张-探询、指令反馈的混合工具
优点/不足 [21,29,31,42]	两个提问式对话技术或结构 什么做得好？什么可以改进？	可以是学员引导的
Team GAINS [21,32]	六步复盘结构 反应 讨论临床部分 把模拟中的知识推及临床 讨论行为技能 总结 如有必要在监督下练习临床技能	对临床和行为技能有效 整合了主张-探询、迂回提问、引导下的团队自我更正的混合工具
3D 模式 [21,34]	三期复盘结构 发散 发现 深入	整合了基于 Kolb 经验学习环的复盘分期中的普遍要素

复盘的时机

基于模拟的掌握性学习中,进行反馈复盘的时机需要仔细考量。可以在模拟之中["事中复盘"(within-event debriefing)或"小复盘"(micro-debriefing)]或模拟之后["事后复盘"(post-event debriefing)或"终结复盘"(terminal debriefing)]进行复盘[21,43]。两者主要的区别在于模拟过程是否是从头至尾没有被中断,或是导师在模拟过程中在不同节点暂停,来纠正不规范做法或肯定学员值得赞许的行为。

导师通常在模拟结束后立刻引导事后复盘[10,21]。这种方法中,导师观察模拟过程并识别需要事后讨论的具体行为。在复盘中,导师以"共同学习者"或某个主要学习目标领域专家的身份来主持对话过程[21,29,35]。导师与学员就情境案例中的事件进行讨论,来探究为什么学员执行或没有执行某个具体的行为。通过这种探究的过程来理解学员行为背后的逻辑,以及如何来纠正学员的想法。导师依据该案例的学习目标并聚焦于学员需要改进的部分。研究表明导师引导的事后复盘能提高学员个人和团队的表现[10,12,21]。

事中复盘是在情境案例运行中进行,选择暂停或者不暂停案例运行都是允许的[2,21,43,44]。这样的小复盘是基于模拟的掌握性学习所需的刻意练习的核心要素。导师可以暂停案例,给予反馈,请学员"在剧情中倒回 10 秒重新再试一次"之前,聚焦于操作中的问题进行讨论[21,43-45]。另外,导师也可以在案例运行不暂停的情况下实时提问并给予反馈[43]。后一种做法可以促进行动中反思[45]。事中复盘可以让学员依据反馈改进正在进行的操作。这种方法能让学员最大化地进行刻意练习,就像教练训练运动员那样[43,45]。事中复盘可以增进儿科复苏技能的学习[46],对以掌握性学习为目标的各种操作领域都适用[21,43-45]。

复盘辅助方法

导师也可以使用辅助方法来支持复盘对话。Sawer 和同事发表的一篇关于复盘的综述指出有三种复盘辅助方法:①协同复盘;②复盘脚本(译者注:预设好的复盘提问清单);③使用视频[21]。

协同复盘时有不止一位导师引导复盘[46]。由于多名导师可以增加复盘对话的专业内容和经验,以及导师之间风格互补,协同复盘可能是一种有效的方法[21,46]。多位观察者也有助于提供不同的观点并发现其他讨论的话题。因为对于一个小组学员,太多导师参与复盘会让学员们感觉恐惧,所以需要考虑导师 / 学员的人数比,否则会削弱学员的心理安全,有损复盘环节的质量。

导师使用复盘脚本可以提高复盘的有效性,特别是新手导师使用时[21]。复盘脚本为复盘环节提供了预设提问,对导师起到指导作用。这些提问是针对特定案例的学习目标的,也能根据学员的行为开发不同版本。研究表明,当导师使用复盘脚本时,学员的知识学习有所提升[21,47]。

复盘中使用视频,即所谓的视频辅助复盘,通常被认为是强大和有用的辅助工具。视频为模拟中发生的事件提供了客观的证据,可以作为复盘内容的来源[21]。但是,视频辅助复盘可能给学员带来太多信息,导致信息超载[48]。另外,有几项研究表明视频辅助复盘未必能够带来益处,一项 meta 分析表明复盘中采用或不采用视频,学习效果是一样的[2,21,48,49]。

基于模拟的掌握性学习中的反馈和复盘

在基于模拟的掌握性学习课程中,学员的表现要与严格、预先制定的掌握性标准进行对比[43,50]。所有学员需要达到一致的掌握性标准,但学习时间可以不同[43,50]。刻意练习和反馈能促进学员学习并改进技能,是学员向掌握性标准进步并达到这个标准所必需的[43,50]。

医学模拟中最常采用的方法就是导师引导的事后复盘。但是,事后复盘并不能促进刻意练习或给予学员应用新学知识或技能的机会,因为复盘时情境模拟案例已经结束了[2,21,43]。相反,掌握性学习课程中的复盘应该最大化地提供反馈和额外练习机会[43]。

但是,对于基于模拟的掌握性学习课程,导师应该如何实施反馈和复盘的证据相对有限。在基于模拟的掌握性学习的背景下,Eppich 和同事们给出了几项调整反馈和复盘的建议,包括营造一个友好支持但仍不失挑战性的学习环境,尽可能地给予反馈和刻意练习,并采用事中反馈法[43]。

如前面讨论的那样,模拟过程中确保学员心理安全并营造一个安全、友好、支持的学习环境是必不可少的[22-24]。特别是在进行刻意练习时,需要学员努力练习并且规律地得到对其表现的反馈[43]。基于模拟的掌握性学习课程设计的基础是要求学员必须证明自己的表现达到或超过最低通过标准(minimum passing standard,MPS)。这个学习目标可能让参加课程的学员感到不安或有压力,这个过程给营造安全、友好、支持的学习环境又增加了更多的挑战。导师需要充分了解这种情况,甚至在课前简介中承认对学员来讲存在挑战,将有助于学员建设自己的心理安全。基于模拟的掌握性学习的目的就是通过充足的练习(不考虑训练时间长短与训练次数),确保所有学员在培训结束时都能达到 MPS,明晰地强化这个观点也有助于营造一个支持性的学习环境。本章强调了建设心理安全的总体策略,但在掌握性学习的框架中还有另外 5 种有用的方法:

1. 明确培训目标并非在程度上达到完美无缺,而是通过"遇到问题、解决问题"的过程来提升学员能力水平,使其达到 MPS[43,51]。

2. 强调给予的反馈是真诚的、没有威胁的,如同教练训练运动员一般[43,45]。

3. 与学员们讨论反馈的方式、时间等具体的细节[43]。

4. 如果使用小复盘法,则提前告知学员导师将暂停模拟案例进行反馈,要求他们对自己的表现进行反思[43]。

5. 在合适的情况下,鼓励同伴之间相互给予反馈[43]。

一门基于模拟的掌握性学习课程设计时应该尽最大可能地给学员接收反馈和刻意练习的机会[43]。Eppich 和同事们描述了 4 种方法来实现:

1. 如果教学干预存在不同的分期,比如操作技能的不同部分和情境模拟案例,在每一期里设置反馈和刻意练习的机会。比如,刻意的技能练习中,学员练习某项操作技能而导师实时给予手把手地反馈。在情境模拟案例中,当学员犯错误或表现没有达标时,事中复盘对学员给予实时反馈,"暂停并返回"的方法让学员有机会再试一次[21,43-45]。

2. 鼓励同伴之间互相给予反馈[43]。

3. 保持案例与复盘简短,把主要的时间用于刻意练习。复盘环节中导师应该聚焦于引导学员进行反思并改进表现,朝向最终实现 MPS 进步。

4. 把核心技能整合进每一个案例,比如胸外按压,在复杂程度渐次递增的一系列案例中,学员用于练习和接收针对其表现的反馈的时间要最大化[43]。

事中复盘的形式特别适用于基于模拟的掌握性学习课程,因为它把学员用于刻意练习课程核心内容的时间最大化[43,45]。事中复盘能改进技术性技能、提高复苏指南的遵从率、帮助学员实现掌握性学习的教学目的[21,43-45]。

操作技能课程

第十三章讨论操作技能中基于模拟的掌握性学习的应用。基于模拟的掌握性学习的操作技能使用的反馈有多种潜在来源。当导师采用指令反馈时,导师在情境案例暂停期间赞许学员的良好表现或强调需要改进的部分[21,31,40,43]。例如,在教授球囊面罩通气的环节中,导师可以暂停并给予以下的反馈:"不要单手持球囊面罩,尽量使用双手"[43]。同样,在教授球囊面罩通气时,来自装置的反馈可以直接量化每一次通气中模拟人胸廓起伏的程度[5-9,43]。一组学员之间也可以对球囊面罩通气技术互相给予反馈[43]。

在设计基于模拟的掌握性学习的操作技能课程时,应该结合运用事中复盘的策略。这些策略可以最大化学员进行刻意练习和改进技术性技能的机会[21,43]。刻意练习并配合导师积极的手把手反馈[43]应该被整合在课程中,提高辅导的有效性并改进学员的技术性技能。对于操作技能的复盘格外有效的另一种事中复盘的方法是快速循环刻意练习。在快速循环刻意练习的操作培训中,基础的核心技能被整合到操作培训中,每一步操作都是在前面核心技能的基础上增加一项新技能。学员从小复盘中接收反馈。每一个操作达到熟练后学员才能晋级到下一步操作[43]。

表 8-4 总结了操作技能、沟通技能和团队复苏技能的基于模拟的掌握性学习课程的反馈来源和复盘策略。

沟通技能课程

第十章讨论了基于模拟的掌握性学习在沟通技能中的应用。在设计基于模拟的掌握性学习的沟通技能课程时有多种潜在的反馈来源。导师的指令反馈[21,31,40,43],即导师暂停情境案例,赞许学员优秀表现或强调需要改进的部分可能具有一定的效果。例如,导师暂停情境案例,对学员的精彩表现予以闭环沟通方式加以肯定[43]。也可以采用视频辅助复盘和同伴反馈。遗憾的是目前这个领域的文献还十分有限,因此最佳方法尚无定论。

设计此类课程时可以考虑多种复盘方法。事后复盘可能对社交互动技能有益,有证据表明由学员引导的事后复盘与导师引导的事后复盘对于行为技

表 8-4　基于模拟的掌握性学习（SBML）课程中反馈的来源和复盘策略

SBML 课程的类型	来源					策略						
	导师指令反馈	同伴之间反馈	设备反馈	视频反馈	标准化患者的反馈	暂停与小复盘（对已完成的动作反思）	没有暂停的小复盘（边练习边反思）	快速循环刻意练习	导师积极地手把手反馈结合刻意练习	导师引导事后复盘	学员引导事后复盘	视频辅助复盘
操作技能	√	√	√					√	√	√		
沟通技能	√	√	√	√	√					√	√	√
团队复苏流程	√	√	√	√	√	√	√	√	√	√	√	√

能的改进也一样有效[2,21,43]。尽管对于沟通技能缺乏证据支持视频辅助复盘的有效性，但此类应用还是有意义的[2,21,43]（表8-4）

团队复苏流程

第三章讨论了基于模拟的掌握性学习在团队复苏流程的应用。设计此类课程时有多种潜在的反馈来源可以选择。导师的指令反馈是一种有用的策略，能够肯定学员的优秀表现并提出可以改进的部分[21,31,40,43]。高级心脏生命支持（ACLS）可以考虑团队培训。针对胸外心脏按压中断超过10秒，导师对观察到的行为给予反馈，引导团队讨论导致按压中断时间过长的原因以及缩短按压中断的策略[43]。在同一个情境案例中，导师可能更愿意采用来自复苏设备的反馈，例如设备上显示的按压频率和深度的指示数据[5-9,43]。视频辅助复盘，尤其是采用节选出的视频片段，可以为学员反思提供实实在在的画面[2,21,43,48,49]。最后，团队学习时，学员同伴之间可以相互提供有价值的反馈[43]。

在设计基于模拟的掌握性学习的团队复苏流程培训课程时应该整合事中复盘策略。这些策略为学员最大可能提供了刻意练习的机会，并提升了复苏指南流程的遵从率[21,43]。另一种策略则是采用暂停结合小复盘（译者注：对已完成的操作进行反思，reflection on action）。这种情况时，导师暂停情境案例并提问，鼓励讨论或提供指令反馈，分析为什么需要改进（"暂停并讨论"）[21,43]。接收到具体反馈后，请学员倒回去10秒并重试（"暂停并返回"）[21,43-45]。例如，导师暂停一下案例，针对操作中的需要改进的部分提供反馈如除颤等待时间过长，让学员倒回去10秒再练习一次除颤。这种方法能激励学员对自己已完成的行为进行反思[43]。另一种方法是不暂停（案例或操作）的小复盘（学员在操作中进行反思，reflection in action）（译者注：动作还没完成，一边操作一边反思。请对比reflection on action）在采用这种策略时，导师不用中断情境案例，而是鼓励实时的一边操作一边思考。例如，导师可以问复苏团队组长"胸外按压足够吗？"，"如果不是，需要做哪些改进？"[43]。最后，可以考虑"快速循环刻意练习"。快速循环刻意练习中，一系列案例难度逐渐递增。基本核心技能被整合进案例中，每一个案例建立在前一步核心技能之上并增加一项新技能。通过小复盘给予学员反馈。学员的技能未娴熟之前不能晋级到下一个案例[43]。快速循环刻意练习可以改进儿科住院医师的复苏技能[45]（表8-4）。

结语

反馈和复盘是基于模拟的掌握性学习课程的基础。反馈与复盘对于通过刻意练习让学员达到最低及格标准这个核心学习目标十分必要。有别于依赖传统的模拟方法,导师必须把反馈和复盘聚焦于具体的表现。这些针对性的策略包括事中复盘或小复盘,才能尽可能地让学员刻意练习,才能熟练掌握这些技能,才能为患者提供最佳的医疗服务。

(李崎　译)

参考文献

1. van de Ridder JMM, Stokking KM, McGaghie WC, ten Cate OTJ. What is feedback in clinical education? Med Educ. 2008;42(2):189–97.
2. van de Ridder JMM, McGaghie WC, Stokking KM, ten Cate OTJ. Variables that affect the process and outcome of feedback, relevant for medical training: a meta-review. Med Educ. 2015;49(7):658–73.
3. Lefroy J, Watling C, Teunissen PW, Brand P. Guidelines: the do's, don'ts and don't knows of feedback for clinical education. Perspect Med Educ. 2015;4(6):284–99.
4. Hatala R, Cook DA, Zendejas B, et al. Feedback for simulation-based procedural skills training: a meta-analysis and critical narrative synthesis. Adv Health Sci Educ. 2014;19:251–72.
5. Kirkbright S, Finn J, Tohira H, et al. Audiovisual feedback device use by health care professionals during CPR: a systematic review and meta-analysis of randomised and non-randomised trials. Resuscitation. 2014;85(4):460–71.
6. Couper K, Kimani PK, Abella BS, et al. The system-wide effect of real-time audiovisual feedback and postevent debriefing for in-hospital cardiac arrest: the cardiopulmonary resuscitation quality improvement initiative. Crit Care Med. 2015;43(11):2321–31.
7. Yeung J, Meeks R, Edelson D, et al. The use of CPR feedback/prompt devices during training and CPR performance: a systematic review. Resuscitation. 2009;80(7):743–51.
8. Cheng A, Brown LL, Durr JP, et al. Improving cardiopulmonary resuscitation with a CPR feedback device and refresher simulations (CPR CARES Study): a randomized clinical trial. JAMA Pediatr. 2015;169(2):137–44.
9. Yeung J, Davies R, Gao F, Perkins GD. A randomized control trial of prompt and feedback devices and their impact on quality of chest compressions—a simulation study. Resuscitation. 2014;85(4):553–9.
10. Cheng A, Eppich W, Grant V, et al. Debriefing for technology-enhanced simulation: a systematic review and meta-analysis. Med Educ. 2014;48(7):657–66.
11. Raemer D, Anderson M, Cheng A, et al. Research regarding debriefing as part of the learning process. Simul Healthc. 2011;6(Suppl):S52–7.
12. Tannenbaum SI, Cerasoli CP. Do team and individual debriefs enhance performance? A meta-analysis. Hum Factors. 2013;55(1):231–45.
13. Kluger AN, DeNisi A. The effects of feedback interventions on performance: a historical review, a meta-analysis, and a preliminary feedback intervention theory. Psychol Bull. 1996;119(2):254–84.
14. Dine CJ, Gersh RE, Leary M, et al. Improving cardiopulmonary resuscitation quality and resuscitation training by combining audiovisual feedback and debriefing. Crit Care Med. 2008;36(10):2817–22.
15. Edelson DP, Litzinger B, Arora V, et al. Improving in-hospital cardiac arrest process and outcomes with performance debriefing. Arch Intern Med. 2008;168(10):1063–9.
16. Morgan PJ, Tarshis J, LeBlanc V, et al. Efficacy of high-fidelity simulation debriefing on the performance of practicing anaesthetists in simulated scenarios. Br J Anaesth. 2009;103(4):531–7.
17. Wolfe H, Zebuhr C, Topjian AA, et al. Interdisciplinary ICU cardiac arrest debriefing improves

survival outcomes. Crit Care Med. 2014;42(7):1688–95.

18. Davis DA, Mazmanian PE, Fordis M, et al. Accuracy of physician self-assessment compared with observed measures of competence: a systematic review. JAMA. 2006;296(9):1094–102.

19. Kruger J, Dunning D. Unskilled and unaware of it: how difficulties in recognizing one's own incompetence lead to inflated self-assessments. J Pers Soc Psychol. 1999;77(6):1121–34.

20. Bowers C, Braun CC, Morgan BB. Team workload: its meaning and measurement. In: Brannick MT, Salas E, Prince C, editors. Team performance assessment and measurement: theory, methods, and applications. Mahwah: Erlbaum; 1997.

21. Sawyer T, Eppich W, Brett-Fleegler M, et al. More than one way to debrief: A critical review of healthcare simulation debriefing methods. Simul Healthc. 2016;11(3):209–17.

22. Ganley B, Linnard-Palmer L. Academic safety during nursing simulation: perceptions of nursing students and faculty. Clin Simul Nurs. 2012;8(2):49–57.

23. Rudolph JW, Raemer DB, Simon R. Establishing a safe container for learning in simulation: the role of the presimulation briefing. Simul Healthc. 2014;9(6):339–49.

24. Rosenbaum L. Cursed by knowledge—building a culture of psychological safety. N Engl J Med. 2019;380(8):786–90.

25. Edmondson A. Psychological safety and learning behavior in work teams. Adm Sci Q. 1999;44(2):350–83.

26. Kolbe M, Grande B, Spahn DR. Briefing and debriefing during simulation-based training and beyond: content, structure, attitude and setting. Best Prac Res Clin Anaesthesiol. 2015;29(1):87–96.

27. Rudolph JW, Simon R, Dufresne RL, Raemer DB. There's no such thing as "nonjudgmental" debriefing: a theory and method for debriefing with good judgment. Simul Healthc. 2006;1(1):49–55.

28. Der Sahakian G, Aliner G, Savoldelli G, et al. Setting conditions for productive debriefing. Simul Gaming. 2015;46(2):197–208.

29. Sawyer TL, Deering S. Adaptation of the U.S. Army's after-action review to simulation debriefing in healthcare. Simul Healthc. 2013;8(6):388–97.

30. Jaye P, Thomas L, Reedy G. "The diamond:" a structure for simulation debrief. Clin Teach. 2015;12(3):171–5.

31. Eppich W, Cheng A. Promoting excellence and reflective learning in simulation (PEARLS): development and rationale for a blended approach to healthcare simulation debriefing. Simul Healthc. 2015;10(2):106–15.

32. Kolbe M, Weiss M, Grote G, et al. TeamGAINS: a tool for structured debriefings for simulation-based team trainings. BMJ Qual Saf. 2013;22(7):541–53.

33. Phrampus P, O'Donnell J. Debriefing using a structured and supported approach. In: Levine A, DeMaria S, Schwartz A, Sim A, editors. The comprehensive textbook of healthcare simulation. New York: Springer; 2013.

34. Zigmont JJ, Kappus LJ, Sudikoff SN. The 3D model of debriefing: defusing, discovering, and deepening. Semin Perinatol. 2011;35(2):52–8.

35. Fanning RM, Gaba DM. The role of debriefing in simulation-based learning. Simul Healthc. 2007;2(2):115–25.

36. Senge P. The fifth discipline fieldbook: strategies and tools for building a learning organization. New York: Crown Business; 1994.

37. Rudolph JW, Simon R, Raemer DB, et al. Debriefing as formative assessment: closing performance gaps in medical education. Acad Emerg Med. 2008;15(11):1010–6.

38. Rudolph JW, Simon R, Rivard P, et al. Debriefing with good judgment: combining rigorous feedback with genuine inquiry. Anesthesiol Clin. 2007;25(2):361–76.

39. Kriz WC. A systematic-constructivist approach to the facilitation and debriefing of simulation and games. Simul Gaming. 2010;41(5):663–80.

40. Flanagan B. Debriefing: theory and techniques. In: Riley RH, editor. A manual of simulation in healthcare. New York: Oxford University Press; 2008.

41. Smith-Jentsch KA, Cannon-Bowers JA, Tannenbaum SI, et al. Guided team self-correction: impacts on team mental models, processes, and effectiveness. Small Group Res. 2008;39(3):303–27.

42. Ahmed M, Arora S, Russ S, et al. Operation debrief: a SHARP improvement in performance feedback in the operating room. Ann Surg. 2013;258(6):958–63.

43. Eppich WJ, Hunt EA, Duval-Arnould JM, et al. Structuring feedback and debriefing to achieve mastery learning goals. Acad Med. 2015;90(11):1501–8.

44. Van Heukelom JN, Begaz T, Treat R. Comparison of postsimulation debriefing versus in-simulation debriefing in medical simulation. Simul Healthc. 2010;5(2):91–7.

45. Hunt EA, Duval-Arnould JM, Nelson-McMillan KL, et al. Pediatric resident resuscitation skills improve after "rapid cycle deliberate practice" training. Resuscitation. 2014;85(7):945–51.

46. Cheng A, Palaganas J, Eppich W, et al. Co-debriefing for simulation-based education: a primer for facilitators. Simul Healthc. 2015;10:69–75.

47. Cheng A, Hunt EA, Donoghue A, et al. Examining pediatric resuscitation education using simulation and scripted debriefing: a multicenter randomized trial. JAMA Pediatr. 2013;167(6):528–36.

48. Savoldelli GL, Naik VN, Park J, et al. Value debriefing during simulated crisis management: oral versus video-assisted oral feedback. Anesthesiology. 2006;105(2):279–85.

49. Sawyer T, Sierocka-Casteneda A, Chan D, et al. The effectiveness of video-assisted debriefing versus oral debriefing alone at improving neonatal resuscitation performance: a randomized trial. Simul Healthc. 2012;7(4):213–21.

50. McGaghie WC, Issenberg SB, Barsuk JH, Wayne DB. A critical review of simulation-based mastery learning with translational outcomes. Med Educ. 2014;48(4):375–85.

51. Eppich WJ, O'Connor L, Adler MD. Providing effective simulation activities. In: Forrest K, McKimm J, Edgar S, editors. Essential simulation in clinical education. Chichester: Wiley-Blackwell; 2013.

52. Arora S, Ahmed M, Paige J, et al. Objective structured assessment of debriefing: bringing science to the art of debriefing in surgery. Ann Surg. 2012;256(6):982–8.

第九章
掌握性学习的教师发展

Walter J. Eppich and David H. Salzman

医学教师发展通常包括至少 5 个领域的知识和技能提升：①专业发展；②医学教育；③临床和教育研究；④专业交流；⑤伦理——教学和医疗[1]。教师发展可以涵盖广泛专业实践范围。本章仅讨论五个领域之一，即医学教育的教师发展，并特别关注模拟医学教育的教师发展。虽然本章以基于模拟的掌握性学习（mastery learning，ML）为平台阐述关键概念，但 ML 的概念也可以应用到其他使用 ML 方法的教育实践中。

近期研究显示基于 ML 的教育干预能明显促进临床能力的掌握[2]。专家教育者 - 导师需要高度特定技能来设计和实施 ML 课程，他们是重现类似的成功干预的关键要素。教育者的准备不足会危害 ML 的益处，进而对患者产生潜在负面影响。准备不足的教师，很难执行好 ML 教育中的关键要素，导致 ML 教育无效或低效，严重者甚至可能对学习者和患者有害。虽然之前出版的模拟教师发展框架可以为教师们提供指导[3,4]，但对于设计和实施 ML 课程的模拟教师来说，还有很多特殊性。本章为准备采用 ML 框架进行模拟教学的教育者专门定制，将专注于 3 个方面：①总体上医学模拟教师发展；②ML 模拟教师的具体学习需求，包括 ML 教师所需的知识、技能和态度（knowledge，skill，and attitude，KSA）；③支持 ML 教师发展的策略。结语部分将总结关键点。

模拟教育者所需的能力

医学教育者需要具有专业技能，而模拟教育者还需要一些特殊技能。提高这些技能的教师发展项目越来越被认可。Steinert 将教师发展定义为"医学教育者在个体和群体环境中，为提高他们作为教师或教育者、领导者或管理者、研究者或学者的知识、技能和行为而进行的所有活动"[5]。教师发展活动加强了个人教育实践，同时也在组织层面改变文化[6-9]。本章我们讨论模拟教师发展时,将重点关注"作为教师和教育者的行为"。

专业教育技能需要相应的专业标准,教育者可以参照并在教师发展中提供统一的标准。例如,英国医学教育者学会(Academy of Medical Educator, AOM)倡导为医学教育者制定明确说明核心价值观和广泛能力领域的全面的专业标准[10]。这些也适用于模拟教育者的发展。AOM框架中的关键能力包括:①设计和规划学习;②教学和促进学习;③学习评价;④教育研究和学术;⑤教育管理和领导力。专业模拟协会以这些标准为基础,为模拟教育者提供更具针对性的标准,如医疗模拟协会(Society for Simulation in Healthcare, SSH)[11]和国际护理临床模拟和学习协会(International Nursing Association for Clinical Simulation and Learning, INACSL)最佳实践标准:Simulation^{SM}[12]。SSH提供了以下领域的专业认证标准和能力评价方法[11]:

- 专业价值观和能力(例如正直、激励、领导力)
- 模拟教育中,教育的原理、实践和方法(例如设计模拟教育、管理现实问题、使用适当的模拟方法、理解反馈)
- 实施、评价和管理基于模拟的教育干预(例如反馈和复盘实践模拟中心的运营)
- 探究精神和教学学术

这些模拟能力标准强调了模拟教育者需要的技能发展领域,并为获得技能提供了有帮助性的一般性指导。例如,SSH标准一致强调通过清晰的策略营造心理安全感来创建支持性的学习环境,Rudolph等充分描述了这些策略[13]。SSH标准还强调了复盘在模拟教育中的重要作用。Peterson等更进一步描述了一种分层级的模拟教师发展方法[3],并概述了在五个模拟教师发展层级上实现本地认证的途径。层级范围从简单到复杂,从两个入门级的"学徒"级别到三个逐级进阶的"专家"级别。这五个层级中的每一个都与模拟教师发展的特定要素和学习活动完成情况或复盘表现评分等明确定义的成就标志相关联。Peterson等的教师发展要素提供了学习新技能的各种方法[3]。Peterson等的教师发展要素是:

- 观察提供学习情境和感受学习过程的教育活动
- 涵盖核心知识教育组件
- 在小组活动中互动学习,包括模拟练习
- 技能构建和各种能力维持的实践练习
- 专家反馈
- 导师指导
- 职业发展关系网络

Peterson等的认证框架展示了从一个层级晋级到下一层级的明确标准。

入门级成就包括完成在线模块和观察模拟教育活动。循序渐进的专家级成就要求增加各种活动的参与程度，如完成必须的和可选的教学模块，使用医学模拟复盘评价表（Debriefing Assessment for Simulation in Healthcare，DASH）在复盘中进行评价[14,15]，以及定期参与基于模拟的教育活动。这些层级明确了教师发展努力的方向，并在模拟项目中提供了清晰的发展路径，同时也关注个人才能和兴趣。这种从新手到专家的发展轨迹，与影响力和认知水平的不断提升相一致，在工作场所推动着职业发展和学术提升[16]。

　　我们也要看到 Peterson 框架的局限性。虽然框架概述了从一层级提升到下一层级的明确目标[3]，但它仅提供了每一层级所需能力的广义概念。复盘是在特定情境下发生的，受到学习者群体、表现领域、可用时间和其他因素影响[17,18]。在某个领域中出色的复盘表现，如本科护理学生学习的基本的操作技能，可能在经验丰富的跨专业团队中无法表现出来。由于在沟通、加强生命支持或有创性操作学习过程中的结构化的反馈和复盘都要求特殊的教育者能力，因此我们认为模拟课程复盘技能具有高度特殊性。

　　AOM、SSH、INACSL 和 Peterson 框架的标准对于模拟医学教育者来说是有价值的先决条件，但缺乏 ML 课程的独特元素的细节，这些细节将在下一章中讨论。例如，评价在 ML 教育集群的所有阶段都非常重要，有助于促进作为 ML 核心组成的刻意练习的实现。INACSL 最佳实践标准 Simulation[SM] 提及了形成性和终结性评价，Peterson 的分层模型却忽略了评价中的能力，这些能力甚至在专家级别上也没有提及。此外，模拟医学教育者 - 教练如何管理反馈和复盘，如何组织在 ML 环境下的刻意练习，从根本上有助于这些课程的成功[19]。

　　Peterson 等用来记录复盘掌握程度的 DASH 标准，并非设计用来评价以刻意练习为特征的微复盘中的事件。例如，DASH 更关注工具的广泛适用性，"从缝合技能的练习到医院的灾害管理的宽泛教育目标"和"在不同情境和时间限制的各种情况中"都可用[14]。然而，DASH 工具并没有解决练习—反馈/复盘—练习的反复、重复和刻意的循环特点。因此，当涉及促进基于模拟学习体验的复盘时，通用能力框架只提供了非特定和去情境化的方向，致使模拟医学教师发展的方法宽泛而不具体。教师学习了复盘工作坊和课程，但回到自己的教育环境里可能无法转化这些关键课程，因此并没有将练习转变到预期的程度，这些导致了课程有效性受到质疑[20]。我们认为，情境的缺乏是教育工作者把课程用到他们自己的教育环境的主要障碍。缺乏专门针对 ML，特别是针对在刻意练习中的结构化反馈和复盘的准备，会威胁到 ML 教育集群的整合性。为了弥补这个缺陷，在模拟医学教师发展中，我们应用现有框架和分层方法，勾勒出采用 ML 设计和应用教育课程的教育者所需的特定能力。继而我们提出了教师发展路径来帮助 ML 教育获得这些关键能力。

掌握性学习教育者能力

由于基于模拟的教育的高度互动性特点,教育者需要特定技能和专业知识。Eppich 和 Cheng[21]总结了模拟教育者必须具备的关键能力:①进行有效事前简报;②提供高质量标准化模拟活动;③关注相关现实问题;④适时有效整合演员或参与模拟者;⑤有效复盘模拟活动;⑥评价学习成果[21]。如前所述,多数模拟教育者培训课程都追寻为教育者提供一套通用的技能,因此导致了课程的缺陷。相比之下,ML 方法代表了复杂的教育集群,它整合了设计和评价学习成果以及对模拟教育者的其他要求。ML 教育需要学习者和教师的主动参与。ML 绝不是被动的。此外,许多 ML 模拟教育者一般不单独工作,而是利用教学团队来实施课程。坚实的团队组成在许多领域创造高水平能力。这些能力包括课程设计和课程实施,简要介绍见表 9-1。更多细节见本书其他章节:课程设计(第三章),ML 课程实施(第四章和第七章),ML 评价(第五章)。

表 9-1　掌握性学习模拟教师发展的关键能力

关键能力	能力描述
课程设计	根据已有原则,有意识地在设计课程过程中整合评价和反馈要素,以最大限度增加刻意练习的机会
	衡量学习者的表现,以指导学习者改进为目的提供形成性反馈,包括设计评价工具、设置评价标准和培训评价者
课程实施	监督课程的实施,包括:
	安排学习进度
	招募和培训教师
	审查课程进度
	准备标准化患者
	准备模拟学习环境和管理模拟技术
	通过实施已有课程,承担模拟教学教练的角色,包括:
	创造安全的学习环境
	执行已有的模拟场景
	通过从有力的评价中获得的行为数据来进行反馈和复盘,用以支持刻意练习

ML 教育者可能需要在多个领域具有专长。然而,某个个体可能不需要所有 ML 能力都一样的擅长,这取决于具体的工作环境、人力资源和课程范围。

例如,有些教育者可能主要设计课程和评价工具,而另一些人则实施课程并进行评价。专长是由参与程度、参与频率、兴趣和职业轨迹决定的。一位护理模拟教育者为特定技能设计 ML 课程,包括指导刻意练习的有效评价工具。然而,要为 100 多名本科护理学生实施该课程,就必须招募更多的教师来支持课程的实施。课程负责人可以设计课程并指导实施过程,其他教师则通过执行模拟情景、作为教育者 - 教练的角色指导刻意练习,以及评价课程成果等来完成课程的实施。

模拟教育者 - 教练

在本章概述的能力中,模拟教育者 - 教练所需能力对于 ML 环境来说具有独特的特性,这些能力代表了医学教育中最重要的范式转变(第四章)。多数模拟教育者认为复盘是在模拟的患者医疗事件之后发生的教育干预的一部分。掌握性学习和模拟教育者的稳健的刻意练习,要求有针对性地使用模拟后和模拟中复盘或“微复盘”[19]。这里,我们将重点详细关注微复盘或教练过程。

在医学教育中,教练的概念越来越受到重视[22,23]。最近在外科领域的研究也突显了教练的潜力,研究显示通过运用反馈、复盘和行为建模原则等结构化教练方法,提高了住院医师在手术室的实践学习[24]。尽管目前外科手术文化被认为是潜在障碍[25](第二十一章)。此外,Watling 和 LaDonna 还采访了医生、有体育教练经验的医生和商业教练,并确定了教练的三个核心要素:①对成长和发展有共同目标的教练和学习者的共同参与;②教练和学习者共同反思;③接受失败从而推动学习[26]。Armson 等进一步描述了教练的关键方面,并区分了过程技能和内容技能[27]。这些技能包括:

- 过程技能:教练准备、促进学习者反思和自我评价的微沟通技能、教练灵活性。
- 内容技能:包括目标设定在内的,与学习者共同讨论的具体的反馈内容。

这些近期的研究强调教授是一个高度主动的过程,包括学习者和教练的合作,不仅是反馈和复盘,还包括目标设定和结构化和指导性实践(第四章)。Lovell 指出,教练不一定需要是学科专业专家。教练必须善于挖掘更佳表现,这需要特殊的技能,而这些技能是可以学习的[28]。这一理论强调了医生不一定必须接受医生的培训(第四章和第二十一章)。相反,学习者需要模拟教育者 - 教练创建学习环境,以促进通过结构化刻意练习向精通标准持续改进。非医生的模拟教育者采用 ML 方法进行结构化指导,使住院医师获得了非常好的学习效果[29,30]。

掌握性学习的教师发展

模拟医学教师发展不仅需要关键能力知识,还需要具体教师发展计划来帮助教育者获得这些能力。创建教师发展项目,以帮助参与者获得指导和参与临床 ML 课程学习所需技能,应遵循第三章的课程开发原则。唯一的区别是,参与者是教师,而不是学生。明确的教育目标可以帮助有效构建教师发展项目。这些教育目标通常取决于教育者参与程度。下面内容将概述教师发展方法的类型及模拟教师发展的阶段,这些阶段确定了教师持续发展的水平。最后,我们提出了基于项目和基于工作场所的混合发展路径,以明确 ML 教育专家各个发展阶段应具备的关键的教育者 - 教练行为和技能。

教师发展路径

传统上,模拟教师发展被认为是正式的和基于项目的,通过新进 ML 教育者参加一系列教育培训活动实现。这些活动可以包括在线课程或网络研讨会、文献分享会、工作坊、甚至是多日模拟教育者课程[7,31]。特别是多日课程,通过强调广泛适用的医学模拟普遍原则,尽量满足所有参与者的需求。然而,这些课程的一般特性导致教师需要根据本地教育环境调整课程内容和实践,可能致使关键信息在转化过程中丢失[20]。例如,这些通用模拟教育者课程可能强调复盘,但是对 ML 教育而言最必要的评价却强调不够。研讨会式工作坊、文献分享会或在线研讨会等活动,常聚焦于模拟教育的某个特定方面,例如评价,然而将所学经验转化为教育实践的挑战仍然存在。因为可以更大程度整合 KSA 及其应用,纵向教育发展项目可以初步弥补这一缺陷[32]。这样的纵向项目对学习社群非常有益,可以作为初学者可依赖的额外学习资源[33]。

近期出现了补充的基于工作场所的教师发展路径,这种路径是将教师发展嵌入到真实的教学过程中[8]。这种嵌入式路径使更有经验的教育者担任同伴教练或指导[8]。基于工作场所的模拟教师发展包括:模拟课程协作开发、共同教学的教育活动、教学的自我评价、同伴指导和评价、学习者反馈、项目评估和学术成果。这些基于工作场所的模拟教师发展路径使专业知识的获取及应用之间的联系更加紧密。重要的是,教育团队之间的密切合作加强了人际关系和沟通,从而促进了在本地有效获得相关 KSAs[34]。在这些实践教育团队[35]中,在以设计和实施高质量教育活动的共同目标下,经验丰富的教育者在分享经验的过程中培养经验不足的教师。角色示范[36]和同伴指导[37-39]是基于工作场所教师发展路径的最显著特点。理想状况下,模拟教师发展应同时包含基于项目和基于工作场所的路径,将其整合到个性化的纵向培养计划中。关于基于项目和基于工作场所路径的特性、优点、缺点和举例,请参见表 9-2。

表 9-2　模拟教师发展的主要类型

模拟教师 发展路径	特性	优势	缺点	举例
基于项目	为了培养教育者而专门设计的	为确保建立关键概念基础的深度教育聚焦,致力于核心技能的发展; 专门的教师发展项目,对学习者没有风险	无学习者参与 缺乏情景 　缺乏所教课程 　背景; 　无教学团队	一次性或一系列培训活动 　一天或多日课程; 　工作坊; 　会议; 　网络研讨会; 　期刊分享会
基于工作场所	嵌入式真实地为学习临床实践的学习者而设计的教学中	因地制宜 　在实施实际课程的同时学习; 　与教学团队紧密合作; 　学习者参与与教育者纵向发展相结合	支持理论理解的教育不足; 需要密切的教师督导和同伴指导; 教师发展发生在真实的教育过程中,这对学习者来说风险更大	程序化的技能训练; 沟通训练; 复苏训练; 团队培训; 跨专业 / 非专业

模拟教师发展的阶段

　　因为教师的参与程度不同,所以并非所有参与 ML 课程的模拟教师都必须在所有教育者能力方面具有同等专业水平。我们提出了一种分阶段的 ML 教师发展方法,根据参与的增加程度来定义不同发展阶段。这些阶段与特定的教师发展程序在逻辑上相一致,即先关注课程的实施,然后是课程设计,因为大多数教育者是遵循这一发展轨迹的。当然,也有一些 ML 模拟教师发展的教育者可能首先专注课程设计和项目领导,而非课程的实施。

　　ML 模拟教师发展的四个阶段与参与者能力水平和可测量的技能水平相一致(表 9-3)。虽然模拟教师可能从阶段 1 开始,而且实现阶段 2 也相对容易,但阶段 3 和阶段 4 才真正代表 ML 模拟教育的完成。

　　阶段 1:较少参与和评价,需要提供支持才能实施现有课程。

　　阶段 2:经常参与和评价,独立实施教育课程。

　　阶段 3:常规参与和评价,设计和指导课程,指导其他教师。

　　阶段 4:项目负责人,持续评估为优秀。

表 9-3　掌握性学习模拟教师发展阶段

各阶段简要描述	详细描述
阶段 1 较少参与和评价 以观察的方式支持现有课程 与有经验的教育者共同授课	在有外部支持的情况下，可以建立支持性的学习环境 实施其他人设计的模拟情景 在有外部支持的情况下，为刻意练习提供结构化反馈和复盘 需要技术支持来管理模拟设备 给予有效的反馈 课程内容专家
阶段 2 经常参与和评价 支持现有课程 独立开展教育课程	以上所有，以及： 独立建立支持性学习环境 　创造并保持心理安全 　最大限度地减少评价顾忌 　说明期望，以及概述如何组织刻意练习，如何进行反馈和复盘 独立为刻意练习进行反馈和复盘 使用适当的工具评价表现 模拟设备技术专家 整合演员或模拟参与者 管理困难的教育情况 采用可应用于表现单元的进阶策略 设计基本情境，匹配学习目标的模拟类型
阶段 3 常规参与和评价 设计和实施 ML 课程 负责课程 至少 1 个领域的本地专家 指导其他教师	以上所有，并且 担任课程负责人 　管理教育团队和模拟人员 　安排学习者和教师 　训练标准化患者扮演他们的角色 示范阶段 1 和阶段 2 的关键技能，提供同伴教练，指导其他教师 有效使用技术 设计评价工具，如清单 执行决定精通标准的标准流程 培训评价者使用评价工具 教学学术，例如在地区 / 国家的会议中举办工作坊
阶段 4 项目负责人，持续评估为优秀 本地 / 区域 / 国家的专家	在多个领域持续表现优秀 　教师发展 　UME、GME 课程开发与整合 　项目开发和评价 　研究 指导其他教师

这些阶段的划分是基于参与和评价的频率、作为负责人的可能性,以及与模拟教育日常实施现状一致。理想情况下,所有模拟教育者都应该参加多日模拟教育者课程,这是作为模拟教师的基础。然而由于时间和资金的限制,多数人很难实现。因此,大多数 ML 模拟教育者将受益于专门为他们所教课程准备的教师发展项目。

专业强化

我们主张将基于项目和基于工作场所的 ML 模拟教师发展路径有意识组合起来。如前所述,一种路径并不适用于所有情况。教师发展计划需要根据当前和预期的参与水平、先前的模拟和教学经验、被评价的教育能力、职业轨迹和教师准备情况来制订。

对于那些每年很少参与活动的教育者 - 教练来说,如果有经验的模拟教育者能够提供支持,那么基于工作场所的路径似乎是最适合的。这些活动可能包括观察角色示范和课后解释教育策略。此时应该主要关注创建安全的学习环境、实施现有的模拟情景和支持刻意练习。随着教育者越来越多地定期参与活动,基于工作场所的同伴指导结合参与模拟教育者工作坊(无论是本地的还是在模拟会议上),可以加速技能的发展。主题可以包括评价、具体的反馈和复盘策略和 ML 课程设计。纵向的教师发展项目也是有益的,因为在实际教育课程中,他们有意识地将诸如工作坊之类的活动与同伴教练相结合。随着参与的增加,在新课程设计过程中,教学团队的合作也是教师发展良机。

在没有经验丰富的模拟教育者支持和指导的情况下,若想构建 ML 课程,我们推荐初期采用多日模拟教育课程,以建立基本技能。理想情况下,这些课程聚焦于 ML 课程设计和实施。一个例子就是 Northwestern Simulation™,这是一个为期 3 天的设计和实施 ML 的课程。独立工作的模拟教育者应该努力组建自己的团队,并与其他中心的教育者合作,后者可以在他们计划和实施自己的课程时提供支持。

随着在每个阶段的成长,有些教师会自然而然地在某些领域,例如反馈和复盘、评价和评价者培训、课程设计、课程开发或教育研究等,成为专家。这些领域专家通常由特定的个人兴趣发展而来,这些兴趣可以促使额外阅读、课程学习和学术研究。这些教师可作为支持 ML 教育者和项目发展的宝贵本地资源。

结语

本章介绍了掌握性学习的教师发展,重点是模拟教师发展。我们描述了模拟教师发展的现状,并且确定了在准备设计和实施 ML 课程时可能存在的问题。我们强调了需要特别考虑的 ML 教育者所需的特殊能力。我们为设计和实施 ML 课程的模拟教师发展项目提供了关键原则。创建严格的 ML 教师发展项目应遵循第三章阐述的课程发展程序。我们相信,通过牢记这些关键因素,教师发展者可以在现有的教师发展项目基础上,为那些专注于 ML 的教育者提供有针对性的服务。

(辛岗　译)

参考文献

1. McGaghie WC, Frey JJ, editors. Handbook for the academic physician. New York: Springer Verlag; 1986.
2. McGaghie WC, Issenberg SB, Barsuk JH, Wayne DB. A critical review of simulation-based mastery learning with translational outcomes. Med Educ. 2014;48(4):375–85.
3. Peterson DT, Watts PI, Epps CA, White ML. Simulation faculty development: a tiered approach. Simul Healthc. 2017;12(4):254–9.
4. Sittner BJ, Aebersold ML, Paige JB, et al. INACSL standards of best practice for simulation: past, present, and future. Nurs Educ Perspect. 2015;36(5):294–8.
5. Steinert Y. Faculty development: core concepts and principles. In: Steinert Y, editor. Faculty development in the health professions. Dordrecht: Springer Netherlands; 2014.
6. Bligh J. Faculty development. Med Educ. 2005;39(2):120–1.
7. Leslie K, Baker L, Egan-Lee E, et al. Advancing faculty development in medical education: a systematic review. Acad Med. 2013;88:1038–45.
8. Steinert Y, Mann K, Anderson B, et al. A systematic review of faculty development initiatives designed to enhance teaching effectiveness: a 10-year update. BEME guide no. 40. Med Teach. 2016;15:1–18.
9. Jolly B. Faculty development for organizational change. In: Steinert Y, editor. Faculty development in the health professions. Dordrecht: Springer Netherlands; 2014.
10. Academy of Medical Educators. Professional standards. 2014. Available at: https://www.medicaleducators.org/write/mediamanager/AOME_professional_standards_2014.pdf.
11. Society for Simulation in Healthcare. Professional certification standards and elements. 2012. Available at: https://www.ssih.org/portals/48/certification/CHSE%20Standards.pdf.
12. INACSL Standards Committee. INACSL standards of best practice: simulation^SM. Clin Simul Nurs. 2016;12(Suppl):S5–S50.
13. Rudolph JW, Raemer DB, Simon R. Establishing a safe container for learning in simulation: the role of the presimulation briefing. Simul Healthc. 2014;9(6):339–49.
14. Simon R, Raemer D, Rudolph JW. Debriefing assessment for simulation in healthcare (DASH) [Internet]. Boston; 2010. Available at: https://harvardmedsim.org/wp-content/uploads/2016/10/DASH_handbook_2010_Rev2.pdf.
15. Brett-Fleegler M, Rudolph J, Eppich W, et al. Debriefing assessment for simulation in healthcare: development and psychometric properties. Simul Healthc. 2012;7(5):288–94.
16. Thorndyke LE, Gusic ME, George JH, et al. Empowering junior faculty: Penn State's faculty development and mentoring program. Acad Med. 2006;81(7):668–73.
17. Eppich W, Cheng A. Promoting excellence and reflective learning in simulation (PEARLS): development and rationale for a blended approach to health care simulation debriefing. Simul Healthc. 2015;10(2):106–15.
18. Cheng A, Grant V, Dieckmann P, et al. Faculty development for simulation programs: five

issues for the future of debriefing training. Simul Healthc. 2015;10(4):217–22.

19. Eppich WJ, Hunt EA, Duval-Arnould JM, et al. Structuring feedback and debriefing to achieve mastery learning goals. Acad Med. 2015;90(11):1501–8.

20. Krogh K, Chan A, McNaughton N. Another debriefing course! Who benefits? Adv Simul. 2018;3:26.

21. Eppich W, Cheng A. Competency-based simulation education: should competency standards apply for simulation educators? BMJ Stel. 2015;1(1):3–4.

22. Lovell B. What do we know about coaching in medical education? A literature review. Med Educ. 2017;52(4):376–90.

23. Gifford KA, Fall LH. Doctor coach: a deliberate practice approach to teaching and learning clinical skills. Acad Med. 2014;89(2):272–6.

24. Bonrath EM, Dedy NJ, Gordon LE, Grantcharov TP. Comprehensive surgical coaching enhances surgical skill in the operating room. Ann Surg. 2015;262(2):205–12.

25. Mutabdzic D, Mylopoulos M, Murnaghan ML, et al. Coaching surgeons: is culture limiting our ability to improve? Ann Surg. 2015;262(2):213–6.

26. Watling CJ, LaDonna KA. Where philosophy meets culture: exploring how coaches conceptualise their roles. Med Educ. 2019;53(5):467–76.

27. Armson H, Lockyer JM, Zetkulic M, et al. Identifying coaching skills to improve feedback use in postgraduate medical education. Med Educ. 2019;53(5):477–93.

28. Lovell B. Bringing meaning to coaching in medical education. Med Educ. 2019;53(5): 426–7.

29. Wayne D, Butter J, Siddall V, et al. Mastery learning of advanced cardiac life support skills by internal medicine residents using simulation technology and deliberate practice. J Gen Intern Med. 2006;21:251–6.

30. Wayne DB, Siddall VJ, Butter J, et al. A longitudinal study of internal medicine residents' retention of advanced cardiac life support skills. Acad Med. 2006;81(10 Suppl):S9–S12.

31. Steinert Y, Mann K, Centeno A, et al. A systematic review of faculty development initiatives designed to improve teaching effectiveness in medical education: BEME guide no. 8. Med Teach. 2006;28(6):497–526.

32. Gruppen LD. Intensive longitudinal faculty development programs. In: Steinert Y, editor. Faculty development in the health professions. Dordrecht: Springer Netherlands; 2014.

33. Steinert Y. Faculty development: from workshops to communities of practice. Med Teach. 2010;32(5):425–8.

34. O'Sullivan PS, Irby DM. Reframing research on faculty development. Acad Med. 2011;86(4):421–8.

35. Steinert Y. Learning from experience: from workplace learning to communities of practice. In: Steinert Y, editor. Faculty development in the health professions. Dordrecht: Springer Netherlands; 2014.

36. Mann KV. Faculty development to promote role-modeling and reflective practice. In: Steinert Y, editor. Faculty development in the health professions. Dordrecht: Springer Netherlands; 2014.

37. Cheng A, Grant V, Huffman J, et al. Coaching the debriefer: peer coaching to improve debriefing quality in simulation programs. Simul Healthc. 2017;12(5):319–25.

38. Mcleod PJ, Steinert Y. Peer coaching as an approach to faculty development. Med Teach. 2009;31(12):1043–4.

39. Boillat M, Elizov M. Peer coaching and mentorship. In: Steinert Y, editor. Faculty development in the health professions. Dordrecht: Springer Netherlands; 2014.

第三篇
掌握性学习的实践

第十章
掌握性学习在临床沟通技能中的应用

Julia H. Vermylen and Gordon J. Wood

本书其他章节重点介绍了掌握性学习模式并探讨了课程设计的问题,包括核查表的制定、最低通过标准(minimum passing standard, MPS)的设定、刻意练习模型、反馈和复盘的关键要素以及对转化结果和课程传播模式的研究。讨论案例和支持数据主要聚焦于掌握性学习在操作性技能和团队技能中的应用,如高级心脏生命支持技能。本章将侧重探讨掌握性学习在临床沟通技能这一领域中的应用,特别是临床实践中经常需要面对的关于严重疾病的医患沟通。

近年来,大量研究证据表明沟通方式会影响患者的治疗效果。沟通干预已被证明可以在许多方面起到积极改善作用,包括临床决策[1,2]、对医生的信任度[3]、家庭成员的满意度[4]、医护人员的心理预期[5-8]、医生的身心健康[9]以及医疗资源的合理配置[2,10-13]。近期数据显示,以支持特定应对策略为重点的缓和照顾沟通干预措施与患者生活质量的改善和抑郁症的减少有关[14]。这些策略,加上与患者讨论以增进其对疾病的理解,有助于接受早期综合缓和照顾患者的生存期延长[15]。基于这些以及其他结果,沟通技巧现已被纳入研究议程和质量指标清单中[16-21],并成为许多教育干预措施的重点[22]。"人际交往和沟通能力"也是住院医师医学教育认证委员会(Accreditation Council for Graduate Medical Education, ACGME)要求的六项核心能力之一[23]。因为许多领域的掌握性学习应用能够起到改善患者临床结局的作用(第十六章),所以掌握性学习在临床沟通技巧培训中的应用是否可以获得类似的结果,引起了人们的兴趣。

本章首先回顾了沟通技巧培训的现状,继而研究了这些培训项目在临床结局中的影响程度,尝试建立掌握性学习培训沟通技能模型,或与现有的培训模式进行整合。我们系统回顾了掌握性学习应用于沟通技能的证据,并对多种利用掌握性学习理论培训沟通技巧的方法进行比较分析。我们特别强调了如何将基于标准化患者(simulated patient,SP)的小组角色扮演方法融于掌握性学习模型中。在这些讨论中,我们指出了掌握性学习应用于沟通技能与操作性技能的相似之处,以及前者所面临的独特挑战。最后,我们总结了掌握性学习培训沟通技巧这一新领域发展的未来方向。

沟通技能是可以教授的吗?

长期以来,沟通能力被认为是与生俱来的能力。学习者通常被假定为天生具备一定程度与患者沟通和相处的能力,并且能应用于医学教育环境中。相比之下,传统的医学教育关注点多为临床相关的操作性技能而非与患者及其家属的沟通能力。许多学习者,特别是已处于专科阶段的资深学习者,反映他们在院校教育中没有接受过沟通技巧相关的培训[25-31]。幸运的是,现在有大量证据表明,沟通技巧是可以教授的,而且几乎所有医学培训项目都已将沟通技巧培训纳入其课程体系当中[32]。

许多来源于采用 SP 小组角色扮演的研究显示培训可以提高沟通技巧[33]。具有代表性的研究包括由美国国家癌症研究所资助的名为"Oncotalk"的肿瘤科医生沟通技巧培训项目[34]。该项目为期 4 天,采用基于 SP 小组角色扮演联合刻意练习的工作坊模式,在受训者培训前后进行录像。统计学结果显示,受训者在培训后使用各种沟通技巧的频率显著提高。然而,最有说服力的结果是,90% 以上的评价人员在对录像盲审时,能够准确区分出受训人员在培训前后告知坏消息能力方面的差别。通过类似方法的单日培训可以提高内科住院医师之间的沟通能力[35]。此外,包含刻意练习、在线模块及自我反思的多元化集中多模式培训课程能够提升临床紧急情况中的沟通技能[36],并且在培训 1 年后改善效果仍在[37]。其他多项涉及练习和反馈的研究亦发现受训者的沟通技巧在培训后出现不同程度的提高[38,39]。这些有力证据和全球相关培训项目所观察到的积极结果,证实沟通技巧是可以教授的。

沟通技巧培训是否能够影响临床结局?

既然沟通技巧是可以教授的,下一个亟待明确的问题就是沟通技巧培训对临床结局所产生的影响。目前,已有很多案例通过有效沟通干预开启了前所未有的交谈,如针对重症监护室(intensive care unit,ICU)里的临终患者,召开关于临终家庭会议[6],或形成全新的沟通模式(如在入住 ICU 后 72 小时内召开多学科会议,并根据临床情况进展召开后续会议[1]),事实证明这些沟通干预措施能够有效帮助患者及家庭面对临床结局[2,6,11,40]。然而,如何证明在日常谈话中(如告知坏消息),通过培训能更有效地运用沟通技巧以改善患者的临床结局是比较困难的[41-43]。但要证明 T3 层面的结果(见第十六章)并非不可能,文献中也有一些积极结果的报道。沟通技巧培训与多种临床结局有关,包括增加患者对临床医生的信任度[44]、提高患者及其家属的满意度[9,45-47]、增加医生的同情心和减少职业倦怠[9]、增加患者就诊后自我感觉改善的可能性[48]、增加医疗管理目标谈话的记录、减少患者对过度诊疗的诉求、减少死亡率以及减少再次入院率[49]。

　　除了阳性研究结果外,亦有阴性研究结果报道。在一项考察内科住院医师和执业护士重大疾病沟通技巧培训(如告知坏消息和应对情绪等)对临床结局的影响研究中发现[50],尽管培训方法(基于 SP 的小组角色扮演)与此前研究相同[51],培训后受训者与患者及其家属的沟通质量或临终关怀质量并没有改善,甚至可能因受训者抑郁症发病率的升高而对患者的临床结局带来一些负面效果。这些意料之外研究结果的可能原因已被广泛报道[52]。从掌握性学习的角度来分析可能主要存在两个问题。其一,我们并不清楚是否所有受训人员的技巧都得到了提高。其二,技巧提高的程度不够理想。在培训后的评价中,仅有不足 50% 的受训者能够成功掌握大部分技巧[51]。例如,告知坏消息的关键技巧之一是先询问患者对病情的了解程度,从而帮助了解从何谈起,培训前只有 22.8% 的受训者完成了这一步,培训后该比例提高至39.3%。尽管存在统计学差异,但大多数受训者仍在培训后跳过这一关键步骤,这可能是该研究出现负面结果的原因之一。因此,合理实施掌握性学习培训模式,应用不同的培训时间及统一的结果导向,培训干预措施的力度则可能更强。

掌握性学习理论在沟通技能培训中的应用

　　目前,已有 3 个基于模拟和掌握性学习理论的沟通技能培训案例报道,这些研究的详细描述见表 10-1。前两篇建立在彼此研究的基础上,并着重于临床急救培训的讨论。第一项研究是针对内科住院医师的多层次"岗前培训"的部分内容[53]。沟通技能培训部分采用了授课和示范相结合的方式,加上与教师一对一的刻意练习,反复练习,直到掌握为止。这种培训方式使得所有住院医师的技巧都有了明显的提高,最终达到了最低通过标准(minimum passing standard,MPS)的要求。在第二项研究中,研究者对核查表进行了优化和修改,并在随机试验中使用了与第一项类似的培训干预措施,即与教师一对一的刻意练习[54]。通过培训后多种新技巧的应用,核查表分数均达到了统计学上的

表 10-1 已发表的基于掌握性学习的三项沟通技能培训课程的培训方案、内容及评价的详细内容

参考文献	参与者	教学方式	模拟器或所使用的模型	评价技能	结果指标	先前发表物中结果评分的可靠性系数
Cohen 等[53]	47 名一年级内科住院医师	对临床急救情况的教学 授课式教学 专家与 SP 的对话演示 刻意练习:每个受训者有 15 分钟角色扮演时间,教师有 10 分钟的反馈时间 总时间:4 小时	基于专业 SP 进行一对一的角色扮演,每位教师利用 20 分钟回顾病例并与受训顾问病例一齐对病例人员一齐进行复盘	能够开始并完成与专业 SP 之间的临床急救情况讨论,评价以下三个技巧:访谈 1. 以患者为中心的一般访谈 2. 临床急救情况讨论技巧 3. 对情绪的反应能力	含 18 项评价沟通技巧的量表	Kappa=0.70
Sharma 等[54]	10 名医师	授课式教学 刻意练习:一对一的角色扮演和来自自始息治疗医生的反馈	与专业 SP、一名教师及一名医师进行一对一的角色扮演	与上述案例相同	含 19 项评价沟通技能的量表,亦即上表的改良版	Kappa=0.70
Vermylen 等[55]	10 名四年级医学生	授课式教学 专家与 SP 的对话演示 刻意练习:用 6 个案例进行小组角色扮演 时间:4 小时	采用包含标准化患者,6 名学生和 1 名教师的 6 个案例进行小组角色扮演	能够完成与专业 SP 之间关于告知坏消息 (BBN) 的对话,评价以下 3 个技巧:1. BBN 技巧 2. 以患者为中心的一般访谈 3. 定性评价对情感的回应和整体沟通质量	含 15 项 BBN 技巧的量表;3 个 5 分的旨在评价对情绪的反应能力和沟通质量的全球评分量表;3 个从患者接	组内相关系数 (ICC) Kappa=0.91 3 个全球评分量表问题的系数=0.72 三个李克特量表项目的 ICC=0.63

显著改善,所有住院医师都达到了 MPS,其中 30% 的人需要通过二次培训才达到 MPS。

第三个应用掌握性学习理论培训沟通技能案例的培训目标是告知坏消息[55]。与前两个案例不同,该研究使用小组模式来进行刻意练习,而非急救培训中的一对一训练。除此之外,培训的其他方面都较为类似,包括授课、演示、刻意练习直至达到 MPS 等。该研究所采用的核查表除了标准的“完成与未完成”项目类似于前两个研究之外,还增加了与沟通质量相关的 3 个 5 分等级评分量表和 3 个李克特量表。结果显示受训者经过该掌握性学习培训后,沟通技能显著提高。

综上所述,利用掌握性学习培训临床沟通技能的现有研究虽然不多,但前景光明。现有研究主要采用一对一或基于小组的刻意练习模式,尽管核查表的结构各不相同,但培训结果相对一致且具说服力,因此未来的相关研究将展示出更理想的 T3 及 T4 结果。据悉目前已有几项相关研究正在开展,涉及多个不同的沟通技巧,因此我们预计这一类型的研究将迅速增长。

课程设计:基于掌握性学习的沟通技能培训

在描述了上述背景和证据之后,我们把重点转移到讨论如何设计基于掌握性学习的沟通技能培训课程上,首先讨论基于掌握性学习的沟通技能培训与操作性技能培训的相似之处,以及基于掌握性学习的沟通技能培训所面临的四个问题。该章节通过回顾基于掌握性学习的沟通技能培训课程设计的关键要点,为后面的章节打下基础。

基于掌握性学习的沟通技能培训与操作性技能培训的相似之处

基于掌握性学习沟通技巧培训的基本要素与本书中描述的任何掌握性学习课程是一致的[56]。与其他掌握性学习课程类似,基于掌握性学习的沟通技能课程以培训前测以提供受训者的基线水平。前测不仅提供了受训者的基本技能背景,也为受训者在后续培训中可能出现的难以掌握某些部分或特定技能情况提供依据。在完成这关键的第一步之后,随之而来的是对即将培训的交谈内容进行授课及演示。接着受训者在前测基线水平的指导下进行具有针对性的高强度针对性刻意练习。刻意练习可以用不同的方式进行。最后,受训者进行后测以检测其是否达到 MPS。若首次考核没有达到 MPS,受训者接受进一步的指导并有针对性地进行刻意练习,直至达到 MPS。培训后考核不仅使受训者在后期的刻意练习中保持专注度,也为受训者提供了更多的反馈信息,为其未来在技能实验室和面对患者时的表现提供参考。

基于掌握性学习的沟通技能培训的特点

虽然基于掌握性学习沟通技能课程的整体结构与其他主题的掌握性学习应用课程(如程序性技能)相似,但是掌握性学习在沟通技能培训中的应用包含以下四方面特殊问题:①数据过载;②受训者的脆弱性;③受训者疲惫状态;④"正确"标准的可变性。第一,沟通涉及大量数据信息。一段 15 分钟的告知坏消息的谈话可能需要几百甚至几千句话才能达到沟通目的,而这些话中的每一句都是一个潜在的教学点。影响沟通质量的不仅包含交谈内容,还包括语气、节奏和非语言交流。因此,即使在简单的交谈中,教师也会对受训者的表现进行多次调整。然而,无论是教师提供反馈还是受训者接受反馈都不堪重负,即数据过载。这一概念使得适当评价和重点教学成为这一领域的独特挑战。

第二,当涉及沟通技能培训时,受训者的脆弱性会增加。当受训者学习从未执行过的新技能,如中心静脉置入,受训者理解并能够接受自身在操作时表现出生疏,也不会因为犯错而感到尴尬。然而,当受训者进行医患沟通时,往往有一种先入为主的观念,认为自己应该具备与生俱来的能力。尽管许多受训者可能从未接受过正式的高级沟通技能培训,但却会在出现失误的时候感到脆弱和尴尬。因此,创造一个安全的学习环境对于受训者尝试新技能并对反馈意见持开放态度至关重要。

第三,由于沟通过程的影响因素包括情绪状态以及受训者的脆弱状态,与操作性技能培训相比,沟通技能培训可能会体现出更多紧张性以及更为强烈的情感消耗。因此,具有针对性、可操作性、利于受训者未来在沟通中应用的反馈至关重要。此外,针对受训者的水平进行难度适中的培训任务,推荐刻意练习模式便于受训者充分吸收所学内容,适当休息也是允许的,避免受训者感到压力过大。

第四,在沟通技能教学中,关于"正确"标准尚无定论。指导他人进行腰椎穿刺时,流程化关键步骤以及固定顺序已达成共识,如在进针前需对操作区域消毒。尽管腰椎穿刺步骤中的某些细微之处仍存争议,相比之下对于一个复杂的沟通交谈"正确"标准的争议要大得多。幸运的是,有越来越多的证据支持沟通标准的多元化。例如,一个研究组让癌症患者观看肿瘤医师向 SP 告知坏消息的视频,并允许观看者随时暂停视频,对视频中医生的沟通方式结合自己的立场进行评价与反馈。这项研究发现,被告知坏消息的患者希望他们的临床医生能够充分理解到这一时刻对患者的影响,能够根据患者的需求提供信息和指导,并能够与患者在沟通中进行共情与建议之间的合理切换[57]。这类研究的证据基础仍有待完善,专家们普遍认为,在许多关键步骤上存在不止一种方法。例如,当患者儿子情绪激动时,通过建议"告诉我你现在的想法"
来尝试去了解情绪状态可能是合适的。与此同时,肯定这种情绪并尝试:"我
可以看得出你非常爱你的父亲,你希望父亲不是现在这种状况。"可能同样有
效。故此,在刻意练习期间的核查表制定、评价者培训和教师的灵活性中都要
仔细考虑这种"正确"标准的可变性。

基于掌握性学习的沟通技能培训课程设计

虽然基于掌握性学习的沟通技能培训的课程设计应该遵循第三章中
Thomas 课程开发模式的步骤,然而在开发教育策略时有 3 方面值得特别注意
(Thomas 模式中的第四步)。第一项是为培训内容开发合适的评价工具。第二
项是选择一个恰当的刻意练习模式。第三项是制订一种使受训者能够掌握的
培训方法。

任务一:开发评价工具

沟通技能的掌握性学习课程开发评价工具与第五章中描述的操作性技能
培训开发评价工具相似。然而,沟通技能的评价具有一定的独特性。第一步
是在已发表的文献中寻找已建立的成熟模型。对于沟通技能培训来说,通常
具有较大的挑战性。尽管根据不同的沟通培训内容,可以收集到既往研究中
已建立的模型或框架以及研究中使用的核查表或评价表,然而却缺乏具有针
对性的明确评价标准。纵然现成的评价工具,它们亦可能不太适合掌握性学
习模型。

如果没有一个既定的适用于掌握性学习的黄金标准,建议集中相关内容
并邀请教育专家创建一个新的评价工具(图 10-1)。鉴于"正确"标准的可变
性极大,必须利用好可用性数据,或在没有数据的时候广泛征询专家意见。编
写工具时必须强调基本要素,考虑到可变性,并允许合理的变化,如任务顺序。
当创建工具时,与操作性技能类似,首先是尽可能按时间顺序将沟通交谈分解
成关键步骤,即为沟通交谈创造一个循序渐进的路线图,这通常也是授课内容
的重点。对于沟通中能成功推动沟通进展的一些关键技能(例如避免医学术
语),必须包含在核查表中。

另外,还要考虑通过不同类型的工具来评价沟通技能培训中涉及的各种
技能的完成质量。如前所述,沟通质量不仅受沟通内容影响,还受语气、非语
言沟通(如沉默或触摸)以及对患者情绪反应能力的影响。沟通培训内容评
价,不仅要确认受训者是否进行了特定的提问或者就相关内容进行对话,还
要评价其沟通交谈的质量。现有的策略是使用核查表评价受训者是否知道

告知坏消息：	完成（1分）	未完成（0分）
1	在第一次进入病房时建立初步的友好关系（如果是首次接诊则自我介绍，并在讨论医疗信息前致意，例如"您感觉怎么样"等）	
2	评估患者/属对讨论的看法或理解（使用如"告诉我您的理解……""其他医生告诉你什么？"）	
3	在告知消息前征求同意（例如"我现在想讨论扫描结果，可以吗？"）	
4	给出清晰简明的"警告"（例如"我有一些严重的消息"）	
5	告知坏消息时使用"癌症"一词	
6	告知坏消息后等待3秒	
7	在这谈话的前几分钟内告知坏消息	
8	告知坏消息后的第一句话是移情声明（例如"我知道这不是你一天期望听到的消息""这是一个令人入难以接受的消息"）	
9	仅在患者要求或允许讨论后续步骤后讨论诊疗计划	
10	提出下一步计划	

以患者为中心的一般访谈技巧：

11	清楚明确地陈述以确保理解患者/属的陈述（例如，"听起来……"或总结使用患者/属的语言）	
12	避免使用医学术语（使用专业术语但阐解其含义）	
13	以少块的方式提供信息（每次让患者处理信息之前，不超过1种信息）	
14	避免在患者/属情绪激动时告知信息或讨论计划	
15	避免表达作为对患者/属第一反应（避免说"没事"或"别担心"之类的话）	

在以下问题中，清晰明确您的认同程度（1=非常不同意，2=不同意，3=既不同意也不反对，4=同意，5=非常同意。

	1	2	3	4	5
医生表明，他或她能够认识这一时刻对我的影响。					
医生能够清楚地传达信息，并提供指导如何进行诊疗供指导					
在谈话期间，医生能够注意到我的表现，并在提供信息和承认信息对我的影响之间来回切换。					

沟通质量：

我们想尽可能详细地了解临床医生与您谈论疾病的能力。为了帮助我们改善医生与患者之间的沟通，请您保持批判性。

在与临床医生讨论坏消息等重要问题时，他/她在以下方面的表现：

1. 口头回应我的情绪：命名某种情绪；表达对情绪的理解；询问有关情绪的问题：

1	2	3	4	5
没有对我的情绪作性口头回应或反应回应了我的关系（例如，说了一些我觉得得令人不快的话）	几乎没有对我的情绪进行口头确认	断断续续地口头承认或反应，这让我感觉到明显的没有针对我的情绪	始终对我表示承认和/或者有些可能让我感到不合我的需要合我的需要进行多次移情的陈述	始终对我的情绪进行进行口头确认，并且几乎总是符合我的需要

2. 对您的情绪做出非语言性的反应。示例包括：适当触摸；保持沉默；如果情绪激动，提供纸巾；使用支持性的许可或接受性的身体语言。

1	2	3	4	5
对我的情绪没有非语言反应，或非语言反应行为妨碍了我与医生的关系（例如，不适当的触摸、心不在焉的沉默、缺乏眼神接触）	很少以非语言方式承认我的情绪之，中立的身体姿势，缺少没有反应沉默）	对我的情绪断断续续反应的断断续续让我感觉到明显的需要，或者有针对我的需要	始终以非语言方式或承认我的情绪，尽管一些行动可能没有被使用然或沉默，（但时间太长）	始终对我的情绪进行非语言确认，几乎总是感觉自然，而且符合我的需要

3. 总的而言，您如何评价这位临床医生与您的沟通交流？

1	2	3	4	5
医生的沟通方式不利于我们的关系	医生的沟通没有明显的不当之处，但他/他做少说/做一些我认为特别有帮助的事情	医生有时会说做一些我认为有帮助的事情和或适当地表明显的帮助或不适合我的需要	医生一直说做了我认为有帮助的事情，但有些反应行动可能或不适合我的需要然或适合我的需要	医生总是说做一些我觉得有帮助的事情，并且几乎总是很自然，而且符合的需要

图10-1　告知坏消息的评价工具

资料来源：转载自 Vermylen 等[55]，转载经由 Elsevier 许可。

进行特定的提问或进行相关内容交谈,然后结合使用量表来评价沟通交谈质量。

当结合使用核查表以及等级量表时,核查表可以被认为是确认特定任务是否被执行的刚性评价。例如,告知坏消息后的第一句话应为共情关怀:选项为"完成"或"未完成"。核查表应使用准确的语言表达,并需要特别注意"和"和"或"等词。尽量避免使用"受训者停顿"之类的模糊术语,除非明确指出具体停顿持续的时间。利用等级量表来评价受训者完成特定任务的情况,例如,"对情绪的反应",反应程度利用 1~5 分评分。在开发等级量表时,需要提供能够让评价者聚焦的具体行为的锚点,建议少于七个类别。研究表明,对于评价者来说持续区分超过 6 个类别难度过大[58]。

创建工具后,应对工具进行前瞻性测试以反映和优化设计时未考虑完善的问题。例如,可以录制一小群受训者在刻意练习前后与 SP 的对话视频,设计者对照观看对话视频并试用工具。评价者应该讨论评价工具是否能够捕捉到对话中的关键问题,并在必要时进行调整,直到它涵盖所有的关键要素。设计工具的便捷性也很重要。此外,前瞻性测试还可以加快建立评价者间的可靠性以及通过使用第六章中描述的方法设定 MPS。

任务二:刻意练习模型的选择

文献中报道了两种用基于掌握性学习的沟通技能培训课程的刻意练习模式。每种模式解决沟通技能习得问题的方式不同。这些模式如图 10-2 所示。目前还没有比较这两种方法的数据。因此,不同项目根据评价自身资源、教师时间和培训内容情况,从而确定合适的沟通技能培训模式至关重要。

一对一的刻意练习模型

文献中首次报道的模型包括一个集中混合法干预,用于讨论患者的急救情况。在这种形式中,受训者与教师单独接触,回顾前期视频,探究评价表,与 SP 反复练习,直到受训者认为可以再次测评为止。受训者可以自由选择充分练习后进入下一步的时间。这种模式的最大优势之一是为受训者提供了与教师进行有针对性的刻意练习机会。受训者可以通过衡量自身训练的疲惫程度自主把控测评前的训练量。此外,在与教师一对一的学习过程中,受训者无须担心在敏感技能训练时被同伴议论。最终,受训者能够在整段沟通交谈练习时,同步接受教师的反馈。

然而,这种形式亦有需权衡之处。由于受训者需要在相对较短而集中的时间内学习多种新技能以完成整段交谈,故此可能会增加受训者的数据过载风险,降低学习效率。此外,受训者通常只能基于一个案例进行练习,缺乏多样性的培训可能会增加培训内容在临床实际应用时的难度。最后,这种形式

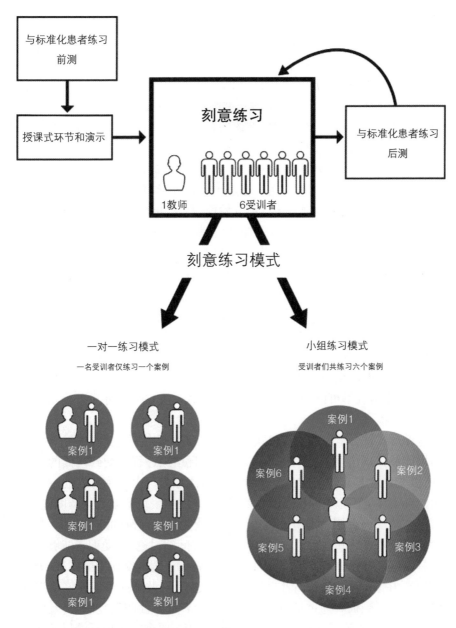

图 10-2　基于掌握性学习沟通技能课程模型

需要花费教师大量的时间,且受训者无法接触到来自其他人员的反馈,因而缺乏激发个人学习的动力。

小组角色扮演的刻意练习模型

　　另一种用于掌握性学习沟通技能培训课程的刻意练习模式是与 SP 进行

小组角色扮演。这种方法已广泛应用于掌握性学习以外的课程,且有明确证据表明它可以引起受训者的行为改变。目前有几个非营利性组织教授小组角色扮演的方法,包括 VitalTalk 和医疗保健传播学院。如果这些方法能够适用于掌握性学习课程将对我们的培训很有帮助。以下要讨论的模式采纳了VitalTalk 提出的方法(JV 和 GW 均参与并教授过 VitalTalk 或与之相关的课程)。我们认为这是应对复杂、严重疾病交谈的首选方法,因其能够促进行为改变并解决沟通难题。

使用 VitalTalk 模型的教师与 4~6 名受训者组成的小组共同练习一系列沟通内容相同,但 SP 不同的案例。报道中,培训任务为"告知坏消息",培训时间一天半,共涉及 6 个案例。在培训开始前,教师和受训者讨论前测的结果并据此设定培训目标。每个案例由两名受训者通过轮流与 SP 交谈的形式共同完成。在受训者与 SP 交谈之前,教师帮助受训者确定该案例的刻意练习内容重点。小组其他成员同时仔细记录下教师所传授的核查表上的关键要点。受训者或教师可以在训练过程中暂停并及时通过小组成员集思广益,共同总结受训者的优点并讨论如何解决不足之处。之后,再重新开启受训者与 SP 之间的交谈以尝试新的方法是否有效。在该受训者通过自身尝试新技能所产生的SP 积极反应效果后,叫暂停,受训者带着单一的反馈收获点离开。接着下一个受训者继续推进交谈,在同一个交谈中学习其他独立的技能。因此,在半天的时间里,小组成员可以看到多个案例,每个人在完成课程并进入后测之前都会进行多次练习。

这种形式符合掌握性学习模式中刻意练习的所有关键要素[59,60]。由于前测结果能够体现出受训者亟待改进之处,并且培训过程中受到同伴的持续关注,所以受训者具有较强的自主学习动力与注意力。由训练有素的专业人员提供的真实环境模拟也保证了受训者的参与度,当受训者陷入沟通困境时,通过暂停来使受训者摆脱困境。通过仔细研读受训者前测的结果数据,利用精心设计的核查表对其进行评价,辅以与教师之间的讨论,使受训者能够明确自身的具体培训目标。培训难度恰当,当受训者无法驾驭交谈中的挑战,教师通过"暂停"中止培训;若受训者自觉挑战程度不足,教师亦可以暂停培训并重新设定难度。受训者通过接触多个案例进行有针对性的重复练习,既可以作为与 SP 交谈的受训者,也可以作为旁观的小组成员参与积极反馈以及同伴头脑风暴。通过小组成员在与核查表一致的指导性模板上记录的具体谈话内容,培训质量得以精确测量。这使得学习者能够从他们的同伴、教师以及 SP 的互动中获得信息反馈。受训者能够把控他们的培训过程,确定培训要点以及在合理的暂停期间进行头脑风暴。尽管单一受训者不会完成整个交谈,但他们有机会接触到多个案例,使他们能够有机会处理复杂任务的各个方面。与其他掌握性学习法类似,这是一个优秀的快速循环刻意练习的例子,受训者通过复杂任务各个特定方面的体会而逐步改善(见第三章,图 3-3)。

这个模式也解决了基于掌握性学习的沟通技能培训的许多挑战。首先,它解决了数据过载的问题。教师帮助受训者在培训前确定了刻意练习的训练重点,也给小组成员和教师提供了观察训练的重点。发生在培训开始时 3~5 分钟内的"超时"现象通常是受训者陷入沟通困境所导致的,同时也限制了数据的收集。随后教师集中精力确定小组的头脑风暴主题,并帮助受训者获取培训内容中的要点。所有这些步骤都有助于最大限度地减少数据过载,并将刻意练习集中在最需要的环节。

这种模式也顾及了受训者的脆弱性。在培训开始之前,教师采用破冰的方式提高受训者的舒适度。随后教师讨论角色扮演的难点,以及为什么和如何进行角色扮演,并制订基本规则,包括"这里发生的只停留在这里"。然后,教师邀请一名志愿者与 SP 进行交谈,受训者通过对照核查表中所确定的培训目标元素,保证受训者具有一定的控制权。案例暂停后,首先集中讨论受训者在哪些方面做得好,有助于维护和建立受训者的自尊心,助其在有限的时间里从沟通困境或情绪化中平静下来。紧接着受训者在教师的指导下选择头脑风暴的重点,选择尝试自己的想法或向小组成员寻求帮助。小组意见直接围绕受训者自我认定的难点,可以避免在小组意见不够集中的情况下受到一般性和广泛的批评,从而将受训者的脆弱性降至最低。

由于与 SP 交谈的时间很短,受训者的疲惫感通常不明显,而且他们也可以在小组内担任不同的角色时得到休息。在培训期间安排正式的休息时间也非常关键。

该模型通过为每个受训者提供多次练习机会、接收反馈和尝试新方法以了解其工作方式来帮助解决"正确"的可变性问题。若对如何最好地完成某项任务存在争议,教师可以将讨论转向与(训练有素的)SP 进行练习,并对不同方法的结果进行分析。然后,教师可以强调产生成功结果的关键原则。观察他人、做笔记和提供具体反馈也有助于确定替代方法。这种方法可以让受训者看到多个根据需要所设计的挑战各类不同技能的案例。

小组练习模式在复杂对话训练中有许多优势:允许受训者看到对话的多个案例和变体;把整段对话切分成不同模块;为受训者提供接受同伴反馈和观察他人的机会;在不增加教师时间的情况下增加每个受训者的培训时间。

然而这种模式也有潜在弊端:受训者并没有在指定培训时间内练习整段交谈。尽管数据表明大多数受训者能够将单个技能整合到更复杂的沟通中,一些受训者可能会难以完成培训后考核中的整段交谈或将其应用于未来与患者之间的沟通中。此外,教师创造一个安全的学习环境也很重要,这使得受训者不会感到在同伴面前犯错及练习新技能是一件尴尬的事情。由于使用了多个案例且大多数 SP 的预约时间是半天，而非按照其实际工作时间预约，这种模式在 SP 成本方面可能更加昂贵。我们通过 3 个案例（每个案例有两个部分组成）来尽量减少成本，这样仅需 3 个 SP 即可。

任务三：刻意练习模型的选择

设计掌握性学习的沟通技能培训课程的第三项也是最后一项任务为制订一个使受训者达到掌握程度的计划。如果受训者在培训后的首次考核没有达到 MPS，就需要重新进行刻意练习和考核，而如何实现这一点取决于任务二中刻意练习模式的选择。

如果培训采用一对一的刻意练习模式，受训者可以在教师的观察下与 SP 实时完成培训后考核。如果未达到 MPS，教师可以通过回顾考核情境、指出改进要点，并让受训者继续与 SP 一起练习，直至受训者得到充分训练并认为可以再次考核为止。这种方式会延长课程时间，因此在安排教师和受训者培训时间时需考虑这一点。除此之外，教师、受训者和 SP 还可以另外安排时间来完成附加的刻意练习和考核。

设计基于小组角色扮演模式的掌握性学习课程可能更具挑战性。这是因为在多数情况下，4~6 人组成的小组中只有一两名受训者在刻意练习后的首次考核中达不到 MPS，导致少数受训者需要重复进行刻意练习。若培训涉及多个小组且每个小组由不同的教师负责，那么在首次考核后没有达到 MPS 的受训者需要被重新组合到一个或多个小组中进行重复的刻意练习。若培训仅涉及一个小组和一名教师，则需要采取不同的方法。如告知坏消息培训建立的持续一个月度培训体系，这样才允许需要更多练习的受训者参加之后的培训课程，并重复这些课程，直到达到 MPS。此外，也可以采用混合模式，即初次培训利用小组培训模式，此后利用一对一的模式进行重复的刻意练习。

其他注意事项

标准化患者培训

在整个沟通技能培训项目中，持续的 SP 培训是必不可少的，这是确保 SP 充分理解案例并对受训者行为做出合适反应的基础。情绪丰富的案例为 SP 提供了调整压力的机会并能够灵活应对受训者利用技能处理做出反应。在课程开始前，我们通常会对每个 SP 进行大约 1 小时的培训，培训间隔超过 1 个月则需重复培训。原因是在培训的过渡期间，SP 可能因为忙得不可开交而忘记了此前的培训内容。针对考核案例的 SP 培训应着重于反应的一致性和在整个过程中的表现。针对刻意练习案例的 SP 培训应着重于确保 SP 在理解教学模式的基础上,充分演绎出常见挑战并在受训者使用沟通技能时呈现出不同的反应。

评价者培训

正如操作性技能培训一样,进行评价者培训以确保评价者之间的一致性至关重要。评价者应该一起观看沟通交谈并同时进行评价以比较数据[61-64]。明确评分工具中的关键点,并确保所有评价者对每一项目的理解一致。考虑到沟通交谈会产生大量数据,评价者经常需要关注并记录来自 SP 患者和受训者的不同数据。公开讨论这些差异可以使评价者在使用评分工具时达成共识。根据不同的资源情况,培训 SP 评价受训者的能力能够最大限度地帮助减少教师回顾视频的时间。当然,在 SP 之间建立一致性至关重要,如果 SP 人数众多且不断变化,这将是一个挑战。

成本

沟通技能培训课程的成本可能很高,而基于掌握性学习的沟通技能课程的成本可能更高,因为掌握性学习课程需要对那些没有达到 MPS 的受训者进行再培训和考核。此外需要注意的是,沟通过程可能漫长而复杂,需要花费教师大量时间以及持续支出 SP 成本,这有别于单一成本的培训项目,如使用模拟器的培训和基于掌握性学习的操作性技能培训。虽然成本方面需要密切关注,但若采取严谨的基于模拟的掌握性学习教育手段能够获得较多的技能和较好的持久性,最终能够起到节省机构成本的作用。通过数据说明培训的作用对经费持续投入具有较强的说服力。幸运的是,大多数卫生职业学校认识到 SP 的价值,今后的任务可能需要更多聚焦于重新规划 SP 的用途。

未来发展方向

尽管前景广阔,基于掌握性学习的沟通技能课程仍处于起步阶段。迄今为止,还没有通过应用多种教育技术的刻意练习方法进行沟通技能培训来进行正面的试验评价以指导未来课程开发的数据。此外,大多数研究都集中在医患的重病沟通上,还有许多其他健康职业从业人员需要掌握沟通技能,包括护理人员、社会工作者和医院牧师等。跨学科沟通、患者教育和许多其他难度较高的沟通交谈,例如早期或后期的医疗管理目标讨论或临终家庭会议等,也可以从掌握性学习模式的应用中获益。最后,虽然 T1 结果显示临床医生的沟通能力有较大改善,但到目前为止,还没有基于掌握性学习的沟通技能培训对患者水平 T2 或 T3 结果影响的报道。因此,下一步研究方向应该包括评价患者的临床结局以进一步证实这种成本和劳动密集型培训的有效性。

结语

本章详细介绍了令人振奋的、相对较新的掌握性学习领域。越来越多的证据表明,我们的沟通方式会影响患者的治疗效果,而且沟通技能是可以教授的。掌握性学习旨在通过提供一种允许刻意练习的培训结构来扩展这一强大的理论基础,直至所有受训者都能掌握高水平沟通技能。早期研究表明,掌握性学习在实现沟通技能和操作性技能方面的"人人卓越"目标同样有效。我们期待新的研究来评价这种强大培训模式的影响,以充分说明掌握性学习是否能帮助我们所有人更有效地沟通,并为患者、家属、医疗系统、我们的同事和我们自己带来更好的结果。

(李薇　黎孟枫　译)

参考文献

1. Majesko A, Hong SY, Weissfeld L, White DB. Identifying family members who may struggle in the role of surrogate decision maker. Crit Care Med. 2012;40(8):2281–6.
2. Lilly CM, De Meo DL, Sonna LA, et al. An intensive communication intervention for the critically ill. Am J Med. 2000;109(6):469–75.
3. Hutchison PJ, McLaughlin K, Corbridge T, et al. Dimensions and role-specific mediators of surrogate trust in the ICU. Crit Care Med. 2016;44(12):2208–14.
4. Kirchhoff KT, Song MK, Kehl K. Caring for the family of the critically ill patient. Crit Care Clin. 2004;20(3):453–66. ix-x.
5. Nunez ER, Schenker Y, Joel ID, et al. Acutely bereaved surrogates' stories about the decision to limit life support in the ICU. Crit Care Med. 2015;43(11):2387–93.
6. Lautrette A, Darmon M, Megarbane B, et al. A communication strategy and brochure for relatives of patients dying in the ICU. N Engl J Med. 2007;356(5):469–78.
7. Wall RJ, Engelberg RA, Gries CJ, Glavan B, Curtis JR. Spiritual care of families in the intensive care unit. Crit Care Med. 2007;35(4):1084–90.
8. Wall RJ, Curtis JR, Cooke CR, Engelberg RA. Family satisfaction in the ICU: differences between families of survivors and nonsurvivors. Chest. 2007;132(5):1425–33.
9. Boissy A, Windover AK, Bokar D, et al. Communication skills training for physicians improves patient satisfaction. J Gen Intern Med. 2016;31(7):755–61.
10. Dowdy MD, Robertson C, Bander JA. A study of proactive ethics consultation for critically and terminally ill patients with extended lengths of stay. Crit Care Med. 1998;26(2):252–9.
11. Lilly CM, Sonna LA, Haley KJ, Massaro AF. Intensive communication: four-year follow-up from a clinical practice study. Crit Care Med. 2003;31(5 Suppl):S394–9.
12. Norton SA, Hogan LA, Holloway RG, et al. Proactive palliative care in the medical intensive care unit: effects on length of stay for selected high-risk patients. Crit Care Med. 2007;35(6):1530–5.
13. Lamba S, Murphy P, McVicker S, Harris Smith J, Mosenthal AC. Changing end-of-life care practice for liver transplant service patients: structured palliative care intervention in the surgical intensive care unit. J Pain Sympton Manage. 2012;44(4):508–19.
14. Geer JA, Jacobs JM, El-Jawahri A, et al. Role of patient coping strategies in understanding the effects of early palliative care on quality of life and mood. J Clin Oncol. 2018;36(1):53–60.

15. Irwin KE, Greer JA, Khatib J, Temel JS, Pirl WF. Early palliative care and metastatic non-small cell lung cancer: potential mechanisms of prolonged survival. Chronic Resp Dis. 2013;10(1):35–47.
16. Rubenfeld GD, Curtis JR. End-of-life care in the ICUWG. End-of-life care in the intensive care unit: a research agenda. Crit Care Med. 2001;29(10):2001–6.
17. Mularski RA, Curtis JR, Billings JA, et al. Proposed quality measures for palliative care in the critically ill: a consensus from the Robert Wood Johnson Foundation Critical Care Workshop. Crit Care Med. 2006;34(11 Suppl):S404–11.
18. Nelson JE, Mulkerin CM, Adams LL, Pronovost PJ. Improving comfort and communication in the ICU: a practical new tool for palliative care performance measurement and feedback. Qual Saf Health Care. 2006;15(4):264–71.
19. Clarke EB, Curtis JR, Luce JM, et al. Quality indicators for end-of-life care in the intensive care unit. Crit Care Med. 2003;31(9):2255–62.
20. Nelson JE, Puntillo KA, Pronovost PJ, et al. In their own words: patients and families define high-quality palliative care in the intensive care unit. Crit Care Med. 2010;38(3):808–18.
21. Halpern SD, Becker D, Curtis JR, et al. An official American Thoracic Society/American Association of Critical-Care Nurses/American College of Chest Physicians/Society of Critical Care Medicine policy statement: the Choosing Wisely (R) top 5 list in critical care medicine. Am J Respir Crit Care Med. 2014;190(7):818–26.
22. Tulsky JA, Beach MC, Butow PN, et al. A research agenda for communication between health care professionals and patients living with serious illness. JAMA Intern Med. 2017;177(9):1361–6.
23. ACGME Common Program Requirements 2017. Available from https://www.acgme.org/Portals/0/PFAssets/ProgramRequirements/CPRs_2017-07-01.pdf.
24. Barsuk JH, McGaghie WC, Cohen ER, et al. Simulation-based mastery learning reduces complications during central venous catheter insertion in a medical intensive care unit. Crit Care Med. 2009;37(10):2697–701.
25. Hebert HD, Butera JN, Castillo J, Mega AE. Are we training our fellows adequately in delivering bad news to patients? A survey of hematology/oncology program directors. J Palliat Med. 2009;12(12):1119–24.
26. Adler DD, Riba MB, Eggly S. Breaking bad news in the breast imaging setting. Acad Radiol. 2009;16(2):130–5.
27. Eggly S, Afonso N, Rojas G, et al. An assessment of residents' competence in the delivery of bad news to patients. Acad Med. 1997;72(5):397–9.
28. Schellenberg KL, Schofield SJ, Fang S, et al. Breaking bad news in amyotrophic lateral sclerosis: the need for medical education. Amyotroph Lateral Scler Frontotemporal Degener. 2014;15(1–2):47–54.
29. Lamba S, Nagurka R, Offin M, Scott SR. Structured communication: teaching delivery of difficult news with simulated resuscitations in an emergency medicine clerkship. West J Emerg Med. 2015;16(2):344–52.
30. Buss MK, Lessen DS, Sullivan AM, et al. Hematology/oncology fellows' training in palliative care: results of a national survey. Cancer. 2011;117(18):4304–11.
31. Holley JL, Carmody SS, Moss AH, et al. The need for end-of-life care training in nephrology: national survey results of nephrology fellows. Am J Kidney Dis. 2003;42(4):813–20.
32. Makoul G. Communication Skills Education in Medical School and Beyond. JAMA. 2003;289(1):93.
33. Fryer-Edwards K, Arnold RM, Baile W, et al. Reflective teaching practices: an approach to teaching communication skills in a small-group setting. Acad Med. 2006;81(7):638–44.
34. Back AL, Arnold RM, Baile WF, et al. Efficacy of communication skills training for giving bad news and discussing transitions to palliative care. Arch Intern Med. 2007;167(5):453–60.
35. Szmuilowicz E, el-Jawahri A, Chiappetta L, et al. Improving residents' end-of-life communication skills with a short retreat: a randomized controlled trial. J Palliat Med. 2010;13(4):439–52.

36. Szmuilowicz E, Neely KJ, Sharma RK, et al. Improving residents' code status discussion skills: a randomized trial. J Palliat Med. 2012;15(7):768–74.

37. Wayne DB, Moazed F, Cohen ER, et al. Code status discussion skill retention in internal medicine residents: one-year follow-up. J Palliat Med. 2012;15(12):1325–8.

38. Chung HO, Oczkowski SJ, Hanvey L, et al. Educational interventions to train healthcare professionals in end-of-life communication: a systematic review and meta-analysis. BMC Med Educ. 2016;16:131.

39. Moore PM, Rivera Mercado S, Grez Artigues M, Lawrie TA. Communication skills training for healthcare professionals working with people who have cancer. Cochrane Database Syst Rev. 2013; Cd003751.

40. Wood GJAR. What is the evidence that advance care plans change patient outcomes? In: Goldstein NEMR, editor. Evidence-based practice of palliative medicine. Philadelphia: Elsevier Saunders; 2017. p. 270–4.

41. Barth J, Lannen P. Efficacy of communication skills training courses in oncology: a systematic review and meta-analysis. Ann Oncol. 2011;22(5):1030–40.

42. Schoenthaler A, Kalet A, Nicholson J, Lipkin M Jr. Does improving patient-practitioner communication improve clinical outcomes in patients with cardiovascular diseases? A systematic review of the evidence. Patient Educ Couns. 2014;96(1):3–12.

43. Uitterhoeve RJ, Bensing JM, Grol RP, et al. The effect of communication skills training on patient outcomes in cancer care: a systematic review of the literature. Eur J Cancer Care. 2010;19(4):442–57.

44. Tulsky JA, Arnold RM, Alexander SC, et al. Enhancing communication between oncologists and patients with a computer-based training program: a randomized trial. Ann Intern Med. 2011;155(9):593–601.

45. Shaw DJ, Davidson JE, Smilde RI, et al. Multidisciplinary team training to enhance family communication in the ICU. Crit Care Med. 2014;42(2):265–71.

46. Sullivan AM, Rock LK, Gadmer NM, et al. The impact of resident training on communication with families in the intensive care unit: resident and family outcomes. Ann Am Thorac Soc. 2016;13(4):512–21.

47. Stein T, Frankel RM, Krupat E. Enhancing clinician communication skills in a large healthcare organization: a longitudinal case study. Patient Educ Couns. 2005;58(1):4–12.

48. Stewart M, Brown JB, Hammerton J, et al. Improving communication between doctors and breast cancer patients. Ann Fam Med. 2007;5(5):387–94.

49. Orford NR, Milnes S, Simpson N, et al. Effect of communication skills training on outcomes in critically ill patients with life-limiting illness referred for intensive care management: a before-and-after study. BMJ Support Palliat Care. 2019;9(1):e21.

50. Curtis JR, Back AL, Ford DW, et al. Effect of communication skills training for residents and nurse practitioners on quality of communication with patients with serious illness: a randomized trial. JAMA. 2013;310(21):2271–81.

51. Bays AM, Engelberg RA, Back AL, et al. Interprofessional communication skills training for serious illness: evaluation of a small-group, simulated patient intervention. J Palliat Med. 2014;17(2):159–66.

52. Curtis JR, Back AL, Engelberg RA. Training for effective patient communication—reply. JAMA. 2014;311(13):1356–7.

53. Cohen ER, Barsuk JH, Moazed F, et al. Making July safer: simulation-based mastery learning during intern boot camp. Acad Med. 2013;88(2):233–9.

54. Sharma RK, Szmuilowicz E, Ogunseitan A, et al. Evaluation of a mastery learning intervention on hospitalists' code status discussion skills. J Pain Symptom Manage. 2017;53(6):1066–70.

55. Vermylen JH, Wood GJ, Cohen ER, Barsuk JH, McGaghie WC, Wayne DB. Development of a simulation-based mastery learning curriculum for breaking bad news. J Pain Symptom Manag. 2019;57(3):682–7.

56. Barsuk JH, Cohen ER, Wayne DB, et al. Developing a simulation-based mastery learn-

ing curriculum; lessons from 11 years of advanced cardiac life support. Simul Healthc. 2016;11(1):52–9.

57. Back AL, Trinidad SB, Hopley EK, et al. What patients value when oncologists give news of cancer recurrence: commentary on specific moments in audio-recorded conversations. Oncologist. 2011;16(3):342–50.

58. Beckstead J. On measurements and their quality. Paper 4: verbal anchors and the number of response options in rating scales. Int J Nurs Stud [Internet]. 2014;51(5):807–14.

59. Ericsson KA. Deliberate practice and the acquisition and maintenance of expert performance in medicine and related domains. Acad Med. 2004;79(10 Suppl):S70–81.

60. McGaghie WC, Siddall VJ, Mazmanian PE, Myers J. Lessons for continuing medical education from simulation research in undergraduate and graduate medical education: effectiveness of continuing medical education: American College of Chest Physicians Evidence-Based Educational Guidelines. Chest. 2009;135(3 Suppl):62S–8.

61. Mahmood O, Dagnaes J, Bube S, et al. Nonspecialist raters can provide reliable assessments of procedural skills. J Surg Educ. 2018;75(2):370–6.

62. George BC, Teitelbaum EN, DaRosa DA, et al. Duration of faculty training needed to ensure reliable performance ratings. J Surg Educ. 2013;70(6):703–8.

63. Adler MD, Vozenilek JA, Trainor JL, et al. Comparison of checklist and anchored global rating instruments for performance rating of simulated pediatric emergencies. Simul Healthc. 2011;6(1):18–24.

64. Eppich W, Nannicelli AP, Seivert NP, et al. A rater training protocol to assess team performance. J Contin Educ Heal Prof. 2015;35(2):83–90.

第十一章
团队技能的掌握性学习

Aashish K. Didwania, Erin D. Unger, Debi L. Mitra, and William C. McGaghie

1970 年 4 月 11 日,阿波罗 13 号发射升空,旨在进行第三次登月。最初的发射、升空以及早期的任务过程都按计划顺利地进行着。但在执行任务的 2 天后,没有任何预兆的情况下,一个氧气罐爆炸了,飞船受损危及 3 名宇航员的生命。登月被终止。在经历了动力不足、舱内热量丧失、缺水以及需要对二氧化碳清除系统进行临时维修等困难后,1970 年 4 月 17 日,机组人员在离开地球 6 天后,终于安全返回地球。

在好莱坞电影《阿波罗 13 号》中,任务指挥官 James Lovell 机长(Tom Hanks 饰演)遭遇了人类历史中前所未有的生命危险。在极端压力下,机组人员需要随机应变控制飞行器以实现人员的安全返回。飞船上的工具有塑料袋、纸板、胶带和计算尺都被应用起来,当时手提电脑和手机还没有被发明出来。Lovell 同其他宇航员和地面控制小组共同努力实现了安全飞回地球。阿波罗 13 号机组人员的幸存被认为是奇迹。几年后,Lovell 称阿波罗 13 号的任务是"成功的失败",因为虽然安全返回,但登月失败了[1]。

2018 年 1 月 30 日,周二,在阿波罗 13 号任务的 48 年后,我们的写作团队有幸会见了 90 岁的 James Lovell 机长,他讲述了他在美国国家航空航天局(NASA)的培训经历并分享了他的智慧。两个小时的采访十分有趣又很有见地。

在电影《阿波罗 13 号》中飞行指挥 Gene Kranz(Ed Harris 饰演)说"失败绝不是一个选项"。Lovell 说,这个命令是 Kranz 在他早期执行双子座任务时反复对他吼叫的。Lovell 机长报告说团队成功的关键是重复练习、深刻反馈以及积极的态度。Lovell 说,尽管存在危险或失败的可能,但宇航员的关注点通常都是解决问题。我们在本章后面谈到团队技能如何习得时,我们将展示这种思维框架如何为掌握性学习团队合作原则奠定基础。

　　Lovell 机长指出了成功的团队合作的其他特点，从正确选择合适的宇航员起。Lovell 介绍了在他的三次空间任务中，每位宇航员都有明确的专门角色，但每个人都了解其他成员的职责，以便他们可以互换。

　　回到 20 世纪 60 年代后期阿波罗 13 号的团队培训，三名宇航员 James Lovell、Fred Haise 和 Jack Swigert 认识到与地面控制人员共同实践和工作的重要性。他们明白，要想让卓越成为一种习惯，他们需要一起练习，反复重复，直到飞向月球成为第二天性。团队实践使宇航员们能够使用 Lovell 所说的"感应通信"（今天被称为共享心智模式）。在阿波罗 13 号发射前几天，一线工作人员之一 Ken Mattingly 被诊断出患有风疹。Mattingly 的任务被取消，由 Jack Swigert 接替。Lovell 机长提出了温和的抗议，说他和 Mattingly 已经实现了心灵默契，"我们甚至不用说话就知道对方在想什么"。Lovell 出于对 Mattingly 风疹的担忧，对机组人员更换作出妥协，因为他们团队培训的核心部分是双重保障计划，让团队成员可以互相替代完成任务。宇航员团队知道 Mattingly 的健康状况是飞行时的风险，而 Swigert 也进行了同样刻苦的训练。

　　适用于医疗团队的掌握性学习理念和 NASA 团队培训最显著的特点是培训的严格性和强度。美国国家航空航天局在 1970 年以前的培训没有一个前测或掌握后测的最低通过标准（minimum passing standard，MPS）来证明空间飞行能力。然而，James Lovell 队长说训练到了精疲力竭的地步，最关键的是，不断评估团队的改进和准备情况。当被问及如何训练他的团队处理冲突和紧急情况时，Lovell 机长称赞了模拟实验室里所进行的团队培训。飞行指挥员提供了无数意想不到的情况，飞行员测试了不同的解决方案，以找出哪个答案才是最佳的。这个团队在 NASA 仿真实验室经历了"许多次事故和死亡"。仿真实验室中的失败没有问题。对模拟失败的反馈和复盘是提高团队技能的基础。有意识的刻意练习加上飞行指导员的反馈（这是后来才有的术语）使宇航员们完善了团队技能。Lovell 机长总结道："模拟器是这个项目的救星。我们可以模拟几乎所有与登月相关的事情。到阿波罗 13 号（1970 年）的时候，当我们准备去月球时，飞行中没有什么是不寻常的或出乎意料的，除了看到地球！"

　　本章介绍了掌握性学习的历史、定义、概念和潜在应用，以获取和保持在医学职业教育中的团队技能。这一章，我们举了 Lovell 机长的例子强调了 NASA 的训练，使他的团队能躲过太空飞行灾难，并成为美国太空史上的标志性事件。本章还有四个部分：①团队培训的历史与演变；②有效的医疗团队；③有效的团队医疗培训——课程、指导和评价；④总结。

团队培训的历史与发展

团队培训的起源

　　对 Lovell 机长的采访给我们上了团队培训起源这一课。随着航空航天工业寻求提高飞行安全,团队培训真正成为人们关注的焦点。20 世纪 70 年代初,一系列灾难性的飞机坠毁事件引起了广泛的关注。调查显示,造成大多数飞机失事的原因是人为失误而非机械故障。最能说明问题的是,这些空难不是因为机组人员个人技术能力不足,而是领导力和团队合作的欠缺[2]。在 1979 年 NASA 赞助的一次研讨会上,来自学术界、航空工业和政府的代表共同讨论如何改善飞行安全。团队培训成为实现安全目标的核心原则。这次研讨会提出了驾驶舱资源管理培训,后来被称为机组资源管理(crew resource management,CRM)[3]。CRM 的目标是培训所有飞行机组人员有效使用包括人员、信息和设备在内的可用资源,并优化沟通协作以减少失误。CRM 的中心焦点是团队的表现,而不是个人的表现。CRM 自创立以来一直在发展,但核心课程包括沟通、工作负荷管理、情境感知、问题解决和决策、领导力和追随力以及减轻压力等项目[4,5]。

　　1995 年,美国联邦航空管理局要求所有商业航空公司进行客户关系管理培训。CRM 总体上对航空工业产生了积极的影响,全任务模拟期间的正式评估表明,机组人员协调能力得到了改善[6]。著名的"哈德逊河奇迹"发生在 2009 年,当时美国航空公司 1549 号航班机长 Chesley Sullenberger 在一次飞鸟撞击引擎事故后,成功地在哈德逊河降落。Sully 机长将其机组成员的表现归功于 CRM[7]。CRM 培训改变了航空业。来自 CRM 的团队培训理念现在是医学团队培训的基础。

医学团队培训

　　与航天航空项目类似,医学教育中也可运用仿真模型提高技能、减少错误。许多错误是由人为错误造成的。Judson Denson 和 Stephen Abrahamson 在 20 世纪 60 年代后期开发了第一个全人模型模拟器,被命名为 SimOne,用于麻醉训练[8,9]。SimOne 是初级的,但很新颖——它有心跳,可以呼吸,并对医疗干预做出反应,为学员提供即时反馈。SimOne 允许单个学员体验"真实世界"的场景,这样即使犯了医疗错误(medical errors),也不会让真正的患者置于风险之中。

　　21 世纪,医学教育中模拟器的使用从个人培训扩展到医疗团队培训。在西北大学和西北纪念医院所进行的一系列关于获得和维持高级心脏生命支持(advanced cardiac life support, ACLS)团队技能的医学教育和评估研究说明了这项工作。本系列的第一份报告描述了一个基于模拟的 ACLS 团队课程的开发、实施和评估(通过随机对照试验)以刻意练习和严格的结果测量为特色[10]。基于模拟训练的住院医师 ACLS 能力在实训室测试中提高了 38%[10]。一项针对真实的医院内心搏骤停(或"应急反应")的随访队列研究表明,在模拟实验室接受培训的住院医师比未接受模拟培训的住院医师提供了更高质量的救治效果[11]。基于模拟的 ACLS 团队培训课程随后被转换为掌握性学习计划,该计划产生了强大的短期结果[12],并且在 12 个月的间隔期内仍保留着[13]。

在温尼伯的曼尼托巴大学,Ziesmann 等应用团队技能模拟创伤与复苏团队培训(S.T.A.R.T.T)研究[14]。课程负责人将传统的课堂教学与 4 个由外科住院医师、护士和呼吸治疗师团队完成的 15 分钟模拟相结合。虽然受训人员满意度非常高,但对患者结果的影响未进行评估[15]。法兰克福大学的医生利用模拟训练建立了卒中团队,以协调对卒中患者快速有效的治疗[16]。通过对新成立的卒中团队进行模拟训练,开始溶栓治疗的时间从 43 分钟显著缩短到 31 分钟,更多患者实现了目标为 30 分钟内的溶栓治疗[16]。

一个研究最为充分的模拟培训项目是产科分娩中的肩难产。虽然罕见,但肩难产是产科急症,需要迅速采取措施[17-19]。来自英国的研究人员使用 NOELLE 分娩模拟器开发了一个以综合教学和团队演练为基础的模拟分娩模型供住院医师使用。使用模拟器训练的住院医师比使用标准教学课程训练的住院医师有更好的整体性,在特殊操作时有更好的表现[20]。Croft 和他的同事证明,相比低保真模拟,高保真模拟训练后分娩成功率更高[21]。以模拟为基础的培训项目强调团队合作技巧,团队成员之间的沟通得到改善。

这些例子突出了基于团队的模拟训练在需要快速反应的关键情况中的突出作用。然而,据我们所知,只有一个项目将掌握性学习作为严格的教学方法[12]。第三章描述了 ACLS 中基于模拟的掌握性课程开发。这个课程是医疗领域中第一个正式设计的基于模拟的团队培训[12]。在本章接下来的内容中,我们将进一步定义来自 CRM 的团队技能和医疗培训概念,然后讨论医学教育中基于团队的课程开发。

有效的医疗团队

定义

现代医疗团队在许多方面各不相同。医疗团队可能是分等级的,就像一位外科医生带领一个临床团队在早晨高效查房[22]。或者像初级医疗小组那样由等级相同者组成,包括医生、护士、药剂师、社工和其他专业人士,在工作日讨论患者的照护细节[23]。医疗团队可以像急救医疗(emergency medical service,EMS)团队那样规模小、灵活且长期稳定,也可以像内科重症监护室(medical intensive care unit,MICU)那样拥有大量频繁更换的人员[24]。医疗团队也因目的而异。有些团队按照疾病定义,例如囊性纤维化医疗团队,在门诊或住院时管理同病种患者。连续性和专业化决定了这个团队的成功。其他医疗团队则是在遇到心搏骤停和外伤等紧急情况时组建,这时速度和技术技能至关重要。

在医疗团队中很少有紧急组成的架构,例如教学医院的普通内科住院患者医疗团队通常一周七天、每天早上查房。普通内科团队由高年资和低年资内科医师和医学生组成,通常包括护士、药剂师和社工。从儿科到外科门诊部通常都有明确的团队结构,其中单个团队成员很少处于相同的物理空间。医生在门诊看患者,分诊护士处理患者的电话和电子邮件,团队成员与社工和调度员密切沟通。团队现在在医疗领域占据主导地位,因为没有人再单独工作。

团队研究心理学家 Eduardo Salas 和他的同事们将团队定义为"一个可辨识的两人或多人组合,成员间相互协作、动态改变、相互依靠、相互适应,拥有共同且有价值的目标/宗旨/愿景。每个成员分配有特殊的或具备特殊的功能,成员有工作期限"[25]。Salas 和同事指出,完成任务需要:①团队成员之间信息与资源的动态交换;②任务活动的协调(如主动沟通、支持行为);③对任务需求的不断调整;④具有组织结构的成员[25]。

医疗团队之间有着广泛的多样性,但有一些基本的团队元素可以区分成功团队和困难团队。成功团队有明确的目标、结构、评估体系、反馈和责任。目标支配着团队和每个团队成员。结构来自领导和团队沟通。Salas 和他的同事在其他地方指出,团队通过有价值的任务而相互依赖,使用多种信息来源,拥有适应性机制,并通过频繁的沟通过程来执行。团队的关键特征是任务的相互依赖性。团队成员不仅要沟通,还要相互协调和精诚合作以完成任务[26]。

医疗团队的基本指标总是以患者为中心。患者护理实践的过程衡量可以参照在心搏骤停抢救中团队效率的算法,到诊所或住院病房管理大量患者的效率衡量。由于医疗团队有效地干预,患者结局均有改善,从医院获得性感染下降到分娩并发症减少[27]。

诞生于医疗质量提高和患者安全的时代,团队技能和团队培训一直是医学教育的重点。美国住院医师医学教育认证委员会(Accreditation Council for

Graduate Medical Education,ACGME)于 2002 年发布了对住院医师工作时间的一系列新要求[28]。ACGME 确定了 6 项住院医师教育的胜任力,包括获得医学知识和基于系统的实践(system-based practice,SBP)等经典胜任力。SBP 是一种意识和能力,能够有效地使用系统资源提供最佳照护。2012 年 ACGME 的胜任力框架对 SBP 进行了详细定义,期望医生"在一个跨专业团队中有效工作"[29]。人际关系和沟通技能(ICS)的核心竞争力表明,学员应该在跨专业团队中有效沟通,并有一个理想目标,即使学员成为榜样,并与团队协作沟通,以提高患者照护。因为即使在具有挑战性的环境中,团队成员的意见也会发生冲突。ACGME 为医学教育奠定了基础,通过在胜任力框架内设定里程碑,严格强调团队技能。

团队科学

科学的团队科学(science of team science)集中诞生源于这样的认知:21 世纪的科学和专业进步是由团队合作达成的,而不是个人的单独工作。因此,团队的组建、人员构成、培训、人员流动、士气、评估和许多其他变量都是研究的重点,因为这些都会影响团队的生产力。正如本章所述,对团队科学的研究目前正在许多行业和专业中进行,包括医疗、商业、军事、核能、空间探索、先进粒子物理学等,因为风险高,可能的投资回报也大[30-33]。对团队过程和结果的测量与评估也以更高的精确度和专业性在进行[34-36]。

Eduardo Salas 和他的团队在 2005 年发表了一篇研究综述,提出了一个由科学数据支持并具有实际意义的团队合作模式[37]。该框架有 5 个核心部分,称为"五大核心",可以提高团队效率,并有 3 个协调机制,使团队能够将每个核心部分组合在一起。小组合作的"五大核心"和 3 个协调机制见表 11-1。该表标识并定义了每个核心部分和协调机制,每个项目包含一组行为标记。

回顾过去,很明显,团队"五大核心"的每一个组成部分和 3 个协调机制在阿波罗 13 号的机组人员的训练和飞行期间都在运作,尽管它们从未被提及。

循证团队培训原则

以团队效能的"五大核心"组成部分及其三个协调机制为基础思想,Salas 研究小组试图进一步将医疗团队的培训知识提炼成一套基本原则。为实现这一目标,Salas 小组对医疗领域实施的团队培训研究报告进行了定量综合分析和具体的定性审核及内容分析。在 2008 年发表的一篇文章中,Salas 研究小组指出:"基于这篇综述,我们针对医疗照护的有效规划、实施和评估医疗培训计划,提出了 8 条基于证据的原则"[26]。

表 11-1 团队合作的"五大"和三个协调机制

五大核心部分	定义	行为标志
团队领导力	具有指导与协调各项活动的能力;评估团队绩效;分配任务;提升团队知识、技能和能力;激励团队成员;计划和组织;建立积极氛围	协助团队解决问题 提供可接受的沟通模式 同步并串联单个团队成员的贡献 寻找和评估影响团队运作的信息 明确团队成员的角色 参与筹备会议和团队的反馈会
互相监督表现	达成对团队环境的共同理解,并通过适当的任务策略准确监督队友的表现	识别错误和其他成员的失误 给团队成员提供反馈以帮助其自我修正
保障行为	通过准确了解其他团队成员的职责,预测他们的需求。这包括在成员之间转移工作负荷的能力,以便在工作负荷大或压力大的时候达到平衡	通过对潜在储备提供者的认知确认团队中存在工作量分配问题 充分利用团队成员的整体性转移工作职责 让其他团队成员完成整体工作或一部分工作
适应性	能够根据从环境中收集信息,通过使用备份行为和内部资源的重新分配调整策略。改变行动过程或团队安排,应对突发情况	识别变化的线索,并根据变化情况制订新的计划 从习惯做法和常规实践中识别改进和创新的机会 对团队内部和外部环境的变化保持警觉
团队定位	在小组互动中,将别人的行为考虑在内,相信团队目标比个人目标更重要	考虑队友提供的替代解决方案,评估输入以确定什么是最正确的 增加任务参与,信息共享,策略制订,参与目标设定
三个协调机制		
共享心智模式	团队所从事的任务之间的关系以及团队成员如何互动的组织性知识结构	预测彼此的需求,确定团队中的变化 依据任务和队友的不同自如调整计划
相互信任模式	团队成员将履行他们的职责并保护队友利益的共同信念	信息共享 愿意承认错误并接受反馈
闭环沟通模式	发送者和接收者之间的信息交换,不受媒介限制	跟进团队成员,确保收到信息 确认已收到信息 与发送者确认接收到的信息与发送的信息相同

资料来源:摘自 Salas 等[37]。重印得到 SAGE 许可。

表 11-2 列出了 Salas 研究小组提出的 8 项以证据为基础的团队培训原则。每项团队培训原则由医疗专业教育小组训练文献中的一个例子具体说明。

表 11-2　团队培训的八个循证原则（evidence-based principle）[26]

原则	举例
1. 确定团队能力；将这些作为培训的重点内容	采用已建立的机组资源管理（CRM）课程开发原则及其衍生物[26]
2. 强调团队合作而不是任务工作；设计团队合作以改善团队流程	在美国陆军莱德创伤中心阿密培训中心战斗创伤小组接受团队培训，而不是任务训练[38]
3. 一种方法不能适用所有人；以团队为基础的学习成果和组织资源，指导过程	现场模拟提高产房的患者安全[39]
4. 只完成任务不够；提供指导和动手机会	内科住院医师基于模拟的掌握性标准的团队培训与刻意练习获得 ACLS 技能[12]
5. 模拟的力量；确保培训与环境改变的相关性	产科团队对肩难产的培训管理可迁移到实际的临床护理和改善患者结果[40]
6. 反馈问题；必须是描述性的，及时的、相关的	良好判断的复盘必不可少，是模拟医学教育的特征[41]
7. 超越反应数据；评估临床结果，学习和工作中行为	模拟教学小组对产科急症进行培训以改善新生儿 Apgar 评分并降低新生儿脑损伤[42]
8. 强化期望的团队行为；通过辅导和绩效评估维持	跨专业模拟的现场团队培训是提高围产期安全的有效策略[43]

鉴于 Salas 研究团队从科学和学术中得出的 8 项循证团队培训原则，问题就变成了"如何将团队培训原则转化为具体的团队培训策略？"现在，我们将转向"为什么"和"如何"将团队培训原则转变为实用的教学策略[26]。

高校医疗团队培训

从原则到策略

综合团队概念和团队合作的五大原则，特别是团队处于压力之下，提供了一个观察和评估日常临床工作的工作计划。

Weaver 和 Rosen 使用 Salas 团队从 2008 年开始的循证团队培训原则，并对更新到 2014 年的文献进行了整合，从而制订出一套包括最佳实践的医疗团队培训策略[44]。这些作者断言，团队培训需要一种系统方法来优化。医疗团队的沟通、协调和协作,将具体内容与实践机会、形成性反馈和工具结合起来,以支持将培训转化到日常照护环境中[44]。

表 11-3 概述了这些团队培训策略的最佳做法。表格中的条目明确并定义了六种广泛的团队培训策略,从自我肯定培训到交叉培训、错误管理培训、指导团队自我纠错、元认知培训(情境感知),以及团队适应和协调培训。这六种团队培训策略中的每一种都被分解成主要的团队能力目标。能力可以作为学习目标。还列出了帮助住院医师团队实现团队协作能力的最佳教学实践。表 11-3 为医学专业团队培训的课程开发(第三章)、教学(第四章)和评估(第五章)提供了蓝图的基础。

医疗团队培训最佳实践的另一种表达体现在团队策略和提高绩效与患者安全工具(Team Strategies and Tools to Enhance Performance and Patient Safety,TeamSTEPPS™) 的计划中,该课程由美国国防部(DoD)和美国医疗研究与质量管理局(AHRQ)联合开发,旨在将医疗团队合作融入实践[45]。TeamSTEPPS™ 是一个打包课程,可以"直接应用",其中包含的模块侧重于四个医疗团队核心能力:①领导力;②情况监测;③相互支持;④沟通。TeamSTEPPS™ 的内容包括详细制订的实施和维护计划,该计划分为三个阶段:

- 第一阶段:评估——设定阶段。
- 第二阶段:计划、培训和实施——决定要做什么并付诸实施。
- 第三阶段:维持——坚持下去。

TeamSTEPPS™ 已被广泛应用于各种医疗行业,以提高团队绩效、沟通和士气。例如,在跨学科情境[46]中提升护士间的患者移交,以及在学术医疗中心的儿科和外科重症监护室[47]中提高团队绩效和交流开放。然而,TeamSTEPPS™ 课程从未用于教育医疗团队达到掌握性学习的标准。

表 11-3 团队培训策略

团队培训策略	定义	主要的团队合作能力	最佳实践
自信训练	致力于制订与任务相关的沟通策略,以支持任务相关和团队表现的自信心	双重保险行为 闭环沟通 冲突管理 相互信任 心理安全 团队领导	比较和对比有效和无效的自信行为 提供机会练习恰当的自信,包括反馈 练习还应努力包括现实的时间压力或其他压力来源,以允许练习在这种条件做出恰当的反映,表现出自信

续表

团队培训策略	定义	主要的团队合作能力	最佳实践
交叉培训	团队成员学习组成团队的其他角色,还有他们所履行的任务、职责和责任	团队角色准确、共享心智模式(SMM)和责任	需要了解团队其他成员的角色和职责信息,以及他们如何完成自己的任务 解释原因——明确成员的信息依赖于谁? 如果可能,提供其他角色的机会 在交叉培训时提供反馈,以促进形成合理的对彼此的期望
错误管理培训	鼓励学员在培训场景中犯错误,分析这些错误,并练习错误识别能力和应对能力	集体效能 线索策略关联 共享心智模式 团队适应	确保学员理解该培训策略的目的是经历错误,并有机会在安全的环境中进行处理 培训场景中尽量少指导,将犯错的机会融入到培训场景中 根据场景,提供即时反馈和讨论,促进学习
指导团队自我纠错	围绕培训方案或现场活动的便利简报和汇报周期设计的战略	双重保证行为 集体取向 闭环交流 任务分析 共享心智模式 相互信任 团队适应 团队的领导 目标策略分析	在进行团队自我纠正培训之前,确定要培训的团队自我纠正技能 在团队绩效事件中,记录团队的积极和消极的例子 在开始汇报之前,对观察结果进行分类和划分优先级,诊断优缺点,并确定改进目标 为团队搭建平台,并在汇报时征求团队合作的例子

续表

团队培训策略	定义	主要的团队合作能力	最佳实践
元认知训练	通过致力于分析、更新及调整任务的心理模型、协调方法和意外事件教学策略，专注于开发团队表现的认知	目标策略分析 任务分析 团队适应 共享心智模式	围绕认知过程制订培训目标，如计划、评估和再分析 围绕一个受训者已有的知识组织元认知练习任务
团队适应与协调培训	关注如何通过有效的团队沟通、协调和合作有效地利用所有可用的资源（例如，人员、信息等）。团队人员或危机资源管理是一种TACT形式［译者注：TACT是以教育培训（training）、个人提高（self-arise）、导师辅导（coaching）、行动学习（task assignment）为核心环节的人才培养体系。］	双重保障行为 闭环交流 目标策略分析 任务分析 监督相互表现 共享心智模式	为临时团队制订针对可机动团队能力的培训目标 团队的特定能力也可以纳入整个团队培训 如果可能的话，一起培训整个团队 为有指导或无指导的实践创造机会 建立反馈机制 开发支持有效团队合作的工具，但要认识到单靠工具（如核查表）不能优化团队表现（而且单靠工具可能会对表现产生负面影响）

资料来源：重印于参考文献[44]，得到 BMJ 出版集团许可。

手术团队培训

构成医学专业团队培训原则和战略基础的两个基本概念与医学专业通常的教育方法有很大的不同：①培训和评价单元；②团队合作与任务工作的对比。

在有效的医疗团队培训中，培训和评估的单元是团队，而不是组成团队的个人——领导者和同事。这与团队运动（如足球）或合唱比赛类似但不完全相同。指导和评估的重点是团体，而不是个人。这与传统上教育和评价卫生专业人员的方式非常不同，传统上强调个人成就，按照正常曲线与其他学员进行比较[48]。

高校医疗团队培训的第二个基本概念是团队合作和任务工作的区别。医疗团队实现高效默契的患者救治是实践目标。医疗任务涉及医疗团队成员的特殊技能和胜任力(如由麻醉师进行气道管理),需要精心策划以提供一流的照护。医疗任务是医疗团队的必要条件,但不是充分条件。

在进行团队培训之前,应已经对团队成员的医疗任务相关能力进行了测定和评价。

在迈阿密大学莱德创伤中心的陆军创伤训练中心[38],可以看到在美国陆军前方外科团队(FST)的教学中,有近似于掌握性学习的医疗团队培训模型。FST 是精英医疗单位,由普通外科和整形外科医生、麻醉护士、护士、手术室(operating room,OR)技术人员、急诊医学技术人员(急救人员)和行政人员组成。FST 的任务是提供复苏,以及在严酷的环境实施创伤控制外科手术以稳定危及生命、肢体和视力的损伤[38]。

FST 课程有 3 个主要目标:①提供创伤再培训的基础课程和高级课程;②传授战斗创伤独有的概念和技能;③将小组变成一个功能强大的团队,在战场上改善患者的预后[38]。第三个目标,团队合作,比任务工作更强调团队培训。教学活动包括讲座、单一团队建设练习、临床技能练习、战斗手术和大规模伤亡(MASCAL)练习以及其他活动。

FST 综合课程涉及的事件是一项情境训练演习(situational training exercise,STX),涉及活体组织、标准化患者(SP)、创伤人体模型和高保真人体创伤模拟器。FST 与越来越多的多发性创伤患者同时出现,最后是 MASCAL,为了评估高级创伤生命支持方案的实施情况,使用当前的(创伤治疗方案)方案,适当分流和管理患者到手术室,重症监护室,或者稳定地运送到最近的作战支援医院,同时管理其他战术、后勤和行政事务。STX 显然是一个复杂的、吸引人的训练和评估演习。STX 近似于掌握性学习,美国陆军医学教育工作者报告,学生(团队)必须达到一定标准才能成功完成课程的第一阶段(重点补充)。此外,学生(团队)必须成功地处理患者的负荷和任何不利情况。老师们保持沉默,只观察,并给学生们的表现打分[38]。

医疗团队培训期限

表 11-2 中给出的团队培训原则和团队培训策略,表 11-3 是关于如何设计、实现、管理和评估医疗专业教育中的团队培训计划。这些原则和策略指导我们了解医疗团队培训应该解决什么问题,并提供了关于如何进行团队培训的路线图。我们现在关注的是 Salas、Reyes 和 Woods 所说的"团队培训的期限",以及医疗机构[49]中团队培训的起源、运行和后果[49]。本节旨在介绍如何在繁忙的医疗临床环境中设计、管理和评估强大的团队培训计划的实用技巧。

　　表 11-4 将医疗团队培训期限分为 3 个相互关联的阶段:①团队培训前;②团队培训中;③团队培训后。表格条目指出,医疗团队培训的期限是连续的,它会产生连续的转化效应,其中(团队培训),学习结果导致转移结果,从而改善结果[49]。

表 11-4　医疗团队培训的寿限(lifespan)[49]

团队培训前	团队培训中	团队培训后
需求评估(第三章和第十五章)	指导和评估(第四章和第五章)	培训计划可行吗? (第七、十六、十九章)
局部问题识别	教学计划	T1(教学环境)
改进的动力	结合指导的评估	T2(患者照护实践)
		T3(患者结局)
		T4(技能维持,附加影响, ROI,重新培训)
课程开发(第三章)	团队培训计划像什么?	团队培训计划随时间推移维持吗?
问题识别和一般需求评估	培训程序	对团队培训方案效果严格测量
有针对性的需求评估	培训频率	
目的和目标	培训资源	连续结果
教学策略	培训员工	评估计划
落实	学员士气	对团队高度关注
评价与反馈	教师激励	培训衰减
组织准备	如何提供团队培训?	培训会持续吗?
团队组建	预考	支持改变气氛
团队构成	信息	持续反馈
团队成员	示范	进修培训
可交换性	刻意练习	
	评估	
	反馈	
	提高团队总 MPS T1 结果(第十六章)	

　　资料来源:Salas 等[49]。

　　负责医疗团队培训的领导知道这不是一件容易的工作。团队培训需要精心的课程规划,由于医院轮班和排班表的复杂性,管理难度很大。承认并解决医生、护士和其他医疗服务提供者对评估的忧虑[50,51],收集、分析和使用后续数据来确定团队培训是否真的有效是一项艰巨的工作。为团队培训情况(第六章)提高掌握性学习 MPS,为短期内未达到 MPS 标准的团队提供改进机会,都增加了工作的复杂性。

团队培训前的活动包括需求评估、课程开发、为团队培训的开始和管理做准备，将活动安排进已经排满的日程表中。机构还应该提高对团队组建和形成、团队构成（team composition）和团队成员互换的重要性的认识。

团队培训中的人员和事件管理需要仔细计划、安排、控制培训执行情况、员工准备和结果测量。提供团队培训与提供以学员个人为重点的医疗专业课程类似，但不完全相同（第七章）。团队培训比个人培训更复杂，因为团队单元的教学、评估和保持比以个人为单元更难。

在团队培训后，测量和评估团队培训的效果就成为首要职责。团队培训是否实现了短期目标？培训效果是否持久？团队培训结果是否只能在教学环境中测量（T1），是否有更好的患者照护实践（T2），患者结局（T3），或有各种附带效应（T4）（第十六章）？团队培训结果的测量需要详细和持续关注以确保结果的稳健和持续。

挑战与未来方向

团队培训的主要挑战之一是创建一个评价工具，以反映团队合作的完成度，Salas 和同事们已经对团队绩效的评价和测量进行了广泛地研究。他们记录了对措施的需求，这些措施来自于研究，准确地代表了团队的动态，反映了训练有素的观察员的投入，代表了特定的环境，在由训练有素的判断者使用时产生可靠的数据，并证明了内容和结构的效度。Loughry 和他的同事根据 Salas 等的工作开发了一种基于理论的团队成员效能评价。团队成员效能综合评价（CATME）的简版是一个有 33 个项目的工具，适用于需要团队工作的任何情况[35]。评价工具将需要获得团队的颗粒特征，例如"确定自己是团队领导"和团队成员"实践闭环沟通"和"采取纠正措施"。需要更多的经验来构建评价工具，以测量团队行为并使其标准化。

鉴于已有的历史和证据，以及医学教育认证委员会的授权，必须在院校教育和住院医师教育的两个阶段扩大团队培训。培训必须包括课程开发、评价工具和掌握性标准，并包含跨学科团队参与的各种医疗环境。

结语

当今的医疗卫生是一项团队运动。护士、医生、药剂师、物理和职业治疗师、助产士、社工、牙医和其他卫生专业人员不再单独工作。最近一项关于医疗团队培训的荟萃分析提供了强有力的证据，毫无疑问，严格的团队培训可以拯救生命[52]。到目前为止，团队技能掌握性学习的下游结果（downstream outcomes）还没有研究。我们相信，将医疗团队培训提高到掌握性学习的"下一个水平"，将提高其作用和效用。

（王晓怡　译）

参考文献

1. Lovell JA. Houston, we've had a problem. In: Cartright EM, editor. Apollo expeditions to the moon, SP-350. Washington, DC: National Aeronautics and Space Administration, Scientific and Technical Information Office; 1975.
2. Helmreich RL, Foushee HC. Why crew resource management? Empirical and theoretical bases of human factors training in aviation. In: Weiner EL, Kanki BG, Helmreich RL, editors. Cockpit resource management. San Diego: Academic Press; 1993.
3. Cooper GE, White MD, Lauber JK, editors. Resource management on the flightdeck: proceedings of a NASA/industry workshop (NASA CP-2120). Moffett Field: NASA-Ames Research Center; 1980.
4. Flight Safety Foundation (FSF) Editorial Staff. Top 10 safety issues. AeroSafety World. Dec. 2014–Jan. 2015. Front page.
5. Wilson D. Failure to communicate. AeroSafety World. Nov. 2016. Front page.
6. Helmreich RL, Merritt AC, Wilhelm JA. The evolution of crew resource management training in commercial aviation. Int J Aviat Psychol. 1999;9(1):19–32.
7. Sullenberger C. Highest duty: my search for what really matters. New York: Harper; 2009.
8. Denson JS, Abrahamson S. A computer-controlled patient simulator. JAMA. 1969;208(3):504–8.
9. Abrahamson S, Denson JS, Wolf RM. Effectiveness of a simulator in training anesthesiology residents. J Med Educ. 1969;44:515–9.
10. Wayne DB, Butter J, Siddall VJ, et al. Simulation-based training of internal medicine residents in advanced cardiac life support protocols: a randomized trial. Teach Learn Med. 2005;17(3):210–6.
11. Wayne DB, Didwania A, Feinglass J, et al. Simulation-based education improves quality of care during cardiac arrest team responses at an academic teaching hospital: a case-control study. Chest. 2008;133:56–61.
12. Wayne DB, Butter J, Siddall VJ, et al. Mastery learning of advanced cardiac life support skills by internal medicine residents using simulation technology and deliberate practice. J Gen Intern Med. 2006;21:251–6.
13. Didwania A, McGaghie WC, Cohen ER, et al. Progress toward improving the quality of cardiac arrest medical team responses at an academic teaching hospital. J Grad Med Educ. 2011;3:211–6.
14. Ziesmann MT, Widder S, Park J, et al. S.T.A.R.T.T.: development of a national, multidisciplinary trauma crisis resource management curriculum—results from the pilot course. J Trauma Acute Care Surg. 2013;75(5):753–8.
15. Gillman L, Brindly P, Paton-Gay J, et al. Simulated trauma and resuscitation team training course—evolution of a multidisciplinary trauma crisis resource management simulation course. Am J Surg. 2016;212(1):188–93.
16. Tahtali D, Bohmann F, Kurka N, et al. Implementation of stroke teams and simulation training shortened process times in a regional stroke network—a network-wide prospective trial. PLoS One. 2017;12(12):e0188231. https://doi.org/10.1371/journal.pone.0188231.eCollection2017.
17. Deering S, Rowland J. Obstetric emergency simulation. Semin Perinatol. 2013;37:179–88.
18. Smith S. Team training and institutional protocols to prevent shoulder dystocia complications. Clin Obstet Gynecol. 2016;59:830–40.
19. Shaddean A, Deering S. Simulation and shoulder dystocia. Clin Obstet Gynecol. 2016;59:853–8.

20. Deering S, Poggi S, Macedonia C, et al. Improving resident competency in the management of shoulder dystocia with simulation training. Obstet Gynecol. 2004;104:634–5.
21. Crofts J, Bartlett C, Ellis D, et al. Training for shoulder dystocia: a trial of simulation using low-fidelity and high-fidelity mannequins. Obstet Gynecol. 2006;108:1477–85.
22. Shoham DA, Harris JK, Mundt M, McGaghie WC. A network model of communication in an interprofessional team of healthcare professionals: a cross-sectional study of a burn unit. J Interprof Care. 2016;39(5):661–7.
23. Fiscella K, McDaniel SH. The complexity, diversity, and science of primary care teams. Am Psychol. 2018;73(4):451–67.
24. Ervin JN, Kahn JM, Cohen TR, Weingart LR. Teamwork in the intensive care unit. Am Psychol. 2018;73(4):468–77.
25. Salas E, Dickinson TL, Converse SA, Tannenbaum SI. Toward an understanding of team performance and training. In: Swezey RW, Salas E, editors. Teams: their training and performance. Norwood: Ablex; 1992.
26. Salas E, DiazGranados D, Weaver SJ, King H. Does team training work? Principles for health care. Acad Emerg Med. 2008;15(11):1002–9.
27. McGaghie WC. Medical education research as translational science. Sci Transl Med. 2010;2(19):19cm8.
28. Philibert I, Friedmann P. Williams WT for the members of the ACGME work group on resident duty hours. New requirements for resident duty hours. JAMA. 2002;288(9):1112–4.
29. Nasca TJ, Philibert I, Brigham T, Flynn TC. The next GME accreditation system—rationale and benefits. N Engl J Med. 2012;366(11):1051–6.
30. Börner K, Contractor N, Falk-Krzesinski HJ, et al. A multi-level systems perspective for the science of team science. Sci Transl Med. 2010;2(49):49cm24.
31. Falk-Krzesinski HJ, Börner K, Contractor N, et al. Advancing the science of team science. Clin Transl Sci. 2010;3(5):263–6.
32. Hall KL, Vogel AL, Huand GC, et al. The science of team science: a review of the empirical evidence and research gaps on collaboration in science. Am Psychol. 2018;73(4):532–48.
33. Driskell JE, Salas E, Driskell T. Foundations of teamwork and collaboration. Am Psychol. 2018;73(4):334–48.
34. Baker DP, Salas E. Principles for measuring teamwork. In: Brannick MT, Salas E, Prince C, editors. Team performance assessment and measurement: theory, methods and applications. Mahwah: Lawrence Erlbaum Associates; 1997.
35. Loughry ML, Ohland MW, Moore DD. Development of a theory-based assessment of team member effectiveness. Educ Psychol Meas. 2007;67:505–34.
36. Grand JA, Pearce M, Rench TA, et al. Going DEEP: guidelines for building simulation-based team assessments. BMJ Qual Saf. 2013;22(5):436–48.
37. Salas E, Sims DE, Burke CS. Is there a "Big Five" in teamwork? Small Group Res. 2005;36(5):555–99.
38. Allen CJ, Straker RJ, Murray CR, et al. Recent advances in forward surgical team training at the U.S. Army Trauma Training Department. Mil Med. 2016;181(6):553–9.
39. Hamman WR, Beaudin-Seiler BM, Beaubien JM, et al. Using in situ simulation to identify and resolve latent environmental threats to patient safety: case study involving labor and delivery ward. J Patient Saf. 2009;5:184–7.
40. Draycott TJ, Crofts JF, Ash JP, et al. Improving neonatal outcome through practical shoulder dystocia training. Obstet Gynecol. 2008;112:14–20.
41. Rudolph JW, Simon R, Rivard P, et al. Debriefing with good judgment: combining rigorous feedback with genuine inquiry. Anesthesiol Clin. 2007;25:361–76.
42. Draycott T, Sibanda T, Owen L, et al. Does training in obstetric emergencies improve neonatal outcome? BJOG. 2006;113:177–82.
43. Miller KK, Riley W, Davis S, Hansen HE. In situ simulation: a method of experiential learning to promote safety and team behavior. J Perinat Neonatal Nurs. 2008;22(2):105–13.

44. Weaver SJ, Dy SM, Rosen MA. Team training in healthcare: a narrative synthesis of the literature. BMJ Qual Saf. 2014;23:359–72.

45. King HB, Battles J, Baker DP, et al. TeamSTEPPS: team strategies and tools to enhance performance and patient safety. In: Henriksen K, Battles JB, Keyes MA, Grady ML, editors. Advances in patient safety: new directions and alternative approaches, vol. 3: performance and tools. Rockville: Agency for Healthcare Research and Quality; 2008.

46. Thomas L, Donohue-Porter P. Blending evidence and innovation: improving intershift handoffs in a multihospital setting. J Nurs Care Qual. 2012;27(2):116–24.

47. Mayer CM, Cluff L, Lin W-T, et al. Evaluating efforts to optimize TeamSTEPPS implementation in surgical and pediatric intensive care units. Jt Comm J Qual Patient Saf. 2011;37(8):365–74.

48. Rosenbaum L. Divided we fall. N Engl J Med. 2019;380(7):684–8.

49. Salas E, Reyes DL, Woods AL. Team training in organizations: it works—when done right. In: Argote L, Levine JM, editors. The Oxford handbook of group and organizational learning. New York: Oxford University Press; 2015.

50. McGaghie WC. Evaluation apprehension and impression management in clinical medical education. Acad Med. 2018;93(5):685–6.

51. Rosenbaum L. Cursed by knowledge—building a culture of psychological safety. N Engl J Med. 2019;380(8):786–90.

52. Hughes AM, Gregory MC, Joseph DL, et al. Saving lives: a meta-analysis of team training in healthcare. J Appl Psychol. 2016;101(9):1266–304.

第十二章
外科技能的掌握性学习

Ezra N. Teitelbaum, Katherine A. Barsness, and Eric S. Hungness

从 20 世纪初开始,外科住院医师的手术学习一直沿袭着 William Halsted 医生于约翰霍普金斯大学创立的一种模式[1]。20 世纪,这种"看一次、做一次、教一次"的模式鲜有变化。在这种模式下外科住院医师学习手术时,首先观摩主治医师或高年资住院医师做手术,然后在上级医师指导下做手术,最后教会另一位年轻学员。虽然这个过程可以实现一对一的培训,但并不能保证外科学员在住院医师培训结束之前他们的外科技能能够胜任工作,并且这还取决于在其住院医师期间参与的外科病例类型。传统上,外科学员很少有机会在手术室(operating room,OR)外从事外科技能操作,或独自完成手术而不会将患者置于风险之中。近来对住院医师工作时长的限制,对患者安全的日益重视,以及医疗司法方面的问题也限制了住院医师的手术自主性[2-4]。现在,对外科学员在住院医师培训毕业时并未准备好独立且安全地进行手术治疗的担忧正在增加。因此导致越来越多的毕业生去寻求住院医师培训后的进修医生培训[5-8]。

模拟掌握性学习采用在模拟手术室[9]学习的方法,能有效地训练外科学员手术技能,可能是这些问题的解决方案。基于模拟的掌握性学习(simulation-based mastery learning,SBML)在许多方面都非常适合满足外科学员培训需求,外科住院医师不再死守导致有些住院医师无法进步的"金字塔"结构。在现行的培训环境中,所有开始实习住院医师培训计划的住院医师有希望在相同的年限毕业,并且成为独立的普通外科医生。掌握性学习承认学员不会以相同的速度进步,但要求所有学员都达到手术安全性及自主性的统一终点。使用模拟方法可以提供低风险的学习环境(low-stakes learning environment),允许学员犯错误并从错误中学习,且没有在患者身上实操所产生的后果。与完全依赖学员在住院医师培训期间参与患者诊疗的海尔斯泰德方法相反,基于模拟的掌握性学习模式支持采用专家教师即时反馈进行操作解析点评的培训方式。在已有的外科培训中加入掌握性学习，使住院医师在进入手术室前有更好的准备成为可能。这使得外科住院医师仍然能获得只发生在手术室的唯一的学习机会（例如患者的解剖变异或处理并发症），同时使得外科教师更快地推进住院医师督导和安全的手术自主性。

外科技能的掌握性学习

　　基于模拟的学习在过去十年里的外科培训中承担了日趋重要的角色。促使模拟融入住院医师培训大纲的最具影响力的事件就是腹腔镜外科基础（fundamentals of laparoscopic surgery，FLS）课程及考试的[10]开发。20世纪80年代末90年代初伴随着腹腔镜胆囊切除术（胆囊摘除术）的引入，腹腔镜手术（即微创手术）获得了主导地位并且被快速地应用于一些其他腹部手术。采用小切口腹腔镜方法，在显著减轻术后疼痛与不适的同时，降低了并发症的发生率，如切口感染和切口疝。然而，这些优点也伴随着向住院医师和执业外科医生传授一项全新技能的困难。许多执业外科医生参加了周末培训课程，在那里他们第一次在动物模型上实施了腹腔镜胆囊切除术，随后的一个星期就回到自己的单位给真实患者实施手术并对住院医师授课。对于一项全新的、与原先外科技术完全不同的方法而言，这不是一种安全的做法。结果，胆总管损伤（common bile duct injury）作为胆囊切除术最严重的并发症，其发生率（complications rates）在腹腔镜推广使用初期有所上升[11]。

　　为了应对挑战，来自外科协会合作组织的一些外科教员开发了腹腔镜外科基础（FLS）课程及考试。FLS就是为了解决腹腔镜外科技术教学中存在的困难，并保证外科住院医师结业时能娴熟地运用这项技术（掌握性学习）[10,12]而创建的。没能通过考试的学员经过一段时间的练习后可重新考试，FLS包含两个部分：①一系列用于讲授腹腔镜操作所需概念和实用知识的线上课程；②基于模拟训练器的5项外科训练（surgical training）任务。外科训练任务（钉桩转运、环形剪切、线袢结扎、体内打结和体外打结）都在一个简易的腹腔镜外科训练盒（"box-trainer" model）里完成（图12-1）。

　　完成FLS课程后，学员需接受一次高强度考核（high-stakes examinations），包含一个多选题笔试以及由5项FLS任务组成的模拟器考试。由于没有模拟脏器，FLS的模拟环境看上去并不像在人体腹腔内，且学员只是进行简单任务操作而非整个手术，所以这种模拟方式并不具备很高的"表面效度"。然而，这种基于模拟器的教学与考核效力，源于其对复杂腹腔镜手术赖以支撑的基本原则和基本技术的教授。这一点因FLS结构效度的证据支持而得以强化。一些研究显示，有临床腹腔镜外科经验的人在FLS考核中会有上乘表现，

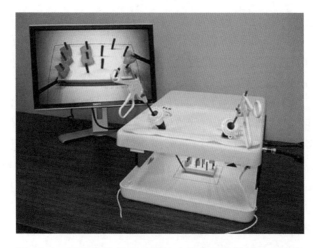

图 12-1　腹腔镜外科基础训练盒使学员能够练习基本的腹腔镜外科训练任务

注：照片中显示的是钉桩转运任务，使用腹腔镜抓钳，把一块钉桩板上的三角形钉桩转移到另一块板上。

资料来源：照片来自 Vassiliou 等[34]，经 Elsevier 允许复制。

FLS 考核得分可以预判真实手术能力，接受 FLS 课程能够改善临床实用外科技能[10,13,14]。鉴于这些证据，美国外科学委员会要求申请者必须通过 FLS 考核才能获得外科协会认证（board certification in surgery）。这是被纳入协会认证程序（board certification process）的第一个技术技能评估项目，显示出 FLS 在美国外科学教育中的革命性影响。

　　基于 FLS 课程及考试的成功经验，内镜外科基础（fundamentals of endoscopic surgery，FES）作为一门相似课程，也被开发用于教授和评估软体内镜技术（例如上消化道内镜、结肠镜）[15,16]。通过 FES 现在也是获取外科协会认证的要求。由于评估的高强度特性以及预设考核难度，有些外科教员在培训住院医师操作内镜并通过 FES 考核方面表现出较大兴趣。一项研究显示，105 例内镜操作是通过 FES 考试操作技术部分的经验阈值[17]。但是，许多外科住院医师在培训过程中没有做过那么多的内镜。

　　为了弥补这个培训差距，加快住院医师在临床背景之外的学习，某住院医师培训基地设计了一个 SMBL 课程用于教授软式内镜技术并培训学员通过 FES 考试[18]。虽然这个课程设计只是用于教授一项特殊的内镜技术，但它可以作为 SMBL 实际运用的模板，更广泛地应用于基础外科技能的教学。课程测试对象为 17 名低年资外科住院医师（住院医师第一年和第二年），他们都只有有限的软式内镜经验（先前内镜检查患者数 <10 例）。按照掌握性学习模式，

学员们都要进行一场包含 FES 考试实操内容的前测。随后学员们参加内镜模拟器上的指导练习。他们首先接受内镜专家的个性化教学与反馈,当他们能够表现出恰当的技术技能时,即被允许在模拟器上独立练习,这些练习过程限制在每次 90 分钟,每天两次,以保证从容且均衡的培训节奏。

练习过程在不同于 FES 考试时所采用的模拟器上进行(图 12-2)。FES 考试采用虚拟现实测试平台,且测试模块真题不会被公之于众,以保证测试的保密性。用于考试的虚拟现实平台非常昂贵,限制了培训基地将其用于培训课程的可能。由于这个原因,SMBL 内镜课程的设计者们选择了一套称为内镜培训系统(endoscopic training system,ETS)的非虚拟现实训练平台,ETS 模型在设计上覆盖了与 FES 相同的基础软式内镜技能项目,之前有证据显示其具有测量内镜核心技能的效度[19,20]。在课程的 5 个培训单元中,住院医师在 ETS 模型上平均进行 48 次重复训练。

完成模拟器训练后,住院医师接受一场像前测一样包含 FES 相同考试内容的后测。参加课程的住院医师培训效果非常显著。17 名学员中只有 3 人(17.6%)在前测时获得通过,而在后测中有 14 名学员通过(100%;2 名学员未参加后测,1 名学员没有完成培训课程)。平均分从 50.4(SD=16)提高到 74.0(SD=8;$P<0.000\ 1$)效应量达 2.4(图 12-3)。把课程参与者的后测得分与高年资住院医师和主治医师们的得分相比,他们的均值与做过 150~300 次内镜操作的医师们相当[18]。

这些结果说明有关基础外科技能 SMBL 课程的几个关键点。第一,学员在参加课程之前并不需要太多的临床经验。事实上,将基础外科技能 SMBL 课程安排在住院医师培训的起始阶段似乎效果最好,这样,实习医师和低年资住院医师在进入手术室实操前就有机会锤炼他们的技术。第二,SMBL 课程可以使用与高强度考核(high-stakes examinations)时不同的培训模型。如果课程教授的技能项目与测试时相同并且有效度证据的支持,不那么昂贵且更加实用的模拟器同样可以非常有效。第三,通过相对简单的 SMBL 模式课程的实施,可以显著改善外科技能,等于甚至优于更加耗时的“看一次、做一次、教一次”传统经验学习方式。如上所述,FES SMBL 课程包括平均 5 个训练单元,后测得分与那些操作过 150~300 次内镜的医生相当[18]。

外科手术的掌握性学习

SBML 的原则使得这种模式可以用来教授外科基本技能(例如 FLS、FES)。这些技术可以用简单模型进行模拟,在短期培训课程中讲授和练习,并可以在基于模拟技术的考核中通过客观测量进行评估。然而,从教授外科基本技术

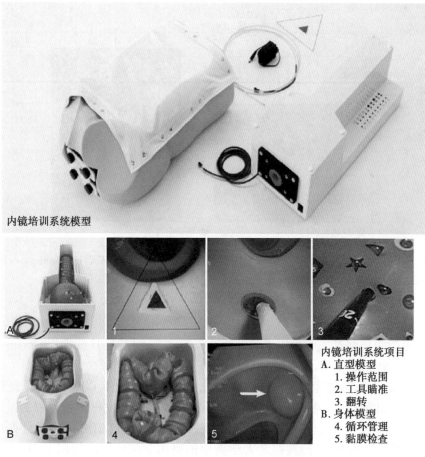

图 12-2　内镜培训系统

注：内镜培训系统（endoscopic training system，ETS）是一种为练习软体内镜基本技术而设计的模拟器。它使得学员可以练习上消化道内镜（A）和结肠镜（B），以及每种方式的不同技术（1~5）。

资料来源：Ritter 等[18]，经 Springer Nature 允许复制。

过渡到完整手术时，SBML 的应用将变得更加复杂。外科手术包含许多步骤且每个步骤有不同的技术要求。外科医生必须对解剖学和解剖变异，先进科技与器械，如何避免并发症以及如何在发生问题时处理紧急状况等有深入了解。对术前诊断、评估和准备，以及对术后管理和并发症治疗的了解，也是必不可少的。所有这些内容和考虑因素使得将 SBML 应用于完整手术时具有挑战性。但是，采用递进方式制作专门的模拟器、设计课程和考试，可以将 SBML 转换为复杂的多步骤手术（multi-step operation）过程。本章节的其余部分将重点讨论腹腔镜胆总管探查（laparoscopic common bile duct exploration，LCBDE）和腹

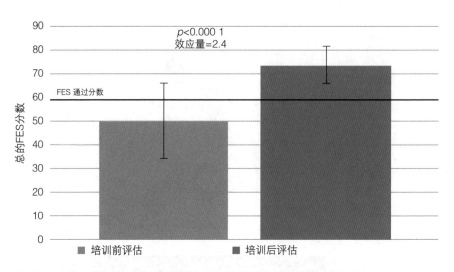

图 12-3　基于模拟的软体内镜掌握性学习课程导致内镜外科基础（fundamentals of endoscopic surgery，FES）技能考试成绩显著提高

资料来源：Ritter 等[18]，经 Springer Nature 允许复制。

腔镜腹股沟疝修补术两个手术的课程开发与实施，并检验这些课程对学员表现及患者转归的影响。

　　开发任何医学教育课程应该首先进行需求评估，以确定教育差距（educational gaps）并关注其目的和目标（第三章）。在开发每个新课程的过程中遵从结构法有助于避免教师们"闭门造车"。在为 LCBDE 手术设计开发 SBML 课程的初期，我们在西北大学费恩伯格医学院的团队使用了 Thomas、Kern 及其同事们描述的六步法[21]：

　　1. 问题识别与总体需求评估。

　　2. 定向需求评估。

　　3. 目的和目标。

　　4. 教育策略。

　　5. 实施。

　　6. 评价与反馈。

　　六步法从问题识别与总体需求评估入手，着眼于在更广泛的层面解决一个临床或教育问题。在我们的病例中，问题识别聚焦于胆总管结石（choledocholithiasis）患者（例如：从胆囊落入胆总管的胆结石）。治疗这类患者有两条途径：①两阶段方法，先进行内镜逆行胰胆管造影术（endoscopic retrograde cholangiopancreatography，ERCP）从胆总管中清除结石，然后再进行腹腔镜胆囊切除术切除胆囊以避免复发；②LCBDE 手术，即在清理胆总管的同时进行腹腔镜胆囊切除术。虽然许多随机对照试验研究已经证明 LCBDE 的临床效果优于两阶段方法[22,23],但是在美国这种手术显然没有被广泛采用[24]。这在很大程度上是由于外科医生在住院医师期间缺少培训和参与手术的机会[25]。弥补这种欠缺的教育需求构成了开发相应 SBML 课程的基础。

随后进入 Thomas 课程开发模式的第二步,针对目标学习者的教育需求和不足进行有针对性的需求评估。我们计划在医院的高年资外科住院医师中开展这门课程,所以先评价他们目前在 LCBDE 方面的知识、技能和经历。作为每个毕业班有 5 名住院医师的住院医师培训基地,整个医疗中心平均每年总共只有 1~2 例 LCBDE 手术。下一步是确认学员技能的基线水平,在 LCBDE 病例数如此之少的情况下,很难去评价真实手术中的住院医师表现。因此,我们开始设计了一种 LCBDE 专用的手术模拟器,既可用于基线能力倾向的需求评估,也可用于后续开发的 SBML 课程中以提高表现[26,27]。

在为像 LCBDE 这样复杂的手术设计模拟器和 SBML 课程之前,有必要了解技术和认知步骤,这是成功和安全顺利地实施这种手术所必需的。因此,模拟器的开发过程就是创建一种用以描述手术关键步骤的程序算法(图 12-4)。重要的是要包括认知决策点(如缝线型号与材质的选择)和纯粹技术操作(如胆总管缝合)。以该算法作为指导,我们设计并构建了 LCBDE 模拟器,学员可以在其中练习(并对其进行评价)所需的每个步骤(图 12-5)。模拟器被安装在低成本合成材料制成的标准腹腔镜训练盒中。其设计目的是允许学员从头至尾使用真实器械进行完整的 LCBDE 手术。作为模拟器的补充,创建 LCBDE 专用手术评分量表,用以评价手术每个关键步骤中的技术与认知表现。

随后我们请没有经验的住院医师(n=15)和外科主治医师(n=1)(之前没有 LCBDE 经验)进行测试,并将他们在模拟器上的表现与先前有过 LCBDE 经验的外科主治医师(n=5)进行比较,以获得模拟器及其相关评价量表的效度证据。我们发现,与没有经验的住院医师相比,先前有过 LCBDE 经验的外科主治医师的总分大幅领先[$\bar{x}$=32.8(SD=1.6) vs. $\bar{x}$=19.6(SD=3.3),取值范围 0~45;P<0.01],并且在 12 项单独步骤中的 8 项具有上佳表现[26]。评价量表也呈现出很好的内部一致性和评定者之间的信度(Cronbach's α=0.76;组内相关系数 =0.92)。这些数据表明,基于模拟器的 LCBDE 考试可以给出用于支撑手术技能评估时做出有效判断的可信数据。这些研究数据还用于指导课程开发的目标需求评估,明确识别 LCBDE 中住院医师表现欠佳的具体步骤。

接下来的步骤是为课程确定目的和目标并制订实现这些目标的教学策略。课程的总体目标就是训练外科住院医师高效安全地实施 LCBDE。因此,由于我们已经创建了手术的程序算法,具体的课程目标也就按照这个算法步骤进行。选择 SBML 模式作为教学策略有以下几个原因:①使用标准化的前

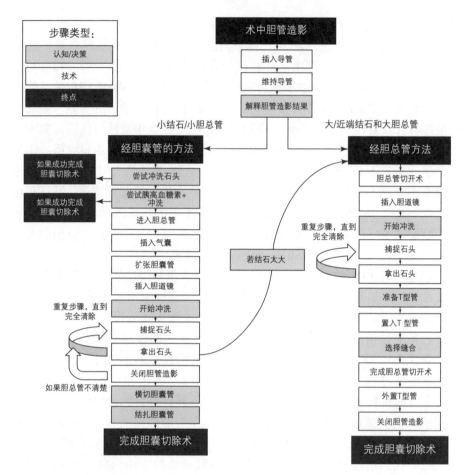

图 12-4　腹腔镜胆总管探查（LCBDE）手术程序算法

注：该算法是设计 LCBDE 专用手术模拟器和相应掌握性学习课程的基础。

资料来源：Santos 等[26]，经 Springer Nature 允许复制。

测、后测跟踪住院医师的培训情况，并确保最终表现标准的统一；②有意识地进行频繁但时间相对较短的模拟器练习，适合外科住院医师繁忙的日程安排；③SBML 允许住院医师根据个人能力，以不同的进度达到掌握性标准。

最终的课程包含书面和视频资料，以及每周 1 小时在 LCBDE 专用模拟器上进行的专项练习。在这些练习中，住院医师刻意多次重复练习每个手术步骤，同时指导教师给予即时反馈。培训过程以基于模拟器的课前、后测作为起止点，均采用由指导教师团队运用第六章描述过的 Angoff 法确定的掌握性标准。在 Thomas 开发模式的实施步骤中，该课程被添加进住院医师 10 周微创外科轮转的强制性学习内容中。培训过程设定在已有的半日"必须确保"

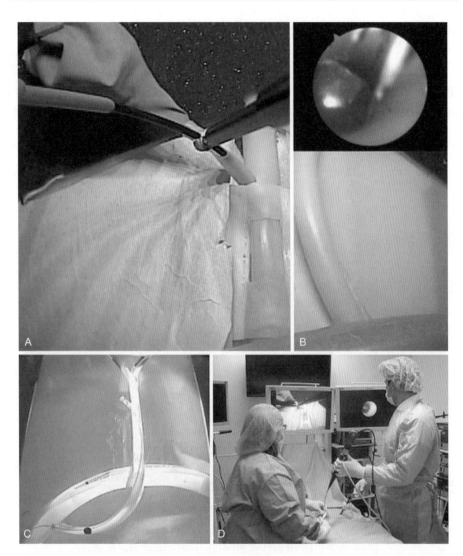

图 12-5　腹腔镜胆总管探查(LCBDE)手术掌握性学习课程培训中使用的手术模拟器
注:模拟器再现了 LCBDE 手术中使用的三种成像方法:A. 腹腔镜;B. 软体胆道镜;C. 荧光透视镜;D. 培训中使用模拟器的全景外观展示。
资料来源:Teitelbaum 等[27],经 Elsevier 允许复制。

的教学时间内,以尽量减少来自临床工作的牵扯和干扰。当住院医师进行过 3~5 次的练习后,当他们有足够信心能达到掌握性标准时,参加后测。

参与课程的 10 名高年资住院医师在前测中均未能达到最低通过标准,但在后测中均在第一次考试后即通过。使用 LCBDE 专用手术技能排序评分表计算,平均成绩增加一倍,从前测的 20 分(SD=4)达到后测的 41 分(SD=2;

取值范围 0~45),成绩离散度(标准差)降低说明最终表现具有很高的一致性
(图 12-6)[27]。另外,使用客观态度问卷调查(objective attitude survey)进行测量,
显示住院医师对他们独立安全完成 LCBDE 手术能力的信心增强。这些结果
使得将 SBML 方法整合到普通外科住院医师培训课程中变得令人鼓舞。它们
表明,SBML 不仅可以用于基本技术技能训练,还可以成功地应用于复杂的、多
步骤的手术教学。

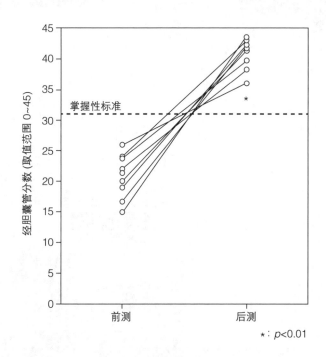

图 12-6　基于模拟器的腹腔镜胆总管探查掌握性学习课
程前测、后测成绩比较,后测得分显著提高
注:参加课程的 10 位住院医师在前测时均未达到最低通
过标准,而后测全体通过且成绩的离散度很小。
资料来源:Teitelbaum 等[27],经 Elsevier 允许复制。

临床效应

正如上述 LCBDE 课程所描述的那样,非常重要的是,SBML 展现出了能够
改善基于模拟器考核(simulator-based exam)中的表现。然而,任何外科 SBML
课程的最终目标是达到下游的转化目标,例如提高临床医疗质量和患者更好
的治疗效果[28]。SBML 在外科教学中的应用还处于早期阶段,但有些初步数

据已经展现出其在"现实世界"的效应("real world" effect)(见第十六章)。

在另一项研究中,我们的团队在位于伊利诺伊州芝加哥、医疗覆盖面积很大的西北纪念医院(Northwestern Memorial Hospital, NMH),检验了 LCBDE SBML 课程对临床实践的效应[29]。我们发现在课程引入前的几年中,整个医院每年只完成 1.7 例 LCBDE 手术。在为住院医师开展 SBML 培训课程之后,这一比例升至每年 8.4 例,并且在课程实施的第三年达到 13 例手术的峰值[29]。有趣的是,在课程后期,一些先前没有 LCBDE 经验的主治医师,更有可能在已经完成 SBML 培训的高年资住院医师的协助下进行手术。这个发现表明,住院医师培训促使西北纪念医院的主治医师医疗行为发生了改变。

将这个时期胆总管结石患者的各种治疗途径进行比较时,我们发现接受 LCBDE 治疗的患者住院时间缩短[$\bar{x}$=2.5d(SD=1.8) vs. $\bar{x}$=4.3d(SD=2.2) LCBDE 相比于 ERCP; P<0.000 1],平均住院费用(P=0.01,效应量 0.51)较低,花费 2 035 美元。据推测,SBML 课程是造成 LCBDE 临床应用增加的原因,课程为西北纪念医院(NMH)带来 1~3.8 倍的投资回报。除了改善临床治疗效果,有证据表明,SBML 课程降低了总体成本,这对医疗系统管理者和监管机构而言至关重要。如果没有来自医院的持续资金支持,SBML 课程可能成为"一次性"项目,没有持久力(见第十九章)。为了防止这种情况发生,我们随后为 LCBDE 课程开发了一个"培训培训者"架构,让前些年熟练掌握 SBML 培训的总住院医师成为更初级住院医师的指导教师,目的就是建立一个独立的师资团队,在少数具备 LCBDE 专业特长师资没有参与的情况下,仍然能够维持并自行运行的课程。

腹腔镜腹股沟疝修补术(laparoscopic inguinal hernia repair, LIHR)由于种种原因申请成为 SBML,是另一个具有吸引力的候选项目。腹股沟疝修补术是普通外科医生所做的最常见的手术之一,因此是住院医师培训的重点。许多随机对照试验表明,与传统开放手术相比,腹腔镜手术具有疼痛轻、恢复快的优点。然而,欠缺 LIHR 手术经验与不良结果(包括疝复发率等)的发生明显相关。一个著名的随机试验研究将 250 例 LIHR 手术定义为必要的经验阈值,以达到满意结果[30]。这一数字远高于住院医师在培训期间所获得的临床经验,他们在培训期间实施 LIHR 手术例数的中位数是 10[3]。

为了解决这个问题,Zendejas 和他的同事们为明尼苏达州罗切斯特的 Mayo 诊所(Mayo Clinic)的外科住院医师设计了一个用于 LIHR 手术的 SBML 课程[31]。其初始内容包括文本及视频学习模块,随后进行多选题考试。只有通过初始笔试的住院医师才可以进入模拟器培训课程。实操培训在一种市售 LIHR 专用手术模拟器上进行。住院医师接受一对一的指导和培训,可获得指导教师的即时反馈。在一次性练习过程中,住院医师被训练至达到掌握性标准,即在 2 分钟内准确无误地完成模拟手术。

梅奥诊所外科住院医师培训项目(Mayo Clinic Surgical Residency Program)中的 50 位外科住院医师被随机分配接受 SBML 课程(n=26)或传统的 LIHR 临床教学(n=24)。然后测量两组学员在训练结束后实施手术的疗效。被随机分配到 SBML 课程组的住院医师在做 LIHR 手术时,在主治医师盲评时,手术时间更短,表现评分更高。SBML 课程组的术中并发症,例如腹膜撕裂、膀胱损伤及血管损伤等发生率低(7% vs. 29%;P<0.01)。同样,术后并发症,包括尿潴留及手术部位感染等,在该课程组也较少见(9% vs. 26%;P<0.02)[31]。

这项研究首次证明外科手术的 SBML 课程可以改善患者的预后。相较于花费在课程上的有限时间和资源,这个结果更加引人注目。住院医师只参加了一次单项课程培训,在相对低成本的人工模型上练习 LIHR。结果,这段时间的培训使得其临床水平提高、手术时间缩短。值得注意的是,SBML 课程减少总体手术后并发症的比值比达到 0.17(95%CI:0.04~0.74)[31]。这些结果为进一步在外科住院医师培训过程中开发针对专门手术的 SBML 提供了强有力的证据。

未来方向

虽然 SBML 课程在应用于医疗程序方面显示出良好的效果,但将这种教学方法转化应用于完整外科手术尚处于起步阶段,还有需要克服许多困难才能达到广泛传播和使用。如前所述,对外科手术实施 SBML 模型是复杂的,需要大量资源用于课程开发、模拟器、外科设备、器械等,而最重要的是,需要学员和指导教师的时间。受临床时间安排无法预料的影响,给住院医师和培训教师组织频繁的专项练习课程可能很困难。有数个可能的策略有助于消除这些障碍,为 SBML 在外科培训中的普及铺平道路。

一种解决方案是将 SBML 课程整合成能够吸引大量学习者的更短、更密集的课程。这种模式的自然场所大多是外科学术会议以及为住院医师、研究员和外科医生所提供的单日或多日进修课程。这些活动使大量非常积极主动的学习者在免受来自临床职责竞争的同时进行培训成为可能。这种方法在一场为小儿外科住院医师举办的模拟器培训课期间得到了首次验证[32]。来自全美所有住院医师项目的住院医师们参加了一场为期 2 天的高级微创外科(advanced minimally invasive surgery)课程,在西北纪念医院他们接受了基于模拟器的 LCBDE 及其他复杂小儿外科手术培训。就涵盖的大部分手术而言,90% 以上的参加者认为其在技术技能及认知方面获得进步。在另一项评估模拟器 LCBDE 培训实用性的研究中,小儿外科研究员认为,该项培训和模拟器对传统临床教学经验来说,非常有补充价值[33]。

外科手术 SBML 课程整合的另一个潜在的前景是它们在继续医学教育或维持执照证书过程中的应用。卫生保健系统通过为执业外科医生提供机会来提高技术、增强认知技能并学习新手术。通过在全系统范围内实施 SBML,医疗机构将有可能缩短手术时间及减少并发症,改善患者的预后和满意度,同时降低成本。

结语

SBML 已经被证明是医学教育中的一种非常有效的工具,尤其在传授手术技术技能方面。因此,外科教学应该是引入这种课程的最佳领域。虽然对于SBML 在外科技能及复杂手术方面的应用研究尚属起步阶段,但现有的结果提示其前途光明。所提供的实例表明,在外科领域实施 SBML 可快速获取技能,包括住院医师和执业医师在内的学习者,能达到统一的高质量标准。为住院医师开设这类课程,已经在改善患者预后和增加医院总体范围内手术使用率方面显示出转化效应。展望未来,外科教学必须着眼于为更多的手术和技能创建课程,以及开发可持续的具有广泛吸引力的课程。

(李岩　译)

参考文献

1. Osborne MP. William Stewart Halsted: his life and contributions to surgery. Lancet Oncol. 2007;8(3):256–65.
2. Bilimoria KY, Chung JW, Hedges LV, Dahlke AR, Love R, Cohen ME, et al. National cluster-randomized trial of duty-hour flexibility in surgical training. N Engl J Med. 2016;374(8):713–27.
3. Bell RH Jr, Biester TW, Tabuenca A, Rhodes RS, Cofer JB, Britt LD, et al. Operative experience of residents in US general surgery programs: a gap between expectation and experience. Ann Surg. 2009;249(5):719–24.
4. Malagoni MA, Biester TW, Jones AT, Klingensmith ME, Lewis FR Jr. Operative experience of surgery residents: trends and challenges. J Surg Educ. 2013;70(6):783–8.
5. Mattar SG, Alseidi AA, Jones DB, Jeyarajah DR, Swanstrom LL, Aye RW, et al. General surgery residency inadequately prepares trainees for fellowship: results of a survey of fellowship program directors. Ann Surg. 2013;258(3):440–9.
6. Klingensmith ME, Cogbill TH, Luchette F, Biester T, Samonte K, Jones A, et al. Factors influencing the decision of surgery residency graduates to pursue general surgery practice versus fellowship. Ann Surg. 2015;262(3):449–55.
7. Coleman JJ, Esposito TJ, Rozycki GS, Feliciano DV. Early subspecialization and perceived competence in surgical training: are residents ready? J Am Coll Surg. 2013;216(4):764–73.
8. Napolitano LM, Savarise M, Paramo JC, Soot LC, Todd SR, Gregory J, et al. Are general surgery residents ready to practice? A survey of the American College of Surgeons Board of Governors and Young Fellows Association. J Am Coll Surg. 2014;218(5):1063–72.

9. Schwab B, Hungness E, Barsness KA, McGaghie WC. The role of simulation in surgical education. J Laparoendosc Adv Surg Tech A. 2017;27(5):450–4.

10. Peters JH, Fried GM, Swanstrom LL, Soper NJ, Sillin LF, Schirmer B, et al. Development and validation of a comprehensive program of education and assessment of the basic fundamentals of laparoscopic surgery. Surgery. 2004;135(1):21–7.

11. Strasberg SM, Hertl M, Soper NJ. An analysis of the problem of biliary injury during laparoscopic cholecystectomy. J Am Coll Surg. 1995;180(1):101–25.

12. Fraser SA, Klassen DR, Feldman LS, Ghitulescu GA, Stanbridge D, Fried GM. Evaluating laparoscopic skills: setting the pass/fail score for the MISTELS system. Surg Endosc. 2003;17(6):964–7.

13. McCluney AL, Vassiliou MC, Kaneva PA, Cao J, Stanbridge DD, Feldman LS, et al. FLS simulator performance predicts intraoperative laparoscopic skill. Surg Endosc. 2007;21(11):1991–5.

14. Sroka G, Feldman LS, Vassiliou MC, Kaneva PA, Fayez R, Fried GM. Fundamentals of laparoscopic surgery simulator training to proficiency improves laparoscopic performance in the operating room – a randomized controlled trial. Am J Surg. 2010;199(1):115–20.

15. Poulose BK, Vassiliou MC, Dunkin BJ, Mellinger JD, Fanelli RD, Martinez JM, et al. Fundamentals of endoscopic surgery cognitive examination: development and validity evidence. Surg Endosc. 2014;28(2):631–8.

16. Vassiliou MC, Dunkin BJ, Fried GM, Mellinger JD, Trus T, Kaneva P, et al. Fundamentals of endoscopic surgery: creation and validation of the hands-on test. Surg Endosc. 2014;28(3):704–11.

17. Gardner AK, Scott DJ, Willis RE, Van Sickle K, Truitt MS, Uecker J, et al. Is current surgery resident and GI fellow training adequate to pass FES? Surg Endosc. 2017;31(1):352–8.

18. Ritter EM, Taylor ZA, Wolf KR, Franklin BR, Placek SB, Korndorffer JR Jr, et al. Simulation-based mastery learning for endoscopy using the endoscopy training system: a strategy to improve endoscopic skills and prepare for the fundamentals of endoscopic surgery (FES) manual exam. Surg Endosc. 2018;32(1):413–20.

19. Ritter EM, Cox TC, Trinca KD, Pearl JP. Simulated colonoscopy objective performance evaluation (SCOPE): a non-computer-based tool for assessment of endoscopic skills. Surg Endosc. 2013;27(11):4073–80.

20. Trinca KD, Cox TC, Pearl JP, Ritter EM. Validity evidence for the simulated colonoscopy objective performance evaluation scoring system. Am J Surg. 2014;207(2):218–25.

21. Thomas PA, Kern DE, Hughes MT, Chen BY. Curriculum development for medical education: a six-step approach. 3rd ed. Baltimore: Johns Hopkins University Press; 2016.

22. Cushieri A, Lezoche E, Morino M, Croce E, Lacy A, Toouli J, et al. E.A.E.S. multicenter prospective randomized trial comparing two-stage vs single-stage management of patients with gallstone disease and ductal calculi. Surg Endosc. 1999;13(10):952–7.

23. Noble H, Tranter S, Chesworth T, Norton S, Thompson M. A randomized, clinical trial to compare endoscopic sphincterotomy and subsequent laparoscopic cholecystectomy with primary laparoscopic bile duct exploration during cholecystectomy in higher risk patients with choledocholithiasis. J Laparoendosc Adv Surg Tech A. 2009;19(6):713–20.

24. Wandling MW, Hungness ES, Pavey ES, Stulberg JJ, Schwab B, Yang AD, et al. Nationwide assessment of trends in choledocholithiasis management in the United States from 1998 to 2013. JAMA Surg. 2016;151(12):1125–30.

25. Helling TS, Khandelwal A. The challenges of resident training in complex hepatic, pancreatic, and biliary procedures. J Gastro Surg. 2008;12(1):153–8.

26. Santos BF, Beif TJ, Soper NJ, Nagle AP, Rooney DM, Hungness ES. Development and evaluation of a laparoscopic common bile duct exploration simulator and procedural rating scale. Surg Endosc. 2012;26(9):2403–15.

27. Teitelbaum EN, Soper NJ, Santos BF, Rooney DM, Patel P, Nagle AP, et al. A simulator-based resident curriculum for laparoscopic common bile duct exploration. Surgery. 2014;156(4):880–7, 90–3.
28. McGaghie WC. Medical education research as translational science. Sci Transl Med. 2010;2:19cm8.
29. Schwab B, Teitelbaum EN, Barsuk JH, Soper NJ, Hungness ES. Single-stage laparoscopic management of choledocholithiasis: an analysis after implementation of a mastery learning resident curriculum. Surgery. 2018;163(3):503–8.
30. Neumayer L, Giobbie-Hurder A, Jonasson O, Fitzgibbons R Jr, Dunlop D, Gibbs J, et al. Open mesh versus laparoscopic mesh repair of inguinal hernia. N Engl J Med. 2004;350(18): 1819–27.
31. Zendejas B, Cook DA, Bingener J, Huebner M, Dunn WF, Sarr MG, et al. Simulation-based mastery learning improves patient outcomes in laparoscopic inguinal hernia repair: a randomized controlled trial. Ann Surg. 2011;254(3):502–11.
32. Gause CD, Hsiung G, Schwab B, Clifton M, Harmon CM, Barsness KA. Advances in pediatric surgical education: a critical appraisal of two consecutive minimally invasive pediatric surgery training courses. J Laparoendosc Adv Surg Tech A. 2016;26(8):663–70.
33. Schwab B, Rooney DM, Hungness ES, Barsness KA. Preliminary evaluation of a laparoscopic common bile duct simulator for pediatric surgical education. J Laparoendosc Adv Surg Tech A. 2016;26(10):831–5.
34. Vassiliou, et al. FLS and FES: comprehensive models of training and assessment. Surg Clin North Am. 2010;90(3):535–48.

第十三章
床旁操作技能的掌握性学习

Jeffrey H. Barsuk, Elaine R. Cohen, and Diane B. Wayne

Campbell 先生是一名 57 岁的男性,有糖尿病和高血压病史。他因发热、咳嗽和气促两天被送到急诊室。胸片显示右下叶肺炎。生命体征(低血压、心动过速和发热)与实验室检查结果(急性肾损伤)提示存在脓毒症。治疗组决定通过在其右侧颈内静脉进行中心静脉导管(central venous catheter, CVC)置入来测量中心静脉压力和氧气饱和度,并输注血管活性药物。主治医师在进行中心静脉导管置入的过程中将导管置入了颈动脉内,而非预期的颈内静脉导致 Campbell 先生的治疗因缺乏中心静脉通路而延迟,并且需要增加一个有创性外科操作来安全地取出导管。这是一个常见的病例,强调床旁操作时的患者安全。Campbell 先生的案例突显出一个问题,即医务人员间的操作技能水平不同对患者的治疗质量有着重要的影响。

医院、专业委员会和政府机构通过资格认证准许临床医生对患者进行治疗[1]。美国住院医师医学教育认证委员会(Accreditation Council for Graduate Medical Education, ACGME)、美国内科学委员会(American Board of Internal Medicine, ABIM)、美国外科学委员会(American Board of Surgery, ABS)以及护理、药学、物理治疗和其他医学专业委员会要求医生继续完成基于时间的培训,通常包括强制的、固定数量的操作[2-4]。个别医院也可能会根据临床经历的次数作为医生执行操作的准入评判。例如,为了获得在医院进行 CVC 操作的资质,医生可能必须在住院医师阶段有过 5~10 次的 CVC 操作记录。此外还有一项要求在护理中经常用到,即定期评估临床技能。ICU 护士 CVC 护理技能的年度评估就是一个例子。直接观察比仅仅依靠操作数量更为严格,但只有严格、可靠的评估才能用于制订高风险决策。依赖严格评估的以胜任力为导向的医学专业教育方法在过去十年中使用量急剧增加。然而,需要更多地关注医疗系统的改变,以确保临床经验本身并不能代表实际胜任力。精确评价临床技能并以高标准做参考,将有助于降低可预防性失误,为患者提供安全的医疗照护。

已有研究报道揭示了医疗从业人员因缺乏严格操作技能胜任力评估所产生的后果。许多研究表明，尽管护士、住院医师、专科医师和主治医师有着丰富的临床经验，但是在各种临床技能方面的表现是参差不齐的。这一发现在 CVC 置入、CVC 护理、腰椎穿刺和胸腔穿刺等过程中体现出的情况是一致的[5-11]，尽管医护人员完成的操作已经超过了专业委员会和执照管理机构所要求的最低数量。

Choudhry 及其同事们在一项系统回顾中涵盖的大多数研究发现，从业经验丰富的医生所提供的医疗照护质量低于从业经验不足的医生[12]。最近另一项研究评估了至少有 3 年肠镜操作经验的胃肠专科医生的息肉切除手术录像，他们在前一年至少进行了 150 例筛查性肠镜检查[13]。尽管都具备临床经验，但研究人员发现该群体临床技能水平存在着较大的差异。只有 64% 的息肉切除手术得到了满意的评分。最近的一项综合研究指出，住院医师自我报告的临床经验与模拟操作的表现之间只有微弱的正相关[14]。然而，即使是最有经验的住院医师，他们的整体表现也不尽如人意。

临床经验并不能代表操作技能水平，尽管一些薄弱数据的研究表明，完成更多的操作与更安全的医疗照护和更少的并发症相关。最低数量操作建议为CVC 置入 50 例[15]，结肠镜筛查 80 例[16]，以及超过 1 000 例的复杂手术，如腹腔镜减重术[17]。这样的操作数量要求在培训中很难达到，主管医生对这些强制设定的操作数量能否准确地衡量住院医师的胜任力也没有信心[18]。综上所述，文献表明临床经验并不能代表操作技能水平，为确保患者安全仍需要严格的胜任力评估。

自信心有时被用作评价临床医生技能掌握水平的替代方法。多项研究也表明，操作的自信心建立并不能预测临床表现[8-11]，而且不应被用作胜任力的替代[18]。在一项研究中，主治医师对放置颈内静脉导管非常自信[6]。然而，严格的评价显示，无菌操作并未被严格执行，而且采集的超声图像往往存在错误。无法胜任 CVC 置入可能是由于缺乏住院医师培训后的知识更新，从而妨碍了执业医师使用诸如超声这样的新技术。临床医师可能因为不熟悉新的最佳实践技术而对自己的操作技能有错误的自信。

基于模拟的掌握性学习（simulation-based mastery learning，SBML）使得对操作的胜任力记录更加简单、一致和可靠。在 SBML 中，受训人员在对患者进行临床操作前，必须在模拟环境中达到或超过设定的最低通过标准（MPS）[19]。有证据表明，SBML 是一种比单纯传统临床教学更有效的策略[20-22]，并且使用这种模式可以确保医务人员一直能够达到他们进行的临床操作所需的胜任力标准[5,8-10,23,24]。

　　本章的其余部分回顾了已发表的使用 SBML 来记录床旁操作技能胜任力的研究。这一章重点关注进行床旁操作所需要的患者照护、沟通、诊断和体格检查技能。除了涵盖过去的研究，我们还采用了转化医学的 T1~T4 路径[25-27]来回顾有关 SBML 在床旁操作技巧方面的有效性证据，以及其使用是如何改善患者的照护（第十六章）。

　　表 13-1 显示，SBML 干预已被用于许多床旁操作，并与后续的患者结局转化相关。本章将重点介绍表 13-1 中所示的一系列操作（胸腔穿刺、CVC 置入和护理、腹腔穿刺），这些操作已被评估并与 T1~T4 转化医学的结局相关（见第三章和第十六章）。T1 阶段结局显示，在强有力的 SBML 干预下，学习者在模拟中心表现出的技能和态度均得到了改善；T2 阶段的结局显示 SBML 改善了患者的医疗照护实践；T3 阶段的结局将 SBML 与患者结局联系起来；T4 阶段的结局显示了强有力的 SBML 干预具有意想不到的效果。我们使用 Thomas 和 Kern 的课程开发框架为上述临床操作开发了所有的 SBML 培训。

表 13-1　使用 SBML 及转化医学结局（T1~T4）进行床旁操作技能培训

操作	T1 结局	T2 结局	T3 结局	T4 结局
心脏听诊	在模拟中心，经 SBML 训练的医学生，表现优于用传统方法进行训练的医学生[28]	经 SBML 训练的医学生，表现优于用传统方法经真实患者训练的医学生[28]	—	
中心静脉导管置入	在模拟中心，经过 SBML 训练的内科和急诊科住院医师成绩较受训前成绩有所提高[7,8]	与传统训练方法培训的住院医师相比，接受 SBML 训练的住院医师重复穿刺次数、误穿动脉、调整导管的概率更小[7,8]	经 SBML 训练的住院医师进入 ICU 后，CLABSI 发生率较受训前和对照 ICU 相比有所减少[29]	与 SBML 费用相比，CLABSI 的减少节省了成本（7∶1 回报），其他成功的 SBML 干预推广取得了类似结果[30,31]
腰椎麻醉	在模拟中心，与接受传统训练的住院医师相比，经过 SBML 训练的麻醉住院医师的测试成绩比受训前具有更大改善[32]	—	—	—

续表

操作	T1 结局	T2 结局	T3 结局	T4 结局
产钳助产	在模拟中心，经 SBML 训练的妇产科住院医师的训练后测试成绩比训练前有改善[33]	—	完成 SBML 训练的住院医师所经手的产妇，其严重会阴裂伤的概率降低[33]	—
喉镜检查	在模拟中心，经 SBML 训练的急诊科住院医师比传统训练的住院医师表现得更好[34]	—	—	—
腰椎穿刺	在模拟中心经 SBML 训练的第一年内科住院医师比经传统训练的神经科住院医师表现得更好[10]	—	—	—
腹腔穿刺	在模拟中心，经 SBML 训练的内科住院医师的分数比受训前有所提高[23]	经 SBML 训练后的住院医师在实际操作时，不必要的血小板和新鲜冷冻血浆输注事件较少[35]	经 SBML 训练的住院医师在床旁进行穿刺操作的效果等同或优于 IR 下进行的穿刺[35]	在 IR 穿刺的费用比经 SBML 培训的住院医师在床旁进行穿刺的费用要高[36]
黑色素瘤筛查	在模拟中心，经 SBML 训练的全科医生比接受传统训练的医生表现更好[37]	—	—	—
临时血液透析导管（THDC）置入	在模拟中心，经 SBML 训练的第一年肾脏病专科医生的测试成绩较培训前有所提高，且比经传统训练的专科医生表现更好[5]	经 SBML 训练的专科医师训练后立即考核的成绩与经过 6 个月实际操作 THDC 置入的专科医师测试分数相似[38]	—	—

续表

操作	T1 结局	T2 结局	T3 结局	T4 结局
胸腔穿刺	在模拟中心中，经 SBML 训练的内科住院医师的分数较训练前有所提高[11]	经 SBML 训练的住院医师比经传统训练的住院医师和本院医师更可能胜任床旁胸腔穿刺[39]	经 SBML 训练的住院医师进行胸腔穿刺及相关操作与经传统训练的住院医师相比，出现有临床意义并发症的概率更低[40]	可能节省额外费用，降低住院天数[40]

注：CLABSI. 中心静脉导管相关血流感染；IR. 介入放射科。

总论

　　研究表明改善床旁操作技能的习得有两个共同主题：①掌握性学习（ML）；②刻意练习（deliberate practice，DP）[41]。当进行 ML 和 DP 时，学习者努力专注于一项任务，而他们的带教或老师提供可执行的反馈，以帮助学习者改进（第四章）。受训者将从头到尾学习并完成每一项临床操作。操作的各个过程根据需要被反复练习。DP 可以使受训者非常专注，并可以整合个性化反馈[41,42]。除了 DP，SBML 干预的其他核心组成部分包括标准化课程、由专家小组制定的 MPS 标准和复盘。掌握性学习的另一个核心原则是，在后测中没有达到 MPS 的学习者将返回技能训练室或其他教育课程，进行额外的技能练习并重新测试，直到达到 MPS。多项研究表明，SBML 提供的严格教育是一种强有力的质量改进策略，可以改善患者的医疗照护结局[7,8,31,35,40]。

胸腔穿刺

　　胸腔穿刺是一种床旁诊断和治疗操作，需要用粗针引流出胸壁和肺之间的异常液体。如果胸腔穿刺操作不当，可能会出现严重的并发症，如气胸（损伤肺部导致胸腔进气）和出血。在西北大学费恩伯格医学院的一系列研究中，我们评估了 T1 级结局（技能和知识）[11,39]，T2 级结局（患者治疗）[39]，T3 级结局（患者结局）[40]，和 T4 级结局（成本降低）[40]。

　　西北大学胸腔穿刺术 SBML 项目开始于 2006 年，当时我们注意到一个以全国内科住院医师为研究对象的已发表研究显示，受训医生并不能从容地进行胸腔穿刺[43]。这是医学教育的一个真正的挑战，因为美国内科学委员会要求住院医师结业时必须具备进行胸腔穿刺操作的能力[11]。在西北大学,一项针对内科实习生的需求评估发现,胸腔穿刺技能不仅为当地所关注,也是全国所关注的问题。

我们在 2006 年 1 月为第三年(即将结业)住院医师制订了 SBML 胸腔穿刺课程。目的是让所有第三年的住院医师都能具备胸腔穿刺技能。具体来说,在培训结束前,使用技能核查表评估,让所有结业的住院医师都在胸腔穿刺模具上达到或超过 MPS。

我们选择 SBML 作为教育策略,因为先前它已被证明有效,并且获得了学习高级心脏生命支持的内科住院医师的高度评价[24]。DP 是 SBML 课程的核心组成部分。我们使用第三章中描述的策略,包括对相关文献和 Stufflebeam 描述的技术回顾,开发了多选题考试和胸腔穿刺术核查表[44]。编写了课前和课后的笔试,前后考试难度一致,覆盖内容相同(第三章)。专家小组提供了对理论前测和操作技能核查表的反馈,以便使用改良的 Delphi 技术进行修改。最后的胸腔穿刺术技能核查表见附录 13-1。

SBML 课程的第一步要求住院医师完成前测,包括多选题考试和用技能核查表评估胸腔穿刺的模拟操作。前测是掌握性学习的重要特征。前测后,住院医师会观看关于胸腔穿刺适应证、禁忌证和并发症的讲座以及胸腔穿刺的演示视频。接下来,学习者会在胸腔穿刺模拟器上进行 DP,被 1 对 1 督导,并得到指导教师的反馈。住院医师随后会完成后测,全程的胸腔穿刺模拟,即包括获得知情同意、实施操作并提供操作后的注意事项指导。对每个住院医师都采用技能核查表评价,并要求其达到或超过 MPS。每个住院医师还要完成笔试后测。

课程启动前,一个专家小组使用 Angoff 和 Hofstee 法方法将 MPS 设定为80%(即胸穿技能核查表 20/25 项正确)。技能核查表数据的评价者间信度(kappa 系数)为 0.94。不会给受训者看核查表,但核查表评估的每项技能都包含在视频、讲座和刻意练习课程中。前测和培训后书面考试的信度系数(KR-20)分别为 0.72 和 0.74。

在所有住院医师中实施 SBML 是可行的,因为培训项目主任要求住院医师参加 SBML 课程。早期 ACLS 培训的成功也提高了住院医师对胸腔穿刺掌握性学习训练的积极性[24]。核心项目教师担任 SBML 项目讲师。内科购买了胸腔穿刺模拟器,提供培训场地并安排人员。40 名即将结业的内科住院医师有资格参加了 SBML 胸腔穿刺培训,并且全部完成既定方案。

胸腔穿刺术的 T1 结果

多个 T1 评估结果显示,SBML 胸腔穿刺术培训非常有效。模拟技能项目的正确率从前测的 51.7%（SD=15.1）提高到后测的 88.3%（SD=8.1），P<0.001。笔试考试正确率从 57.6% 提高到 89.8%，P<0.001[11]。小部分（7%）最初没有达到 MPS 的学习者进行了额外的技能练习和重新测试，直到达到 MPS。训练结束时，所有学员在胸腔穿刺模拟器上的成绩都达到或超过 MPS。学员们也觉得这个项目提高了他们的技能，增加了自信，模拟课程对临床教育是有价值的补充[11]。

周期性改进和更新是一个 SBML 项目成功的关键。几年后，我们再次回顾了胸腔穿刺操作培训，以更新课程，并调查技能的保持程度和因此导致的后续患者结局，作为我们持续质量改进过程的一部分[45]。在美国医疗保健研究与质量机构（Agency for Healthcare Research and Quality，AHRQ）新的资助下，我们更新了课程，推出了新的在线互动讲座和视频，学习者可以根据自己的时间复习。由于新的临床标准，我们将超声应用于课程和评估（技能评价表）[40]。我们重新召集了一个专家小组来确定修改后的技能评价表的 MPS，将其设置为 84.6%（22/26 项正确）[39,40]。更新后的课程包括 SBML 的所有核心特征，例如：①在模拟器上进行技能前测；②有针对性地刻意练习，并有可实施的反馈；③模拟技能后测。本研究采用随机等候列表对照设计，112 名内科住院医师参加。内科住院医师的胸腔穿刺技能评价表成绩从测试前的平均 60.3%（SD=20.3）提高到测试后的 96.7%（SD=3.7）（P<0.001），培训前后的测试成绩比较，也有类似的改善[40]。36 名住院医师参与了为期 6 个月和 1 年的随访测试，以评估技能水平维持情况。6 个月时，平均成绩为 92.0%（SD=7.5），1 年时为 93.9%（SD=5.0%）。8 名住院医师在 6 个月的复测中没有达到或超过 MPS。1 名住院医师在 1 年后没有达到 MPS 标准。未达到 MPS 标准的住院医师进行了额外的技能培训，并重新接受测试，直到他们达到或超过 MPS 标准。需要注意的是，技能水平维持可能被认为是 T1 或 T4 结果（第十六章）。

胸腔穿刺术的 T2 结果

我们胸腔穿刺术 SBML 研究的一个重要目标是评估 T2 结果。我们比较了传统训练的住院医师（没有接受 SBML 干预）和接受 SBML 训练的住院医师之间的临床转诊模式[39]。我们发现经过传统训练的住院医师更倾向不在床旁进行直接操作，而是将患者转给介入放射科（interventional radiology，IR）。做出这样的临床决策是因为经过传统训练的住院医师缺乏自信和胜任力。相反，在完成培训方案后，接受 SBML 培训的住院医师更倾向在床旁进行胸腔穿刺，而不是把患者转到 IR，毕竟转诊到 IR 是一种更昂贵和资源浪费的选择[39]。

胸腔穿刺术的 T3 和 T4 结果

我们胸腔穿刺研究项目的最后一项研究集中于 T3 和 T4 结果,并评估了临床医疗期间的实际操作。我们比较了四组临床医生的操作结果:①传统训练的住院医师;②SBML 训练的住院医师;③呼吸专科医生;④IR[40]。我们发现,与其他组相比,经过 SBML 训练的住院医师在操作后患者出现具有临床意义的医源性气胸概率较低(P=0.02;T3 结果)[40]。与其他组相比,接受 SBML 培训的住院医师在操作时,患者出现具有临床意义的并发症概率也较低(P=0.008;T3 结果)[40]。与接受传统训练的住院医师相比,经过 SBML 训练的住院医师在治疗过程中出现的具有临床意义的并发症(医源性气胸、血胸、复张性肺水肿)的倾向更低(0% vs. 7.9%;P=0.06)(表 13-2)[40]。基于我们的结果和来自大学健康系统联盟的数据,我们估计,如果广泛使用胸腔穿刺 SBML 训练,临床上具有意义的医源性气胸(T4 结局)[40]减少,则可以为美国节省约490 万美元和 1 194 个住院日。

表 13-2　经 SBML 培训模式、传统培训模式训练的住院医师进行胸腔穿刺的并发症及转诊至呼吸科或介入放射科(IR)的数量

临床结局	经 SBML 训练的住院医师 (n=58)	接受传统训练的住院医师 (n=63)	呼吸专科医师 (n=297)	IR 专科医师 (n=499)	P 值卡方
医源性气胸	5(8.6%)	6(9.5%)	20(6.7%)	29(5.8%)	0.62
需要干预的医源性气胸	0	3(4.8%)	1(0.3%)	3(0.6%)	0.02
血胸	0	2(3.2%)	1(0.3%)	1(0.2%)	0.07
复张性肺水肿	0	0	1(0.3%)	2(0.4%)	1.0
合并有临床意义的并发症(气胸、血胸和复张性肺水肿)	0	5(7.9%)	3(1%)	6(1.2%)	0.008

注:改编得到 Barsuk 等的许可[40]。

一项对 SBML 教育研究议程的批判性评价表明,胸腔穿刺 SBML 与 T1~T4 结果相关。SBML 优于传统的学徒式学习模式,在传统模式下,内科住院医师没有做好进入临床实践并进行胸腔穿刺的准备(T1 结果)。此外,有研究还发现这种培训干预模式为患者和医疗系统带来了持续而有意义的临床获益(T2~T4 结果)。

CVC 置入与护理技术

　　CVC 是一种静脉导管,置入颈部、胸部或腹股沟的大静脉,用于危重患者生命体征监测和给药。CVC 的置入和护理是一项复杂操作,通常用于重症患者。只有了解了 CVC 的适应证、禁忌证和并发症并具有资质的医务人员才可以进行 CVC 置入操作。置入的 CVC 可用来注射药物和抽血。参与 CVC 护理的护士也必须接受培训,以确保在无菌操作的条件下进行 CVC 护理及敷料更换。CVC 置入过程中的并发症,如医源性气胸或误穿动脉,可能危及生命,因此进行 CVC 置入训练十分必要[15]。此外,中心静脉导管相关血流感染(central line-associated bloodstream infection,CLABSI)是另一个可能发生在 CVC 置入和 / 或护理期间危及生命的并发症[15]。

　　2008 年,美国的医院开始努力减少医院获得性并发症,如 CLABSI,因为医疗保险和医疗补助服务中心宣布,这些公开报告医源性的情况将不再获得报销补偿[46]。这种国家范围内的压力也影响了学术机构,在那里 CVC 的置入是由住院医师和专科医师操作的,而他们的技能水平往往未经测试。我们开发了 CVC 置入的 SBML 课程来满足这种教学需求。与其他课程一样,CVC 置入 SBML 课程提供标准化的学习目标和反馈以及要求所有学员在整个培训结束前,达到或超过预定的 MPS(第三章)。在满足这一要求之前,不允许我们医院的住院医师在患者身上进行 CVC 置入操作。除了课程开发和教育结果评估外,研究小组还设计了一些研究来衡量课程对 CVC 置入临床护理的影响。

　　我们的教学策略包括第四章所描述的 SBML 课程的关键内容,包括大量的 DP。学员首先完成模拟 CVC 置入和笔试前测。接下来,他们观看一个视频讲座,其中包括如何在超声引导下一步步完成颈内静脉(internal jugular,IJ)或锁骨下静脉(subclavian,SC)CVC 置入的演示。在教学内容完成后,每位学员进行 CVC 置入的 DP,并得到训练有素的指导教师的个体化反馈。最后,学员完成模拟技能测试和笔试后测,要求达到或超过临床技能考试的预定 MPS。在最初后测中没有达到 MPS 标准的学员将回到模拟中心进行额外的技能练习并重新测试,直至达到 MPS 标准。

　　我们使用在第三章中描述的技术来制定笔试和 CVC 置入的技能核查表。在初步编制了 27 项 IJ CVC 置入和 SC CVC 置入技能核查表后,一个专家小组使用改良的 Delphi 法对清单进行了改进。根据 IJ CVC 置入和 SC CVC 置入技能核查表的 Angoff 和 Hofstee 法的平均值(要求 22/27 项正确),将 MPS 设置为 79.1%。在确定 CVC 置入技能的 MPS 后,专家评审判断两个清单项目(静脉置管和使用少于等于两次穿刺次数完成操作)不能遗漏。这意味着,如果学员经过两次以上的穿刺才进入静脉或者穿刺入动脉,将被判为不及格,需要进行额外的技能练习。作为课程质量改进过程的一部分,后来对技能核查表进行了修改,现在每个核查表包括 29 个项目。最终的 29 项 IJ CVC 置入和 SC CVC 置入的核查表见附录 13-2。一组临床专家使用 Angoff 和 Hofstee 法为 29 项清单设定了新的 MPS,该 MPS 被设定为 IJ CVC 置入 88% 和 SC CVC 置入 87%(即要求每个核查表有 26/29 项正确)。IJ CVC 置入和 SC CVC 置入核查表的评价者间信度较高,Cohen's kappa 值为 0.83~0.94[6-8]。

SBML 干预的实施从来都不是一件容易的事,来自医学部和西北纪念医院(Northwestern Memorial Hospital,NMH)领导的支持对该项目的成功至关重要。有专门学术时间和临床专业知识的核心教员担任培训教员。培训基地通过 NMH 基金资助购买超声设备和 CVC 置入模拟器。医学部还提供行政监督,以帮助安排住院医师的培训课程。对所有即将在我们医院内科重症监护室(MICU)轮转的内科和急诊科住院医师进行"及时培训"。住院医师在 MICU 轮转前一个月完成 CVC 置入 SBML 培训,并且在上级医师监督下尝试进行 MICU 患者 CVC 置入前,需要达到或超过 MPS。内科住院医师项目主任和 MICU 医疗主任是确保这一切教学项目顺利进行的关键合作伙伴。

该课程于 2006 年推出,我们在接下来的 10 年中反复评估和完善它。根据受训人员和教师的反馈、教育和临床结果的回顾以及临床实践标准的变化进行修改和改进。在接下来的章节中,我们将介绍转化科学成果。

T1 CVC 置入结果

我们研究了 41 名内科住院医师在 MICU 轮转前完成 CVC 置入的 SBML 培训结果[7]。在前测时,即将在 MICU 中轮转的住院医师中没有一个符合在 IJ 或 SC 部位置入 CVC 的 MPS [平均成绩分别为 48.4%(SD=23.1)、45.2%(SD=26.3)]。除了小部分住院医师仍需要额外的 DP 和重新测试,其他住院医师经过 4 小时的 SBML 后,测试成绩均达到或超过 MPS [IJ 平均分 94.8%(SD=10.0),SC 平均分 91.1%(SD=17.8),P<0.001][7]。参加 SBML 训练的住院医师说,与没有参加 SBML 训练的住院医师相比,自信程度更高(P=0.02)[7]。

我们在一项新的队列研究中对 76 名内科和急诊科住院医师进行了随访,他们即将在 NMH 的 MICU 中轮转[8]。在前测中,只有 12 名(16%)住院医师达到 IJ CVC 置入技能的 MPS,11 名(14%)住院医师达到 SC CVC 置入技能的 MPS。尽管已经达到或超过了 MPS,这些住院医师都自愿完成了 SBML 培训,因为他们相信自己会从中获益。在前测中,IJ CVC 置入技能核查表的平均分为 50.6%(SD=23.4),SC CVC 置入为 48.4%(SD=26.8)。训练后,平均测试分提高到 IJ CVC 置入操作 93.9%(SD=10.2)、SC CVC 置入操作 91.5%(SD=17.1)

（$P<0.000\ 5$）。笔试分数从前测平均 70.3%（SD=7.7）提高到测试后 84.8%（SD=4.8），$P<0.000\ 5$[8]。

我们在当地社区医院开展了课程，以比较不同机构的结果，评估 CVC 置入 SBML 模式的推广潜力[31]。在此机构中，51 名住院医师完成了 SBML 培训。然而，只有 3 人（6%）在 IJ CVC 置入前测中的成绩达到 MPS，4 人（8%）在 SC CVC 置入测试的成绩达到 MPS。模拟 IJ CVC 置入的平均前测得分为 35.5%（SD=8.3），SC CVC 置入为 23.0%（SD=9.6）。在后测中，受训后的住院医师表现与 NMH 的住院医师非常相似。平均后测得分，IJ CVC 为 93.0%（SD=1.5）、SC CVC 为 96.1%（SD=1.4），与培训前测试相比 $P<0.001$。

在展示 T1 结果的最后一项研究中，我们在全美 58 个退伍军人事务医疗中心（Veterans Affairs Medical Center，VAMC）实施了 CVC 置入 SBML 培训课程[6]。我们开发了一个培训课程来培训即将成为授课老师的主治医师，以便他们将 SBML CVC 置入课程传授给同事。每个参与的 VAMC 选择 1~3 名主治医师独立进行 CVC 置入，并监督住院医师和专科医师进行 CVC 置入，参与授课老师的培训课程。108 名主治医师参与了这项研究，平均从业时间为 20 年。作为培训授课教师课程的一部分，每位主治医师都进行了模拟人 IJ CVC 置入或 SC CVC 置入[6]。评估包括 67 个模拟 IJ CVC 置入和 47 个 SC CVC 置入（6 名主治医师同时进行两项）[6]。令人惊讶的是，这些专家级主治医师的表现不尽如人意，IJ CVC 置入成绩平均为 72.6%（SD=19.0），SC CVC 置入成绩平均为 71.4%（SD=21.6）。67 名主治医师中只有 12 名（17.9%）达到 IJ CVC 置入 MPS，47 名主治医师中只有 11 名（23.4%）达到 SC CVC 置入 MPS。在至少有 500 例 CVC 临床置入经验的医生中，10 人中只有 1 人（10%）达到 IJ 临床技能评价的 MPS，9 人中只有 4 人（44%）达到 SC CVC 临床技能评价的 MPS。

虽然有令人信服的证据表明 CVC 置入 SBML 培训会即刻影响 T1 教育结果，但我们不知道随着时间的推移这些技能是否仍能维持。因此，我们进行了一项纳入 49 名内科住院医师的研究，评估 SBML 培训后的临床技能保持情况。这些住院医师在完成 SBML 后，在最初培训后的 6 个月和 1 年回到模拟中心使用 CVC 置入技能核查表再次进行评价[47]。随访测试期间的平均得分仍然很高，但在后测中明显下降。置入 IJ CVC 的后测平均即时评分为 96.5%（SD=4.7），6 个 月 时 84.6%（SD=18.9），1 年 时 87.9%（SD=16.1）（$P<0.001$）。对于 SC，住院医师的后测得分为 94.6%（SD=10.6），6 个月时 88.2%（SD=15.8），1 年时 88.2%（SD=16.8）（$P=0.002$）。对于 IJ CVC 置入，所有参与者在培训后的即刻测试均达到 MPS，6 个月时 82.4% 达到 MPS，1 年时仍有 87.1% 达到 MPS（$P=0.013$）。对于 SC CVC 置入，所有参与者在培训后的即刻测试中均达到

MPS,6 个月时 85.3% 达到 MPS,1 年随访时仍有 83.9% 达到 MPS(P=0.016)[47]。没有达到 MPS 的考生在每次随访中都不相同。无法通过人口统计学和临床信息,如结业后培训年限,临床实践中 CVC 置入数量,或自信心等预测在随访测试中不能达成 MPS 的住院医师。基于这些结果,我们的结论是 CVC 置入技能应每 6 个月重新评估一次[47]。

我们的研究结果,包括了全国的执业医生样本,提出了一个强有力的论点,即传统的培训不足以确保医生有能力置入 CVC。然而,SBML 是一种已被证明的策略,它在 CVC 置入的训练中可使医生产生高水平的胜任力。基于我们的发现,我们建议所有需要 CVC 置入的医疗从业者接受类似 SBML 课程的严格培训和评价。以下部分说明 CVC 置入 SBML 培训课程对后续患者的影响。

T2 CVC 置入结果

西北大学的两项研究评估了 CVC 置入 SBML 培训对患者医疗照护实践的影响。在一项预实验中,13 名在 MICU 轮转的内科住院医师在 SBML 训练开始前 CVC 置入的评估结果与 28 名内科住院医师完成 CVC 置入 SBML 培训后的评估结果进行了比较[7]。在研究期间,共进行了 46 例 CVC 置入。经过 SBML 训练的住院医师比未经 SBML 训练的住院医师能够通过较少的试穿次数(P=0.04)成功完成 MICU 患者 CVC 置入[7]。这是一个重要发现,因为在 CVC 置入过程中试穿次数与严重并发症直接相关,如气胸。在一项规模更大的随访研究中,比较了 76 名接受 SBML 培训的内科和急诊科住院医师与 27 名非 SBML 培训(传统培训)的 MICU 住院医师所进行的患者 CVC 置入实践[8]。在培训前和培训后的比较中(培训前 4 个月和培训后 8 个月),经 SBML 培训的住院医师与非 SBML 培训的住院医师相比,在 MICU 中的患者 CVC 置入过程中,试穿次数较少(P<0.000 5),发生误穿动脉概率(P<0.000 5)以及需要导管调整的概率都较小(P=0.002),并有着较高的成功率(P<0.005)。

T3 CVC 置入结果

接下来,我们进行了一项研究,评估 SBML 置入培训课程对 CLABSI 发生率的影响,CLABSI 是一项重要的影响患者安全的结局[29]。从 2006 年 12 月到 2008 年 2 月,有 92 名内科和急诊科住院医师在 NMH 的 MICU 轮转之前完成了 SBML 培训。这些住院医师 CVC 置入的结果与一组 2005 年 8 月到 2006 年 12 月在 NMH 外科 ICU 轮转且未完成 SBML 培训的历史对照组,以及另一组 2005 年 8 月到 2008 年 2 月间同时期在 NMH 外科 ICU 轮转的未完成

SBML 培训的住院医师的测试结果进行了对比。在整个研究期间,NMH 感染控制团队按照常规指南报告 CLABSI 率。在 SBML 培训前(16 个月),MICU 组每 1 000 个导管留置日有 3.20 例发生 CLABSI,外科 ICU 组每 1 000 个留置日有 4.86 例发生 CLABSI。在 SBML 培训(16 个月)后,尽管 MICU 患者的重症程度更高(P=0.001),但是 MICU 中每 1 000 导管留置日 CLABSI 发生例数显著下降到 0.50。而同期外科 ICU 每 1 000 导管留置日的 CLABSI 发生例数为 5.26。将外科 ICU 感染和患者基础疾病作为独立变量后,MICU 中感染率的减少仍然有统计学意义(P=0.001)(图 13-1)。基于这些发现,我们得出结论,SBML 是导致 MICU 中 CLABSI 发生率降低 85%(95%CI:56%~95%)的原因,而在外科 ICU 中 CLABSI 发生率还在上升。

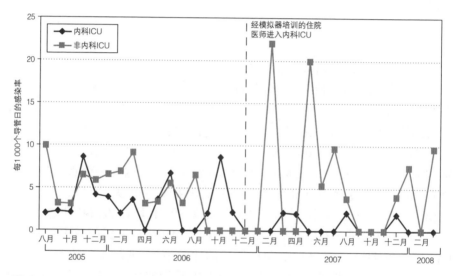

图 13-1　SBML 培训的住院医师轮转前后内科和外科 ICU 的 CLABSI
资料来源:经许可转载自 Barsuk 等[29]。

为了研究 SBML 对 CLABSI 发生率的影响,我们选择了另外一个机构(当地社区医院)展开研究[31]。我们比较了 2008 年 10 月至 2010 年 8 月培训前期间和 2010 年 9 月至 2012 年 5 月培训后期间社区医院 MICU 的 CLABSI 发生率。51 名内科和急诊科住院医师按照研究方案完成了 SBML 培训,培训后进入 MICU 轮转。培训前,MICU 的每 1 000 导管留置日 CLABSI 的发生例数为 3.82,培训干预后每 1 000 导管留置日为 1.29(P=0.019)。这意味着,在统计学上排除患者病情严重程度干扰后,经培训干预,CLABSI 的发生率降低了 74%(95%CI:26%~91%)(图 13-2),可见在第二家被研究医院再现了 CLABSI 发生率下降的 T3 结局。

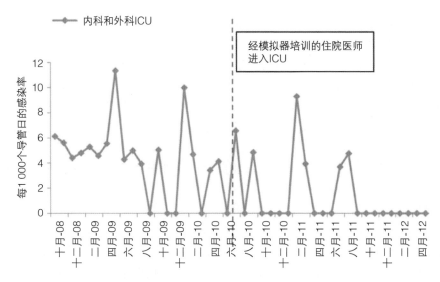

图 13-2 SBML 培训的住院医师轮转前后的内科 ICU 中心静脉导管相关血流感染的情况

资料来源：经许可转载自 Barsuk 等[40]。

T4 CVC 置入结果

间接影响

第二年和第三年住院医师在进入 MICU 轮转前 1 个月需要接受西北大学 CVC SBML 培训。纵向前测数据显示，越来越多的住院医师在没有接受任何培训的情况下达到或超过 MPS。统计评估亦证实了这一观察结果，因为 IJ CVC 置入的通过率在 2007 年为 7%，2008 年为 16%，2009 年为 38%（$P=0.004$）。同样，SC CVC 置入的前测通过率在 2007 年为 11%，2008 年为 19%，2009 年为 38%（$P=0.028$）[48]。这一增长在评估平均前测分数时也得到证实，因为平均 IJ CVC 置入前测分数从 2007 年的 46.7%（SD=20.8%）提高到 2008 年的 55.7%（SD=22.5%）和 2009 年的 70.8%（SD=22.4%）（$P<0.001$）[48]。平均 SC CVC 置入前测得分从 2007 年的 48.3%（SD=25.5%）轻微下降到 2008 年的 45.6%（SD=31.0%），但在 2009 年显著上升到 63.6%（SD=27.3%）（$P=0.04$）。我们认为住院医师表现的提升（两种 CVC 置入方法的前测通过率和平均分数提高）是源于 MICU 对医师安全操作重视程度的改变。由完成 SBML 的第二年和第三年住院医师带教第一年住院医师（未完成 SBML 培训干预的）在床旁进行 CVC 置入操作。当这些住院医师成为第二年住院医师并在 MICU 轮转前在模拟中心评估时，他们的 CVC 置入技能成绩明显高于预期。SBML 的这种意想不到

的附带影响与传统的培训方法形成了对比,在传统的培训方法中,即使是经验丰富的带教老师也可能将糟糕的技术和错误传递给低年资的学员。

　　SBML 培训干预这一意料之外的结果,使我们团队对最初将 CVC 置入测试评估表的 MPS 设置为 79.1% 项目正确率进行了再次考量。当评审专家小组采用 Angoff 和 Hofstee 法再次评估 MPS 时,他们为 IJ CVC 置入和 SC CVC 置入流程(见第六章)设定了更为严格的全新 MPS[49]。在此之前,学员最多被允许遗漏 IJ CVC 置入和 SC CVC 置入核查表上的 5 个项目,但仍然可以达到 MPS。在实施更严格的 MPS 后,学员只被允许最多遗漏 IJ CVC 置入和 SC CVC 置入核查表上的 3 个项目。

投资回报

　　为了进一步评估 CVC SBML 项目的 T4 结果,我们评估了培训干预得到的投资回报(ROI)[30](第十九章)。在本研究中,我们使用 NMH 质量数据得到结果,在实施 CVC 置入 SBML 培训课程后的 1 年中减少了 9.95 例 CLABSI。我们计算了这些预期的 CLABSI 的成本和住院时间,以计算可节约的成本。我们计算了 SBML 的成本,包括培训场所需费用和教职员工的工资。我们还计算了供应成本,包括模拟器、供应车、血管超声、无菌个人防护设备和 CVC 置入包。在进行培训干预的第一年,SBML 培训的费用为 111 916 美元。而每年节省的总费用估计为 823 164 美元(9.95 例 CLABSI 相关的 141 个住院日和 120 个 MICU 住院日的护理费用)。仅在第一年就节省了 711 248 美元(原始投资的回报率为 7∶1)。该研究首次记录了医疗行业模拟培训投资产生的回报率,并被广泛引用作为支持全球医疗培训机构开展模拟教学的证据。

推广及实施

　　我们第一次尝试小规模推广及实施培训课程是在当地的社区医院[31]。这次实践的具体细节在第七章中有更详细的描述。我们使用了 Damschroder 等实施的科学模型来确保实践的成功[50]。对这些细节的关注得到了回报,在当地社区医院观察到了 CLABSI 减少,这与在教学医院观察到的结果类似[29]。然而,在总住院医师进行课程培训 2 年后,一个新的总住院医师停止使用此课程来培训住院医师。当我们发现这一情况时,重新评估了 MICU 的 CLABSI 发生率,发现在 6 个月内,CLABSI 从每 1 000 个导管留置日 1.29 例感染上升到 2.97 例[31]。恢复 SBML 培训干预后,CLABSI 发生率即刻下降(图 13-3)。由此可见需要持续保持警惕,并随着时间的推移持续进行成功的培训干预措施。

　　最近,我们在全美 58 家退伍军人事务(VA)医院采用了一种我们在社区医院工作中改编而来的培训授课教师模式,来进行 CVC 置入 SBML 培训。本项目中,我们使用了定性方法(面试)对医生、ICU 护士和受训者进行评价,以确定 CVC 置入 SBML 课程是如何影响技能水平、患者照护和医疗安全的[18,51]。

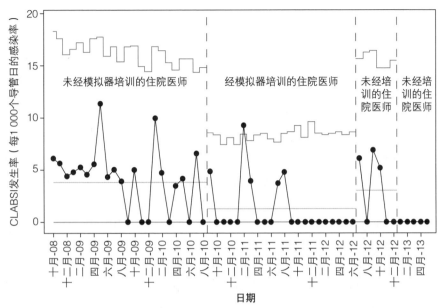

图 13-3 P 图(对照图)显示在重症监护室有或没有 SBML 培训的住院医师的时间段内,每月中心静脉导管相关血流感染发生率
注:由于每个月的线日数不同,对照上限也不同。
资料来源:经许可转载自 Barsuk 等[31]。

我们使用第七章中描述的创新性推广框架。我们特别留意了解参与者如何理解 CVC 置入培训中胜任力的定义,以及他们对 CVC 置入 SBML 课程实施过程中存在的障碍和促进因素的看法。

我们明确了不同地区对 CVC 置入胜任力的不同理解[18]。一些地区使用基于数量的系统来确定胜任力,而另一些地区没有系统,或者即使他们有系统,参与者也不确定它是什么或如何访问系统。我们发现了许多对 CVC 置入操作形成阻碍的因素,包括缺乏对 CVC 置入套件和超声的熟悉,缺乏标准化培训、缺乏经验,以及操作者对操作缺乏信心[51]。促进 CVC 置入效果改善的驱动力包括超声应用的培训和较好的患者安全意识。总的来说,SBML 课程解决了每个 VA 站点定义胜任力的问题。该课程利用促进因素的优势解决了大多数的障碍。然而,在我们的 VA 访谈中发现的一个问题是,护士没有参与 SBML 培训课程,我们将通过创建新课程来解决这一问题。

临时血液透析导管置入的 T1 和 T2 结果

由于我们在 CVC 置入培训方面的成功,我们扩展了 SBML 课程,包括对肾内科专科医师的临时血液透析导管(temporary hemodialysis catheter,

THDC)置入培训。当患者需要紧急透析时,临床医生通常使用 IJ 静脉入路置入 THDC。在训练中,THDC 置入是肾内科专科医师必须掌握的操作[5]。由于 THDC 置入过程类似于 CVC 置入,我们调整了 CVC 置入课程,使用原始的 79.1% MPS 和 2008 年的 27 项操作评估表将 THDC 置入纳入其中。一旦课程被认可,NMH 肾内科专科医师在上级医师监督下对真实患者进行 THDC 置入操作之前需要完成 SBML 培训。

我们首先评估了 THDC 课程的 T1 结果。我们评价了来自芝加哥 3 所医疗机构的即将结业的第三年肾内科专科医师,将他们的 THDC 置入技能成绩与 SBML 培训后的一年级专科医师进行比较[5]。6 名即将结业的专科医师和 12 名第一年专科医师参与了这项研究。他们总体表现较差,基线成绩为只有 1 名即将结业的专科医师和 1 名第一年专科医师达到 MPS。6 名即将结业的专科医师的平均分为 53.1%(SD=28.8%),这表明传统的专科医师培养系统并不绝对能使肾病专科医师胜任置入 THDC。然而,完成 SBML 的第一年专科医师的分数从培训前测试的平均 29.5%(SD=31.5%)提高到培训后的 88.6%(SD=17.0%;P=0.001)。专科医师对这个教育计划的评价很高。所有专科医师都同意将 SBML 培训计划纳入肾脏病学的专科培训系统。

两项后续研究在其他地点也证实了这些 T1 结果。2014 年加拿大肾脏病学会年会在不列颠哥伦比亚省温哥华举行,与会者被邀请参加 THDC SBML 培训,作为前期研究的一部分[52]。22 人自愿参与并完成基线评价(前测)。在第一年或第二年肾病专科医师中,没有人的基线成绩达到或超过 MPS,平均评测表得分为 55.4%(SD=25.7%)。22 名参与者中有 17 名(77%)完成了 THDC SBML,并将他们的得分提高到平均 96.2%(SD=3.9%;P<0.001),所有 17 名专科医师均在第一次后测时达到 MPS[52]。在多伦多进行的一项后续研究中,我们评价了 19 名经验丰富的肾病学家的基线 THDC 置入表现,并将他们与完成 SBML 培训的 20 名肾病学专科医师进行了比较[53]。这些肾病学家是来自多伦多大学培训项目的教员,他们的临床职责包括监督专科医师为患者进行 THDC 置入。肾病学家的基线平均技能测试核查表得分与专科医师相似(46.1%,SD=29.5% vs. 41.1%,SD=21.4%;P=0.55),只有两人达到或超过 MPS。这些发现令人惊讶,因为这些教师经常带教 THDC 的置入,而且他们的教龄中位数为 9 年[53]。这些发现与早期关于 CVC 置入的大型 VA 研究相似,表明临床经验丰富并不代表具备高水平的实际操作技能[6]。

T2 结果通过直接观察患者 THDC 置入情况来。这项研究表明,肾脏病专科医师将他们在模拟环境中获得的技能转化为实际患者操作时的技能。3 名完成 THDC 置入 SBML 的专科医师被重新评价,他们在上级医生的监督下对需要紧急透析的患者进行了 15 次 THDC 置入[38]。接受 SBML 训练的专科医师在 6 个月内的临床 THDC 置入的表现与 SBML 后测的评分接近 [实际操作置入得分 86.2%（SD=22.3%）vs. SBML 后测得分 93.5%（SD=5.3%），P=0.32]。

综上所述，THDC 研究表明，掌握性学习在课堂和床旁都能产生强大效果，这是传统临床培训和经验传授所无法复制的。

CVC 维护技能的 T1 结果

2015 年，NMH 感染控制人员注意到迟发性 CLABSI（置入 4 天以上）的发生率上升。我们与护理部领导合作，将 CVC 维护添加到 CVC 置入培训项目中，以解决迟发性 CLABSI 问题。新的 CVC 护理 SBML 课程使我们能评估 SBML 对护理技能的影响。这种合作至关重要，因为高质量的床旁 CVC 留置既需要安全地置入，也需要维护。我们的 VA 站点研究确认，包括护理在内的 CVC 培训内容也是必要的[51]。

与其他项目一致，SBML 课程包括前测、教学内容（包括视频）、DP、个性化教师反馈和后测。学员在培训结束前必须达到或超过 CVC 维护各方面的 MPS 要求。8 名经验丰富的护士培训老师采用改良德尔菲法，结合相关文献、专家护理、感染控制指南和意见，制定了技能测试核查表。CVC 护理清单集中于 5 个任务：①给药；②更换导管；③更换注射帽；④采血；⑤更换敷料（共 72 项；见附录 13-3）[9]。考官培训是 4 个小时的培训师资课程，在此过程中对 8 名护士培训师的核查表评分进行校准。由临床医生和护理教学专家组成的专家小组使用 Angoff 和 Hofstee 法设定每个技能的 MPS。MPS 的设置为：给药 91% 正确，更换导管 92% 正确，更换注射帽 88% 正确，抽血 91% 正确，更换敷料 93% 正确。除了完成技能测试核查表的 MPS 外，核查表的几个组成部分也不能遗漏。这些强制性项目包括：①手卫生；②正确擦洗注射帽；③保持无菌技术[9]。

这个项目的实施比较复杂，因为 NMH 有 2 000 多名护士在进行 CVC 的维护任务，并具备受训资格。我们与护理部领导合作，在心胸外科 ICU 进行了一项预实验，其中大多数患者有 CVC，可以很容易地确定短期效果，以评估 SBML 培训干预的影响。从 2014 年 7 月开始，心胸外科 ICU 的所有护士都要完成 SBML 培训。

49 名 ICU 护士参与了 SBML 培训课程[9]，但基准表现不一。具体地说，在前测时，只有 57% 的人在给药时达到 MPS，90% 的人在更换导管时达到 MPS，67% 的人在更换注射帽时达到 MPS，57% 的人在抽血时达到 MPS，只有 49% 的人达到更换辅料的 MPS。SBML 培训后分数显著提高。给药评分从前测平均 38.1%（SD=19.2）提高到后测的 97.4%（SD=11.8），P<0.001。导管更换的评分从前测平均 25.7%（SD=38.3）增加到后测平均 80.0%（SD=44.7%），P<0.01。注射帽更换评分从前测平均 64.4%（SD=18.8）提高到后测平均 96.6%（SD=3.9），P<0.001。抽血评分从前测平均 35.4%（SD=26.8）提高到后测 91.7%

(SD=19.0%)，$P<0.001$。更换辅料评分从培训前测试平均 53.8%（SD=25.0）提高到后测 96.3%（SD=16.2），$P<0.001$（T1 结果）。这与我们在内科医生方面的其他研究结果一致，总的护理工作年限与总体基线（前测）表现呈显著负相关（$r=-0.30$，$P=0.04$）。

根据这个项目的结果，护理部领导现在要求所有参与 CVC 护理的护士每年必须完成 CVC 护理 SBML 评估。护理师资在对护士进行患者常规床旁护理评估时也使用该核查表（T2 结果）。在降低 CLABSI 发生率（T3 结果）方面，全院的 CLABSI 发生率已下降并保持在较低水平。我们不能将减少的效果完全归因于 CVC 维护培训课程，因为在 CVC 维护 SBML 培训课程进行的同时还有多种其他干预措施。

腹腔穿刺

腹腔穿刺是从患者腹腔中抽取异常液体的床旁操作。该操作可用于终末期肝病或其他疾病患者的诊断和治疗。NMH 的第一年内科住院医师经常在高年资住院医师、专科医师或指导教师的监督下，在床旁进行腹腔穿刺。NMH 内科住院医师培训计划要求所有住院医师在对患者进行操作前须完成腹腔穿刺 SBML 培训，因为腹腔穿刺是一种常见操作，而且可能出现严重并发症。

我们创建了一个腹腔穿刺术 SBML 课程，整合了掌握性学习的核心原则[23]。住院医师在模型上进行技能的培训前测，完成教学训练，包括观看操作的演示视频，在穿刺模型上进行 DP，并从训练有素的指导老师那里得到个性化的反馈。与掌握性学习模式一致，所有住院医师都应该在培训结束前的测试中达到或超过预定的 MPS。没有达到 MPS 标准的住院医师会需要参加更多的 DP 并重新测试，直至达到 MPS。

当我们创建腹腔穿刺 SBML 课程时，价格便宜的超声结合腹腔穿刺模型还没有上市。因此，在与西北大学生物医学工程师的合作中，我们测试了各种材料和方案，尝试创制一个可承受价格范围内的仿真超声结合腹腔穿刺模型。我们制作样板模型并进行了测试，用以获取反馈和修改建议。该模型接受了试点测试，并在一次全国会议上获得了各种反馈。我们基于反馈意见进行了改进，最终制作出改进后模型。每个模型的最终成本是 57 美元[23]。

我们根据最佳证据和专家反馈制作了腹腔穿刺 SBML 课程。使用标准方法（第三章）制定了一份包含 25 个项目的技能核查表（附录 13-4）。我们进行了试点测试，并将在标准制定练习中获得的数据告知专家评委。使用 Angoff 和 Hofstee 法的平均值，将腹腔穿刺技能核查表的 MPS 设置为 83%。试点测试结果显示，培训干预技能核查表的考官间一致性较高（kappa=0.87）[23]。

在第一年住院医师的强制性岗前培训项目中开展了课程[54]。每位住院医师在为期一周的培训中完成包括腹腔穿刺在内的多项 SBML 课程。该培训允许任何在初次后测中未达到或超过 MPS 的学员，接受额外培训并重新测试，直至达到 MPS。完成 SBML 后，新住院医师可以在上级医师监督下对患者实施床旁操作[23,54]。整个项目投入包括员工辅助、模型、耗材、场地租赁和教师工资都得到了医学部的支持，由 NMH 为住院医师提供薪酬。

T1~T4 腹腔穿刺结果

最初的评估表明，SBML 培训课程是必要的，因为在前测中没有参与者达到或超过 MPS。模拟腹腔穿刺技能的表现，从前测的平均 33.0%（SD=15.2%）提高到后测的平均 92.7%（SD=5.4%），$P<0.001$[23]。所有参与者对训练的评价都很高（T1 结果）。

接下来，我们比较了接受 SBML 培训的住院医师进行床旁操作与放射科医生在 IR 进行操作的患者预后（T2/T3 结果）[35]。通过统计学控制疾病的严重程度后，我们发现床旁操作与在 IR 操作一样安全，而且费用更低。与在 IR 操作的患者相比，接受床旁操作的患者输注血小板和新鲜冰冻血浆的数量显著减少（$P<0.001$，T2 结果），如图 13-4 所示[35]。我们推测这是因为 SBML 教学课程包括了对穿刺术前输血的循证标准审查。我们还发现，与在 IR 操作相比，床旁操作后患者转入 ICU 的发生率也较低（$P=0.02$）[35]。这一发现令人惊讶，因为接受床旁操作的患者中，终末期肝病模型评分（终末期肝病患者的疾病严重程度/死亡率的一项指标）更高（表明这些患者病情更严重）。通过控制疾病严重程度的影响因素后，与接受经过 SBML 训练的住院医师实施床旁操作相比，在 IR 进行穿刺的患者住院天数增加了 1.86 天（$P<0.003$；T3 结果）[35]。随后，我们使用 ROI 方法进行成本分析。我们发现，即使不包括因住院时间延长而增加的成本，接受 SBML 培训的住院医师在床旁操作的 ROI 为 5∶1（T4结果）[36]。

下一步规划及未来方向

正如其他章节中课程开发和教师培训的详细描述那样，床旁操作的 SBML 培训不可能"廉价"地完成，因为 SBML 需要学员和教师投入大量的时间和精力。然而，我们坚信本章所回顾的教育和转化医学成果证明了，推广实施 SBML 床旁操作培训和评估的课程支持资源投入以及各方努力都是非常值得的。西北大学研究人员的工作提供了 T1~T4 结果的例子广泛受到重视，我们也注意到世界各地的其他机构也已经在床旁操作训练中设立了 SBML 课程[32,34,55-57]。此外，用基于胜任力模式取代基于时间的医科职业教育的努力正在取得进展[57]。

变量	床旁操作 n=294患者	IR操作 n=208患者	比例	95%CI		P值
				最低值	最高值	
转入ICU比例	28 (9.5%)	32 (15.4%)	2.21	1.13	4.31	0.02
输红细胞比例	95 (32.3%)	72 (34.6%)	1.11	0.73	1.70	0.62
输血小板比例	18 (6.1%)	37 (17.8%)	4.56	2.13	9.78	<0.001
输新鲜冷冻血浆比例	19 (6.5%)	38 (18.3%)	4.07	2.03	8.18	<0.001
死亡比例	14 (4.8%)	13 (6.2%)	1.39	0.58	3.28	0.47
30天再入院比例	123 (43.9%)	84 (43.1%)	1.00	0.66	1.50	0.99
30天内急诊科就诊比例	10 (3.6%)	8 (4.1%)	0.95	0.32	2.86	0.93

置信区间，ICU 重症监护室
475名患者存活至出院

图 13-4　由经过 SBML 培训的住院医师在床旁进行的手术与转到介入放射科 (IR) 手术的患者结果
资料来源：经许可转载自 Barsuk 等[35]。

在西北大学,我们继续扩大 SBML 培训课程的使用范围,正在进行的研究包括经食管超声心动图、便携式超声、右心导管置入术、关节穿刺术和超声引导下静脉导管置入术。除了医生、医生助理和护士外,我们继续扩大培训受众,已包括患者和护理人员。其中一个项目涉及自我护理任务的 SBML,该课程是使用心室辅助装置(一种为晚期心力衰竭患者植入的心脏机械泵)的患者及其护理人员所需要的。虽然我们知道掌握性学习法有效,并能确保"人人卓越",同时我们也意识到以实现基于胜任力的床旁操作准入为最终目标,需要进行更多的推广和吸收。

结语

本章中,我们提出了教育和转化医学方面的证据,以支持 SBML 的广泛应用,来改善床旁操作的表现和结果。我们承认,SBML 需要学员的努力工作和指导教师的倾情投入。无论如何,本章回顾的转化医学成果提供了明确的证据,证明严格教育是一种与改善患者结局相关的强有力的质量改进策略。还需要更多的工作将床旁操作的实际和模拟表现(而不是依赖记录操作数量或培训完成情况)纳入专业学会和机构认证与授权的途径。

附录 13-1　胸腔穿刺技能核查表

胸腔穿刺

操作评估重点:A= 正确完成,B= 没有正确完成 / 没有完成

获取知情同意	A	B
获益		
风险		
获得同意书		
三方核查	A	B
刷手	A	B
通过超声确定定位标志(明确积液、肺和横膈)	A	B
利用超声定位	A	B
用氯己定溶液清洁操作区域	A	B
戴无菌手套	A	B
操作区域铺消毒巾	A	B

续表

使用导管 / 管路 / 停止旋塞系统设置套件(确保从针头到注射器的流向;这是默认位置)	A　B
使用 1% 利多卡因麻醉肋骨上方的皮肤(打皮丘)	A　B
使用利多卡因,用一根长针麻醉肋骨和胸膜	A　B
用麻醉用针吸出胸腔内液体	A　B
使用胸腔穿刺针(套管 / 针套件),在患者吸气时刺入肋骨上方皮肤(双手)	A　B
在套管即将进入皮肤时,在穿刺部位用手术刀划破皮肤,并继续推进套管 / 针装置	A　B
确认套管和针头已进入胸膜腔。引流液由白色变为红色,再变为白色,吸出液体	A　B
顺着针头置入套管,直到套管进入胸膜腔,然后取出针头注射器套件	A　B
转动旋塞阀,将胸膜腔内套管中的液体引流至导管	A　B
将导管连接到注射器上,并使用"推拉法"将液体吸入引流袋中	A　B
除非没有症状(询问操作者要引流出多少液体?),否则吸出的液体不得超过 1.5L(1L 是可以接受的量)	
患者呼气时拔出套管 / 注射器(住院医师必须与患者沟通)	A　B
覆盖敷料	A　B
告知考官是否需要胸部 X 线检查	A　B
在床旁进行血培养(可口头说明)	
将液体注入小瓶中,并进行以下检查:LDH、蛋白质、细胞计数、革兰氏染色及细菌培养、细胞学检查和 pH	A　B
与护士沟通操作完成情况	A　B
保持无菌技术	A　B

附录 13-2　颈内静脉(IJ)和锁骨下静脉(SC)入路中心静脉置入操作核查表

中心静脉置管(IJ)

操作评估重点:A= 正确完成,B= 没有正确完成 / 没有完成

获取知情同意	A　B
获益(给药、输液)	
风险(感染、出血、气胸)	
获得同意书	

续表

三方核查，并适时进行操作位置标记（必须在针头进入皮肤前完成）	A	B
刷手	A	B
将患者置于轻度的头低足高位	A	B
使用氯己定（30 秒，来回擦拭）清洁操作区域，如果来回擦拭可以提问"你需要擦拭多长时间？"	A	B
穿无菌衣，戴手套、帽子和口罩	A	B
以常规无菌方式覆盖操作区域（必须全身覆盖）	A	B
正确设置并覆盖超声探头，并在超声保护套内外使用超声凝胶（更重要的是在保护套内）	A	B
测试每个导管端口，并用无菌盐水冲洗管路	A	B
夹紧每个端口（可以保持远端端口打开），或使用盖子（盖子必须冲洗）	A	B
保持远端端口打开以容纳导丝	A	B
利用超声定位静脉解剖标志	A	B
用 1% 利多卡因进行麻醉	A	B
麻醉深层结构	A	B
使用粗针头（或套管）注射器套件，在适当超声技术下抽吸的同时穿刺静脉	A	B
从针头上取下注射器，或将套管推进静脉（必须封堵住）并取下注射器和针头	A	B
将导丝推进静脉不超过 15cm（范围 10~20cm）	A	B
确保划开皮肤以推进扩张器（手术刀）	A	B
顺着导丝推进扩张器，以扩张组织通道	A	B
顺着导丝推进三腔导管，在导管向前推进时保持导丝稳定	A	B
永远不要松开导丝	A	B
导管就位后，将导丝完整撤出	A	B
右侧管路向前推进约 14~16cm，左侧管路向前推进约 16~18cm	A	B
确保每个开口都有血流 / 冲洗（冲洗前必须抽吸）。如果没有提前盖上盖子，请在此时盖上盖子，并冲洗干净	A	B
正确使用接头将管路固定到位（缝合应仅口头说明）	A	B
覆盖无菌敷料	A	B
进行胸部 X 线检查确认位置状态需要声明"胸片未见气胸，且尖端处于 RA 和 SVC 连接处（如果插入深度合适）"	A	B
通知护士可以使用中心静脉	A	B
保持无菌技术	A	B

中心静脉置管(SC)

操作评估重点：A= 正确完成，B= 没有正确完成／没有完成。** 的步骤取决于是否使用超声

获取知情同意	A	B
获益(给药、输液)		
风险(感染、出血、气胸)		
获得同意书		
完成三方核查，并适时进行操作部位标记(必须在针头进入皮肤前完成)	A	B
刷手	A	B
将患者置于轻度的 Trendelenburg 位	A	B
区域用氯己定清洗(30 秒，来回擦拭)，如果来回擦拭，考官可以问"您需要擦拭多长时间？"	A	B
穿无菌衣、戴手套、帽子和口罩	A	B
以常规无菌方式覆盖操作区域(必须全身覆盖)	A	B
** 正确设置并覆盖超声探头，并在超声保护套内外使用超声凝胶(更重要的是在保护套内)	A	B
测试每个端口，并用无菌盐水冲洗管路	A	B
夹紧每个端口(可以让远端端口打开)，或使用盖子(盖子必须冲洗)	A	B
保持远端端口开放以容纳导丝	A	B
使用超声或说出解剖标记对静脉穿刺点进行定位。"我将在锁骨 1/3~2/3 处的位置从锁骨下 1cm 处穿过"，考官可以问"你是如何确定穿刺点的？"	A	B
用 1% 利多卡因麻醉皮肤(打皮丘)	A	B
使用较大针麻醉深层结构(必须麻醉到锁骨骨膜)	A	B
使用大针头(或套管)注射器套件，边回抽边穿刺静脉(可选，由超声确认)	A	B
** 如果未使用超声，则要求陈述或证明他们必须将针指向胸骨切迹(必须用语言表达)(如果使用超声，可以省略)考官可以询问"你的针指向什么方向，指向什么解剖结构？"	A	B
从针头上取下注射器，或将套管推进静脉(必须封堵住)并取下注射器和针头	A	B
将导丝推进静脉不超过 15cm(范围 10~20cm)	A	B
确保划开皮肤以推进扩张器(手术刀)	A	B
顺导丝推进扩张器，以扩张组织通道	A	B
顺导丝推进三腔导管，在导管向前推进时保持导丝稳定	A	B
永远不要松开导丝	A	B
导管就位后，将整个导丝完整撤除	A	B

				续表
将管路推进,右侧管路向前推进约14~16cm,左侧管路向前推进约16~18cm			A	B
确保每个端口都有血流/冲洗(冲洗前必须回抽)。如果没有提前盖上盖子,请在此时盖上盖子,并冲洗干净			A	B
正确使用接头将线路固定到位(缝合应仅口头说明)			A	B
覆盖无菌敷料			A	B
进行胸部X线检查确认位置状态,需要声明"胸片未见气胸,且尖端处于RA和SVC连接处(如果插入深度合适)"			A	B
告知护士可以使用中心静脉导管			A	B
保持无菌技术			A	B

附录 13-3　中心静脉导管维护的技能核查表

中心静脉维护:PICC 和 CVC

操作评估重点:1= 正确完成,0= 没有正确完成 / 没有完成

任务	正确	不正确
给药(静脉推注或泵注)		
在操作过程中保持无菌技术和标准防护措施	1	0
手消毒	1	0
戴手套	1	0
用葡萄糖酸氯己定溶液擦拭注射盖15秒,并让其干燥至少15秒(或使用70%异丙醇浸渍端口保护器装置:移除并丢弃端口保护器)	1	0
将预先填充生理盐水的注射器连接到注射帽上	1	0
如果有,打开导管夹	1	0
缓慢注入10ml生理盐水冲洗液	1	0
用葡萄糖酸氯己定溶液擦洗注射帽15秒,并让其干燥至少15秒	1	0
静脉推注药物(如果静脉泵注,用微量无渗鲁尔接头将输液泵管道锁定至清洁端口。静脉泵注药物操作到此结束)	1	0
用葡萄糖酸氯己定溶液擦洗注射帽15秒,并让其干燥至少15秒	1	0
用10ml生理盐水冲洗(如上所述)	1	0
首先分离注射器,启动正压阀;然后夹住导管	1	0
使用70%异丙醇浸渍端口保护器装置,将端口保护器应用于所有没有有效输液的CVAD接入端口	1	0

续表

任务	正确	不正确
管路更换:连接到注射帽或三通		
在操作过程中保持无菌技术和标准防护措施	1	0
手消毒	1	0
戴手套	1	0
关闭导管夹	1	0
断开旧管并丢弃	1	0
用葡萄糖酸氯己定溶液擦洗 CVAD 注射帽 15 秒,放置在 4cm×4cm 无菌纱布上,并让其干燥至少 15 秒	1	0
将新的输液管连接到 CVAD 注射帽/三通上。如果连接三通,请在断开连接前戴上口罩	1	0
开放导管夹	1	0
重新启动输液泵	1	0
在管道上贴上"更换日期"标签	1	0
对于使用 70% 异丙醇浸渍端口保护器装置,将端口保护器应用于所有没有有效输液的 CVAD 接入端口	1	0

更换注射帽	正确	不正确
操作过程中保持无菌技术和标准防护措施	1	0
手消毒	1	0
戴口罩和无菌手套	1	0
如果患者能够耐受,则对患者进行遮盖;否则,指示患者将头转向远离操作区域	1	0
在不拆下新注射帽保护盖的情况下,使用无菌技术为注射帽注入生理盐水。注射帽是一个可冲洗注射帽	1	0
关闭 CVAD 上的导管夹	1	0
拆下并处理旧注射帽	1	0
用葡萄糖酸氯己定溶液擦拭 CVAD 接口 15 秒,放置在 4cm×4cm 无菌纱布上,并让其干燥至少 15 秒	1	0
连接新的注射帽	1	0
开放 CVAD 上的导管夹	1	0
缓慢注入 NS 冲洗液	1	0
首先分离注射器,启动正压阀;然后关闭导管夹	1	0
对于使用 70% 异丙醇浸渍端口保护器的装置,给所有没有有效输液的 CVAD 接入端口装上端口保护器	1	0

通过注射帽间接抽血	正确	不正确
在操作过程中保持无菌技术和标准防护措施	1	0
手消毒	1	0
戴非无菌手套	1	0
停止所有输液	1	0
夹紧所有 CVAD 管腔	1	0
用葡萄糖酸氯己定溶液擦拭注射帽 15 秒,将其放在 4cm×4cm 无菌纱布上,并让其干燥至少 15 秒	1	0
将两个 10ml 生理盐水注射器中的第一个连接到 CVAD 盖上;缓慢注入生理盐水	1	0
取下注射器	1	0
用葡萄糖酸氯己定溶液擦拭注射盖 15 秒,并让其干燥至少 15 秒	1	0
将两个 10ml NS 注射器中的第二个连接到注射帽上;缓慢注入生理盐水	1	0
使用同一注射器,抽取 10ml 血液弃置	1	0
取出 10ml 装有弃置血液的废注射器并丢弃	1	0
用葡萄糖酸氯己定溶液擦拭注射盖 15 秒,并让其干燥至少 15 秒	1	0
连接 10ml 或 20ml 注射器	1	0
至少抽取 10ml 但不超过 20ml 的血液	1	0
取下注射器,放在 4cm×4cm 无菌纱布上	1	0
用葡萄糖酸氯己定溶液擦拭注射盖 15 秒,并让其干燥至少 15 秒	1	0
将第一支 2ml NS 注射器连接到导管的注射帽上	1	0
缓慢注入生理盐水;分离注射器	1	0
用葡萄糖酸氯己定溶液擦拭注射盖 15 秒,并让其干燥至少 15 秒	1	0
将第二个 10ml NS 注射器连接到注射帽上;缓慢注入生理盐水	1	0
首先分离注射器,启动正压阀;如果不用于输液,则夹紧导管	1	0
不要夹紧用于输液的 CVAD 腔	1	0
重新启动输液泵	1	0
对于使用 70% 异丙醇浸渍端口保护器的装置,将端口保护器应用于所有没有有效输液的 CVAD 接入端口	1	0

更换敷料	正确	不正确
操作过程中保持无菌技术和标准防护措施	1	0
手消毒	1	0
戴非无菌手套	1	0
打开中心静脉敷料包,始终保持无菌。在开始操作前,将操作所需的额外无菌用品添加到无菌区	1	0
铺上套件里的无菌单	1	0
如果患者能够忍受无菌单覆盖,则可将患者覆盖;否则,指导患者在操作过程中转头	1	0
除去整个敷料;松开边缘,不要接触敷料下区域	1	0
取下非无菌手套并丢弃	1	0
保持手卫生	1	0
戴无菌手套	1	0
拆除固定装置(如果存在)(必须使用无菌手套)	1	0
使用葡萄糖酸氯己定溶液擦拭导管插入部位。来回擦拭皮肤30秒,覆盖4英寸的表面	1	0
让氯己定溶液干燥至少30秒	1	0
如果适用,将固定装置连接到PICC管路	1	0
如果缝线松动或不完整,用无菌胶带条固定导管,以防止导管移位	1	0
可选:如有必要,将安息香酊涂抹在敷料区域周围,避开插入部位,以增加敷料对皮肤的黏附力。晾干	1	0
当整个区域完全干燥时,使用TSM敷料。确保封闭性(如果敷料不封闭,必须重新使用新敷料。不要试图用胶带固定TSM敷料)	1	0
在敷料上贴上日期标签,注明更换日期和姓名首字母。只要敷料不再封闭或出现血液、其他引流物或存在炎症迹象,在CVAD插入后24小时和每6天更换一次TSM敷料(与静脉管路一起更换)	1	0

附录 13-4　腹腔穿刺技能核查表

腹腔穿刺

操作评估重点:A= 正确完成,B= 没有正确完成 / 没有完成

获取知情同意	A	B
获益(缓解症状、诊断)		
风险(感染、出血)		
获取同意书		

续表

三方核对,如果可以请标记操作点	A	B
刷手	A	B
根据叩诊或超声确定操作标记	A	B
使用消毒溶液(氯己定)清洁区域	A	B
戴无菌手套	A	B
覆盖操作区域	A	B
准备好套件	A	B
使用利多卡因进行皮肤表面麻醉(打皮丘)	A	B
使用利多卡因麻醉深部组织	A	B
使用 Z 针道技术、皮肤提起或下拉,或成角	A	B
使用 Safe-T 穿刺针(套管／针复合套件),在抽吸状态下刺入皮肤(一只手握住针放在腹壁上,另一只手放在注射器上)	A	B
在导管即将进入皮肤时,用手术刀在进入部位划开皮肤,边回抽边继续推进套管／针装置	A	B
确认套管和针头已进入液体腔。液体由白变红,再变白,吸出液体	A	B
顺针头推进套管,直至其进入液体腔,然后取出针头注射器装置(注意不要将针头向前移动)	A	B
转动旋塞阀,将液体从套管引入导管	A	B
将导管连接至 1L 真空吸引袋或连接至接着抽吸注射器的装置,将液体注入袋中	A	B
会给患者白蛋白吗? 给多少?	A	B
拔出套管／注射器	A	B
覆盖敷料	A	B
使患者的体位向上	A	B
在床旁进行血培养(可口头说明)	A	B
需要进行哪些检查? 必须说明细胞计数、革兰氏染色和培养、白蛋白	A	B
通知护士操作已完成,并下达操作后医嘱	A	B
保持无菌技术	A	B

(张鸿　译)

参考文献

1. How many procedures makes competency? Hosp Peer Rev. 2014;39(11):121–3.
2. Accreditation Council for Graduate Medical Education [Internet]. Chicago: ACGME; 2000–2018 [cited 2018 Oct 8]. Milestones. Available from: http://www.acgme.org/acgmeweb/tabid/430/ProgramandInstitutionalAccreditation/NextAccreditationSystem/Milestones.aspx.
3. Internal Medicine Policies [Internet]. Philadelphia: American Board of Internal Medicine; 2018 [cited 2018 Oct 8]. Available from: http://www.abim.org/certification/policies/imss/im.aspx-procedures.
4. American Board of Surgery Update [Internet]. Philadelphia: ABS; 2015 [cited 2018 Oct 8]. Update. Available from: http://www.absurgery.org/xfer/APDS_2015.pdf.
5. Barsuk JH, Ahya SN, Cohen ER, McGaghie WC, Wayne DB. Mastery learning of temporary hemodialysis catheter insertion by nephrology fellows using simulation technology and deliberate practice. Am J Kidney Dis. 2009;54(1):70–6.
6. Barsuk JH, Cohen ER, Nguyen D, Mitra D, O'Hara K, Okuda Y, et al. Attending physician adherence to a 29-component central venous catheter bundle checklist during simulated procedures. Crit Care Med. 2016;44(10):1871–81.
7. Barsuk JH, McGaghie WC, Cohen ER, Balachandran JS, Wayne DB. Use of simulation-based mastery learning to improve the quality of central venous catheter placement in a medical intensive care unit. J Hosp Med. 2009;4(7):397–403.
8. Barsuk JH, McGaghie WC, Cohen ER, O'Leary KJ, Wayne DB. Simulation-based mastery learning reduces complications during central venous catheter insertion in a medical intensive care unit. Crit Care Med. 2009;37(10):2697–701.
9. Barsuk JH, Cohen ER, Mikolajczak A, Seburn S, Slade M, Wayne DB. Simulation-based mastery learning improves central line maintenance skills of ICU nurses. J Nurs Adm. 2015;45(10):511–7.
10. Barsuk JH, Cohen ER, Caprio T, McGaghie WC, Simuni T, Wayne DB. Simulation-based education with mastery learning improves residents' lumbar puncture skills. Neurology. 2012;79(2):132–7.
11. Wayne DB, Barsuk JH, O'Leary KJ, Fudala MJ, McGaghie WC. Mastery learning of thoracentesis skills by internal medicine residents using simulation technology and deliberate practice. J Hosp Med. 2008;3(1):48–54.
12. Choudhry NK, Fletcher RH, Soumerai SB. Systematic review: the relationship between clinical experience and quality of health care. Ann Intern Med. 2005;142(4):260–73.
13. Duloy AM, Kaltenbach TR, Keswani RN. Assessing colon polypectomy competency and its association with established quality metrics. Gastrointest Endosc. 2018;87(3):635–44.
14. Barsuk JH, Cohen ER, Feinglass J, McGaghie WC, Wayne DB. Residents' procedural experience does not ensure competence: a research synthesis. J Grad Med Educ. 2017;9(2):201–8.
15. McGee DC, Gould MK. Preventing complications of central venous catheterization. N Engl J Med. 2003;348(12):1123–33.
16. Cohen J, Cohen SA, Vora KC, Xue X, Burdick JS, Bank S, et al. Multicenter, randomized, controlled trial of virtual-reality simulator training in acquisition of competency in colonoscopy. Gastrointest Endosc. 2006;64(3):361–8.
17. Birkmeyer JD, Finks JF, O'Reilly A, Oerline M, Carlin AM, Nunn AR, et al. Surgical skill and complication rates after bariatric surgery. N Engl J Med. 2013;369(15):1434–42.
18. Cohen ER, Barsuk JH, Hertz JR, Wayne DB, Okuda Y, Mitra D, et al. Healthcare providers' awareness and perceptions of competency requirements for central venous catheter insertion. AMEE MedEDPublis; 2018. Available at: https://doi.org/10.15694/mep.2018.0000012.1.
19. McGaghie WC, Siddall VJ, Mazmanian PE, Myers J, American College of Chest Physicians

Health and Science Policy Committee. Lessons for continuing medical education from simulation research in undergraduate and graduate medical education: effectiveness of continuing medical education: American College of Chest Physicians Evidence-Based Educational Guidelines. Chest. 2009;135(3 Suppl):62S–8S.

20. Cook DA, Brydges R, Zendejas B, Hamstra SJ, Hatala R. Mastery learning for health professionals using technology-enhanced simulation: a systematic review and meta-analysis. Acad Med. 2013;88(8):1178–86.

21. Didwania A, McGaghie WC, Cohen ER, Butter J, Barsuk JH, Wade LD, et al. Progress toward improving the quality of cardiac arrest medical team responses at an academic teaching hospital. J Grad Med Educ. 2011;3(2):211–6.

22. McGaghie WC, Issenberg SB, Cohen ER, Barsuk JH, Wayne DB. Medical education featuring mastery learning with deliberate practice can lead to better health for individuals and populations. Acad Med. 2011;86(11):e8–9.

23. Barsuk JH, Cohen ER, Vozenilek JA, O'Connor LM, McGaghie WC, Wayne DB. Simulation-based education with mastery learning improves paracentesis skills. J Grad Med Educ. 2012;4(1):23–7.

24. Wayne DB, Butter J, Siddall VJ, Fudala MJ, Wade LD, Feinglass J, et al. Mastery learning of advanced cardiac life support skills by internal medicine residents using simulation technology and deliberate practice. J Gen Intern Med. 2006;21(3):251–6.

25. McGaghie WC. Medical education research as translational science. Sci Transl Med. 2010;2(19):19cm8.

26. McGaghie WC, Issenberg SB, Cohen ER, Barsuk JH, Wayne DB. Translational educational research: a necessity for effective health-care improvement. Chest. 2012;142(5):1097–103.

27. Barsuk JH, Szmuilowicz E. Evaluating medical procedures: evaluation and transfer to the bedside. In: Pangaro LN, McGaghie WC, editors. Handbook on medical student evaluation and assessment. North Syracuse: Gegensatz Press; 2015.

28. Butter J, McGaghie WC, Cohen ER, Kaye M, Wayne DB. Simulation-based mastery learning improves cardiac auscultation skills in medical students. J Gen Intern Med. 2010;25(8):780–5.

29. Barsuk JH, Cohen ER, Feinglass J, McGaghie WC, Wayne DB. Use of simulation-based education to reduce catheter-related bloodstream infections. Arch Intern Med. 2009;169(15):1420–3.

30. Cohen ER, Feinglass J, Barsuk JH, Barnard C, O'Donnell A, McGaghie WC, et al. Cost savings from reduced catheter-related bloodstream infection after simulation-based education for residents in a medical intensive care unit. Simul Healthc. 2010;5(2):98–102.

31. Barsuk JH, Cohen ER, Potts S, Demo H, Gupta S, Feinglass J, et al. Dissemination of a simulation-based mastery learning intervention reduces central line-associated bloodstream infections. BMJ Qual Saf. 2014;23(9):749–56.

32. Udani AD, Macario A, Nandagopal K, Tanaka MA, Tanaka PP. Simulation-based mastery learning with deliberate practice improves clinical performance in spinal anesthesia. Anesthesiol Res Pract. 2014;2014:659160.

33. Gossett DR, Gilchrist-Scott D, Wayne DB, Gerber SE. Simulation training for forceps-assisted vaginal delivery and rates of maternal perineal trauma. Obstet Gynecol. 2016;128(3):429–35.

34. Ahn J, Yashar MD, Novack J, Davidson J, Lapin B, Ocampo J, et al. Mastery learning of video laryngoscopy using the glidescope in the emergency department. Simul Healthc. 2016;11(5):309–15.

35. Barsuk JH, Cohen ER, Feinglass J, McGaghie WC, Wayne DB. Clinical outcomes after bedside and interventional radiology paracentesis procedures. Am J Med. 2013;126(4):349–56.

36. Barsuk JH, Cohen ER, Feinglass J, Kozmic SE, McGaghie WC, Ganger D, et al. Cost savings of performing paracentesis procedures at the bedside after simulation-based education. Simul Healthc. 2014;9(5):312–8.

37. Robinson JK, Jain N, Marghoob AA, McGaghie W, MacLean M, Gerami P, et al. A randomized trial on the efficacy of mastery learning for primary care provider melanoma opportunistic screening skills and practice. J Gen Intern Med. 2018;33(6):855–62.

38. Ahya SN, Barsuk JH, Cohen ER, Tuazon J, McGaghie WC, Wayne DB. Clinical performance and skill retention after simulation-based education for nephrology fellows. Semin Dial. 2012;25(4):470–3.

39. Barsuk JH, Cohen ER, Williams MV, Scher J, Feinglass J, McGaghie WC, et al. The effect of simulation-based mastery learning on thoracentesis referral patterns. J Hosp Med. 2016;11(11):792–5.

40. Barsuk JH, Cohen ER, Williams MV, Scher J, Jones SF, Feinglass J, et al. Simulation-based mastery learning for thoracentesis skills improves patient outcomes: a randomized trial. Acad Med. 2018;93(5):729–35.

41. Ericsson KA. Acquisition and maintenance of medical expertise: a perspective from the expert-performance approach with deliberate practice. Acad Med. 2015;90(11):1471–86.

42. Ericsson KA. Peak: secrets from the new science of expertise. Boston: Houghton Mifflin Harcourt; 2016. xxiii, 307 pp.

43. Huang GC, Smith CC, Gordon CE, Feller-Kopman DJ, Davis RB, Phillips RS, et al. Beyond the comfort zone: residents assess their comfort performing inpatient medical procedures. Am J Med. 2006;119(1):71 e17–24.

44. Stufflebeam DL. The checklists development checklist [Internet]. Kalamazoo: Western Michigan University Evaluation Center; 2000 [cited 2018 Oct 8]. Available at: https://www.wmich.edu/sites/default/files/attachments/u350/2014/guidelines_cdc.pdf.

45. Barsuk JH, Cohen ER, Wayne DB, Siddall VJ, McGaghie WC. Developing a simulation-based mastery learning curriculum: lessons from 11 years of advanced cardiac life support. Simul Healthc. 2016;11(1):52–9.

46. Hospital Acquired Conditions [Internet]. Baltimore: Centers for Medicare & Medicaid Services; 2018 [cited 2018 Oct 8]. Available from: https://www.cms.gov/Medicare/Medicare-Fee-for-Service-Payment/HospitalAcqCond/Hospital-Acquired_Conditions.html.

47. Barsuk JH, Cohen ER, McGaghie WC, Wayne DB. Long-term retention of central venous catheter insertion skills after simulation-based mastery learning. Acad Med. 2010;85(10 Suppl):S9–12.

48. Barsuk JH, Cohen ER, Feinglass J, McGaghie WC, Wayne DB. Unexpected collateral effects of simulation-based medical education. Acad Med. 2011;86(12):1513–7.

49. Cohen ER, Barsuk JH, McGaghie WC, Wayne DB. Raising the bar: reassessing standards for procedural competence. Teach Learn Med. 2013;25(1):6–9.

50. Damschroder LJ, Banaszak-Holl J, Kowalski CP, Forman J, Saint S, Krein SL. The role of the champion in infection prevention: results from a multisite qualitative study. Qual Saf Health Care. 2009;18(6):434–40.

51. Cameron KA, Cohen ER, Hertz JR, Wayne DB, Mitra D, Barsuk JH. Barriers and facilitators to central venous catheter insertion: a qualitative study. J of Patient Saf. 2018. https://doi.org/10.1097/PTS.0000000000000477. [Epub ahead of print].

52. Clark E, Paparello JJ, Wayne DB, Edwards C, Hoar S, McQuillian R, et al. Use of a national continuing medical education meeting to provide training in temporary hemodialysis catheter insertion skills for nephrology trainees: a pretest-posttest study. Can J Kidney Health Dis. 2014;1:25.

53. McQuillan RF, Clark E, Zahirieh A, Cohen ER, Paparello JJ, Wayne DB, et al. Performance of temporary hemodialysis catheter insertion by nephrology fellows and attending nephrologists. Clin J Am Soc Nephrol. 2015;10(10):1767–72.

54. Cohen ER, Barsuk JH, Moazed F, Caprio T, Didwania A, McGaghie WC, et al. Making July safer: simulation-based mastery learning during intern boot camp. Acad Med. 2013;88(2):233–9.

55. Zendejas B, Cook DA, Bingener J, Huebner M, Dunn WF, Sarr MG, et al. Simulation-based mastery learning improves patient outcomes in laparoscopic inguinal hernia repair: a randomized controlled trial. Ann Surg. 2011;254(3):502–9; discussion 9–11.

56. Melchiors J, Petersen K, Todsen T, Bohr A, Konge L, von Buchwald C. Procedure-specific

assessment tool for flexible pharyngo-laryngoscopy: gathering validity evidence and setting pass-fail standards. Eur Arch Otorhinolaryngol. 2018;275(6):1649–55.

57. Achieving competency-based time-variable health professions education. Recommendations from the Macy Foundation Conference. Macy Foundation Conference; July 14–17; Atlanta, GA. www.macyfoundation.org: Josiah Macy Jr. Foundation; 2017. p. 1–24.

第十四章
临床紧急情况的掌握性学习

Nabil Issa,David H. Salzman,and Mark Adler

临床一线医务人员,如院前急救(EMS)人员、创伤外科医生和急诊科工作人员会认识到,提供高质量的急救需要有目的、有计划的培训[1]。

临床急救培训

高质量急救是高效培训、质量提升和强大基础设施相结合的结果。如果这些环节当中有不到位的地方,对患者的急救就会受到影响,从急救过程就能看到差别。Abella 等的一篇高被引论文显示,一家三级医院中完成认证培训的医务人员不能进行高水平的心肺复苏(CPR)[2]。该研究发现,不标准的生命支持与除颤不及时有关[3]。Hunt 等报道在儿童患者群体的加强生命支持中也存在类似问题[4]。Barsuk 与西北模拟小组报道,为美国退伍军人提供医疗服务的资深医生的中心静脉导管置入的基本技能欠佳[5]。

临床急救培训通常采用大规模的国家级复苏课程。医院和其他医疗机构依靠这些课程方案来完成岗位培训。我们将这些课程方案作为临床急救培训的代表性案例,这些方案针对培训者每天医疗行为中所面临的挑战进行集中训练。各种方案都遇到过障碍和挑战。有证据表明复苏培训计划产生了积极结果[6],但也有数据显示现有部分课程可能没有提供高质量的救治训练[7]。在下面的章节中,我们将回顾这些复苏案例。所有案例培训时间信息是通过开发单位的网站获得。

基本生命支持

基本生命支持(basic life support,BLS)课程[8]由美国心脏协会(American Heart Association,AHA)提供,涵盖现场(即普通人)或医院(急救人员)复苏的第一步,包括初始评估、心肺复苏和自动电子除颤仪的使用以及窒息的处理。BLS 生命支持课程的受众最多。该课程有在线的培训前测验(前测)和培训后测验(后测),也有临床情景模拟。线下课程(首次培训 4.5 小时,再次培训 3 小时)复习线上教学相关内容,并要求学员在教师的观察下进行心肺复苏和窒息处理。课程内容每 2 年更新一次。

成人高级生命支持

高级心脏生命支持(advanced cardiac life support,ACLS)[9]是由美国心脏协会(AHA)提供的一个长期复苏课程,侧重于成人心搏骤停、快速和缓慢型心律失常、急性卒中、急性心肌梗死和复苏后照护。ACLS 还为医疗救治人员提供了团队合作与沟通的最佳实践相关内容。当前课程(2015 年)有前测和后测,及一组视频模拟案例。学员必须反复学习这些案例直到获得及格分数。首次的线下课程大约需要 15 小时,再次培训则需要约 8 小时。

学员们分成小组参与,课程中针对个人的正式评价会很有限。另外课程每 2 年需要更新一次。有研究显示,在掌握性学习(mastery learning,ML)的模式下,基于 ACLS 的干预可以提高教学水平,改善相关生命支持患者的预后。第三章列举了详细的证据,此处进行了总结。

儿科高级生命支持

儿科高级生命支持(pediatric advanced life support,PALS)课程[10]针对儿科医疗救治人员,涵盖婴儿和儿童的紧急处理,包括心搏骤停、心律失常和感染性休克等。该课程由 AHA 和美国儿科学会(American Academy of Pediatrics,AAP)共同提供。PALS 课程有一个线上的前测和后测、模拟场景案例,以及包括小组技能演示的线下课程。ACLS、BLS 和 PALS 软件由一个共同的软件开发商设计和开发,可以共享用户界面和教学设计方法。初次认证的面授班是 13.5 小时,再次认证为 6.5~8.5 小时,每 2 年更新一次。有证据强烈支持 PALS 结合模拟训练可提高学习效果[11]。

新生儿复苏

由 AAP 提供的新生儿复苏课程(the neonatal resuscitation program,NRP)[12]解决了从宫内环境到娩出后即刻的婴儿照护培训。培训的目标受众是在产房照护新生儿的医务人员。课程包括线上和线下部分。线下部分首次为 4 小时,再次培训为 3 个小时。每 2 年更新一次。

创伤(成人和儿科)

高级创伤生命支持(advanced trauma life support,ATLS)课程[13]由美国外科医师学会(American College of Surgeons,ACS)提供,针对成人和儿科的创伤

照护,目标受众是医生。该课程包括课前阅读和课堂教学,以及相关处理和流程的模拟案例。初始课程为 2 天和 2.5 天,再次培训则是 0.5 天和 1 天,每 4 年更新一次。一项 Cochrane 数据库系统回顾总结发现没有证据表明患者层面的受益[14]。一个高被引的 2014 年系统回顾涵盖了 2000 年之前的研究,涉及对学员和医学生的评价,支持学习者在 ATLS 中获益[15]。

　　每个复苏课程都具有相同的方案,这不仅仅是因为同一个出版商的结果。到目前为止,这些关键教学实践的课程并没有达到预期的良好结果。这些广泛开展的课程有一些明显的缺陷:

- 全系统或地方项目的方案费用都很昂贵,需要:
- 购买方案 / 许可证的支出。
- 培训课程流程和教育理论的教师。
- 学习者需要花费工作以外的时间,大多需要给予报酬。
- 基础设施,包括课堂时间、管理支持和相关设备(包括中高档模拟人)。
- 在教育方面,这些方案:
- 更新周期很长,而所涵盖的事件在成人很少发生,在儿科群体中也罕见。这些因素导致了越来越难以观察到训练后的表现[16,17]。
- 发生在非临床环境中(如教室)。
- 使用不能反映临床场景的经典案例。
- 强调个人知识与表现,而不是团队合作与沟通。
- 更新缓慢,在最新科学研究在培训内容上的更新方面存在明显的滞后性。
- 创建并鼓励参加者采用模式识别练习或启发式方法,为实践者提供简化决策经验,并允许采用适当的流程。
- 时间限制——课程是固定和预设的。尽管这些课程要求学习者在课后测时达到或超过最低通过标准(minimum passing standard,MPS),但如果没有达标,也没有时间让学员接受进一步的练习。地方项目缺乏资源来提供额外的指导,机构可能无法支持临床工作之外的额外学习时间。
- 评价偏向于测试知识(多选题)以及使用核查表评价个人的表现,但是最佳的标准应该是表现水平的评价。现在使用的评价缺乏效度数据去帮助对临床医生实践能力做判断。

　　在下一节,我们讨论精心准备的实践和 ML 如何改善临床紧急情况的培训。

临床急症的掌握性学习

　　在 2018 年发表的《复苏教育科学　改善心脏骤停预后的教育策略:美国心脏协会科学报告》一文中,作者详细而全面地概述了最佳教育实践,并提出了一系列关于 AHA 课程和其他项目的未来方向。作者首先赞同掌握性学习和对生命支持课程刻意练习的方法,指出"教育者应该提供复苏经验的教育,让学习者进行关键技能的练习并接受直接反馈,直至他们掌握技能"[1]。他们还提出教育策略的建议,建成一个精心设计的掌握性学习计划,聚焦于学员的间隔和分布式学习、背景学习,以及高质量的教师发展和评价方法。在下一节中,我们将讨论支持掌握性学习方法的证据,AHA 如何激活计划开发的建议,以及实现这些计划需要哪些资源。

掌握性学习、刻意练习和快速循环刻意练习

掌握性学习是一种理论驱动的教育方法,其基础植根于建构主义、行为主义和社会学习理论[18],第二章中有更为详细的讨论。掌握性学习计划不同于其他方法,因为其教育目标是以学习者为中心。教学完成不是一个固定的时间,而是当学习者达到 MPS 的时间。设定时间的方法是我们所讨论的生命支持计划的特点。掌握性学习方法对基础和加强生命支持培训特别重要,其中的培训会用于高风险患者的救护。

有令人信服的证据表明掌握性学习在一般情况和紧急救护培训中都是有效的,可改善患者结局并带来积极的附加效应[19]。在非急症培训中,Barsuk 和他的同事们报道了在教育、患者以及系统层面的获益[20,21]。Wayne 等研究表明,在生命支持领域使用掌握性学习训练的住院医师经过刻意练习能取得更好的效果,也证实了对患者结局的改善[22,23]。

刻意练习形成具有掌握性学习结构的紧急救护培训计划基础。学习者通过刻意练习展示技能或进行演练,从熟悉整个内容和教学技能的指导者那里获得反馈,这是掌握性学习模型的一个关键特征。用来让学习者达到掌握要求的基本训练最适合刻意练习方法。有强有力的证据支持在普通教育[24]和医学教育[25-27]中使用刻意练习模式。

快速循环刻意练习(rapid-cycle deliberate practice,RCDP)是一种特殊方法,学习者被引导进行反复练习,期间个人或团队接受专家的实时反馈,然后反复练习特定技能或流程直至掌握。Hunt 和他的同事证明 RCDP 在提高复苏技能方面是有效的[4,6]。快速循环训练方法可以在掌握性学习模型中协同使用。RCDP 是一种设定特定结果的培训形式。掌握性学习则正式设定了目标标准。

间隔(分布式)学习

目前的生命支持课程每 2~4 年更新一次,没有实践计划。这种时间安排容易出现相关技能的退化,特别是有些针对性培训主题并不频繁[28]。间隔、

短期培训对保持 BLS[29-31]技能有优势,更多的证据提示对 PALS[32-34]有优势。一些间隔学习模式寻求通过各种学习者培训和评价手段来保持技能表现,包括自我评价或自动反馈设备,以最大限度减少对教师的需求。然而,一项对 195 名执业医务人员的研究显示使用自动反馈设备无法长期保持胸外按压技能训练的有效性。医务人员的胸部按压(速率和 / 或深度)技能从基线评价到三个不同的评价时间段(1~3 个月,>3 个月、≤6 个月和 >6 个月)均出现水平下降[35]。

在掌握性学习模式中,间隔训练采取初级阶段的形式直至掌握,后期是复习或强化阶段。在所有阶段,学习者都有机会反复练习并得到直接和针对性的反馈,直至掌握技能。Moazed 等发现住院医师入职训练后重症监护技能的表现良好[36]。一般情况下或是掌握性学习的培训中,间隔学习活动所需的频率并不清楚。

教师发展

第九章详细阐述了教师发展在掌握性学习模式中的作用。任何强有力的干预都需要在设计、开发和实施层面上有熟练的培训者。掌握性学习需要教师具备新的技能来进行这种特殊形式的评价,与学习者合作以达到掌握性标准,并参与标准的制定(第六章)。Eppich 和同事们综合了几项研究,为应用掌握性学习原理提供了技术方面的见解,包括复盘策略[37]。

语境学习

学习和评价不是无中生有。地点、人群构成和文化都会影响教育结果。在掌握性学习的内容里,复苏课程应努力设有与临床实践相一致的团队构成,避免与实际不一致的单一专业团队。原位培训为团队提供了在工作场所进行培训的机会,但并未显示其效果优于课堂教学。人体模型或训练设备能够呈现具体的技能表现(如心肺复苏、球囊面罩通气)以便练习和评价。

反馈和复盘

及时、针对性的反馈是医疗卫生专业人员有效学习的一个关键特征(第八章)[38]。可操作性反馈有助于促进学习者反思性实践的发展,从而提升临床推理能力并改进其实践能力[39]。被信赖的教师能够提升学习者对反馈的重视[40]。

医学教育工作者必须为学习者提供所有课程结构和过程的明确期望,作为复盘前的一部分。预复盘是努力建立心理安全的重要部分[41,42]。通常这一步很重要,其重要性甚至超过掌握性学习课程中的具体评价和完成时间的可变性。教师可以与学习者分享评价工具,并讨论掌握的标准是如何设定的。

不要与他人共享评价工具，以避免只记步骤而不理解整个流程的情况。

团队合作和任务表现在复苏时是相互联系的，两方面应该一起教。数据来源不限于人的评价，还包括电子反馈设备，如除颤器或触觉模拟器[43-45]，以及学习者的同伴。例如，一些触觉模拟器可给出 CPR 期间胸外按压的速度和深度充分性的可视化电子反馈[43-45]。

掌握性学习课程经常使用不同于传统的事后复盘反馈模式。前面讨论过的 RCDP[46] 包含了一个暂停 - 讨论 - 重复的模式，在该模式中，复盘者在教师选择的休息时间提供有针对性的积极或纠正性反馈。Eppich 等建立了这种方法的概念基础，对比了行动中反思 - 暂停 - 讨论，与表现中的反馈[37]。由 Wayne 等开发的 ACLS 掌握性学习程序结合了微复盘，这是一种行动中反思的具体模式，由一位训练有素的指导者站在团队领队的旁边，实时向学习者提供具体、针对性的反馈[22,23]。

Devine 等最近的一份报告显示，教师和"定向自我调节"掌握性学习程序在教授 ACLS 方面具有等效性[47]。尽管数据不那么明显，但是自我调节模式可以潜在地减少教师参与，这可能会影响项目规模。

评价

掌握性学习的基础是学习者达成所使用评价工具的特定标准。MPS 是根据评价工具来定义的。我们根据所评的分数做出学习者已经掌握的判断。如第五章更详细讨论的那样，必须有明确的证据支持结果的判定是有效的。使用哪种评价应该有[48]各种证据来源的支持。项目开发者的资质如何？评分者是在哪里训练的？在与定量评价比较时，评分者是否同意打分，打分有无偏倚？例如，评分者认识学习者吗？精心设计的评价以课程目标和广泛的文献综述为依据，需要仪器测试和修订的周期，并必须包括评分者培训和标准化。第五章和第八章提供了更多关于评分者培训实践的细节。

作为生命支持课程的一部分，某些现有工具（BLS、ACLS、PALS、ATLS）既没有公开发表有效性证据支持其使用，也没有针对使用这些工具的特殊评分者培训。在大规模生命支持项目中培训和评价评分者的质量等需要大量的时间和资金。然而，如果没有这种努力，就很难将当前的复苏教学模式过渡到掌握性学习模式。读者可以参考 AHA 总结声明中给出的表格，该表格提供了现有紧急救护工具的列表，均有有效证据支持其使用[1]。

结语

本章回顾了国家复苏项目的教学情况，并为这些培训项目应用掌握性学习方法给出了一个例子。这些复苏教学项目被评价为范例。不同规模或范围的紧急救护干预措施受教学中许多相同障碍的影响,如学习者和教育者时间有限,没有分布式学习计划,给评分者的时间有限,评价工具未经证明,以及评分者培训或教师发展有限等。AHA 总结声明中提供的关键问题和未来目标定义了在急救训练方案中掌握性学习明确而重要的作用[1]。

(李海潮　译)

参考文献

1. Cheng A, Nadkarni VM, Mancini MB, Hunt EA, Sinz EH, Merchant RM, et al. Resuscitation education science: educational strategies to improve outcomes from cardiac arrest: a scientific statement from the American Heart Association. Circulation. 2018;138(6):e82–122.
2. Abella BS, Sandbo N, Vassilatos P, Alvarado JP, O'Hearn N, Wigder HN, et al. Chest compression rates during cardiopulmonary resuscitation are suboptimal: a prospective study during in-hospital cardiac arrest. Circulation. 2005;111(4):428–34.
3. Edelson DP, Abella BS, Kramer-Johansen J, Wik L, Myklebust H, Barry AM, et al. Effects of compression depth and pre-shock pauses predict defibrillation failure during cardiac arrest. Resuscitation. 2006;71(2):137–45.
4. Hunt EA, Vera K, Diener-West M, Haggerty JA, Nelson KL, Shaffner DH, et al. Delays and errors in cardiopulmonary resuscitation and defibrillation by pediatric residents during simulated cardiopulmonary arrests. Resuscitation. 2009;80(7):819–25.
5. Barsuk JH, Cohen ER, Nguyen D, Mitra D, O'Hara K, Okuda Y, et al. Attending physician adherence to a 29-component central venous catheter bundle checklist during simulated procedures. Crit Care Med. 2016;44(10):1871–81.
6. Mosley C, Dewhurst C, Molloy S, Shaw BN. What is the impact of structured resuscitation training on healthcare practitioners, their clients and the wider service? A BEME systematic review: BEME guide no. 20. Med Teach. 2012;34(6):e349–85.
7. Drimousis PG, Theodorou D, Toutouzas K, Stergiopoulos S, Delicha EM, Giannopoulos P, et al. Advanced trauma life support certified physicians in a non trauma system setting: is it enough? Resuscitation. 2011 Feb;82(2):180–4.
8. American Heart Association. Basic life support: provider manual. Dallas: American Heart Association; 2016.
9. American Heart Association. Advanced cardiovascular life support (ACLS) provider manual. Dallas: American Heart Association; 2016.
10. American Heart Association. Pediatric advanced life support (PALS) provider manual. Dallas: American Heart Association; 2016.
11. Donoghue AJ, Durbin DR, Nadel FM, Stryjewski GR, Kost SI, Nadkarni VM. Effect of high-fidelity simulation on pediatric advanced life support training in pediatric house staff: a randomized trial. Pediatr Emerg Care. 2009;25(3):139–44.
12. Weiner GM, Zaichkin J, Kattwinkel J, American Academy of Pediatrics, American Heart Association. Textbook of neonatal resuscitation. 7th ed. Elk Grove Village: American Academy of Pediatrics; 2016.
13. American College of Surgeons. ATLS® student course manual. In: 10th ed. Chicago: American College of Surgeons; 2018.
14. Jayaraman S, Sethi D, Chinnock P, Wong R. Advanced trauma life support training for hospital staff. Cochrane Database Syst Rev. 2014;(8):CD004173.
15. Mohammad A, Branicki F, Abu-Zidan FM. Educational and clinical impact of advanced

trauma life support (ATLS) courses: a systematic review. World J Surg. 2014;38(2):322–9.

16. Oermann MH, Kardong-Edgren SE, Odom-Maryon T. Effects of monthly practice on nursing students' CPR psychomotor skill performance. Resuscitation. 2011;82(4):447–53.

17. Arthur W Jr, Bennett W Jr, Stanush PL, McNelly TL. Factors that influence skill decay and retention: a quantitative review and analysis. HHUP. 1998;11(1):57–101.

18. McGaghie WC, Harris IB. Learning theory foundations of simulation-based mastery learning. Simul Healthc. 2018;13(3S Suppl 1):S15–20.

19. McGaghie WC, Issenberg SB, Barsuk JH, Wayne DB. A critical review of simulation-based mastery learning with translational outcomes. Med Educ. 2014;48(4):375–85.

20. Cohen ER, Feinglass J, Barsuk JH, Barnard C, O'Donnell A, McGaghie WC, et al. Cost savings from reduced catheter-related bloodstream infection after simulation-based education for residents in a medical intensive care unit. Simul Healthc. 2010 Apr;5(2):98–102.

21. Barsuk JH, Cohen ER, Feinglass J, McGaghie WC, Wayne DB. Unexpected collateral effects of simulation-based medical education. Acad Med. 2011;86(12):1513–7.

22. Wayne DB, Butter J, Siddall VJ, Fudala MJ, Wade LD, Feinglass J, et al. Mastery learning of advanced cardiac life support skills by internal medicine residents using simulation technology and deliberate practice. J Gen Intern Med. 2006;21(3):251–6.

23. Wayne DB, Didwania A, Feinglass J, Fudala MJ, Barsuk JH, McGaghie WC. Simulation-based education improves quality of care during cardiac arrest team responses at an academic teaching hospital: a case-control study. Chest. 2008;133(1):56–61.

24. Ericsson KA, Krampe RT, Tesch-Römer C. The role of deliberate practice in the acquisition of expert performance. Psychol Rev. 1993;100(3):363–406.

25. Sawyer T, Sierocka-Castaneda A, Chan D, Berg B, Lustik M, Thompson M. Deliberate practice using simulation improves neonatal resuscitation performance. Simul Healthc. 2011 Dec;6(6):327–36.

26. Cordero L, Hart BJ, Hardin R, Mahan JD, Nankervis CA. Deliberate practice improves pediatric residents' skills and team behaviors during simulated neonatal resuscitation. Clin Pediatr (Phila). 2013;52(8):747–52.

27. Burden AR, Pukenas EW, Deal ER, Coursin DB, Dodson GM, Staman GW, et al. Using simulation education with deliberate practice to teach leadership and resource management skills to senior resident code leaders. J Grad Med Educ. 2014;6(3):463–9.

28. Braun L, Sawyer T, Smith K, Hsu A, Behrens M, Chan D, et al. Retention of pediatric resuscitation performance after a simulation-based mastery learning session: a multicenter randomized trial. Pediatr Crit Care Med. 2015;16(2):131–8.

29. Sullivan NJ, Duval-Arnould J, Twilley M, Smith SP, Aksamit D, Boone-Guercio P, et al. Simulation exercise to improve retention of cardiopulmonary resuscitation priorities for in-hospital cardiac arrests: a randomized controlled trial. Resuscitation. 2015;86:6–13.

30. Sutton RM, Niles D, Meaney PA, Aplenc R, French B, Abella BS, et al. Low-dose, high-frequency CPR training improves skill retention of in-hospital pediatric providers. Pediatrics. 2011;128(1):e145–51.

31. Niles D, Sutton RM, Donoghue A, Kalsi MS, Roberts K, Boyle L, et al. "Rolling refreshers": a novel approach to maintain CPR psychomotor skill competence. Resuscitation. 2009;80(8):909–12.

32. Patocka C, Khan F, Dubrovsky AS, Brody D, Bank I, Bhanji F. Pediatric resuscitation training-instruction all at once or spaced over time? Resuscitation. 2015;88:6–11.

33. Bender J, Kennally K, Shields R, Overly F. Does simulation booster impact retention of resuscitation procedural skills and teamwork? J Perinatol. 2014;34(9):664–8.

34. Kurosawa H, Ikeyama T, Achuff P, Perkel M, Watson C, Monachino A, et al. A randomized, controlled trial of in situ pediatric advanced life support recertification ("pediatric advanced life support reconstructed") compared with standard pediatric advanced life support recertification for ICU frontline providers∗. Crit Care Med. 2014;42(3):610–8.

35. Garcia-Jorda D, Walker A, Camphaug J, Bissett W, Spence T, Martin D-A, et al. Bedside chest

compression skills: performance and skills retention in in-hospital trained pediatric providers. A simulation study. J Crit Care. 2018;50:132–7.

36. Moazed F, Cohen ER, Furiasse N, Singer B, Corbridge TC, McGaghie WC, et al. Retention of critical care skills after simulation-based mastery learning. J Grad Med Educ. 2013;5(3):458–63.

37. Eppich WJ, Hunt EA, Duval-Arnould JM, Siddall VJ, Cheng A. Structuring feedback and debriefing to achieve mastery learning goals. Acad Med. 2015;90(11):1501–8.

38. Issenberg SB, McGaghie WC, Petrusa ER, Lee Gordon D, Scalese RJ. Features and uses of high-fidelity medical simulations that lead to effective learning: a BEME systematic review. Med Teach. 2005;27(1):10–28.

39. Sandars J. The use of reflection in medical education: AMEE guide no. 44. Med Teach. 2009;31(8):685–95.

40. Watling C, Driessen E, van der Vleuten CPM, Lingard L. Learning from clinical work: the roles of learning cues and credibility judgements. Med Educ. 2012;46(2):192–200.

41. Rudolph JW, Simon R, Raemer DB, Eppich WJ. Debriefing as formative assessment: closing performance gaps in medical education. Acad Emerg Med. 2008;15(11):1010–6.

42. Edmondson A. Psychological safety and learning behavior in work teams. Adm Sci Q. 1999;44(2):350.

43. Yeung J, Meeks R, Edelson D, Gao F, Soar J, Perkins GD. The use of CPR feedback/prompt devices during training and CPR performance: a systematic review. Resuscitation. 2009;80(7):743–51.

44. Kirkbright S, Finn J, Tohira H, Bremner A, Jacobs I, Celenza A. Audiovisual feedback device use by health care professionals during CPR: a systematic review and meta-analysis of randomised and non-randomised trials. Resuscitation. 2014;85(4):460–71.

45. Cheng A, Overly F, Kessler D, Nadkarni VM, Lin Y, Doan Q, et al. Perception of CPR quality: influence of CPR feedback, just-in-time CPR training and provider role. Resuscitation. 2015;87:44–50.

46. Hunt EA, Duval-Arnould JM, Nelson-McMillan KL, Bradshaw JH, Diener-West M, Perretta JS, et al. Pediatric resident resuscitation skills improve after "rapid cycle deliberate practice" training. Resuscitation. 2014;85(7):945–51.

47. Devine LA, Donkers J, Brydges R, Perelman V, Cavalcanti RB, Issenberg SB. An equivalence trial comparing instructor-regulated with directed self-regulated mastery learning of advanced cardiac life support skills. Simul Healthc. 2015;10(4):202–9.

48. Kane MT. Validating the interpretations and uses of test scores. J Educ Meas. 2013;50(1): 1–73.

第十五章
为住院医师阶段做准备

David H. Salzman,Heather L. Heiman,Brigid M. Dolan,Jennifer Trainor

7月初的一次查房中,一个呼叫器响了,一个实习生跑去接应。指导医生想:"这位实习生能应付这个挑战吗?"更多的担忧浮现在脑海。"这位实习生知道如何回应呼叫器吗?""她沟通策略会恰当吗?""她知道应当询问什么问题吗?""她是否认识到自己存在知识和经验的局限?"随着这一临床事件逐渐清晰化,主治医生焦虑不安地想,"我是否可以相信这位实习生有能力在没有监督的情况下处理这一呼叫?""这位实习生能照顾好患者吗?"实习生处理完这个呼叫回到查房室后,对所发生的事件做了概括简报。主治医生知道患者的诊疗正朝着正确的方向进行,松了一口气。然而,实习生在其新角色所需的所有临床领域的能力仍然存在不确定性。

从医学院毕业是走向合格医生道路上的一个重要里程碑。从医学生到住院医师的转变,对新手医生来说既振奋人心又令人恐惧。获得医学学位表明新手医生已经达到了学位授予标准,这是一项巨大的成就。然而,有证据表明,并不是所有的医学院毕业生都能胜任住院医师医学教育(graduate medical education,GME)所要求的全部患者照护技能。传统的医学培训方法在医学院课程体系中的不同部分产生了典型正态分布的成绩。换句话说,一个学生虽能从医学院毕业,但仍可能在若干方面低于平均水平。

本章将讨论从本科医学教育(undergraduate medical education,UME)到GME 的过渡。虽然其他医科行业可能也有类似的问题,但本章重点关注毕业前后的医学生。我们通过制定统一、严密的高水平学习标准而非分布广泛的教育成果,专注于利用掌握性学习为医学生的未来职业角色做好准备。医科学校可以比目前做得更好,以确保即将毕业的医学生从一开始就能承担实习生和其他新手医务人员的医疗任务。掌握性学习是满足这一需求的理想教育方法。本章主要涉及以下几点:

1. 医学和其他医科毕业生在开始住院医师阶段教育和独立提供安全有效的患者照护方面往往准备不足。

2. 近期美国医学院协会（Association of American Medical Colleges，AAMC）实施的核心置信职业行为（entrustable professional activity，EPA）、住院医师医学教育认证委员会（Accreditation Council for Graduate Medical Education，ACGME）倡导的教育里程碑以及其他课程改革阐明了关键的学习要求，有助于缩小这一差距（第十七章）。

3. 医学院后期和住院医师初期的通识课程和专业性课程与增强信心、提升知识和改善表现有关。

4. 尽管有这些改革，仅仅满足最低期望值是不够的，我们可以做得更好。事实证明，掌握性学习课程作为教授和评估 EPA 和教育里程碑事件的终结性课程是成功的。

5. 成功实施掌握性学习课程以确保 GME 和其他医学专业的合格实践做好准备还需要其他几个步骤。

医学生为住院医师阶段做好准备

在美国每个医学学年的 7 月开始时，刚毕业的实习生将承担起患者照护的责任。新的医疗团队的启动引起了对患者发病率和死亡率增加的担忧，这种所谓的"七月效应"[1]已经在研究用药错误[2]、患者死亡率[3]和不良麻醉事件[4]的研究中得到证实。在这些研究中可以看到，学年开始时患者发病率和死亡率的增加可能是由于新手医生临床技能和经验不足所导致的。这种无法达到社会预期的现状令人深感担忧，值得密切关注[5]。

UME 的一个关键目标是确保刚毕业的学生在过渡到 GME 后能够提供安全和有效的患者照护。然而，教育成果数据和患者安全研究一致表明，新实习生并没有充分准备好履行所有的临床职责。这些不足贯穿所有能力范围，且并非美国医学院独有。不足存在于基本技能表现（如体格检查）[6]，临床操作[7,8]，患者交接，液体和药物管理，患者入院，对不稳定患者的评估、沟通、疼痛管理[9]，治疗和决策[10]等方面。基线水平评价强调了实习生在开始内科[11]和外科[12]培训项目前的技能水平存在较大差异，准备也不一致。丹麦的研究有类似结果，平均而言，完成自我评价问卷的新近毕业医学生只有 74%达到了最低技能要求[13]。

另一个值得关注的问题是，新实习生的自信心和对执行临床任务的感知能力与主管观察到的表现不一致。英国一项涉及 30 名进行一年级住院医师培训的全科医生的研究评估了对患者照护责任的准备情况。新毕业生被问及他们在执行 7 项常规临床技能时的信心和经验。他们的临床能力还利用覆盖临床技能的基于能力的评估工具进行评价。研究人员比较了自我报告的信心水平和教师对其实际能力的评价。对于许多的技能,学习者自我报告的信心值很高,而对于所有的技能,教师观察到的实际表现远低于自信心得分[14]。一项系统性综述也显示了类似的结果,表明医生(包括新毕业生)准确评价自己的能力是有限的[15]。多条证据表明,近期医学院毕业生的表现符合 Dunning-Kruger 效应,即"不熟练而不自知"[16]。Dunning 和 Kruger 认为,"能力不足不仅会导致表现不佳,还会导致认识不到自己表现不佳"[16]。这种效应似乎在表现最差的四分之一人群中最为明显,他们不仅高估了自己的临床适应能力,而且认为与其他人相比,自己的能力高于平均水平。作为医学教育者,我们不能依靠学习者自我报告的信心作为衡量其进入住院医师阶段准备情况的可靠指标。我们需要一个更深思熟虑的方法。

项目主任的期望和新手住院医师的技能

当接收来自不同医学院的新学员时,住院医师项目主任面临着巨大挑战。住院医师项目主任对新来的实习生为提供安全有效的患者照护所做的准备抱有很高的期望。然而,住院医师项目主任的期望与新手医生能力测评之间存在差距,这反映在运用客观结构化临床考试(objective structured clinical examination,OSCE)评价外科[12]和全科实习年[11,17]新手实习生的技能数据中[11,18]。在对全科医学住院医师项目主任的调查中也显示了这种不匹配[19]。这种两极分化突出表明有必要对进入 GME 的新手医生设立一个临床技能水平的标准化期望值。

目前,美国的住院医师项目使用基于胜任力的框架来评估 GME 期间的表现。从 2013 年开始,ACGME 分阶段实施,过渡到下一个认证系统(next accreditation system,NAS)。这个新系统的一个主要目的是"加快 ACGME 在教育成果基础上进行认证的步伐"[20]。每个医学专业都制订了一套与 ACGME 六项核心能力中与次级能力相对应的发展性里程碑:①患者照护和临床技能;②医学知识;③人际关系和沟通技能;④专业精神;⑤基于实践的学习和改进;⑥基于系统的实践。每个次级能力都包含多个发展目标,并通过更高级的任务逐步递增。级别 1 是最低类别,对应于医学院毕业生的预期表现。级别 5 是最高类别,对应于高年资主治医师的预期临床水平。

基于这种方法,我们有理由期待所有新学员在进入 GME 时能够达到第一级目标,并且期待他们能够通过培训提前到达专科准入转折点要求。不幸的是,NAS 实施的早期研究表明,新手住院医师都没有达到这一标准。一项研究对一大批即将开始实习的急诊医学住院医师进行调查,了解他们是否能够回忆起在急诊医学 1 级目标时的教学内容和评估内容[21]。研究结果表明,医学院课程所涵盖的内容与 1 级目标之间存在差距,包括 ACGME 所制订的许多次级能力的表现和评估。

即将毕业的医学生核心置信职业行为

由于基于胜任力的教育在 GME 中的成功,医学院目前都在构建自己的基于 EPA 的结果框架。EPA 最早被描述于 2005 年[22],它被认为是将基于胜任力的医学教育目标转化为对学生和教师更实用的体系的一种方式。EPA 必须符合以下标准:

1. 成为特定背景下必不可少的专业工作的一部分。

2. 需要足够的知识、技能和特质,并且通常通过培训获得。

3. 能够产出公认的专业能力。

4. 只限于合格的人员。

5. 可独立执行。

6. 可在一定时间内执行。

7. 执行过程和结果可以观察和测量,从而得出结论("做得好"或"做得不好")。

8. 反映一种或多种要获得的能力[22]。

2013 年 AAMC 成立一个专家工作组,以界定所有医学院毕业生进入住院医师阶段的第一天在有限的监督下应该能开展的医疗活动,这些活动被称为入职住院医师的核心 EPA[23]。这 13 项 EPA(表 15-1)适用于所有即将毕业的学生,无论他们选择什么专业。

表 15-1　入职住院医师核心 EPA

项目	具体描述
EPA 1	收集病史并进行体格检查
EPA 2	在临床诊断前优先进行鉴别诊断
EPA 3	推荐和解释常见的诊断和鉴别检查
EPA 4	讨论医疗建议和处方
EPA 5	在患者的医疗记录中记录临床谈话
EPA 6	提供临床诊疗的口头陈述
EPA 7	形成临床问题并检索证据以推进患者的照护工作
EPA 8	提供或接受患者交接,移交医疗责任

续表

项目	具体描述
EPA 9	作为跨专业团队的一员进行协作
EPA 10	识别出现紧急或突发事件的患者并启动评估和管理
EPA 11	获得对检查和 / 或临床操作的知情同意
EPA 12	执行医生的一般临床技能
EPA 13	识别系统故障并促进医疗程序的安全和优化

资料来源：AAMC[23]。

核心 EPA 工作组特别关注评估每项 EPA 所应对的挑战[24]，提出对每项任务频繁的、直接观察的、形成性评估的方案，这些评估的综合将形成最终的置信决策[25]。

如何衡量置信程度？

使用 EPA 评价学习者的一个关键好处在于直观的评价指标。评估员问："我可以信任这位卫生专业人员来完成这项医疗活动吗？"[25]信任的概念是复杂的，EPA 的建议者指出，临床指导教师在决定学习者如何在临床环境中处置患者时，每天都会做出频繁的、隐含置信的决策。可信度的具体维度形成了这些隐含决策，包括以下内容[26]：

1. 学员的知识和技能储备如何？

2. 学员对自身局限性的了解程度如何？

3. 学员是否认真负责？ 他是否关注细节，落实任务并可靠地收集和报告患者数据？

4. 学员是否值得信赖？ 学员是否曾误报过信息，例如报告了未开展的检查？

置信也可能取决于被评价学员的外部因素，可能来自临床环境、任务本身、指导教师和她的经验，以及学员和指导教师之间的关系[27]。构成置信决策的基础因素很复杂。人们设计出许多评估量表来简化这些因素，以简便地判断学员的可信度。这些量表聚焦于学员在进行专业活动时所需的监督水平。Olle ten Cate 最初提出了一个五分量表[25]以确定任何 EPA 所需的学员监督程度（表 15-2）。Chen 和他的同事[28]对这项工作进行了优化，以更好地反映在 UME 中对 EPA 的评估，因为本科教育环境通常不允许完全独立执行 EPA（表 15-3）（见第十七章）。

Zwisch 量表（表 15-4）和 Ottawa 临床评估工具（表 15-5）是为了评估外科医学 GME 阶段的置信情况而创建和测试的，分别侧重于手术室案例[29]和外科门诊[30]。这些工具对学习者的技能进行了区分,具有良好的测评者间可靠性(见第十七章)。

表 15-2　ten Cate 置信量表[25,67]

量度	置信和监督量表
1	不允许开展 EPA
2	只允许在主动的、全面的监督下开展 EPA
3	只允许在被动的/按需的监督下开展 EPA
4	允许在没有监督的情况下开展 EPA
5	允许监督他人开展 EPA

资料来源:参考文献[25]。

表 15-3　Chen 量表

量度	置信和监督量表
1	不允许开展 EPA
1a	知识/技能不足;不允许进行观察
1b	允许练习 EPA——有足够的知识,有一些技能;允许观察
2	只允许在主动的、全面的监督下开展 EPA
2a	与指导教师合作
2b	指导教师在场且随时准备在需要时介入
3	只允许在被动/按需的监督下开展 EPA
3a	在指导教师能够立即到场的情况下,对所有结果进行双人核对
3b	在指导教师能够立即到场的情况下,对关键结论进行双人核对
3c	在能远程联系指导教师的情况下(如通过电话),能够审查结果

资料来源:改编自参考文献[28],经许可。

表 15-4　Zwisch 量表[29]

量度	内容	评论
1	展示和讲述	主治医生执行关键部分,同时向住院医师解释每个步骤
2	主动帮助	主治医生积极引导住院医师完成手术的关键部分
3	被动帮助	住院医师独立完成手术的关键部分,主治医生只在需要时提供协助
4	仅监督	住院医师进行手术,主治医师不需要直接协助

资料来源:参考文献[29]。

表 15-5　Ottawa 临床评估工具

量度	内容	评论
1	我必须做	需要完整的指导,没有准备好或不得不为他们做
2	我不得不带领他们完成	能够执行一些任务,但需要重复指导
3	我不得不随时指导他们	表现出一定的独立性,但需要间歇性地提示
4	我需要随时待命以备不时之需	独立但需要帮助处理某些患者和 / 或情况的细微之处,无法管理所有患者,仍需要监督以确保安全
5	我不需要在场	完全独立,可以安全的管理自己专业的普通门诊

资料来源:改编自参考文献[30],经许可。

通过掌握性学习来评估 EPA

基于 EPA 的评估框架,应考虑掌握性学习模式中七个关键步骤的相互作用:①基线或诊断性测试;②明确学习目标;③参与教育活动和实践,并得到反馈以达到目标;④设定最低合格标准;⑤形成性评估;⑥具体反馈;⑦继续练习直到达到及格标准[31]。AAMC 的核心 EPA 应被视为指导掌握性学习法以获取技能的学习目标(见第十七章)。后续的课程(通常是实习、基础课程或类似的教育环境)必须为学习者提供机会来练习与每一个 EPA 相关的技能。临床导师提供形成性评估,并且可以在模拟或工作环境中评估及格标准。在将 EPA 与掌握性学习模式融合时,对于通常不允许完全独立练习的医学生,当需要判断谁能达到"能在间接临床监督下完成"的更高水平,可能需要使用一种新的标准设置(第六章)。

尽管教育者尚未将核心 EPA 与掌握性学习完全融合,但一些作者已经描述了用于评估 EPA 的评估工具。Aylward 及其同事开发了一个评估新实习生交接患者的工具(核心 EPA 8)[32]。利用 ten Cate 的五个置信级别,专家教师确定了特别针对患者交接的观察行为,与五个置信级别中的每个级别相对应,对标学习者应达到"能够独立执行"的目标,观察每一次学习者与患者交接行为做出形成性反馈。其他 EPA 的评估核查表已经被开发出来,包括诊断推理[33]、临床文书[34]、口头陈述[35],以及知情同意书、入院单和出院处方[36]。为了将这些评估工具与掌握性学习框架融合,教育者可以将掌握性标准(即最低通过标准)应用到基于 EPA 评估的每一项中。

向住院医师课程过渡

EPA 对医学毕业生提出了通用的最低预期值,但其应用是不断进步的。

医学院的教学内容和具体的住院医师培训的需求之间仍然存在着差异。医学院的课程旨在培养医学通识，但美国的实习是专科化的，每个专科都需要专科认知和技术需求。尽管学生在毕业前几个月就选择了自己的专科方向，但医学院的最后一年却充斥着无尽的"试镜式"的轮转和面试。学生没有许多时间来打磨实习所需的具体技能。实习单位接收来自不同医学院的具有不同能力的学生。即使在一个机构内，医学生的指导教师也不一定是负责住院医师的同一教员。

尽管存在这些挑战，住院医师项目的期望值与医学院毕业生实际技能之间的差距是可以缩小的。已发表的数据描述了新实习生需要提高的知识和技能。超过 2 万名内科住院医师在内科培训考试的同时接受了调查，以了解他们在开始住院医师培训前掌握的关键技能情况。最常见的回答是：①知道何时需要寻求额外的帮助；②管理时间和安排工作的优先次序；③与其他医疗服务提供者讨论医疗照护的过渡[37]。这些需求中的相当一部分并非专科化相关需求。根据最近的一项调查，来自不同专业的项目主任对他们的实习生有着类似的担忧[38]。项目主任希望看到学生具有更强的医学知识、专业精神、组织能力和自我反思能力，并且一致认为在校期间的临床轮转应让学生在这些方面做好充足的准备。

在过去的十年中，住院医师前的岗前培训已经变得很普遍。有些安排在医学院的最后几个月，有些是在实习刚开始时。强有力的证据表明这个经历可以提高操作技能，也有些证据表明这个经历提高了其他临床能力。

医学院的四年级课程为即将进入外科住院医师阶段的学生增强了信心[39-41]并且夯实了手术技能[42]。梅奥医学院的一项研究比较了在医学院最后一年完成 4 周综合预实习课程的实习生和没有参加该课程的实习生的临床能力。在实习生参与情况保密的情况下，由高年资住院医师进行评分。研究结果显示，课程参与者在 32 个不同领域的表现优于未参与者[43]。在为进入急诊科、妇产科和儿科的学生开设的预备课程的类似研究，结果也显示了参与者自信心[44]和知识都得到了提升[45-47]。

此外，为住院医师设计顶点课程应用也有报道[48,49]。杜克大学医学院的一门为期 4 周的必修课聚焦于 9 个阶段性目标，以期实现从质量提升计划到急症管理的实习过渡。在课程结束后，学生的表现差异很大。与自我评价和急症管理等其他技能相比，学生在告知坏消息和规划质量改进方面的临床表现要好得多[49]。

在实习开始时进行的岗前培训重视独立的技术性技能，如中心静脉导管置入、缝合[50,51]或者患者交接[52]。然而，岗前培训没有设定"最佳实践"。同一专业的岗前培训在目标、形式、持续时间以及是否是强制性等方面存在很大差异。大多数毕业前的岗前培训并不能保证掌握知识或技能。随着结果证据的增加,更多的标准化要求将有助于确保建立最佳实践。标准化还可以减少医学院和住院医师指导教师之间的重复工作。美国外科医师学会呼吁医学院为即将接受外科培训的学生开展特定的课程。作为此呼吁的回应,全国性的外科教育领导者现在正在开发一个聚焦于患者照护和患者安全的模块化住院医师预备课程[53]。神经外科医生协会现在要求在专科轮转的最初一个月开展岗前培训,其中包含教学和技能课程[54]。该神经外科岗前培训在美国的 6 个区域中心开展。来自首届学员的研究报告显示,参与者的满意度很高,笔试成绩也有所提高。在以色列,其卫生部要求进行为期 5 天的岗前培训,重点是基础、加强生命支持、缝合和导管置入、安全地开具处方、沟通技能和团队合作等技能[55]。7 年的研究数据显示该培训项目得到了学员的高度评价,但参与者表现和知识掌握情况尚未报告。

　　我们怎样才能让更多的学员从零星的、自选的岗前培训或顶点课程体验转向如神经外科医生协会和以色列卫生部所持续开展的准入必修课程呢? 答案很简单,我们必须证明这些预备课程能够达到确定的提升技能和患者照护水平的成效,从而确保每个即将承担患者照护责任的医学院毕业生做好准备。我们相信,其中一个解决方案就是掌握性学习模型。

掌握性学习为医学生进入住院医师阶段做好准备

　　用特定的掌握性学习技术教授的岗前培训和顶点课程或可改善 UME 向 GME 过渡的临床技能和患者照护水平。一些教育家建议在院校教育结束时或住院医师培训开始时,采用更为统一的培训方法,以利于公平竞争。此类掌握性学习的课程体系和培训能否从测评单一技能的干预措施设计,到建立更大的干预项目,产生一致性的结果,我们正进行实证探索。

　　Butter 及其同事评价了三年级医学生的心脏听诊技能。研究人员发现,与没有经过掌握性学习教育干预的四年级学生相比,按照最低通过标准(minimum passing standard,MPS)(第六章)教授的三年级医学生表现更佳。此外,无论是在心脏模拟器考试中还是在实际的患者听诊中,干预组的技能均超过了传统课程组的技能[56]。将技能迁移到临床环境中以改善患者照护结果是所有这些教育干预的最终目标。然而,评估临床技能迁移是困难的,特别是对即将毕业的医学生来说(第十六章)。

　　西北大学的内科住院医师项目在 2011 年实施了基于模拟的掌握性学习(simulation-based mastery learning,SBML)实习生训练营[57]。研究者将接受过掌握性学习训练的实习生与 2009 年和 2010 年开始实习但没有参加过掌握性学习训练营的历史对照组进行了比较,所有实习生都完成了相同的临床技能考试(clinical skills examination,CSE)。干预组中的实习生参加了为期 3 天的包括小组教学课程、刻意练习以及个性化反馈的培训。评估内容包括临床技能考试的 5 个部分:①体格检查的结果识别(心脏听诊)和完成两个临床操作;②腹腔穿刺;③腰椎穿刺;④危重患者的管理(重症监护室技能);⑤与患者的沟通(临床紧急情况)。在开始患者照护之前,训练营的学员必须在每项临床技能上达到或超过 MPS。干预组中的所有受训人员都达到或超过了 MPS,并且在所有技能上的表现都明显优于历史对照组,即使在控制了年龄、性别和美国医学执照考试第 1 步和第 2 步得分后也是如此。经过掌握性学习训练营项目的实习生在完成腹腔穿刺后,对患者的后续临床照护也有所提升[58]。

在一项急诊医学基于核查表的干预措施中,Reed 及其同事研究了针对高年级学生的六项核心急诊医学临床技能的 SBML 必修课程是否能产生可衡量的、一致的表现结果[59]。参与干预的 135 名医学生对所有六项技能进行了前测:①超声引导下的外周静脉置管;②清创缝合术;③胸外按压;④球囊面罩通气;⑤使用除颤器;⑥领导患者复苏事件。培训内容首先通过在线视频进行学习,然后进行基于计算机的技能相关测验和一对一的实践技能培训。采用有反馈的刻意练习,直到培训后考核时的所有技能都达到 MPS。所有学生在培训干预后都通过了每项技能的 MPS。在培训 1~9 个月后对随机抽样的学员(占同组学员的 36%)进行突击复测时,所有学员的得分都达到或超过了 MPS,而且在培训后考核和回归考核之间,所有技能的平均得分都没有明显下降。

针对核心 EPA,Salzman 及其同事为一批即将毕业的医学生实施了一门基于模拟的顶点课程,教授并评价了几个 EPA 具体组成部分的个人表现。他们开发了两个 6 站式 CSE,以评价基于模拟的教育干预前后的表现,由训练有素的护士、标准化病人和教师进行个人表现的核查表评估。在这项试点研究中,研究者证明。通过为期 3 天的重点模拟顶点课程训练,即将毕业的医学生受训前被选定的基线水平不能较好完成 EPA 得到了显著的提高[36]。该课程随后在西北大学的所有毕业班开展,至少有 3 个部分是按照掌握性学习的标准进行教学和评估的。研究者认为,这种使用掌握性学习的方法是在医学院毕业前培训和评估 EPA 组成部分的可行策略[60]。

在医学教育中扩展 SBML 方法的挑战并没有批评者认为的那样令人生畏。目前,正如患者交接的 EPA,已有许多量表和核查表被创建[61],包括 360° 评估(从包括学习者在内的各种观点接收反馈)[62]和直接的迷你临床演练评估练习(mini clinical evaluation exercises,mini-CEX)观察[63-66]。随着 MPS 的制定和与掌握性学习课程结构的整合,这些工具中的任何一种都可以用于掌握性学习方法中。

未来发展方向

即将毕业的医学生的临床经验、知识和技能水平参差不齐。在这种背景下,掌握性学习的作用可能最适合作为在本章前面讨论的 EPA 背景下提高知识和临床技能的教学工具。虽然在毕业前的置信职业行为的确定方法问题上没有达成统一的方法,但目前的想法是,可以由一个 EPA 或委托委员会来决定,该委员会将解释在整个课程中收集的所有特别评估,并做出一个终结性的决定[67]。这个决策很可能是基于一段时间内的一系列评估。

掌握性学习课程的最终目标是确保所有学习者能达到统一、高水平的技能水平。通过制定标准,专家评估员可以就 MPS 达成共识,以提供最佳患者照护并减轻未来的伤害。任何未达到 MPS 的学生都将参加必要的培训课程,进行刻意练习,直到掌握为止。EPA 或委托委员会将进行多次评估以确保掌握 EPA 的组成部分,然后将其用于达成最终的决定。

在 UME 中实施掌握性学习的主要障碍之一是达到统一培训目标的时间变数较大。达到统一培训结果这一目标对于缩小住院医师项目主管的期望与即将到来的实习生执行特定任务能力之间的差距至关重要。所有医学院课程负责人面临的挑战是确定实施策略,以便在固定时间的传统医学教育方法的设置中允许并鼓励增加时间进行实践和掌握。长期以来,医学院四年被认为是一段以选修课为主的缺乏明确教育目的的时期。为了更好地向住院医师阶段过渡,对第四年进行课程重组这一话题已经讨论了很多年,这也是一个启动以掌握性学习为特征的非时限性教育方法的机会[68]。在重新设计的第四年课程中,明确使用不同评估和实践机会的战略方法可以满足改善第四年的需要,并为委托委员会作出终结性的掌握性学习决策提供足够的信息。

解决从 UME 到 GME 的时间变量进展问题的最早案例是跨连续体的儿科教育(education in pediatrics across the continuum,EPAC)研究[69]。该项目涉及 5 所医学院之间的合作,有两个目标:

1. 通过可变时间、有意义地评估能力的展示,建立一个真正以能力为基础的医学教育模式。

2. 以儿科为样板,建立一个连续的教育途径,连接 UME、GME 和独立实践的连续过程。

在这个创新项目中,学生可以在医学院的早期探索儿科专业,然后他们有机会加入该项目并将他们 UME 的教育重点放在儿科。在达到 EPA 能力并满足医学院的毕业要求后,这些学生将被保证在学校附属的儿科住院医师职位中占有一席之地。

在他们受教育期间,学生接受核心 EPA 的评估,由委托委员会监控进度,当学生已经具备在间接监督下达到执行 13 项 EPA 中每一项的能力时,就会做出决定晋升住院医师培训的决定。学生在他们的同龄人开始传统途径的住院医师培训之前的 6~9 个月内即可进入住院医师培训。尽管参与该试点项目的学员人数很少,但它突出了基于能力的项目的优势,允许采用可变时间的方法进行医学教育,这是掌握性学习的关键原则之一。

结语

UME 的掌握性学习课程满足了多种特定需求。第一个需求是认识到学生在 UME 结束时往往不符合住院医师项目主管的期望。推动掌握性学习课程的第二个需求是需要制订评估,以确保毕业学生可以独立执行 AAMC 所确定的 13 项 EPA 活动(第五章)。这些需求为使用掌握性学习的课程建设提供了一个框架,也是最终委托或掌握决策的关键步骤。因此,我们赞同本章的一个关键结论,即掌握决策可以等同于委托决策。

(马思原　译)

参考文献

1. Young JQ, Ranji SR, Wachter RM, Lee CM, Niehaus B, Auerbach AD. "July effect": impact of the academic year-end changeover on patient outcomes: a systematic review. Ann Intern Med. 2011;155(5):309–15.
2. Phillips DP, Barker GE. A July spike in fatal medication errors: a possible effect of new medical residents. J Gen Intern Med. 2010;25(8):774–9.
3. Jen MH, Bottle A, Majeed A, Bell D, Aylin P. Early in-hospital mortality following trainee doctors' first day at work. PLoS One. 2009;4(9):e7103.
4. Haller G, Myles PS, Taffé P, Perneger TV, Wu CL. Rate of undesirable events at beginning of academic year: retrospective cohort study. BMJ. 2009;339:b3974.
5. Barach P, Philibert I. The July effect: fertile ground for systems improvement. Ann Intern Med. 2011;155(5):331–2.
6. Remmen R, Scherpbier A, Derese A, Denekens J, Hermann I, van der Vleuten C, van Royen P, Bossaert L. Unsatisfactory basic skills performance by students in traditional medical curricula. Med Teach. 1998;20(6):579–82.
7. Board P, Mercer M. A survey of the basic practical skills of final-year medical students in one UK medical school. Med Teach. 1998;20(2):104–8.
8. Promes SB, Chudgar SM, O'Connor Grochowski C, Shayne P, Isenhour J, Glickman SW, Cairns CB. Gaps in procedural experience and competency in medical school graduates. Acad Emerg Med. 2009;16(Suppl 2):S58–62.
9. Kelly C, Noonan CLF, Monagle JP. Preparedness for internship: a survey of new interns in a large Victorian health service. Aust Health Rev. 2011;35(2):146–51.
10. Wall D, Bolshaw A, Carolan J. From undergraduate medical education to pre-registration house officer year: how prepared are students? Med Teach. 2006;28(5):435–9.

11. Lypson ML, Frohna JG, Gruppen LD, Woolliscroft JO. Assessing residents' competencies at baseline: identifying the gaps. Acad Med. 2004;79(6):564–70.
12. Sachdeva AK, Loiacono LA, Amiel GE, Blair PG, Friedman M, Roslyn JJ. Variability in the clinical skills of residents entering training programs in surgery. Surgery. 1995;118(2):300–8.
13. Moercke AM, Eika B. What are the clinical skills levels of newly graduated physicians? Self-assessment study of an intended curriculum identified by a Delphi process. Med Educ. 2002 May;36(5):472–8.
14. Barnsley L, Lyon PM, Ralston SJ, Hibbert EJ, Cunningham I, Gordon FC, Field MJ. Clinical skills in junior medical officers: a comparison of self-reported confidence and observed competence. Med Educ. 2004;38(4):358–67.
15. Davis DA, Mazmanian PE, Fordis M, Van Harrison R, Thorpe KE, Perrier L. Accuracy of physician self-assessment compared with observed measures of competence: a systematic review. JAMA. 2006;296(9):1094–102.
16. Kruger J, Dunning D. Unskilled and unaware of it: how difficulties in recognizing one's own incompetence lead to inflated self-assessments. J Pers Soc Psychol. 1999 Dec;77(6):1121–34.
17. Burch VC, Nash RC, Zabow T, Gibbs T, Aubin L, Jacobs B, Hift RJ. A structured assessment of newly qualified medical graduates. Med Educ. 2005;39(7):723–31.
18. Lindeman BM, Sacks BC, Lipsett PA. Graduating Students' and surgery program directors' views of the Association of American Medical Colleges core entrustable professional activities for entering residency: where are the gaps? J Surg Educ. 2015;72(6):e184–92.
19. Dickson GM, Chesser AK, Woods NK, Krug NR, Kellerman RD. Family medicine residency program director expectations of procedural skills of medical school graduates. Fam Med. 2013;45(6):392–9.
20. Nasca TJ, Philibert I, Brigham T, Flynn TC. The next GME accreditation system--rationale and benefits. N Engl J Med. 2012;366(11):1051–6. https://doi.org/10.1056/NEJMsr1200117. Epub 2012 Feb 22.
21. Santen SA, Rademacher N, Heron SL, Khandelwal S, Hauff S, Hopson L. How competent are emergency medicine interns for level 1 milestones: who is responsible? Acad Emerg Med. 2013;20(7):736–9.
22. ten Cate O. Entrustability of professional activities and competency-based training. Med Educ. 2005;39(12):1176–7.
23. Association of American Medical Colleges. Core entrustable professional activities for entering residency. 2013. https://www.mededportal.org/icollaborative/resource/887. Accessed 7/1/19.
24. Core Entrustable Professional Activities for Entering Residency – Curriculum Developers Guide. https://store.aamc.org/core-entrustable-professional-activities-for-entering-residency. html. Accessed 7/1/19.
25. Ten Cate O. Trusting graduates to enter residency: what does it take? J Grad Med Educ. 2014;6(1):7–10.
26. Kennedy TJ, Regehr G, Baker GR, Lingard L. Point-of-care assessment of medical trainee competence for independent clinical work. Acad Med. 2008;83(10 Suppl):S89–92.
27. Hauer KE, Ten Cate O, Boscardin C, Irby DM, Iobst W, O'Sullivan PS. Understanding trust as an essential element of trainee supervision and learning in the workplace. Adv Health Sci Educ Theory Pract. 2014;19(3):435–56.
28. Chen HC, van den Broek WE, ten Cate O. The case for use of entrustable professional activities in undergraduate medical education. Acad Med. 2015;90:431–6.
29. George BC, Teitelbaum EN, Meyerson SL, Schuller MC, DaRosa DA, Petrusa ER, Petito LC, Fryer JP. Reliability, validity, and feasibility of the Zwisch scale for the assessment of intraoperative performance. J Surg Educ. 2014;71(6):e90–6.
30. Rekman J, Gofton W, Dudek N, Gofton T, Hamstra SJ. Entrustability scales: outlining their usefulness for competency-based clinical assessment. Acad Med. 2016;91(2):186–90.
31. McGaghie WC. Mastery learning: it is time for medical education to join the 21st century.

Acad Med. 2015;90(11):1438–41.

32. Aylward M, Nixon J, Gladding S. An entrustable professional activity (EPA) for handoffs as a model for EPA assessment development. Acad Med. 2014;89(10):1335–40.

33. Baker EA, Ledford CH, Fogg L, Way DP, Park YS. The IDEA assessment tool: assessing the reporting, diagnostic reasoning, and decision-making skills demonstrated in medical students' hospital admission notes. Teach Learn Med. 2015;27(2):163–73.

34. Bierman JA, Hufmeyer KK, Liss DT, Weaver AC, Heiman HL. Promoting responsible electronic documentation: validity evidence for a checklist to assess progress notes in the electronic health record. Teach Learn Med. 2017;29(4):420–32.

35. Heiman HL, Uchida T, Adams C, Butter J, Cohen E, Persell SD, Pribaz P, McGaghie WC, Martin GJ. E-learning and deliberate practice for oral case presentation skills: a randomized trial. Med Teach. 2012;34(12):e820–6.

36. Salzman DH, McGaghie WC, Caprio T, Even EA, Hufmeyer K, Issa N, Schaefer E, Trainor J, Wayne DB. Use of a simulation-based capstone course to teach and assess Entrustable professional activities to graduating medical students. Med Sci Educ. 2016;26:453–6.

37. Pereira AG, Harrell HE, Weissman A, Smith CD, Dupras D, Kane GC. Important skills for internship and the fourth-year medical school courses to acquire them: a national survey of internal medicine residents. Acad Med. 2016;91(6):821–6.

38. Lyss-Lerman P, Teherani A, Aagaard E, Loeser H, Cooke M, Harper GM. What training is needed in the fourth year of medical school? Views of residency program directors. Acad Med. 2009;84(7):823–9.

39. Esterl RM, Henzi DL, Cohn SM. Senior medical student "Boot Camp": can result in increased self-confidence before starting surgery internships. Curr Surg. 2006;63(4):264–8.

40. Peyre SE, Peyre CG, Sullivan ME, Towfigh S. A surgical skills elective can improve student confidence prior to internship. J Surg Res. 2006;133(1):11–5.

41. Okusanya OT, Kornfield ZN, Reinke CE, Morris JB, Sarani B, Williams NN, Kelz RR. The effect and durability of a pregraduation boot cAMP on the confidence of senior medical student entering surgical residencies. J Surg Educ. 2012;69(4):536–43.

42. Naylor RA, Hollett LA, Castellvi A, Valentine RJ, Scott DJ. Preparing medical students to enter surgery residencies. Am J Surg. 2010;199(1):105–9.

43. Antonoff MB, Swanson JA, Green CA, Mann BD, Maddaus MA, D'Cunha J. The significant impact of a competency-based preparatory course for senior medical students entering surgical residency. Acad Med. 2012;87(3):308–19.

44. Lamba S, Wilson B, Natal B, Nagurka R, Anana M, Sule H. A suggested emergency medicine boot camp curriculum for medical students based on the mapping of Core Entrustable Professional Activities to Emergency Medicine Level 1 milestones. Adv Med Educ Pract. 2016;7:115–24.

45. Morgan H, Marzano D, Lanham M, Stein T, Curran D, Hammoud M. Preparing medical students for obstetrics and gynecology milestone level one: a description of a pilot curriculum. Med Educ Online. 2014;19:25746.

46. Morgan H, Skinner B, Marzano D, Fitzgerald J, Curran D, Hammoud M. Improving the medical school-residency transition. Clin Teach. 2017;14(5):340–3.

47. Burns R, Adler M, Mangold K, Trainor J. A brief boot camp for 4th-year medical students entering into pediatric and family medicine residencies. Cureus. 2016;8(2):e488. https://doi.org/10.7759/cureus.488.

48. Bontempo LJ, Frayha N, Dittmar PC. The internship preparation camp at the University of Maryland. Postgrad Med J. 2017 Jan;93(1095):8–14.

49. Clay AS, Andolsek K, Grochowski CO, Engle DL, Chudgar SM. Using transitional year milestones to assess graduating medical students' skills during a capstone course. J Grad Med Educ. 2015;7(4):658–62.

50. Parent RJ, Plerhoples TA, Long EE, Zimmer DM, Teshome M, Mohr CJ, Ly DP, Hernandez-Boussard T, Curet MJ, Dutta S. Early, intermediate, and late effects of a surgical skills "boot

camp" on an objective structured assessment of technical skills: a randomized controlled study. J Am Coll Surg. 2010;210(6):984–9.

51. Fernandez GL, Page DW, Coe NP, Lee PC, Patterson LA, Skylizard L, St Louis M, Amaral MH, Wait RB, Seymour NE. Boot cAMP: educational outcomes after 4 successive years of preparatory simulation-based training at onset of internship. J Surg Educ. 2012;69(2):242–8.

52. Aylward M, Vawter L, Roth C. An interactive handoff workshop to improve intern readiness in patient care transitions. J Grad Med Educ. 2012;4(1):68–71.

53. American Board of Surgery; American College of Surgeons; Association of Program Directors in Surgery; Association for Surgical Education. Statement on surgical preresidency preparatory courses. J Surg Educ. 2014;71(6):777–8.

54. Selden NR, Origitano TC, Burchiel KJ, Getch CC, Anderson VC, McCartney S, Abdulrauf SI, Barrow DL, Ehni BL, Grady MS, Hadjipanayis CG, Heilman CB, Popp AJ, Sawaya R, Schuster JM, Wu JK, Barbaro NM. A national fundamentals curriculum for neurosurgery PGY1 residents: the 2010 Society of Neurological Surgeons boot camp courses. Neurosurgery. 2012;70(4):971–81.

55. Minha S, Shefet D, Sagi D, Berkenstadt H, Ziv A. "See one, sim one, do one"- a national pre-internship boot-camp to ensure a safer "student to doctor" transition. PLoS One. 2016;11(3):e0150122.

56. Butter J, McGaghie WC, Cohen ER, Kaye M, Wayne DB. Simulation-based mastery learning improves cardiac auscultation skills in medical students. J Gen Intern Med. 2010;25(8):780–5.

57. Cohen ER, Barsuk JH, Moazed F, Caprio T, Didwania A, McGaghie WC, Wayne DB. Making July safer: simulation-based mastery learning during intern boot camp. Acad Med. 2013;88(2):233–9.

58. Barsuk JH, Cohen ER, Feinglass J, McGaghie WC, Wayne DB. Clinical outcomes after bedside and interventional radiology paracentesis procedures. Am J Med. 2013;126(4):349–56.

59. Reed T, Pirotte M, McHugh M, Oh L, Lovett S, Hoyt AE, Quinones D, Adams W, Gruener G, McGaghie WC. Simulation-based mastery learning improves medical student performance and retention of core clinical skills. Sim Healthc. 2016;11(3):173–80.

60. Salzman DH, McGaghie WC, Caprio T, Hufmeyer K, Issa N, Trainor J, Cohen E, Wayne DB. A mastery learning capstone course to teach and assess components of three entrustable professional activities to graduating medical students. Teach Learn Med. 2019;31(2):186–94.

61. Arora VM, Berhie S, Horwitz LI, Saathoff M, Staisiunas P, Farnan JM. Using standardized videos to validate a measure of handoff quality: the handoff mini-clinical examination exercise. J Hosp Med. 2014;9(7):441–6.

62. Massagli TL, Carline JD. Reliability of a 360-degree evaluation to assess resident competence. Am J Phys Med Rehabil. 2007;86(10):845–52.

63. Norcini JJ, Blank LL, Arnold GK, Kimball HR. The mini-CEX (clinical evaluation exercise): a preliminary investigation. Ann Intern Med. 1995;123(10):795–9.

64. Norcini JJ, Blank LL, Duffy FD, Fortna GS. The mini-CEX: a method for assessing clinical skills. Ann Intern Med. 2003;138(6):476–81.

65. Kogan JR, Bellini LM, Shea JA. Implementation of the mini-CEX to evaluate medical students' clinical skills. Acad Med. 2002;77(11):1156–1157.4.

66. Weller JM, Jolly B, Misur MP, Merry AF, Jones A, Crossley JG, Pedersen K, Smith K. Mini-clinical evaluation exercise in anaesthesia training. Br J Anaesth. 2009;102(5):633–41.

67. Ten Cate O, Chen HC, Hoff RG, Peters H, Bok H, van der Schaaf M. Curriculum development for the workplace using entrustable professional activities (EPAs): AMEE guide no. 99. Med Teach. 2015;37(11):983–1002.

68. Walling A, Merando A. The fourth year of medical education: a literature review. Acad Med. 2010;85(11):1698–704.

69. Andrews JS, Bale JF, Soep JB, Long M, Carraccio C, Englander R, Powell D, EPAC Study Group. Education in pediatrics across the continuum (EPAC): first steps toward realizing the dream of competency-based education. Acad Med. 2018;93(3):414–20.

第四篇
掌握性学习的培训转化

第十六章
来源于掌握性学习的转化科学及医疗质量与安全改进

William C. McGaghie, Diane B. Wayne, and Jeffrey H. Barsuk

　　本书的前几章已经奠定了基础,证明了掌握性学习在医学教育中的力量和效用。前面的章节涵盖了一系列主题,例如如何开发掌握性学习的课程,评估掌握性学习的结果,设定掌握性学习的标准,实施和管理掌握性学习的项目,以及使用可靠的评估数据进行学习者反馈、复盘和改进。其他章节提供了具体的例子,展示了如何使用掌握性学习来帮助医疗卫生人员获得基本知识和技能,包括临床沟通、手术技巧、床旁操作和临床紧急情况处置。这些章节是关于医疗卫生人员掌握性学习的必要的、坚实的与实用的基础。掌握性学习的基本原则就体现在这些基础章节中。

　　本章将掌握性学习的基本原则扩展到两个新的相关领域:①掌握性学习对转化科学的贡献;②将掌握性学习作为医疗卫生质量改进的工具。我们解决了三个关键问题。第一,我们如何将掌握性学习的结果测量终点从近端教育环境(如医学模拟实验室)延伸到更远的测量目标,即"下游"教育结果?第二,我们如何将强大的掌握性学习的教育干预措施转化为真正重要的患者医疗和患者预后?第三,我们如何证明以掌握性学习为基础的强大的医疗卫生人员教育可以改善在床旁、诊所及社区提供的医疗卫生质量安全服务?

　　这些问题揭示了一个心照不宣且自相矛盾的情况。至少在过去的一个世纪里,医学教育者错误地认为,医学教育中"看一次、做一次、教一次"的学徒制能培养出医生、护士和其他能够为患者提供有效和安全的照护并产生良好预后的医务人员,正如第一章中所讨论的那样。传统观点认为,传统的临床教育毫无疑问是"有效的",因为这种培训方法已经使用了几十年。多年的经验,但几乎没有可靠的证据,强调了一种信念,即今天的临床教育方法能培养出有胜任力、有同情心、有娴熟技能、有道德的医疗卫生人员。因此,临床教育的现状很少受到质疑。正如本书序言中指出的,教育的创新者和变革的倡导者,是唯一被期望提供确实数据来支持与"一切照旧"相对立的方法的人。展示转化成果的掌握性学习干预措施对于获得医疗卫生"首席执行官们"和其他利益相关者的支持至关重要,他们通常认为在改善患者医疗和安全中教育的作用薄弱。

　　本章介绍并整合了一些数据,证明掌握性学习——经常使用模拟技术帮助临床技能的获取、临床技能在患者医疗中的应用和有效影响患者预后,相比传统的临床教育具有优势。

掌握性学习对转化科学的贡献

　　2010 年的一份报告指出,当对受训者临床技能和知识掌握的严格研究解决了关键的健康照护问题,并在受控的实验室环境中测量结果(T1 转化研究);当这些结果转移到诊所、病房和办公室,可以提供更好的医疗服务(T2);以及当患者或公共健康因教育实践而得到改善(T3)[1],那么医学(卫生健康)专业教育转化科学的目的就达到了。2015 年增加了第四个结果类别(T4),包括附带的教育结果,这些结果所产生的教育成果和医疗效果的改善超出了原干预措施的预期。例如,技能和知识的保留,卫生系统的成本节省或投资回报(return on investment,ROI),以及对医疗教育或医疗供给产生计划外的、系统性的成效[2]。

　　图 16-1 是一个简单的概念模型,来自前面提到的两篇文章[1,2],提供了一个框架来描述作为转化科学的医学教育。

　　图 16-1 表示,强大的掌握性学习教育干预措施可以产生切实的短期、长期的教育和医疗卫生效益。效益是通过结局来体现的,这些结局与位于教室、医疗诊所或模拟实验室的近端掌握性学习教育项目越来越"远"。以下是一个关于医学教育掌握性学习项目的内容,该项目在 T1~T4 的每个转化科学类别中都产生了可靠的测量结果。

　　以下是关于内科(internal medicine,IM)和急诊医学(emergency medicine,EM)专业住院医师按照高水平的掌握性学习标准进行中心静脉导管(central venous catheter,CVC)置入的培训内容,以及这种学习对患者治疗、患者治疗结果等一系列转化效果。一个关键点是,"下游"成果的展示源于仔细的教育和患者结局的测量、规划和执行。医学教育中转化成果的展示并不源于单一的、孤立的研究。相反,转化科学的教育成果来自严格设计的教育和健康服务评估研究项目,这些项目具有主题性、持续性和累积性。

作为转化科学的医学教育研究
强大的医学教育干预措施对T1~T4阶段结果的贡献

聚焦点	转化水平			
	T1	T2	T3	T4
增强或改善	知识、技能、态度、专业精神	患者照护实践	患者结局	附带效应，如技能保留、投资回报（ROI）、间接结果
目标群组	个体或团体	个体或团体	个体或公众健康	个体、团体、公众健康
场所	教育场所，如模拟实验室	临床或床旁	临床、床旁和社区	临床、床旁和社区

图 16-1　T1~T4（下游）的转化科学结果

T1：掌握性学习课程是否有效

　　CVC 通常被置入患者颈部的颈内静脉（internal jugular,IJ）或锁骨下方的锁骨下静脉（subclavian,SC），以保证患者治疗和生存的需要。CVC 用于输送无法在较小的非中心静脉中给予的药物和液体。它们还可用于监测危重患者的不同类型的血压或实验室数据。CVC 置入在内科和外科重症监护室（ICU）中普遍存在，通常由医生、助理医生或执业护士置入，并由护士进行维护。不熟练的 CVC 置入会产生不良的患者并发症，包括气胸、动脉损伤和中心静脉导管相关血流感染（CLABSI）。CVC 维护不当也会导致 CLABSI 发生。这些并发症会给患者带来不适，增加发病率和死亡率，并给医疗系统带来巨大成本。由 Jeffrey Barsuk 医师牵头的西北大学费恩伯格医学院（NUFSM）医疗和教育团队开发了一个基于模拟的掌握性学习课程 SBML，旨在为内科住院医师置入中心静脉导管做准备[3]。CVC 置入的 SBML 课程以本卷第三章中描述的掌握性学习的 7 个基本特征为基础：基线或诊断性测试（前测）；关注明确的学习目标；参与教育活动，特别是技能的刻意练习；关注最低通过标准（minimum passing standard,MPS）；带有可操作反馈的形成性测试；如果学习者的表现达到或超过 MPS，则晋级；否则，继续练习或学习，直至达到MPS。

　　中心静脉导管置入 SBML 课程是在西北模拟实验室中，在可控的、符合临床实际的条件下进行的。图 16-2 是 CVC 培训"行动"的写照。请注意，学习者和教师 / 教练都穿戴全套的服装和手套，遵守无菌技术，一起工作，并在整个

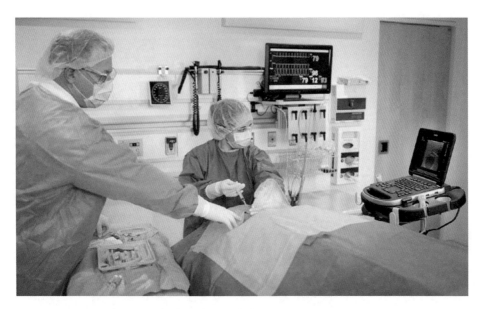

图 16-2　住院医师在 CVC 模拟器上进行培训

课程开展中直接交流。这样做的目的是创造一个接近真实临床环境的 SBML 空间。

在控制条件的前提下，对 28 名内科住院医师分别进行了基于技能的前测，这是掌握性学习教育的第一步，并使用包含 27 个项目的核查表对颈内静脉和锁骨下静脉 CVC 置入的情况进行评估。正如预期的那样，前测结果显示住院医师在模拟 CVC 置入时表现不佳。这些结果没有被用作评价住院医师的内容，而是被用作进一步教育的工具，给每个住院医师提供具体的、可操作的反馈意见，告诉他们如何改进。前测数据与 SBML 的学习目标相匹配，为每位学员提供了改进的路线图。然后，学习者在教师 / 教练的密切监督下，进行集中、密集的 CVC 技能练习。用反复的形成性测试和更多的反馈来帮助每位医生获得 CVC 置入技能，以达到对颈内静脉和锁骨下静脉两个插入位点所预设的 MPS[4]。图 16-3 展示了住院医师 CVC SBML 课程的前测和后测的掌握性学习数据（T1 结果）。图中还标明了由专家小组制定的 MPS[4]。

在模拟教育实验室的 4 小时统一课程中，28 名 IM 住院医师学习者中的大多数都掌握了 CVC 置入。少数学习者，即 28 名住院医师中的 3 名（11%），需要在重新测试前再进行长达 1 小时的刻意练习、评估、反馈和改进，以达到 MPS 的要求。然而，最终的结果是，所有住院医师都达到了 CVC SBML 的所有教育目标，测量结果的差异很小。住院医师还对他们新获得的临床技能表现出了真正的自信，这种自信通过客观、可靠地测量结果数据得到了验证。

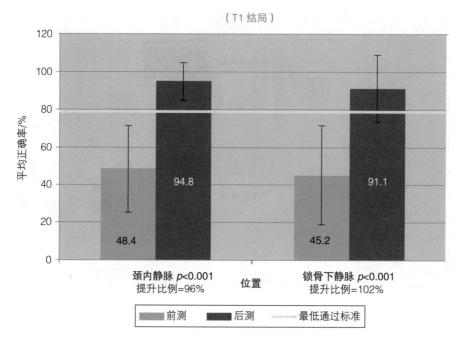

图 16-3　教育干预前后,基于模拟器的技能考试的平均分数和标准差

注:最低通过标准 =79.1%。

资料来源:改编自 Barsuk 等[3],经医院医学学会许可转载[3]。

T2:掌握性学习能改善患者的照护实践吗?

　　有证据表明,SBML 是帮助住院医师在可控的模拟教育实验室中获得 CVC 临床技能的有力方法。但一个关键的问题是:在医学模拟实验室中获得的临床技能是否会延伸到门诊、普通病房、ICU 和其他患者治疗环境之中,带来患者医疗实践的改善? 在教育环境中学到的临床技能能否帮助医务人员为患者提供更好、更安全的医疗服务?

　　由 Barsuk 博士牵头的团队通过进行一项涉及两组内科和急诊住院医师的队列研究解决了这些问题[5]。第一组 27 名住院医师通过传统的"看一次、做一次、教一次"的临床教育学徒模式学习颈内动脉和锁骨下静脉中心静脉导管置入。第二组 76 名住院医师在模拟教育实验室中完成了颈内动脉和锁骨下静脉中心静脉导管置入的 SBML 课程。对两组中接受 CVC 置入的患者和住院治疗的患者进行了仔细监测。每天对接受两组住院医师临床治疗的患者进行测量。对患者的测量记录了 4 个 CVC 置入的变量:①穿针次数(与气胸风险增加有关);②动脉穿刺;③首次置入后需要调整 CVC;④置入失败率。所有患者的测量结果都由研究人员记录,他们不知道 CVC 置入的住院医师的培训情况(即记录人员是"盲"的)。

这项 T2 研究的结果在临床和统计学上是明确而有意义的。与接受传统培训的住院医师的 CVC 治疗的患者($M=1.32$,SD=0.85)相比,接受 SBML 住院医师的 CVC 治疗的患者($M=1.74$,SD=0.83)明显减少($P<0.000\ 5$)。与接受传统培训的住院医师的 CVC 治疗的患者相比,接受 SBML 培训的住院医师的 CVC 置入治疗的患者的动脉穿刺、CVC 调整和置入失败率也低得多。这有力地证明了 CVC 置入技能的 SBML 比传统的临床医学教育能产生更好的患者医疗实践,即证实了 T2 的结果(图 16-4)[5]。

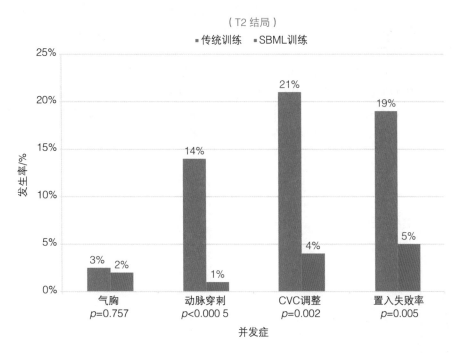

图 16-4　接受传统培训的住院医师与接受基于模拟的掌握性学习(SBML)培训的住院医师护理的患者的中心静脉导管并发症
资料来源:参考文献[5]。

T3:掌握性学习能改善患者的结果吗?

西北大学小组在后续的随访研究中,试图评估 SBML CVC 置入课程对患者预后的影响(T3),这是在患者医疗实践(T2)的下游的另一个步骤[6]。这个项目的研究问题是:与接受传统培训的住院医师的 CVC 置入治疗的患者相比,接受掌握了基于模拟课程的住院医师的 CVC 置入治疗的患者的 CLABSI 发生率是否更低? 简单来讲,CVC 置入技能的 SBML 是否会带来更好、更安全的患者预后?

　　关于 CVC 置入技能的掌握性学习课程采用了纵向的前 - 后(发生率)队列研究设计,观察了两组 ICU 患者在 32 个月内 CVC 置入后的 CLABSI 发生率。第一组 CVC 置入术后患者于 2005 年 8 月至 2008 年 3 月在芝加哥西北纪念医院(NMH)的内科重症监护室(MICU)接受治疗。第二组 CVC 置入术后患者在同一时期在 NMH 外科重症监护室(SICU)接受治疗。在教育和健康服务评估研究的前 16 个月,两组的所有 CVC 置入术后患者都接受了传统培训的住院医师的照护。相比之下,在研究的后 16 个月,所有 MICU 的 CVC 置入术后患者都接受了按照严格的掌握性学习标准进行 CVC 置入培训的住院医师的照护,而 SICU 的患者继续接受没有参加掌握性学习干预,但接受了传统培训的住院医师的 CVC 治疗[6]。

　　本次 T3 评价研究的结果见图 16-5。图中显示,从严格的模拟教育中掌握了临床技能的住院医师在 CVC 医疗时,无论与 MICU 的基线测量相比,还是与 SICU 的 CLABSI 发生率相比,CLABSI 发生率都降低了 85%。这些结果在临床和统计学上都是非常重要的,在统计分析效益上对并发症进行了控制。这些

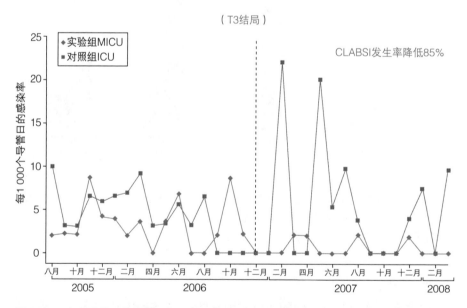

图 16-5　内科重症监护室(MICU)和对照重症监护室(ICU)在 MICU 进行模拟教育干预前后的中心静脉导管相关血流感染发生率

注:2006 年 12 月的垂直线表示经过模拟训练的住院医师进入 MICU 的时间。

资料来源:Barsuk 等[6],经美国医学学会许可转载[6]。

远期的患者预后都与强大的 SBML CVC 教育干预有直接关系，它依赖对临床技能的刻意练习[6]。

T4：掌握性学习会产生附带效应吗？

NUFSM 和 NMH 开发、实施和评估的 SBML CVC 课程已经产生了各种附带效应。医学教育中的附带效应，涉及严格的课程干预所产生的意想不到的，但令人欢迎的附带结果很重要，因为它们表明，新的和强大的课程一旦被引入到现实的教育环境中，经常会产生"连锁反应"，即影响临床技能维持、医疗卫生成本、教育和医疗实践以及其他系统条件的意想不到的后果。

已有研究报道，SBML CVC 教育项目产生了 6 种附带效应，特别是在纵向临床经验之后。这 6 项附带（T4）教育成果是：①CVC 技能保留；②成本节约和投资回报；③系统影响医疗保健教育；④住院医师技能提高，MPS 增加；⑤ICU 护士的 CVC 维护技能提高；⑥关于在 CVC 置入时主治医生的胜任力问题。

CVC 技能保留

在医学模拟实验室中掌握的临床技能是否能长期保留？我们能预测受过高等教育的医生的临床技能衰退吗？

这些问题促使西北大学教学和研究团队设计了一项后续研究，以评估之前在模拟实验室（T1）掌握了临床技能的医生的 CVC 技能衰减情况[3,5]。研究人员确定了 61 名成功完成 SBML CVC 课程并可进行后续评价的西北大学医生。61 名医生中的 49 名（80.3%）同意参加研究。分别在这些医生掌握技能的 6 个月和 12 个月后，使用与 SBML 课程相同的模拟技术和可靠的测量程序对这些医生的 CVC 置入技能进行评价。在后续评价中[7]，采用了由多学科专家小组为 SBML 课程设定的相同的 MPS（在模拟 CVC 技能评价中需要有79.1% 的技能检查表项目是正确的）[4]。

图 16-6 说明了颈内静脉 CVC 置入的研究结果（锁骨下静脉 CVC 的结果几乎相同）。四个测量场合的颈内静脉 CVC 合格率清晰且信息丰富：前测 =12.2%，掌握性后测 =100%，6 个月随访 =82.4%，12 个月随访 =87.1%。研究小组发现，在 6 个月随访评价时低于 MPS 的医生与在 12 个月随访评价时低于 MPS 的医生并不一样。医生们的人口统计学数据和临床经验并不能预测掌握后的 CVC 技能衰减情况。西北大学的教育学家们总结说："应该通过严格的评估来记录程序性的技能，而不是依靠临床经验或所展示的自信心，因为我们无法准确预测参与者是否能够通过随访考试。"[7]西北大学的团队发现，只培训医疗服务提供者掌握一次是不够的，提供者需要后续评价和再培训。计划必须是持续的和不断的。

（T4 结局）
颈内静脉（IJ）

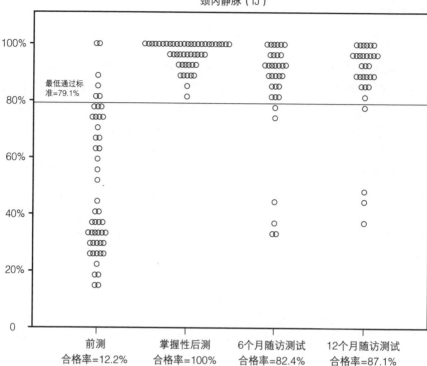

| 前测 | 掌握性后测 | 6个月随访测试 | 12个月随访测试 |
| 合格率=12.2% | 合格率=100% | 合格率=82.4% | 合格率=87.1% |

图 16-6   在前测、后测、6 个月和 12 个月的随访中，住院医师个人的颈内静脉（IJ）核查表得分

注：每个区间的合格率（PR）都有报告，检查表的最低通过标准（MPS）也有说明。

资料来源：经许可转载自 Barsuk 等[7]。

成本节约和投资回报

　　CVC 置入临床技能的 SBML 费用可以与医疗成本相比较，即预防 CLABSI、患者 MICU 天数、药物治疗和其他医院费用。一份报告计算了每个患者的成本花费与 SBML CVC 置入课程支出的比率[8]。这种计算方法使教育和卫生服务研究人员能够准确地确定 SBML 对 CVC 置入临床技能的投资回报（ROI）。这很重要，因为它向利益相关者表明，最初的教育投资不仅能拯救生命，还能节省成本。

　　由 Elaine Cohen 副研究员和其他西北大学的研究人员领导的一项研究试图评估 SBML CVC 置入教育课程的成本节约和投资回报[8]。研究报告指出，在住院医师完成了基于模拟的 CVC 置入学习课程后，CRBSI（CLABSI）发生率急剧下降……通过比较干预前后一年的 CRBSI（CLABSI）发生率，参考数据估算可节约成本,并因将 CRBSI(CLABSI)发生率减少而节省的年度消耗与模拟训练的年度成本进行了比较[8]。该研究报告同时表明,干预后的一年里,在使用 CVC 的 MICU 患者中,大约预防了 9.95 个 CRBSI(CLABSI)。每个 CRBSI(CLABSI)的增量成本约为 82 000 美元(2008 年)和 14 个额外住院日(包括 12 个 MICU 日)。基于模拟的教育的年度成本约为 112 000 美元。因此,每年净节省的费用超过 70 万美元,模拟培训干预的回报率为 7:1[8]。

这是一个来自 SBML CVC 置入项目的有力证据,表明教育干预具有很高的成本效益。这些数据支持了 SBML 可以产生有效的医疗成本节约和投资回报率的观点。

系统影响医疗保健教育

SBML 的 CVC 培训项目在每个学年均连续实施,并且都产生了一致的、积极的 T1 结果。从 2007—2008 年开始,CVC 课程已经成功地培养了一批又一批的内科住院医师,使他们成为这一临床程序的主导者。并且,研究证据表明,他们能够提供有效和安全的患者医疗[5,6]。

NMH 的 SBML CVC 置入课程被战略性地加入内科住院医师教育项目中。SBML CVC 课程已分两个阶段实施。在第一阶段,第一年内科住院医师经历了为期 1 个月的 MICU 轮换,他们观摩但不经常进行 CVC 置入。随后,在第二阶段,第二年内科住院医师成功完成 SBML CVC 置入课程,作为 1 个月 MICU 轮换的"入场券"。在医学模拟实验室中掌握了 CVC 置入术,证明住院医师适合为 MICU 患者提供安全的静脉插管(用第十七章的语言来说,这是一项委托决定)。完成 SBML CVC 置入课程是住院医师对真正的重病患者进行这种侵入性临床操作的必要条件。

SBML 的 CVC 置入项目在几年的经验中逐渐成熟并且更加有效。另一个影响是,每年新增的接受过 SBML 培训的 CVC 住院医师队伍增加了 MICU 中高技能住院医师的饱和状态。在连续 3 个学年中,即 2007—2008 年、2008—2009 年和 2009—2010 年,NMH MICU 中受过 SBML CVC 置入教育医师的比例增加到近 100%。NMH MICU 的医疗系统中住院医师基本已掌握侵入性 CVC 临床操作。

对 SBML CVC 置入教育评估记录的绘制和检查过程中产生了一个惊人的发现[9]。在教育干预的连续几年中,前测通过率,即在经历教育项目之前通过掌握性学习前测的住院医师的比例,每年都在攀升。图 16-7 显示,模拟颈内静脉和锁骨下静脉 CVC 置入的 SBML 前测通过率从 2007 年的约 10% 到 2008 年的约 18%,再到 2009 年的近 40%[9]!西北大学教育和研究团队得出结论:高年资住院医师的模拟教育(SBE)对低年资学员产生了影响,连续三年的培训前 CVC 置入技能的提高证明了这一点[9]。

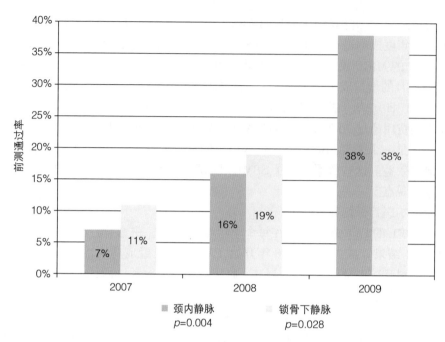

图 16-7　西北纪念医院(伊利诺伊州芝加哥市)三批(2007—2008 年,2008—2009 年,2009—2010 年)内科住院医师中心静脉导管置入的合格率

注:通过率的增加表明随着时间的推移而有所改善(颈内动脉,$P=0.004$;锁骨下动脉,$P=0.028$)。通过率表示达到或超过最低合格分数线的住院医师人数。

资料来源:经许可转载自 Barsuk 等[9]。

　　这些意想不到的结果支持了心理学家 Albert Bandura 的观察学习理论[10,12]。特别是住院医师通常是一群勤奋和聪明的人,他们可以通过观察临床专家的操作获得自己的知识和技能。Bandura[11,12]教导说,观察性学习涉及四个相互作用的心理过程,这些过程很可能发生在 NMH MICU 的新住院医师身上:①注意力,感知熟练的临床行为并判断其效用;②记忆,将观察结果以一种日后可以使用的形式编码;③运动控制,使用观察到的数据来指导自己的行动;④动机,希望提高自己的临床技能。

　　观察性学习不能替代持续、刻意的练习[13,14],以达到卫生专业学习者获得和保留临床技能的目标。然而,我们同意美国棒球偶像 Yogi Berra 的观点。他说:"通过观察,你可以观察到很多! "通过观察熟练的专家进行有创临床手术,你也可以学到很多东西。问题是,熟练的专家必须通过参与 SBML 的刻意练习来创造。在 SBML 用于培训住院医师关于 CVC 的知识之前,初级住院医师从主管住院医师那里学习不恰当的技术。像 CVC 这样的临床技能,如果没有专家导师的反馈,刻意练习是无法掌握的。

提高了最低通过标准(MPS)

西北大学 SBML CVC 置入课程内的前测通过率稳步上升,由此提出了一个出乎意料但很受欢迎的问题。这个问题被西北大学的教育和研究团队表述为两个部分。首先,如果 CVC 置入前测对内科住院医师来说在授课前已变得如此容易通过,那么目前由多学科专家小组[4]在 2006 年设定的 MPS(79.1%)是否太低?第二,我们是否应该"提高标准",即重新评估并可能提高 CVC 置入程序能力的标准?

西北大学团队一致认为,CVC 置入前测的通过率稳步上升,需要重新审视最初的 2006 年 MPS。因此,2010 年成立了一个新的 CVC 临床专家小组,研究内科住院医师的既往表现,并根据历史表现数据进行了第二次标准制定工作[15]。新的专家小组提供了关于 CVC 技能考试的修订标准制定判断。第二次 CVC 标准制定工作的结果是:新的合格标准是颈内静脉 CVC 置入为 88%,锁骨下静脉 CVC 置入为 87%,而 2006 年这两个部位的合格率是 79%。由 Elaine Cohen 领导的教育和研究小组得出结论,累积的绩效数据影响了专家们制定一个更严格的最低通过标准。标准应定期审查,以确保它们是公平和适当的严格[15]。

ICU 护士的 CVC 导管护理技能提高

重症监护室中有效和安全的 CVC 患者治疗并不完全由医师负责。护士在 CVC 患者治疗中也发挥着核心作用,尤其是在中心导管维护和帮助确保医务人员进行无菌插管方面。护士是预防 ICU 患者发生 CLABSI 的第一道防线。护士需要观察 ICU 患者的情况,实施常规和特殊的导管护理,以及对 ICU 患者进行无菌操作方面的技能。常规和特殊的导管护理,根据情况的变化调整患者的护理,判断患者的医疗预后,现在已经很普遍了。这些治疗技能涉及复杂的治疗,需要严格的临床教育和评估,以确保 ICU 护士适合治疗重症患者。

由于 CVC 导管护理的临床重要性和复杂性,西北 SBML CVC 学习者小组扩大到包括 ICU 护理人员。小组创建了一个课程,并实施了一项教育计划,以教育 ICU 护士掌握 5 项 CVC 导管维护临床任务为学习标准:①用药;②更换注射帽(无针接头);③更换导管;④抽血;⑤换药。这 5 项临床治疗工作都需要严格地掌握无菌技术,对 ICU 中 CVC 患者维护的有效和安全护理至关重要[16]。

最初有 49 名在 NMH 心胸外科重症监护室(cardiothoracic intensive care unit,CTICU)工作的护士参加了 CVC 导管护理方面的首次 SBML 课程[16]。这些继续职业教育学员是经验丰富的临床护士,平均有 10 年的 CTICU 工作经验。关于这个创新的 SBML 课程开发、实施和评估研究的报告结果是有参考价值的。研究报告指出,在前测时,通过每项任务的护士人数从 49 人中的

24 人(49%) 伤口换药到 49 人中的 44 人(90%) 更换管路不等。前测时,得分从 0.0% 到 73.1% 不等;在后测时,所有得分都上升到中位数(100.0%)。另外,研究报告还指出,从事治疗工作的总年限和 ICU 治疗工作与药物管理前测成绩有明显的负相关关系[16]。报告的结论是:ICU 护士在执行中心导管护理任务的能力上表现出很大的差异性,经过 SBML,有了明显的改善,所有护士都达到了预定的能力水平[16]。

　　SBML CVC 项目对 ICU 护士临床能力的这种附带影响是在模拟实验室中取得的短期(T1)教育成果[1,2]。目前正在计划进行研究,从 NMH 重症监护室的治疗工作中获得并评估可衡量的"下游"结果,如改善患者医疗实践(T2)和改善患者预后(T3)。

关于主治医生在 CVC 置入时胜任力问题

　　早期引用的数据[7]清楚地表明,在模拟实验室中接受过掌握性标准培训的住院医师的 CVC 置入技能会随着时间的推移而生疏(见图 16-6)。这份研究报告引发了关于经验丰富的主治医生保持 CVC 置入技能的问题,他们已经进行了多年的临床手术,并负责培训住院医师的 CVC 置入技能。主治医生能否长期保持他们的 CVC 置入技能? 在医学模拟实验室中可靠测量的主治医师的 CVC 置入技能,与 SBML 培训前后测量的 IM 和 EM 住院医师的 CVC 置入技能相比如何?

　　由 Jeffrey Barsuk 再次牵头的西北大学 SBML 临床教育和研究团队,设计并进行了一项主治医师模拟颈内静脉和锁骨下静脉中心静脉导管置入技能的前瞻性队列研究,与参加模拟训练的住院医师的历史对比组[17]。这是一项训练培训师的研究,其目的是利用 SBML 教育体系,使主治医生更好地准备好教其他医疗服务提供者置入 CVC。2014 年 2 月至 12 月,SBML 教育和评估项目在全美 58 个退伍军人事务医疗中心(Veterans Affairs Medical Center,VAMC)进行。该项目涉及 108 名有经验的主治医生,90% 在学术医疗中心有教职。同时来自两个学术机构的 143 名内科和急诊住院医师的既往表现也被纳入为研究对象。

　　掌握性学习的第一步,要求每个 SBML 受训者必须接受技能前测,为反馈和技能改进设定一个基线。获得的分数同时要与之前由专家小组用系统方法设定的 MPS 进行比较。所有的研究测量都是在受控的模拟实验室条件下获得的,而不是在像 ICU 这样的患者治疗环境中,以确保数据可靠。

　　研究结果显示,与住院医师的基线评价相比,主治医师在颈内静脉和锁骨下静脉基线评价中的得分更高。然而,研究结果也提出了一个令人担忧的结果,因为总体模拟表现不佳,因为 67 名主治医师中只有 12 人(17.9%)达到或超过了颈内静脉中心静脉导管置入的最低合格分数,47 人中只有 11 人(23.4%)达到或超过了锁骨下静脉中心静脉导管置入的最低合格分数。模拟训练后的住院医师测试成绩明显高于主治医师的成绩(颈内静脉,中位数为 96%;锁骨下静脉,中位数为 100%。均为 $P<0.001$)[17]。这些结果在图 16-8 中以图表形式呈现。

本研究报告[17]中包含的主治医师数据,以及来自另一份研究综述的数据显示,住院医师的程序性经验并不能确保能力的留存[18],并清楚地表明临床技能的掌握对医生来说不是"一次性"的。无论是否有 SBML,仅凭临床经验并不能客观、可靠地衡量临床能力。

掌握性学习和医疗质量的提高

本章的前几节已经记录了强大的 SBML CVC 课程对教育和临床 T1~T4 结果的影响。这些强有力的证据表明强效的医学教育可以对患者医疗实践、患者质量效果和经常被忽视的附带影响(例如,观察性学习、对主治医生学习需求的关注)产生强大和持久的影响。严格的教育使掌握性学习有别于传统的医学教育方法的原则,当目标是培养有效和安全的临床医生时,这一点非常重要,正如本书第一章和第二章所讨论的那样。这一观察结果提出了两个问题:为什么医学教育很少被考虑或者被认为是改善医疗质量的手段? 为什么有效和安全的卫生专业人员队伍不是医疗质量改进方程中的一个持续变量?

我们认为,至少有 3 个原因是受过严格教育的、有效的和安全的员工队伍在医疗质量改进方程中的一致变量。这三个原因是:①惯性;②资金的优先级;③对证据的忽视。

惯性

医学教育的惯性力量,即我们继续用 19 世纪的陈旧思维和技术来教育 21 世纪的医生、护士、牙医、物理治疗师和其他许多临床医生,是本卷第一章的主题。这些教育习惯依赖既往的教学方法,并纠缠于有限的、短期的 T1 水平结局,传统的医学教育假设,但很少衡量在教室、讲堂或模拟实验室的 T1 结局将无缝转移到临床环境,并产生 T2~T4 结果。然而,在大多数卫生专业中,除了通过所学知识的多项选择测试外,没有对个人的问责机制。历史、技术、后勤和财政方面的限制阻碍了引入与临床更相关的人员评估措施的尝试。因此,近一个世纪以来,各种形式的多选题测试及其更新,一直作为衡量临床能力的替代措施而存在。

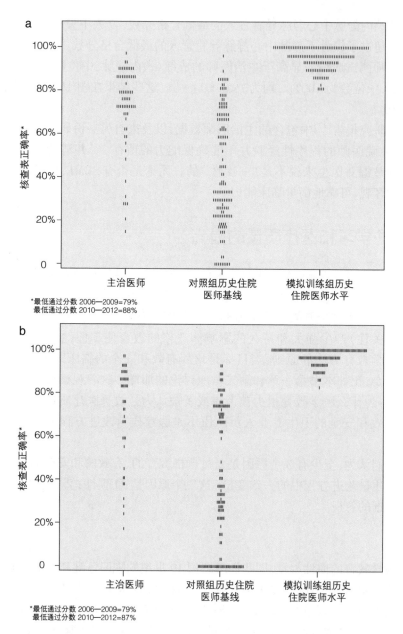

a

核查表正确率*

*最低通过分数 2006—2009=79%
　最低通过分数 2010—2012=88%

主治医师　　对照组历史住院　　模拟训练组历史
　　　　　　　医师基线　　　　　　住院医师水平

b

核查表正确率*

*最低通过分数 2006—2009=79%
　最低通过分数 2010—2012=87%

主治医师　　对照组历史住院　　模拟训练组历史
　　　　　　　医师基线　　　　　　住院医师水平

图 16-8　2006—2012 年,主治医师(n=108)和历史对照组住院医师(n=143)在颈内静脉和锁骨下静脉中心静脉导管(CVC)置入临床技能考试中的总体表现

注:在 CVC 置入基于模拟的掌握性学习前后,主治医师的表现与历史对照组住院医师进行了比较。每个标记代表一个研究参与者。选择不尝试基线评价的住院医师,核查表项目的得分为 0。

资料来源:Barsuk 等[17],经重症医学学会和 Wolters Kluwer Health,Inc. 许可转载[17]。

资金的优先级

　　私人和公共资金来源是严格的医学教育和结果测量很少被作为医疗质量改进的重点项目来解决的第二个原因。很少有资金可以支持医学教育和评估研究的新方法,如掌握性学习和维持积极的、有影响的结果。例如,有各种私人基金会为健康职业教育课程开发、项目评估研究、健康服务研究和教育科学研究提供资金支持。这些资金来源的一个选择性样本包括美国联邦基金[19]、罗伯特·伍德·约翰逊基金会[20]、美国国家医学考试委员会的斯坦姆勒基金[21]和全国治疗联盟[22]。卫生专业协会,大大小小的教育机构、医院和地方家庭基金会也为创新的教育项目和评估研究提供资金,以衡量其有效性。然而,在美国,用于医学教育项目开发和严格的结果评估研究的私人财政支持通常数额很小,且仅在短期支持,缺乏可持续性。

　　在美国,用于变革性医学教育项目和成果研究的公共资金同样是短暂的。转化科学学者[23]认为,美国国立卫生研究院(National Institutes of Health,NIH)和医疗保健研究与质量机构(Agency for Healthcare Research and Quality,AHRQ)高度重视转化科学(TS),旨在通过加快将科学发现转化为有用的疗法,然后开发方法,确保这些疗法到达最需要的患者手中,从而改变美国的生物医学研究行为[23]。然而,西北大学的掌握性学习和评估研究小组也注意到:

> 所有这些关于转化科学的政策和优先事项的声明都集中在生物医学研究、生物医学科学家的教育和常规治疗方案上。它们没有涉及临床医学和卫生专业的熟练劳动力的价值,以及严格的临床教育对提供有效医疗服务的重要性。我们断言,体现在有能力的医生和其他医疗卫生人员身上的人力资本是 TS 的一个基本特征,尽管 NIH、医学研究所和 AHRQ 的政策和优先事项对临床医学教育对医疗服务的贡献只字不提[24]。

　　医学教育研究学者在 10 多年前就指出:大多数已发表的医学教育研究没有得到正式的资助,而得到资助的研究也是资金严重不足;为了提高医学研究的质量,可能需要进行政策改革,增加对医学教育学术的资助[25]。私人和公共资助机构将掌握性学习这样的教育创新作为低优先级,这就加强了医学教育中一切照旧去开展的趋势。

对证据的忽视

　　循证医学的重要性,以及由此推断出的医学教育的重要性的论点已经提出了近 20 年[26]。最佳证据医学教育(best evidence medical education,BEME)

合作组织是一个国际组织,其使命是(部分)教师和教育机构在其实践中实施基于现有最佳证据的教育方法和途径[27]。BEME 合作组织赞助了医学教育方面的学术研究,主要是以系统研究回顾的形式,来促进基于证据的教育实践。越来越多的经验证据表明,模拟医学教育具有刻意练习的特点,通常包括掌握性学习,对 T1~T4 的测量结果具有强大的作用[28-33]。治疗教育的一项突破性国际研究表明,受过高等教育的治疗队伍与患者死亡率、患者评估和治疗质量之间存在着密切的联系[34]。然而,尽管有令人信服的数据支持严格的、以证据为基础的医学和医学教育方法,如掌握性学习,但教育现状是顽固的。在医学教育领域"改革却不改变"的现象真实存在。

本书第七章讨论了在卫生专业领域实施和管理新的和不同的掌握性学习教育项目的障碍、原因和方法。

（陈志桥　译）

参考文献

1. McGaghie WC. Medical education research as translational science. Sci Trans Med. 2010;2(19):19cm8.
2. Barsuk JH, Szmuilowicz E. Evaluating medical procedures: evaluation and transfer to the bedside. In: Pangaro LN, McGaghie WC, editors. Handbook on medical student evaluation and assessment. North Syracuse, NY: Gegansatz Press; 2015. p. 113–26.
3. Barsuk JH, McGaghie WC, Cohen ER, Balachandran JS, Wayne DB. Use of simulation-based mastery learning to improve the quality of central venous catheter placement in a medical intensive care unit. J Hosp Med. 2009;4(7):397–403.
4. Wayne DB, Barsuk JH, Cohen ER, McGaghie WC. Do baseline data influence standard setting for a clinical skills examination? Acad Med. 2007;82(10, Suppl):S105–8.
5. Barsuk JH, McGaghie WC, Cohen ER, O'Leary KJ, Wayne DB. Simulation-based mastery learning reduces complications during central venous catheter insertion in a medical intensive care unit. Crit Care Med. 2009;37(10):2697–701.
6. Barsuk JH, Cohen ER, Feinglass J, McGaghie WC, Wayne DB. Use of simulation-based education to reduce catheter-related bloodstream infections. Arch Intern Med. 2009;169(15):1420–3.
7. Barsuk JH, Cohen ER, McGaghie WC, Wayne DB. Long term retention of central venous catheter insertion skills after simulation-based mastery learning. Acad Med. 2010;85(10, Suppl):S9–S12.
8. Cohen ER, Feinglass J, Barsuk JH, Barnard C, O'Donnell A, McGaghie WC, Wayne DB. Cost savings from reduced catheter-related bloodstream infection after simulation-based education for residents in a medical intensive care unit. Simul Healthc. 2010;5(2):98–102.
9. Barsuk JH, Cohen ER, Feinglass J, McGaghie WC, Wayne DB. Unexpected collateral effects of simulation-based medical education. Acad Med. 2011;86(12):1513–7.
10. Bandura A. Vicarious processes: a case of no-trial learning. In: Adams JS, Berkowitz L, editors. Advances in experimental social psychology, vol. 2. New York: Academic Press; 1965. p. 1–55.
11. Bandura A. Social learning theory. Englewood Cliffs, NJ: Prentice Hall; 1977.
12. Bandura A. Social foundations of thought and action: a social cognitive theory. Englewood

Cliffs, NJ: Prentice Hall; 1986.
13. Ericsson KA. Deliberate practice and the acquisition and maintenance of expert performance in medicine and related domains. Acad Med. 2004;79(10, Suppl):S70–81.
14. Ericsson KA. Acquisition and maintenance of medical expertise: a perspective from the expert performance approach with deliberate practice. Acad Med. 2015;90(11):1471–86.
15. Cohen ER, Barsuk JH, McGaghie WC, Wayne DB. Raising the bar: reassessing standards for procedural competence. Teach Learn Med. 2013;25(1):6–9.
16. Barsuk JH, Seburn S, Cohen ER, Slade M, Mikolajczak A, Wayne DB. Simulation-based mastery learning improves central line maintenance skills of ICU nurses. J Nurs Admin. 2015;45(10):511–7.
17. Barsuk JH, Cohen ER, Nguyen D, Mitra D, O'Hara K, Okuda Y, Feinglass J, Cameron KA, McGaghie WC, Wayne DB. Attending physician adherence to a 29-component central venous catheter bundle checklist during simulated procedures. Crit Care Med. 2016;44(10):1871–81.
18. Barsuk JH, Cohen ER, Feinglass J, McGaghie WC, Wayne DB. Residents' procedural experience does not ensure competence: a research synthesis. J Grad Med Educ. 2017;9(12):201–8.
19. Commonwealth Fund. Commonwealth Fund programs and special initiatives 2017. Retrieved from http://www.commonwealthfund.org/grants-and-fellowships/programs.
20. Robert Wood Johnson Foundation Grants and grant programs 2017. Retrieved from http://www.rwjf.org/en/how-we-work/grants-and-grant programs.html.
21. National Board of Medical Examiners. Stemmler Fund 2017. Retrieved from http://www.nbme.org/research/stemmler.html.
22. National League for Nursing. NLN nursing education research grants 2017. Retrieved from http://www.nln.org/professional-development-programs/grants-and-scholarships/nursing-education.
23. Rubio DM, Schoenbaum EE, Lee LS, Schteingart DE, Marantz PR, Anderson KE, Platt LD, Baez A, Esposito K. Defining translational research: implications for training. Acad Med. 2010;85(3):470–5.
24. McGaghie WC, Issenberg SB, Cohen ER, Barsuk JH, Wayne DB. Translational educational research: a necessity for effective health-care improvement. Chest. 2012;142(5):1097–103.
25. Reed DA, Kern DE, Levine RB, Wright SM. Costs and funding for published medical education research. JAMA. 2005;294(9):1052–7.
26. Petersen S. Time for evidence based medical education. BMJ. 1999;318:1223–4.
27. BEME Collaboration. Best evidence medical and health professions education 2017. Retrieved from https://www.bemecollaboration.org/Publications+Evidence+Based+Medical+Education/.
28. McGaghie WC, Issenberg SB, Cohen ER, Barsuk JH, Wayne DB. Does simulation-based medical education with deliberate practice yield better results than traditional clinical education? A meta-analytic comparative review of the evidence. Acad Med. 2011;86(6):706–11.
29. McGaghie WC, Draycott TJ, Dunn WF, Lopez CM, Stefanidis D. Evaluating the impact of simulation on translational patient outcomes. Simul Healthc. 2011;6(3, Suppl):S42–7.
30. McGaghie WC, Issenberg SB, Cohen ER, Barsuk JH, Wayne DB. Medical education featuring mastery learning and deliberate practice can lead to better health for individuals and populations. Acad Med. 2011;86(11):e8–9.
31. Cook DA, Brydges R, Zendejas B, Hamstra SJ, Hatala R. Mastery learning for health professionals using technology-enhanced simulation: a systematic review and meta-analysis. Acad Med. 2013;88(8):1178–86.
32. McGaghie WC, Issenberg SB, Barsuk JH, Wayne DB. A critical review of simulation-based mastery learning with translational outcomes. Med Educ. 2014;48:375–85.
33. Griswold-Theodorson S, Ponnuru S, Dong C, Szyld D, Reed T, McGaghie WC. Beyond the simulation laboratory: a realist synthesis of clinical outcomes of simulation based mastery learning. Acad Med. 2015;90(11):1553–60.
34. Aiken LH, Sloane D, Griffiths P, Rafferty AM, Bruyneel L, McHugh M, Maier CB, Moreno-

Casbos T, Ball JE, Ausserhofer D, Sermeus W, for the RN4CAST Consortium. Nursing skill mix in European hospitals: cross-sectional study of the association with mortality, patient ratings, and quality of care. BMJ Qual Saf. 2017;26:559–68.

第五篇
未 来 之 路

第十七章
掌握性学习、里程碑和置信职业行为

Eric S.Holmboe, David H. Salzman, Joshua L. Goldstein and William C. McGaghie

胜任力、里程碑和置信职业行为简史

胜任力导向教育并不是一个新概念。在其他领域,它通常被称为胜任力导向教育和培训(competency-based education and training,CBET)。什么是CBET? 正如 Sullivan 指出的:

> 传统的教育体系以时间为进度单位,以教师为中心。CBET 系统以掌握特定的知识和技能为进度单位,以学习者为中心[1]。

实际上基于胜任力培训的最早概念出现在 20 世纪 20 年代的美国,当时教育的改革与工业和商业工作模式联系在一起,这种模式的核心在于有明确的特定结果,以及为实现结果所需的知识和技能。第二章提供了掌握性学习的历史性概述,强调了胜任力导向教育方法和掌握性教育方法之间的重要联系。然而,CBET 的最新概念起源于 20 世纪 60 年代的教师教育改革运动[2]。对 CBET 的兴趣是由 1968 年美国国家教育中心教育办公室 10 个大学研究拨款计划引起的。该方案旨在开发和实施注重学生成绩(成果)的新的教师培训模式。1971 年,Elam 总结了 CBET 一系列原则和特点(表 17-1)。早期 CBET 思想和实践的扩展产生了对医学教育的兴趣[3]。

胜任力导向的医学教育(competency-based medical education,CBME)是由 McGaghie 及其同事在 1978 年向世界卫生组织提交的一份具有里程碑意义的报告中提出的[3]。作者在报告中指出:

表 17-1　胜任力导向教育的原则和特点

原则	特点
1. 胜任力是由角色衍生的(例如,医生)公开的特定行为术语	1. 学习是个性化的
2. 评估标准是胜任力导向的并规定什么是掌握水平的成绩	2. 对学习者进行反馈非常重要
3. 评估要求以表现为主要依据,但也要考虑知识	3. 更关注退出标准,而不是准入标准
4. 学习者个人进步的速度取决于其表现出来的胜任力	4. CBET 是系统性的计划(方法)
	5. 培训是模块化的
5. 教学计划有助于特定胜任力的发展和评估	6. 学习者和计划(课程)都负有责任

资料来源:参考文献[2]。

胜任力导向课程的预期产出是,医疗卫生专业人员能够根据当地条件,为满足当地的需要,以界定的熟练水平开展医疗实践[3]。

在 2002 年的一篇综述中,Carraccio 及其同事提到,20 世纪 70 年代医学教育的一些部门在探索基于胜任力的模式。但除了一项研究外,没有将胜任力导向课程与基于结构和过程的传统课程进行比较[4]。2002 年 Carraccio 及其同事在医学领域进行了基于结构和过程的教育方法与胜任力导向教育方法的要素比较(表 17-2)[4]。

表 17-2　基于结构和过程的教育项目与胜任力导向教育项目的比较

变量	教育项目方法	
	结构和过程	胜任力导向
课程驱动力	内容知识的习得	知识应用为结果
过程驱动力	教师	学习者
学习路径	分层(教师→学生)	非分层(教师→学生)
对内容负责任	教师	学生和教师
教学目的	知识习得	知识应用
典型的评价工具	单一的主观评价	多元客观评价
评估工具	委托代理	验证性(模仿真实的专业任务)
评价设置	排除性的(格式化)	"在场的"(直接观察)
评价	参考规范	参考标准
评估的时限	重视终结性评价	重视过程性评价
完成计划	时间固定	时间可变化

资料来源:经许可改编自参考文献[4]。

一组国际教育家最近致力于赋予 CBME "现代化"的定义,并为 CBME 系统制订理论基础。他们将 CBME 定义为:

> 运用胜任力组织框架去设计、实施、评估和评价医学教育计划的一种以结果为导向的方法[5]。

CBME 的关键原则是聚焦结局,特别是患者和人群的健康和医疗保健的结局[6,7](另见于第十六章)。当学习者习得的可测量的胜任力直接转化为对患者和家庭的医疗照护时,医学教育可以被视为一种转化的科学干预。正如第十六章和其他资料所强调的,掌握性学习特别将这一关键理念纳入其设计中[8-11]。显而易见,仅仅知道怎么做或能够做是不够的,医疗卫生专业人员必须能够以最高水平的胜任力提供医疗服务,让患者和家属更受益。

胜任力导向教育模型的一个关键突出特点是,在教育过程中学习者能以不同的速度进步。相对于当下时间匹配的方法,医学教育将之称为时间变量的方法。最有能力和天赋的人能够更早地进行职业转型,而其他人则需要更多的时间(在一定程度上)才能达到足够的知识、技能和专业水平,以进入无人监督(即独立)的实践。当下的 CBME 定义中遗漏的另一个显著特征是 Sullivan[1]指出的一个重要的概念:胜任力导向的教育是以学习者和掌握为中心。如果最终的目标是为患者和公众带来更好的结果,那么学习者和培训计划的教育目标就是掌握的临床实践。

聚焦于结局和掌握增加了对稳健评估的需求,特别是持续的纵向评估能让教师准确地确定学习者的发展进度。稳健评估通过频繁地反馈、指导和调整学习计划以促进学习[12,13]。这与 K.Anders Ericsson 的研究是一致的,即需要调整教学体验,用不太容易也不太难的体验去不断地挑战学习者,通过刻意练习获得专业知识[14]。如第二章、第四章和第五章所述,基于掌握的结局和教学设计应该指导所有的评估和课程体验。

胜任力提供了界定教育结果的框架,反映了个人或团队的能力。正如 McGaghie 及其同事 40 年前的报告以及最近 Frank 及其同事在 2010 年所指出的,这些胜任力起源于患者和公众对健康和医疗保健的需求[3,5]。两个广泛使用的胜任力框架,加拿大皇家内外科医师学会的 CANMEDS 和美国住院医师医学教育认证委员会(ACGME)/美国医学专业委员会(ABMS)的通用胜任力,都始于公众对医学教育有效性的关注:培养出提供高质量和安全的医疗照护的医生[15,16]。这些胜任力框架加入了有效临床实践的基本胜任力的关键要求。2001 年 ACGME/ABMS 正式将通用胜任力于作为结果导向项目的一部分[16]。

实践证明,胜任力的运作和实施是具有挑战性的。世界各地的住院医师和主治医师项目主任和教师努力地去理解胜任力的含义,更重要的是理解在日常临床实践中胜任力到底"看起来像什么"。由于缺乏共同的理解(即共同的心理模型或共同的心理表征),课程改革以及更好的评估方法的发展和演变都延缓了。实施胜任力的挑战并不局限于美国,在过去10年中,为了更有效地实施CBME,出现了两个值得注意的概念:里程碑和置信职业行为(EPA)[17]。

什么是里程碑?

一般来说,里程碑是发展过程中的一个重要节点。美国的里程碑根据发展路径的不同等级来衡量叙述性描述胜任力和次级胜任力。里程碑能让学习者和毕业生医学教育(GME)计划通过阶段发展模型来确定个人的职业进展轨迹。美国里程碑受Dreyfus发展阶段模型的影响很大[18,19]。里程碑描述了住院医师和医生在6个通用临床胜任力领域应该展示的技能、知识和行为的表现。Dreyfus模型的五个阶段(表17-3)是新手、高级初学者、胜任者、精通者和专家[19]。Carraccio及其同事对Dreyfus模型临床推理和判断的基本胜任力[20]的应用见表17-4。

表 17-3 Dreyfus 学习阶段

学习阶段	指导方法(教学风格)	学习步骤	学习者特征
新手	教导(指导者) 将技能分解为与背景(内容)无关的单个任务,概念和规则	识别与背景(内容)无关的特性 遵循根据特性来确定行为的规则	学习发生在独立分析的心境下
高级初学者	实践(教练) 在真实情境下获得经验 指出教材的新内容 教授行动的规则和推理技巧	用从教材获得的经验来识别相关性 利用新教材学习行为准则	学习发生在独立分析的心境下
胜任者	学徒(辅助者) 制订一定的计划或选择一个视角来辨识"重要"与"被忽视"的元素 显示其进行抉择的规则和推理技术是有难度的 也是榜样 在决策时加入情感	能力比较全面 表现极其认真 缺乏主次意识 独自做出正确和错误的抉择 应对的过程变得恐惧、沮丧和兴奋	学习者对任务及其结果投入情感 规则中有太多的细微差别;学生必须对每个案例做出决定 犯错后会后悔 成功会感到兴奋 投入情感的学习构建了胜任力

续表

学习阶段	指导方法(教学风格)	学习步骤	学习者特征
精通者	学徒(导师) 从个人抉择的结果中获得更特别的经验 运用规则和准则来决定行动	在不同情境中灵活运用规则和原则 从成功或失败的情绪反应中建立直觉反应,而不是理性反应	学习者能迅速识别目标及其突出特性 学习者知晓运用规则和原则来达到目标
专家	独立(裁判) 经验丰富,随机差异小 有意识地观察其他专家或经验,并仿效 充满情感地处理案件	在体验中自然地、潜移默化地形成经验 自动识别情境中的各种需求	迅速识别目标,并知道如何做以达成目标 借助原有的学习经验不断构建

资料来源:来自 Dreyfus[58]。

表 17-4　Dreyfus 模式发展阶段样例:临床推理和判断

阶段	阶段特征
新手	严格遵守规则或计划 运用分析推理和规则去推导原因和结果 过滤或优选信息的能力弱,很难对大局进行全面的辨别和整合
高级初学者	根据以往的经验运用规则和信息来判断相关性 同时运用分析推理和模式认知来解决问题 认识问题是从具体和特别的信息到更一般的方面
胜任者	情感上的认同让学习者感受到适当的责任感 在一般临床问题的表述上,能从方法性和分析性到更易于识别的模式认知进行经验性的临床推理 具有大局意识 利用分析推理来处理复杂或不平常的问题
精通者	具有丰富经验,依赖疾病表现的模式认知来直观地解决临床问题 由于烦琐的管理策略和思路更利于认识疾病而不是积累推理经验,故依靠方法性和分析性推理来管理(处理)问题 易于融入情境,能从已知情况推断出未知情况(有能力) 能接受不同意见
专家	整合思想、感觉和行动,直观地认识问题、感知情境和处理问题(整合所思、所感、所为,凭直觉来认识问题、感知情境及处理问题) 能识别意外事件 反应睿智 感知方面:能辨别不符合可识别模式的特征

资料来源:经许可改编自参考文献[20]。

里程碑用描述性词语来定义专业实践的关键领域。领域理论在构建和使用里程碑时是至关重要。Messick 指出，领域理论是对领域过程的本质以及它们结合产生效应或结果的方式的科学探究。正如 Messick 所指出的，被评估的构建领域的特定边界——是要确定被评估任务所呈现的知识、技能和态度以及其他属性，这是有效性的关键问题[21]。运用领域理论的概念，里程碑有助于定义内容和表现的标准。对于医学教育和里程碑来说，标准应当是掌握性学习的标准。医学教育和里程碑构建了通过整合掌握性学习原则形成掌握性学习标准。

在这个模型中，与 Dreyfus 模型胜任阶段几乎一致的是，达到某个表现的"下限"，既不是医学教育的目标，也不是里程碑方法的目标。除了 Dreyfus 发展阶段模型，Anders Ericsson 的通过目的性和刻意练习以获得专业能力的相关研究结果对里程碑也有所影响。[14,22]。本书第二章和第四章概述了目的性和刻意练习[22]。旨在将掌握作为最终目标的里程碑形成于多个教育理论和实证研究。从本质上讲，最终里程碑判断就是掌握决策。里程碑和置信职业行为（见下文）有可能驱动学习者通过培训计划，运用发展性原则的结果导向方法达到掌握。

里程碑中使用的一般术语包括在图 17-1A，图 17-1B。

里程碑不同于其他评估框架。为学习者提供和促进了呈现达到次级胜任力（如，专业知识和掌握）理想水平的机会。同样地，里程碑为学习者和指导教师创造了共享结果预期的一种机制。里程碑为所有的 CME 计划提供了一个框架，最大程度保证美国即将毕业的住院医师和医生能够达到高的成绩水平，为独立实践做好准备。

在一本关于掌握性学习的教科书中，重点提到了里程碑没有解决的问题。首先，也是最重要的一点，里程碑并没有对一个临床学科进行全面而综合性的描述或体现。里程碑体现一个学科重要的核心样本（另见第五章）。重要的是，里程碑并不单独考虑课程本身，也并不独立于其他教育要素。相反，里程碑应该充分指导课程分析，以识别其优势和差距（见第三章）。里程碑框架还应该指导稳健评估计划的制订和实施，并与课程目标保持一致。掌握性学习原则强调通过本书的指导整合课程和评估，以实现预期的教育成果（第五章）。

什么是置信职业行为？

置信职业行为（entrustable professional activity，EPA）概念引入于 2005 年[23]。EPA 是一个专业实践单位，当一个受训者能在无人监督的情况下完成必要的胜任力，即表明他或她可以被充分信任。与胜任力相比，EPA 不是指受

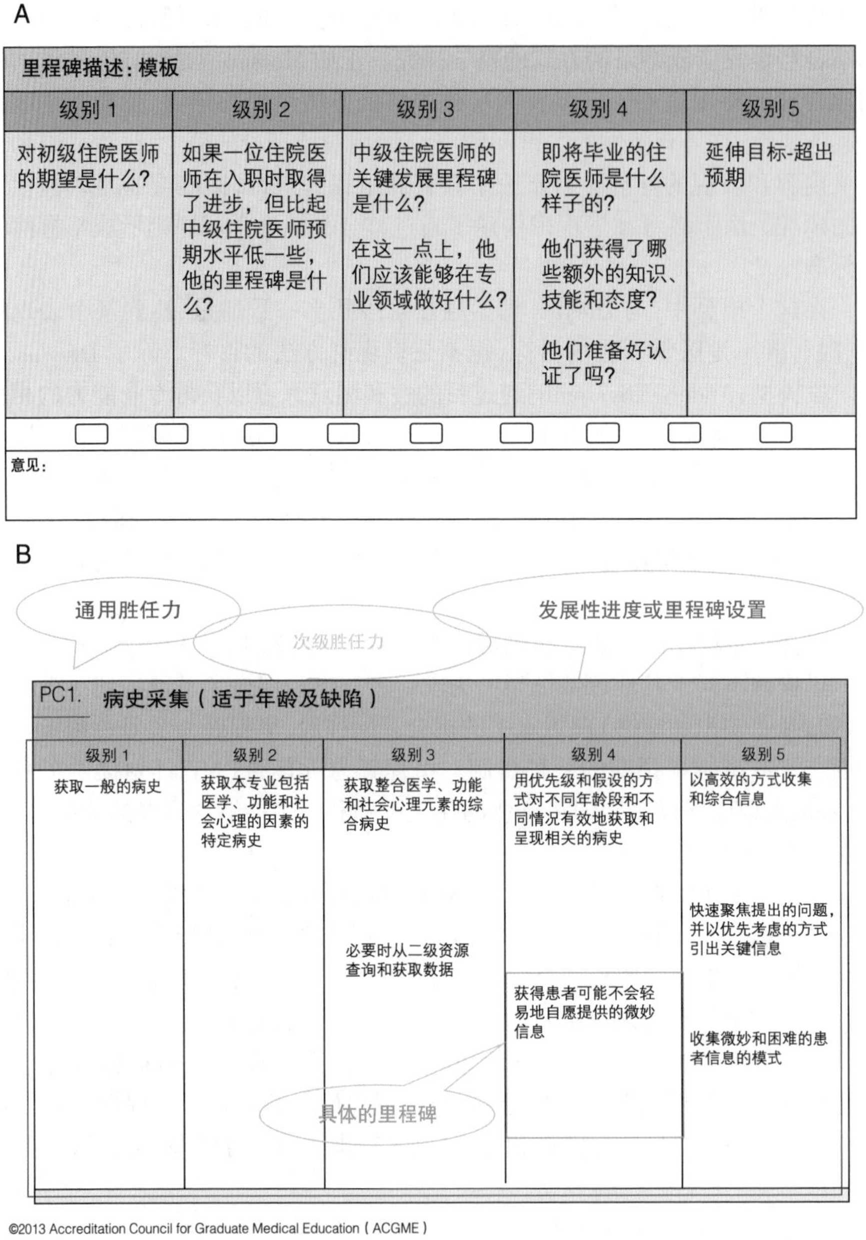
A
里程碑描述：模板
级别 1
级别 2
级别 3
级别 4
级别 5
对初级住院医师的期望是什么?
如果一位住院医师在入职时取得了进步，但比起中级住院医师预期水平低一些，他的里程碑是什么?
中级住院医师的关键发展里程碑是什么?
在这一点上，他们应该能够在专业领域做好什么?
即将毕业的住院医师是什么样子的?
他们获得了哪些额外的知识、技能和态度?
他们准备好认证了吗?
延伸目标-超出预期
意见：
B
通用胜任力
次级胜任力
发展性进度或里程碑设置
PC1. 病史采集（适于年龄及缺陷）
级别 1
级别 2
级别 3
级别 4
级别 5
获取一般的病史
获取本专业包括医学、功能和社会心理的因素的特定病史
获取整合医学、功能和社会心理元素的综合病史
必要时从二级资源查询和获取数据
用优先级和假设的方式对不同年龄段和不同情况有效地获取和呈现相关的病史
获得患者可能不会轻易地自愿提供的微妙信息
以高效的方式收集和综合信息
快速聚焦提出的问题，并以优先考虑的方式引出关键信息
收集微妙和困难的患者信息的模式
具体的里程碑
©2013 Accreditation Council for Graduate Medical Education（ACGME）

图 17-1 A. 里程碑等级的通用指南；B. 患者照护（PC）-1 病史采集为例的里程碑基本剖析。

资料来源：经 ACGME 许可改编自参考文献[18]。

训者的素质或特征,而是描述他必须能够完成的工作[23]。胜任力定义了卫生专业人员完成特定的临床活动所需的能力(如 EPA)。与里程碑类似,EPA 描述了一个核心的样式,即毕业生能在无人监督的环境中,被充分信任地去做事。图 17-2 显示置信职业行为(EPA)与胜任力的矩阵图。该图显示,某个典型的胜任力并不一定与某个特定任务有关,而 EPA 是一项具体的临床任务,通常涉及多项胜任力。在特定的背景下,EPA 代表基本的专业工作,至少具有 7 个特点:①通过培训获得的知识、技能和态度的总和;②具有被识别的专业工作行为;③被认为是合格人员;④能在没有监督的情况下完成任务;⑤有一定的时间限制;⑥其过程和结果是可被观察和可被衡量的,从而得出结论("做得好" 或 "做得不好");⑦反映需要达到的一项或多项胜任力[23]。

医疗工作中的许多工作都以托付给个人的任务或责任来完成。EPA 要求从业人员同时在多方面表现和整合多个能力,如专业知识内容;合作和沟通技巧、患者管理等。相反,每个胜任力领域又包含多个不同的活动。将胜任力(或胜任力领域)和 EPA 结合在一个矩阵中,显示了受训者能够被信任去完成一个执业行为之前必须掌握的具体的胜任力[24]。图 17-2 中的二维矩阵为评估、反馈、个人发展以及产生信任的决策提供了有用的规范。这使得基于置信职

置信职业行为（EPA）

ACGME/ABMS 胜任力	EPA1	EPA2	EPA3	EPA4	EPA5	EPA6
患者照护和操作技能	□		□	□	□	
医学知识		□	□	□		
人际关系和沟通技巧		□	□	□		□
职业素养	□	□				
基于系统的实践	□	□	□		□	□
基于实践的学习和改进			□			

图 17-2　6 个 EPA 与 ACGME/ABMS 胜任力框架矩阵

资料来源:经 ACGME 许可,改编自参考文献[25]。

业行为(EPA)的评估成为一种更全面或综合的方法,而不是将胜任力作为对学习者独立素质的评价[25]。EPA 不是胜任力的替代物,而是为临床实践中胜任力的养成构建了一个不同的维度。

在美国,EPA 的概念正在本科医学教育中进行实证研究。由美国医学院协会(Association of American Medical Colleges,AAMC)创建的入职住院医师的核心置信职业行为(CEPAER)计划描述了 13 项行为,通过对刚毕业的医学生进行间接的监督来给予信任[25]。例如,进行有效的病史采集和体格检查就是一个核心置信职业行为。入职住院医师的核心置信职业行为(CEPAER)完整清单见知识点 17-1。

知识点 17-1　入职住院医师的核心置信职业行为

1. 病史采集和体格检查
2. 接诊后进行鉴别诊断排序
3. 推荐和解释常规诊断性检查和和筛查检测
4. 开具并讨论医嘱和处方
5. 在病历中记录接诊情况
6. 口头汇报接诊情况
7. 提出临床问题并检索证据以提升患者照护质量
8. 转出或转入患者时照护责任的交接
9. 作为跨专业团队成员进行协作
10. 识别急重症患者并进行评估和管理
11. 获取检查和 / 或操作的知情同意
12. 执行医生的基本操作
13. 识别系统缺陷,致力于安全文化和改进

经许可转载自[24]。

里程碑、EPA 和信任

EPA 的一个关键价值是明确关注信任和置信。置信,意思是去投资、收取或将某物交给另一个人去照顾、保护或履职[26]。医学教育者在日常工作中要经常做出置信的决定。一个很好的例子是值夜班。许多专科的住院医师要值夜班,为住院患者提供夜间的医疗服务。当住院医师提供夜间医疗服务时,教师很少在场。换句话说就是,教师相信住院医师能够提供高质量的医疗照护,并在需要时寻求帮助和指导。

信任是教师做出发展性决策和评估的重要因素。例如,住院医师是否已

为特定活动(或角色)做好准备? 如值夜班,或达到一定的要求能够进入下一阶段。教师和培训计划基于何种信息来做出决定? 最终,置信决策必须是掌握决策。

在探讨置信决策如何成为掌握决策之前,让我们先深入探讨一下信任。信任可以定义为"一方对另一方执行被授予的重要特定行为的预期,而不考虑监督或控制其胜任力,愿意易受另一方行为的影响"[26]。正如 Olle ten Cate 等所指出的,信任可以按照字典的定义解释为:一个导师或医疗小组对受训者能够正确完成指定的专业任务以及在需要时能够寻求帮助的意愿的信赖。信任需要信任者和被信任者之间相互依赖,信任也会造成导师的隐患,因为受训者所犯的错误可能会影响导师个人[26]。

定义信任

信任可以被定义为假定的信任、第一眼信任和有根据的信任。假定的信任一般来源于文凭,如医学院毕业证书、执照考试成绩和其他证书。我们经常使用这样的凭证作为依据来先入为主地做出"如果—那么"的置信决策。如果一个新实习生从医学院毕业,那么她一定能够进行有效的入院病史采集和体格检查。而我们从研究中得知,这类置信假设往往是错误的[27,28]。

第一眼信任高度依赖于第一印象和个体差异,将影响受训者行为,如为了"好看"和表现给教师看。教师当时的情绪和经验也会影响第一眼信任。我们知道,第一印象或第一眼信任,会受到主观错误和认知偏差的影响。最后,有根据的信任来源于与受训者的长期互动。长期运用纵向、多重评估相结合可以形成有根据的信任。这三种信任的主要类型形成了两类置信决策的特征。

临时性置信决策和终结性置信决策

置信决策分为两类:①临时性置信决策;②终结性置信决策。临时性置信决策每天都在发生,通常由导师个人决定,他们必须在一系列任务和临床决策中做出决定是否要授予许可。终结性置信决策是通过更系统性和纵向的观察,允许在一定的监督水平下执行任务,由此开始独立执业,但可能需要在以后的某个时间点接受审查[29]。临时性置信决策通常(但不总是)不会产生长期后果,但可能会对学员终结性决策的评价产生刺激和影响。相反,终结性置信决策是一种概括论述,必须记录在案,明确规定对未来行动承担更高级别的责任,并应得到第三方的认可。两者在发展性评估和胜任力导向教育课程中都很重要。导师的临时性置信决策经历会记录在受训者的档案中。例如,这是一个合理的决定吗? 如果不是,为什么不是? 观察员是否建议尽快做出终结性置信决策? 这代表一种置信类型的评级标准,教师用它对进入观察期的受训者进行指导。

　　终结性决策可能由多个临时性决策提供信息,以及通过其他渠道(多源反馈、知识评估、技能评估)收集的信息。在美国和现在的加拿大,临床胜任力委员会的小组流程为终结性决策提供信息[30]。这些终结性置信决策应当基于多源、较小的信息元素的综合。终结性置信决策应当基于掌握性的准则和标准。基于掌握性的准则和标准可以指导胜任力导向教育系统适当和有效地使用里程碑和EPA。最后,为了患者个体和公众的利益,掌握性决策就是置信决策。

里程碑和置信职业行为评价

　　胜任力是指个人的能力或教育成果,而EPA是界定医疗专业人员在其专业范围内所从事的核心行为。目前里程碑用发展性的描述来解释胜任力。胜任力及其相关的里程碑作为EPA的基石或成分,实际上对构建EPA至关重要。EPA不关注相应的胜任力领域,缺乏结构的专业性[21],无法做出掌握的判断。目前,胜任力、里程碑和EPA对医学教育评估产生深刻的影响。

　　这种影响在美国尤其明显,每年必须用里程碑框架对所有的住院医师和主治医师计划学员进行两次评估。临床胜任力委员会(Clinical Competency Committee,CCC)会审查和综合每个计划的评估数据,以判断学员在某个时间点处于里程碑轨迹上的某一点[30]。CCC和项目主任的里程碑评价会反馈给学习者,指导其制订个性化的学习计划。

　　图17-3显示了CCC认定的评估数据质量的重要性。CCC的判断,无论用里程碑或EPA框架,都要像可靠和准确的数据一样提供审查讨论。正如Edward Deming在关于质量改进的开创性工作中的一句名言:数据并不是知识[31]。此外,大多数评价数据都来自基于工作场所的评估,而大量的文献描述了这类评价的多方面问题[12,32]。从掌握的角度来看,值得强调对基于工作场所的评价进行一些关键性的限制。

　　第一个话题是"参照标准"问题。研究表明,教师的主要参照标准(即标准)通常是自我的,或者"我会怎么做这件事"[33,34]。这种标准或许在以下两种状态下可能是好的:

　　1. 自己是高水平的,例如,是真正的专家,或更好的,掌握某种能力和/或行为(例如,EPA)。

　　2. 自己能叙述关于教学、反馈、指导的目的,实际上的掌握是什么样的,即掌握方法的关键元素。

　　不幸的是,许多研究表明,状态1在一些胜任力和情景下是达不到的。例如,Kogan等在一个客观结构化临床考试(OSCE)研究中发现,用直接观察法评价一组临床教育者的基本临床技能,结果有很大差异[34]。Barsuk和同事运用基于证据的掌握核查表评估一组演示和教授中心静脉导管技能的教员。他

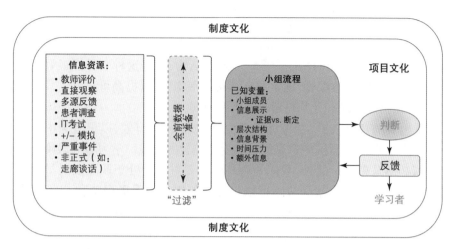

图 17-3　临床胜任力委员会流程

信息资源：评估信息资源。

教师评价：教师评价（例如，轮转结束评价表）。

直接观察：基于直接观察的评价。

多源反馈：多源反馈（如 360°调查）。

信息技术考试：培训期间的医学知识考试。

模拟：包括客观结构化的临床考试：部分和全套任务训练器：虚拟现实。

非正式：教师或其他人在非正式场合口头表达关注或赞扬。

小组成员：临床胜任力委员会成员。

信息展示：如何向评审委员会成员展示评审信息。是从研究数据（基于证据的方法）开始，还是进行决定或判断（断定）。

层次结构：影响里程碑判断的委员会和项目的层次结构。

信息背景：评估被展示和分享的信息的专业和文化背景。

资料来源：经 ACGME 批准，改编自参考文献[30]。

们发现，67 名主治医生中只有 12 名（18%）达到或超过颈内中心静脉导管置管的最低及格分数，47 人中只有 11 人（23%）达到或超过了锁骨下静脉中心静脉导管置入的最低通过分数[35]。Apramian 和同事在一项对 11 位外科医师的小型研究中发现，手术室中遵循外科手术原则的情况非常不一致，甚至有一位外科医生特别声称："他们（受训者）在我的手术室时，他们就按我的方式来做。"[36]

因此，虽然里程碑和 EPA 在专业性发展上明显先进于我们的想法，但这些概念仍然被基于工作场所评估和负责评估的人的局限性所阻碍。总之，这些研究和许多其他的研究都强调了缺乏对标准的共同的表述。Ericsson 和 Pool 在他们的书 *Peak* 中对此提出了批评，在第一章、第二章和第五章中也进行了清晰的阐述。在大多数基于工作场所的评估中,我们并没有稳固的临床实践的共同心理表征[22]。在许多评估的文献中,典型的反应是将这种变异性视为"给定的"和有用的特质[37-39]。一些人认为,把控这种变异性最好的方法是确保抽样的广度和深度,确定具有意义的平均值,以提高可靠性[37-39]。但这种方法真的有意义吗,尤其是对于患者和家属?

从患者的角度来看,参考标准至少应该是安全、有效、以患者为中心的医疗照护[40]。在医疗照护中这是能被接受的差异的底线。学习者和教师的参考标准都必须是患者。此外,我们是否真的需要对一个处于职业发展早期的学习者设置什么是可以接受或不可以接受的负担?如果里程碑和EPA提出了教育结果的预期,并与高质量的医疗照护紧密一致,是否在这些教育结果中我们就不用掌握性的标准?在教师中促进对掌握的共同心理表征,用基于掌握、对标准则的标准可能是减少不必要差异和防止变差的最佳方法之一。这种情形下,患者、学习者和教师,每个人都是赢家。

里程碑和EPA评估的掌握性方法

里程碑和EPA被开发用于发展性界定和描述对标准则的结果。这是思想上的一个重大转变,也是一个艰难的转变。对于许多结果来说,大部分困难在于缺乏共同的心理模型。Barsuk和西北模拟团队成员先前的工作强调,前面章节中清楚地强调了基于掌握的模拟方法可以提高操作训练的表现和患者结果,如高级心脏生命支持(advanced cardiac life support, ACLS)和其他技能。西北小组在模拟实训室开发了掌握性标准,并转化到临床医疗环境中。与Ericsson想要明确界定专家表现中的元素一致,Barsuk和同事已经在多种临床操作中实现了这一目标。由于操作性能力可以在许多里程碑中可以被看到,因此有必要问:在没有掌握性导向的评估时,是否任何住院医师或主治医师都可以用操作性的里程碑或EPA来判断?换句话说,在上面引用的Barsuk中心导管研究中[35],如果有这样的操作,你会愿意被置入中心导管吗?

非操作性胜任力和EPA又怎么样呢?对于基于掌握的方法,它们是否太混乱?是否因为患者和受训者的差异太大,以至于基于掌握的方法将无法得到保证和实施?我们相信答案是否定的。不同的患者有着不同的文化、教育、种族和宗教背景,问诊、体检、知情决策和告知坏消息等临床技能在互动时可能会更混乱,但这并不是忽视高标准实践的借口。挑战在于不只是认识到高标准是必要的,更在于创造方法来进行评估,以确定何时已达到了掌握。

例如,我们早就知道,病史采集的质量与误诊率有关。换句话说,基于证据的框架,医学访谈的健全心理表征已存在[41,42]。有大量的文献是关于医疗决策[43,44]和突发性的坏消息[45]的有效沟通实践。就像操作一样,可以对照标准来判断这些可学习的技能。第十章详细讨论了临床沟通技巧的掌握性学习。

在临床技能中使用基于掌握的方法的最大障碍之一,可能是教师在临床经验和评价技巧之间的差异性。假定评分者差异性的重要因素是教师自己的临床技能,以此作为参考标准,一个合乎逻辑的方法就是要提高教师的临床技能。然而,医学教育并不仅仅单靠自己专业的教师,经过培训的其他学科的医疗保健专业人员也可以是优秀的教师、评估员和评价者。无论如何,理想情况下,教师应该精通自己教授和评价的胜任力,或至少对所要掌握的有一个深刻的理解,或心理表征[22]。

刻意练习和掌握性教育的原则可以运用到教师发展中,会比一次性的工作坊模式作用更大。教师发展可以运用标准化患者来进行刻意练习以提高临床技能,这个活动可作为评价者培训研究的一部分,其中一位作者(Holmboe ES)使用形成性客观结构化临床考试(OSCE)作为直接观察启动的一部分[46,47]。是时候将掌握性学习原则纳入教授学员胜任力的教师发展中。第九章详细介绍了教师发展中的掌握性学习。

这种类型的教师培训可以作为一个出发点,让教师有目的地在照护自己的患者时进行刻意练习。一项研究发现,利用自我报告的数据,在观察受训人员的沟通技能时,应用循证标准的教师报告说,这些沟通技能"溢出"到他们自己的实践中[48]。

发展性阶段模型,基于掌握的学习和背景

里程碑和EPA都产生于发展性阶段模型,如Dreyfus模型。虽然Dreyfus模型承认了内容的重要性,但内容的变化并没有明显地影响阶段模型。由于临床环境的广泛差异性,达到掌握成为医疗专业培训学习中一个重要的话题。模拟能够控制、管理多个背景因素和操作,但模拟并不能覆盖临床工作环境中可能出现的所有相互作用和相互依赖的组合。

越来越多的证据表明,医学生、住院医师和主治医师的培训在临床微系统的表现显然提高了他们的能力,远远超出培训本身。例如,Asch和同事发现,机构层面的产科主要并发症发生率与住院医师实习期涉及的并发症发生率之间有着很强关联[49]。更令人担忧的是,这种机构和个体并发症发生率之间的关联似乎持续超过15年[49-51]。一些文章报道过住院医师培训的消费环境与他们进入实践后消费模式之间的关系[52-54]。类似Asch的研究,这种效应似乎至少持续15年[52]。

由于最终的目标是推动掌握性原则进入临床培训空间,那么临床微系统表现影响的含义是什么呢? 首先,如果临床微系统表现不佳,就很难想象能够

达成掌握性学习。相反,掌握性学习原则能够成为改善临床微系统照护的一种机制。临床微系统依赖高能力的医疗专业人员的有效相互作用和相互依赖。您不能将不称职的服务提供者放到跨专业的医疗团队中,并期望它们运行良好。我们需要高水平的个人和集体胜任力。

其中一个挑战是,我们还没有在机构及其多个微系统中充分开发出高效医疗服务的模型。缺乏对高效医疗服务的理解是对职业发展阶段模型的挑战。Dall'Alba 和 Sandberg 指出:

> 对实践的具体理解,而不是属性,构成了专业技能及其发展的基础。更具体地说,专业人员在工作中使用的知识和技能取决于他们在问题中实践的具体理解。理解自己实践的"专业"方式,将他们的知识和技能组织成一种特殊的专业技能形式。当以某种已知的方式进行实践,知识和技能就会得到相应的发展[55]。

专业胜任力和掌握性学习的发展模式必须嵌入到对高效临床实践的具象理解中。对实践的具象理解类似于共享心理模型和共享心理表征的概念。没有这些,很难想象一个培训计划和教师如何帮助学习者掌握技能。

然而,我们所知道的是,学习者和教师表现出对临床实践具象理解是非常不同的,这反过来又与临床微系统表现的高度差异有关。图 17-4 突出显示了这一点。在 Dall'Alba 和 Sandberg 修改的例子中,一个医生可能问诊和体格检查方面达到"掌握",但与跨专业团队和临床微系统的互动表现很差(曲线 A)。然而,终极目标是曲线 B,医生在工作中应该与临床微系统有效互动,共生开展临床医疗[56]。一个医生如果没有对实践的具象理解,真的能掌握一种特定的技能吗? 此外,保持掌握是一个持续的过程。例如,如果医生转移到另一个机构或小组工作发生变化,就需要保持刻意练习,以确保能达到和维持最高标

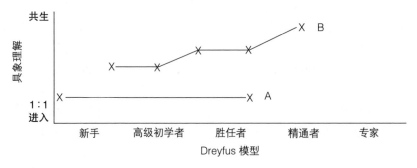

图 17-4　职业发展与对实践的具象理解
资料来源:改编自[55,58]。

准。最后,掌握并不是实现高表现水平的一次性目标,而是一个保持和提升高表现水平的持续过程。

结语

深切关注教育结果和临床结果的胜任力导向医学教育在世界范围内受到继续关注。正如最近 Gruppen 和他的同事所指出的,胜任力导向医学教育要求提高对评估的要求,特别是基于时间变量的训练成为培训计划的目标时[57]。引入发展性评估和课程框架,运用里程碑和 EPA,更加明确了深化职业发展轨迹的学习者经验对提升医学教育的作用。这些概念也表明,医学教育正在通过创造一种通用的语言和共享的心理模型进入一个新的成熟期。

从合乎逻辑和必要性来看,下一步是要把掌握性学习整合到所有的发展性模式中。一个置信决策应该是一个精准决策,通过这本书,我们有越来越多的证据表明这是可能的和必要的。对于掌握性学习来说,下一个主要挑战是将这些技术带进日常的床旁医疗。医疗健康专业教育是一种高度经验式的过程,涉及脆弱的患者、家庭和社区。未来的工作有必要完善基于工作场所评估的语言和概念,去实现 CBME 对运用掌握性学习模式的全面认可[57]。

(韦秋文　译)

参考文献

1. Sullivan RL. The competency-based approach to training. Strategy Paper No 1. Baltimore, MD: JHPIEGO Corporation; 1995.
2. Elam S. Performance-based teacher education: what is the state of the art? Washington, DC: American Association of Colleges for Teacher Education; 1971.
3. McGaghie WC, Miller GE, Sajid AW, Telder TV. Competency-based curriculum development in medical education. Public Health Paper No. 68. Geneva: World Health Organization; 1978.
4. Carraccio C, Wolfstahl SD, Englander R, et al. Shifting paradigms: from Flexner to competencies. Acad Med. 2002;77:361–7.
5. Frank JR, Snell LS, Cate OT, et al. Competency-based medical education: theory to practice. Med Teach. 2010;32(8):638–45.
6. Frank J, Chen L, Bhutta ZA, et al. Health professionals for a new century: transforming education to strengthen health systems in an interdependent world. Lancet. 2010;376:1923–58.
7. McGaghie WC. Medical education research as translational science. Sci Transl Med. 2010;2:19cm8.
8. Schroedl CJ, Corbridge TC, Cohen ER, et al. Use of simulation-based education to improve resident learning and patient care in the medical intensive care unit: a randomized trial. J Crit Care. 2012;27:219.e7–219.e13.
9. McGaghie WC, Issenberg SB, Barsuk JH, Wayne DB. A critical review of simulation-based medical education with translational outcomes. Med Educ. 2014;48(4):375–85.
10. Cook DA, Brydges R, Zendejas B, et al. Mastery learning for health professionals using technology-enhanced simulation: a systematic review and meta-analysis. Acad Med.

2013;88(8):1178–86.

11. Griswold-Theodorson S, Ponnuru S, Dong C, et al. Beyond the simulation laboratory: a realist synthesis of clinical outcomes of simulation-based mastery learning. Acad Med. 2015;90(11):1553–60.

12. Holmboe ES, Sherbino J, Long DM, et al. The role of assessment in competency-based medical education. Med Teach. 2010;32(8):676–82.

13. Kogan JR, Holmboe ES. Realizing the promise and importance of performance-based assessment. Teach Learn Med. 2013;25(Suppl 1):S68–74.

14. Ericsson KA. An expert-performance perspective of research on medical expertise: the study of clinical performance. Med Educ. 2007;41:1124–30.

15. Frank JR, Snell L, Sherbino J, editors. CanMEDS 2015 physician competency framework. Ottawa: Royal College of Physicians and Surgeons of Canada; 2015.

16. Batalden P, Leach D, Swing S, et al. General competencies and accreditation in graduate medical education. Health Aff (Millwood). 2002;21(5):103–11.

17. Holmboe ES, Durning SJ, ten Cate O, Hawkins RE. Assessment challenges in the era of outcomes-based education. In: Holmboe ES, Durning SJ, Hawkins RE, editors. Practical guide to the evaluation of clinical competence. Philadelphia: Elsevier; 2018.

18. Holmboe ES, Edgar RE, Hamstra S. Milestones Guidebook. Available at: http://www.acgme.org.

19. Dreyfus HL, Dreyfus SE. Mind over machine: the power of human intuition and expertise in the era of the computer. New York: Free Press; 1986.

20. Carraccio CL, Benson BJ, Nixon LJ, Derstine PL. From the educational bench to the clinical bedside: translating the Dreyfus developmental model to the learning of clinical skills. Acad Med. 2008;83(8):761–7.

21. Messick S. Standards of validity and the validity of standards in performance assessment. Educ Meas Issues Pract. 1995;14(4):5–8.

22. Ericsson KA, Pool R. Peak: secrets from the new science of expertise. Boston: Houghton Mifflin Harcourt; 2016.

23. ten Cate O. Entrustability of professional activities and competency-based training. Med Educ. 2005;39(12):1176–7.

24. Englander R, Flynn T, Call S, et al. Toward defining the foundation of the MD degree: core entrustable professional activities for entering residency. Acad Med. 2016;91(10):1352–8.

25. Pangaro L, ten Cate O. Frameworks for learner assessment in medicine: AMEE Guide No. 78. Med Teach. 2013;35(6):e1197–210.

26. Ten Cate O, Hart D, Ankel F, et al. for the International Competency-Based Medical Education Collaborators. Entrustment decision making in clinical training. Acad Med. 2016;91(2):191–8.

27. Kogan JR, Holmboe ES. Direct observation. In: Holmboe ES, Durning SJ, Hawkins RE, editors. Practical guide to the evaluation of clinical competence. Philadelphia: Elsevier; 2018.

28. Lypson ML, Frohna JG, Gruppen LD, Woolliscroft JO. Assessing residents' competencies at baseline: identifying the gaps. Acad Med. 2004;79(6):564–70.

29. ten Cate O. Trust, competence, and the supervisor's role in postgraduate training. BMJ. 2006;333(7571):748–51.

30. Andolsek K, Padmore J, Hauer KE, Holmboe ES. Clinical competency guidebook. Available at: www.acgme.org.

31. Deming WE. The new economics for industry, government, education. Cambridge, MA: MIT Center for Advanced Engineering Study; 1993.

32. Lockyer J, Carraccio C, Chan MK, et al. for the ICBME Collaborators. Core principles of assessment in competency-based medical education. Med Teach. 2017;39(6):609–16.

33. Kogan JR, Hatala R, Hauer KE, Holmboe E. Guidelines: the do's, don'ts and don't knows of direct observation of clinical skills in medical education. Perspect Med Educ. 2017;6(5):286–305.

34. Kogan JR, Hess BJ, Conforti LN, Holmboe ES. What drives faculty ratings of residents' clini-

cal skills? The impact of faculty's own clinical skills. Acad Med. 2010;85(10 Suppl):S25–8.

35. Barsuk JH, Cohen ER, Nguyen D, et al. Attending physician adherence to a 29-component central venous catheter bundle checklist during simulated procedures. Crit Care Med. 2016;44(10):1871–81.

36. Apramian T, Cristancho S, Sener A, Lingard L. How do thresholds of principle and preference influence surgeon assessments of learner performance? Ann Surg. 2018;268(2):385–90.

37. Gingerich A, Regehr G, Eva KW. Rater-based assessments as social judgments: rethinking the etiology of rater errors. Acad Med. 2011;86(10 Suppl):S1–7.

38. Gingerich A, van der Vleuten CP, Eva KW, Regehr G. More consensus than idiosyncrasy: categorizing social judgments to examine variability in mini-CEX ratings. Acad Med. 2014;89(11):1510–9.

39. Gingerich A, Kogan J, Yeates P, et al. Seeing the 'black box' differently: assessor cognition from three research perspectives. Med Educ. 2014;48(11):1055–68.

40. Kogan JR, Conforti LN, Iobst WF, Holmboe ES. Reconceptualizing variable rater assessments as both an educational and clinical care problem. Acad Med. 2014;89(5):721–7.

41. Fortin AHVI, Dwamena F, Frankel R, Smith RC. Smith's patient-centered interviewing: an evidence-based method. 3rd ed. New York: McGraw-Hill; 2012.

42. Stein T, Frankel RM, Krupat E. Enhancing clinician communication skills in a large healthcare organization: a longitudinal case study. Pat Educ Couns. 2005;58:4–12.

43. Légaré F, Witteman HO. Shared decision making: examining key elements and barriers to adoption into routine clinical practice. Health Aff (Millwood). 2013;32(2):276–84.

44. Agency for Healthcare Research and Quality. The SHARE Approach. Available at: http://www.ahrq.gov/professionals/education/curriculum-tools/shareddecisionmaking/index.html.

45. Baile WF, Buckman R, Lenzi R, et al. SPIKES-a six-step protocol for delivering bad news: application to the patient with cancer. Oncologist. 2000;5(4):302–11.

46. Kogan JR, Holmboe ES. Preparing residents for practice in new systems of care by preparing their teachers. Acad Med. 2014;89(11):1436–7.

47. Conforti LN, Ross KM, Holmboe ES, Kogan JR. Do faculty benefit from participating in a standardized patient assessment as part of rater training? A qualitative study. Acad Med. 2016;91(2):262–71.

48. Kogan JR, Conforti LN, Bernabeo E, et al. How faculty members experience workplace-based assessment rater training: a qualitative study. Med Educ. 2015;49(7):692–708.

49. Asch DA, Nicholson S, Srinivas S, et al. Evaluating obstetrical residency programs using patient outcomes. JAMA. 2009;302(12):1277–83.

50. Epstein AJ, Srinivas SK, Nicholson S, et al. Association between physicians' experience after training and maternal obstetrical outcomes: cohort study. BMJ. 2013;346:f1596.

51. Asch DA, Nicholson S, Srinivas SK, et al. How do you deliver a good obstetrician? Outcome-based evaluation of medical education. Acad Med. 2014;89(1):24–6.

52. Chen C, Peterson S, Phillips R, et al. Spending patterns in region of residency training and subsequent expenditures for care provided by practicing physicians for Medicare beneficiaries. JAMA. 2014;312(22):2385–93.

53. Sirovich BE, Lipner RS, Johnston M, Holmboe ES. The association between residency training and internists' ability to practice conservatively. JAMA Intern Med. 2014;174(10):1640–8.

54. Phillips RL Jr, Peterson SM, Bazemore AW, al e. The effects of training institution practice costs, quality, and other characteristics on future practice. Ann Fam Med. 2017;15(2):140–8.

55. Dall'Alba G, Sandberg J. Unveiling professional development: a critical review of stage models. Rev Educ Res. 2006;76(3):383–412.

56. Batalden M, Batalden P, Margolis P, et al. Coproduction in healthcare service. BMJ Qual Saf. 2016;25(7):509–17.

57. Gruppen LD, ten Cate O, Lingard LA, et al. Enhanced requirements for assessment in a competency-based, time-variable medical education system. Acad Med. 2018;93:S17–21.

58. Dreyfus HL. On the Internet. Thinking in action series. New York: Routledge; 2001.

第十八章
掌握性学习、继续职业教育和资质维持

Clara Schroedl，Graham T. McMahon，and William C. McGaghie

　　医疗卫生服务是一个目标明确的人力系统。北美医疗保健系统力求实现功能性和切实际的目标，包括使用公正和划算的手段维护和促进个人和公共健康。人力系统也是复杂的、动态的、难以管理的，并且容易犯许多错误，20多年前发表的、开创性的报告——*To Err is Human：Building a Safer Health System*指出了这些错误的许多来源[1]。这些错误来自：沟通不畅；系统低效，如患者交接和用药核对；设备故障；文化误解；以及由于年龄增长、态度冷漠、基础训练差、跟不上技术的进步、技能知识倒退等原因导致个人和团队的表现不够好等[2]。在医疗卫生行业，继续职业教育（continuing professional education，CPE）和资质维持（maintenance of certification，MOC）项目旨在保持和提高个人和团队提供的医疗保健质量。

　　北美的医疗保健服务通常具有有效性、高效性和安全性。数以百万计的患者及其家属每天都会得到改善健康和挽救生命的照护，并且有时会取得非凡的成果。然而，该医疗保健系统仍有很大的进步空间，以成人学习原则为基础的教育项目旨在弥补这些差距。然而，这些差距并不明显，而且需要在有执照和认证的医疗卫生人员的患者照护实践研究中才能显露出来。有几个例子很能说明问题。

　　精准诊断是医疗保健的基石。然而，由美国国家科学、工程和医学研究院于2015年发表的 *Improving Diagnosis in Healthcare* 报告指出：每年寻求门诊治疗的美国成年人中有5%会出现误诊；误诊导致大约10%的患者死亡；误诊占医院不良事件的6%~17%；误诊是医疗事故索赔的主要类型[3]。这些观察结果得到了新的数据的支持，这些数据显示，执业医生对常见和罕见临床事件做出的诊断有很大的进步空间[4-6]。关于精神疾病诊断的不确定性的研究也表明，缺乏诊断"金标准"会导致误诊和给患者安上莫须有的病名[7]。这样的研究结果和对质量标准的关注促使美国国家科学院在报告中坚称：卫生保健专业认证和认可组织应该确保卫生保健专业人员拥有并保持有效执行诊断过程所需的能力。此外,教育工作者应该确保诊断课程和培训项目贯穿此类人员职业轨迹[3]。

大量研究表明,即使医疗卫生人员认为自己能够明确诊断,但在诊断准确性方面仍有很大的改进空间[8]。例如,乳房查体(clinical breast examination, CBE)是一种诊断手段,通常由全科医生、产科医生、妇科医生、外科医生、执业护士、医师助理和其他从事妇女保健的专业人员执行。CBE 包括系统性的乳腺触诊以发现结节并评估是否有异常乳头溢液。由外科医生 Carla Pugh 领导的一个研究小组使用了 4 个具有传感器功能的模拟乳房模型[9]来评价分别参加三次专业会议的 533 名内科医生和外科医生的 CBE 技能[10]。根据结节的大小、硬度和位置,乳腺结节的检出率从 60% 到 99.6% 不等。触觉测量和视觉评分显示,医生在检查方法、检查顺序、检查力度和检查时间方面表现出很大的差异[10]。研究结果清楚地表明,许多经常进行 CBE 的医生也需要提高他们的技能。

Pugh 研究团队在继续职业教育课程中评价执业外科医生的腹腔镜下腹部疝(laparoscopic ventral hernia,LVH)修补技能时发现了类似的结果[11]。调查人员报告说,参与者在疝修补的质量和完整性方面得分很低。作者总结说,这些发现也强调了外科领域的显著学习需求[11]。

在另一个例子中,一家多机构教育研究团队寻求确定基于人体模型的模拟是否能够可靠地描述经委员会认证的麻醉医师如何处理模拟医疗紧急情况[12]。研究小组评价了 263 名参加 MOC 课程的经委员会认证的麻醉医师。评价包括由训练有素的、不知情的麻醉医师使用标准化方法对高仿真危机情景进行处理,以获得可靠的数据。这些评分衡量了关键表现要素的百分比,并采用了整体评分表(1~9 分,从"差"到"优")。结果表明,参与者成功完成了 81% 的关键表现要素。然而,技术和非技术要素的平均整体评分仅为 5/9。近 25% 的麻醉医师得到的整体评分不超过 3 分。研究人员总结道,基于标准化模拟的评价确定了表现差距,提供了改进的机会。如果相当一部分有经验的麻醉医师在处理医疗紧急情况时遇到困难,应重新评估继续医学教育活动[12]。

中心静脉导管(central venous catheter,CVC)置入是一种侵入性医疗操作,使得医生可以用药、提供治疗并评估患者的健康状况。CVC 的置入和临床处理可能会产生可预防性的不良事件,包括误穿动脉和中心静脉导管相关血流感染。医生通常负责 CVC 置入,而护士通常负责 CVC 的留置维护。住院医师 Jeffrey Barsuk 在一项名为"培训师培训"的掌握性学习中带领一个教育和研究团队召集了一批有委员会认证的主治医师,教授医学专业型研究生和亚专科研究员通过颈内静脉(internal jugular,IJ)和锁骨下静脉(subclavian,SC)途径置入 CVC[13]。108 名经验丰富的主治医生参加了该计划。大多数医生在美国学术医疗中心担任教职,具有丰富的 CVC 置入的经验,以及丰富的教学经验。进行前测(基线)评价是掌握后续学习的第一步(第二章)。主治医生的结果令人震惊,因为只有 18% 的人达到或超过颈内静穿刺的最低通过标准(minimum passing standard,MPS),只有 23% 的人达到或超过锁骨下静脉穿刺的最低通过标准[13]。临床经验和年资不是医生能力的预测因素。

　　Barsuk 博士的教育和研究团队还对经验丰富(平均为 10 年)的重症监护室(intensive care unit,ICU)护士进行了中心静脉导管维护技能的培训,使其达到掌握性标准[14]。中心静脉导管维护技能包括 5 项任务:①给药;②更换注射帽(无针接头);③更换导管;④抽血;⑤更换敷料。掌握性学习教育干预的结果是积极和有力的。在预试中通过每项任务的护士人数不等,从 49 名护士中的 24 名(49%)更换敷料,到 49 名护士中的 44 名(90%)更换管道。在前测时,得分的中位数从 0 到 73.1% 不等。在后测中,所有分数的中位数上升到 100.0%。护理总年资和 ICU 护理年资与给药这一项前测成绩呈显著负相关[14]。尽管很可能是由于缺乏基础训练的原因,多年以来 ICU 护士的临床实践一直不熟练,但这个简短而有效的掌握性学习教育项目成功地提高了他们的中心静脉导管维护技能。

　　在对经验丰富的执业外科医生的实证研究中同样也发现了临床技能不过关的问题。Hafford 和他的同事向来自 5 所州立医学院的主治医生介绍了一门腹腔镜外科基础(fundamentals of laparoscopic surgery,FLS)课程[15]。在完成基线评价的 83 名主治医生中,27 名(33%)不符合能力标准。在另一项调查中,Birkmeyer 和他的同事研究了密歇根州 20 名经验丰富的减肥手术外科医生的手术技能[16]。由同行医生对这 20 名外科医生在不同技能领域进行的腹腔镜胃旁路手术的视频进行评分(1~5 分;1= 普通外科总住院医师的技能,5= 减肥手术外科专家的技能)。结果显示,20 名外科医生技术技能的平均综合评分在 2.6~4.8 之间。与上四分位数相比而言,手术技能的下四分位数与更高的并发症发生率和更高的死亡率相关。技术水平最低的四分位数也与较长的手术时间、较高的再手术率和再住院率有关[16]。作者总结,执业减肥手术外科医生的技术技能差异很大。经同行评定手术技能可能是评价外科医生熟练程度的有效方法[16]。

　　这几项研究只是发表的报告中的一小部分,这些报告记录了 CPE 和 MOC 项目必须解决的专业差距问题和教育应对措施问题。本卷第一章对这些问题进行了更广泛的讨论。然而,从这项工作中至少可以学到 5 条经验教训,它们可以框定和引导关于掌握性学习、CPE 和 MOC 的有效的讨论:

1. 有经验的、有执照的和经过认证的医疗卫生人员获得、保持和每天使用的临床技能差异较大。高级学位、证书和证件不是实际能力的可靠或准确预测指标。

2. 年龄和经验不能代表医疗卫生人员的能力。最近一项关于临床经验和医疗质量之间关系的系统回顾得出结论,在实践中工作时间较长的医生可能面临提供低质量医疗的风险。因此,这部分医生可能需要质量改进干预措施[17]。

3. 临床医生一贯对自己的真实技术缺乏评估能力,不能指望他们将执业限制在自己真正具备能力的领域内。

4. 关于技术和操作技能,研究报告强调了严格衡量技能获得和保持的重要性(见第五章)。如果没有可靠的基准数据,CPE 和 MOC 计划很难创建个体化和医疗团队的改进。这需要医疗卫生专业转变观念——评估数据将被形象化地用作改进的工具[18]。但是,受评忧虑是一种普遍存在的障碍,阻碍了医学教育的稳步改进,必须加以克服[19]。

5. 我们需要认识到:以 Osler 见习模式为基础的医疗卫生专业的临床教育正受到越来越大的威胁(第一章)。患者安全负责人 Lucian Leape 简明扼要地指出,拥有这些技能的专家(包括外科医生和非外科医生)对技术技能的重视程度以及在基本技能(如置入胸管或中心静脉导管)培训过程中的随意性,导致教育结果存在着差异性。很多,甚至大多,住院医师的教育仍然是由住院医师来进行的,正如神圣的、至今仍常被重复的格言"看一次、做一次、教一次"中所体现的[20]。

接下来的章节详述了以上内容。本章接下来的部分提供了 CPE 的理念、有效性的证据、演变、要求、CPE 和 MOC 与本科和住院医师教育的不同点、推动自我认知完善以及从如今 CPE 和 MOC 中学到的经验教训。在接下来的一节中讨论掌握性学习模式与 CPE 和 MOC 的相关性、应用和潜力。最后,用一小部分总结了 CPE 和 MOC 项目在工作中掌握性学习的未来。

CPE 和 MOC

理念

继续职业教育的重要性不应被低估,这是执业医疗卫生人员职业生涯的义务[22]。基于医疗卫生专业终身学习的良好传统,参与 CPE 反映了每个人的道德和职业责任,即完善自我认知,保持和提升自己的技能[22]。这样也是对患者及其安全的保障。正确构建和开发的 CPE 可以为个人医疗服务提供者、医疗行业和公众带来好处[18]。

自 20 世纪 60 年代以来,医学界一直在尝试以实践为基础的 CPE 模式。在随后的几十年里,这一教育模式得到了广泛地阐述和扩展[23]。对实践的强调使得一些研究,想要发现医学教育、医生表现和患者健康结局之间的联系[24]。这些研究,包括随机对照试验等,已在几篇综述中进行了总结,表明在适当条件下的教育干预可以有效地使医生的工作表现变得更好,并促进患者的健康情况[25-27]。越来越明显的是,教育是所有涉及人类工作主动性的重要组成部分。

CPE 指的是扩大提供高质量医疗保健所需的医学知识面、技能、态度和能力范围,内容包括临床、管理、伦理、社会、研究和个人技能。CPE 的根本目的是促进从业者在多样化的专业实践工作中获得成功的表现[28]。几十年来,这一目标一直是各行各业的学者和领导者的指导原则[29]。

委员会认证指的是被证明有足够的专业实践培训经验和知识储备,能够达到专业委员会要求的过程。再由专业委员会创建并监督专科与亚专科实践的标准。MOC 是一个持续学习和评估的过程,旨在确保医疗卫生人员了解最新的知识,开发改良的实践制度,最重要的是,通过参与经认可的持续专业教育,实现终身学习的要求。医学 MOC 的要求最近进行了修改,持续认证这一点被纳入其中,这涉及不断地评估,并纳入了实践改进模式[30-32]。在过去的几年里,尽管对 MOC 的要素进行了广泛的修改,但是它的价值,以及这些过程背后的证据一直是医学界争论的主题[33]。

除了越来越多的监管部门期望医疗卫生人员为 MOC 参与 CPE 之外,CPE 对各种外部利益相关者也变得越来越重要。由于临床实践的快速变化、知识的激增,患者安全问题以及患者对临床医生的期望不断变化,所有医学专业越来越需要依靠有效的教育平台来支持更好地完善自我意识和改进实践。

CPE 教育工作者必须重新思考教育方法,以提供战略性干预措施,解决系统问题,提供好理解的、有效的和积极的学习经验,展示有意义的结果。设计良好的 CPE 可以用来创造文化转变,包括团队能力、相互之间的尊重、专业性和团队合作等。一起学习的团队练习更有效(第十一章)。CPE 帮助临床医生和教育者领导、管理、影响、训练和指导他人,包括同伴和受训者。CPE 还可以支持和保持知识增长从而吸引许多人进入医学专业,并且这种增长可以提高职业满意度,防止职业倦怠。CPE 促进的自省有助于医疗卫生人员更好地理解其工作的意义和影响,并且可以提高公众对医生个人和医学专业的信心。

有效性的证据

1977—2014 年发表的 39 篇系统综述中,CPE 的总体影响问题基本上得到了解决。梅西基金会和美国国家医学研究院的重要国家报告总结了证据基础,表明 CPE 是有效的,并支持设计有效的 CPE 循证规则[35,36]。在美国医学专业委员会证据库中支持 MOC 的 220 篇文章中,129 篇证明了 CPE 对医生表现和患者健康结局的积极影响。医学界一再强调 CPE 在改善患者结局、降低医疗成本、改善临床医生福利以及提高美国医疗保健系统的整体质量和效率方面所起的关键作用。这些成果是通过培养更多受教育程度更高、更熟练的医生来实现的,也可通过作为医学进步和创新的渠道来实现的。

CPE 的演变

住院医师教育工作者强调主动学习和基于团队活动,以促进更透彻的理解,帮助临床医生取消冗余的实践,提高解决问题的能力,并促进经验丰富的医疗卫生人员的自主学习。鉴于他们日益紧张的生活,忙碌的临床医生越来越多地寻求更好的教育机会。他们不能容忍被动的、肤浅的教育,并寻求与实践相关、对学习有效、时间效率高并能培养技能的活动。

教育设计中的小步骤可以使 CPE 的效果和效率产生重大影响。通过限制正式讲座的时间,结合案例示例,并允许学员有大量时间进行讨论,以及让学员成对或分组合作来分享、反思和解决相关和具有挑战性的问题,使大型会议、研讨会和其他现场会议变得更具互动性、相关性和意义[21]。易获得的和廉价的技术促进交流。互相之间表现的比较对临床医生来说尤其具有激励作用。例如,创建小组、讨论或在手机上回答问卷调查,可以让参与了解他们的态度、知识或解决问题的能力与同行相比如何。有了与同事互动的机会,医疗卫生人员就可以根据专业规范来衡量自己,并在建立合作关系的同时相互提供反馈[37]。为了支持这些适度的教育创新和保持必要的变革,需要发展教师队伍。

在医疗保健机构,可以发展 CPE 项目和教育者来支持战略目标并帮助解决重要的系统问题[34]。世界各地的医院和卫生系统领导者报告说,对 CPE 的投资帮助他们改善了医疗卫生人员的表现、患者的结局和医护协作;推动和管理变革,包括行为和文化变革;提高团队合作能力和领导能力;并且减少职工倦怠和离职。

CPE 的要求

CPE 的核心是医疗卫生人员的一项个人责任,即保持他们的知识和技能与时俱进,以便他们能够提供高质量的服务,满足患者的期望和他们专业的要求,并保障公众的安全。而且使用强制的方法来推动专业人员参与 CPE 的历史由来已久。它们通常来自专业组织、许可机构和雇主,或受到行为准则或道德准则的要求。

　　强制性 CPE 的效用体现在完成教育活动或计划的临床医生的数量和百分比的上升。它传达了对正在设法解决的技能和能力问题的重视,例如程序正确、沟通技能、用药确认或团队合作。相比之下,许多卫生行业都在应用强制性的 CPE,比如美国各州在不同实践领域立法的项目,采用盲目的"选项勾选"。几乎没有证据表明强制性教育能增加知识、改变实践行为或改善患者的预后。如果成功的关键衡量标准仅仅是完成培训的医疗卫生人员的数量,那么强制性的 CPE 将是一项有效的策略。试图实施强制的监管机构必须明白此类策略明显缺乏有效性的记录,以及强制的方法在受监管的医疗卫生中会制造不满和反对情绪。

　　另一方面,自愿性 CPE 吸引了那些在实践环境中有自我评估教育需求的临床医生。这不仅激发了他们完成培训的意愿,也激发了他们增加知识和改变实践行为以改善病患照护的动力。

　　许多组织将受限选择作为一种合理且务实的替代方案,以平衡强制和自愿。我们相信,即使需要被动参与,提供一系列方法来满足教育期望的 CPE 系统也是最好的选择[38,39]。

　　关于特定内容领域或活动的强制要求本质上是有问题的。然而,临床医生应该被要求参与专业深造。这些最低门槛要求让那些可能最不具有自我意识、最精疲力竭、最愤世嫉俗的临床医生参与进来。最低门槛要求可以帮助重新吸引临床医生参与 CPE 并改进表现,并将临床医生与能够支持他们完成这一过程的同行和教师联系起来。

CPE 与本科和住院医师教育有何不同

　　进入医科学校学习的学生必须接受规定的课程和相关的严格评估,从而获得专业学位。医学教育工作者及其学校要对教育质量负责。住院医师课程也为学习者提供特定的课程和能力水平指标。住院医师可以获得工资,主要来自政府资助。医院和医疗系统依靠提供服务来履行其治疗病患的使命,并对教师和教育工作者进行投资,以达成财政支持所必需的认证要求。

　　CPE 在几个方面不同于医学院和住院医师培训。由于临床实践的巨大差异,已经完成正规教育的临床医生几乎不需要课程结构。当实践的范围很广时,实践的多样性也会限制评估的效用。医院和医疗系统从其工作人员的专业能力中可获得利益,但他们通常将 CPE 视为规则遵从性训练,并将责任推给临床医生自己。受益人(通常是医疗保健系统)和资助者(通常是个体临床医生)之间的冲突,加上没有明确的课程,导致在努力建立一个功能性的 CPE 项目时带来了独特的挑战。

推动完善自我认知

医疗卫生人员通常不知道他们的临床缺陷,如知识储备、专业技能、推理、沟通、团队合作、同理心等。由于缺乏严格的评估、反馈和问责制,临床缺陷和专业缺陷往往隐藏在"未知的未知"中。正如行为科学里著名的"Dunning-Kruger effect"所言,即使是训练有素的专业人员也会没有意识到自己可能缺乏某些技能[40,41]。临床缺陷给医生和其他医疗专业人员带来了双重负担——他们不完整和错误的知识不仅导致他们犯错误,而且也使他们无法意识到错误何时发生[37]。

这一认识问题在医学专业中尤其棘手,因为:①果断和信心是职业文化;②储存的信息很快就过时;③很少对从业者进行评估;④不良结果可归因于临床医生技能以外的来源;⑤犯错又可能会导致非常严重的后果。临床错误是常见的,但这些错误很少与临床技能缺乏联系在一起,而且很少有反馈来打破这种让不准确的自信永久化的循环。

提高自我意识的评估和反馈模型是努力提升患者安全的关键部分。对于那些坚信自己表现良好的临床医生来说,建设性的、可执行的反馈可能非常有说服力。可以成功指导收到形成性反馈的临床医生进行改进。有充分的证据表明,如果医疗卫生人员态度谦虚,有改进的动机,则通过参加有效的教育培训项目,可以有效跨越能力的差距。

CPE 和 MOC 中学到的经验教训

1. 服从而不是学习　医疗卫生人员对规章和行政要求感到压力[42]。这些要求使临床医生无法从事提供专业维持和满足的活动(如花时间陪伴患者或智力激发),也无法平衡家庭和工作生活。处理这些行政负担是困难的,因为所需的结构(例如电子健康档案)很烦琐,而且其设计是为了满足报销需要和数据管理,而不是为了提高临床效率。卫生专业人员非常困惑。他们把时间和精力花在被认为能够给别人带来价值的活动上,而不是给自己或患者。这样的冲突会导致挫折感、挫败感和倦怠感。假如这些教育机会仅被视为规则遵从性训练,卫生教育工作者和学习活动被这种令人怀疑的行为所污染。

2. 提倡信用追求　为完成任务而完成的教育往往被认为无关紧要,浪费时间的。这样的 CPE 是一个自以为是的预测,因为缺乏参与使得学习和记忆变得不可能,并使得参与毫无效果且令人感到挫败。当 CPE 用于规则遵从性训练时,学习者会寻求最简单、最便宜的方法来满足需求。医疗专业教育工作者通过提供方便和简单的程序来应对这种需求,这些程序的属性会促使无效的学习。对这些提供简易培训项目以迎合培训要求的教育供应者进行奖励,会强化这些继续教育的负面看法。当强制性项目和扭曲的奖励存在时，也可能意味着监管系统和 CPE 提供者在提供合规机制和获得收入方面串通一气，而不是真正促进学习、改变、团队合作和职业乐趣。

3. 强化关于学习的冗余信念 被动学习是无效的。临床医生知道他们何时学习，并且只重视那些自己专业上值得的、高效的和有效的活动。大查房和临床会议出席率下降，反映着临床医生对每天的宝贵时间如何应用的选择。对可能没有教育效果的活动给予肯定，可能会强化一种不恰当的观念，即仅仅"出现"在教育课程中就足以学习。只有学习者结合学习资料进行积极和努力学习，CPE 才能有效（第四章）。

4. 自下向上法、自上而下法和临床相关性的重要性 学习、记忆和巩固需要付出努力。只有对学习者有价值，他们才会积极学习。压力大的临床医生希望学习更多的临床经验来有效地解决他们的具体实践和患者问题。实践模式因为专业领域多而变得多样化。提出与目标人群广泛相关的有重点的持续专业教育活动是一项挑战。当缺乏明显的临床相关性时，"一刀切"的项目经常被拒绝。如果医疗卫生人员认为时间花在了不能得到回报的活动上，那么浪费时间的这一想法就会使他们产生挫败感。

如果将自上而下的学习方法换成允许临床医生自主选择 CPE 课程进行学习，那么临床相关性会更大。通过自下而上的人员配备和支持来促进项目，让临床医生确定他们的需求，然后找到帮助他们满足需求的活动。如此，CPE 就得到了改善。这种自下向上的方法没有预先决定临床医生需要什么，而是提供了一个灵活的课程，使选择最大化。相反，这种自下而上的方法使用客观的评估数据和个人需求来推动临床医生的职业发展道路。

CPE 和 MOC 掌握性模型的相关性、应用和潜力

案例

静脉 - 静脉体外膜氧合（extracorporeal membrane oxygenation，ECMO）越来越多地用于难治性急性低氧性呼吸衰竭的治疗。ICU 临床医生在使用 ECMO 技术方面的专业知识差异很大。CPE 的目的是设计一个基于模拟的掌握性学习课程，以教育参与 ECMO 患者照护的 ICU 医疗团队成员。ECMO 教育工作者提出几个关于如何有效、高效地让临床医生为患者照护做好准备的问题。

问题：

1. 如何评估个人和机构对 ECMO 培训的需求？

2. 如何开发和试点测试教育干预措施来提高学习者的临床技能以确保对 ECMO 患者的高质量照护？

3. 评估个人学习者和整个 ECMO 计划最终效果的最佳方式是什么？

4. 如何才能长期保持对 ECMO 患者统一的高水平照护？

掌握性学习的原则已经在前面的章节中介绍过了。尽管 CPE 环境与 UME 和 GME 环境相比存在公认的差异，但掌握性学习的原则可以很容易地应用于 CPE。之前的大部分掌握性学习工作都聚焦于医疗专业的受训者，而非执业的临床医生。然而，对于医疗职业个人和团队来说，将掌握性学习提升到 CPE 中是一个很好的机会。护士、理疗师、内科医生和牙医在完成规培计划后要执业几十年。随着时间的推移，所有人都面临着技能退化的风险[2]。他们还必须了解新的进展，包括药物、流程或技术。与掌握性模型一致，有证据支持因为交互式 CPE 导致的专业实践的改变，使临床医生们能够积极参与并有机会练习技能[12]。在接下来的四个部分中，我们将讨论掌握性模式在持续专业发展(continuing professional development，CPD)中的相关性、应用和潜力，将涉及需求评估、发展教育干预、结果评估、技能巩固和保持。更具影响力的 CPE 即将出现。有大量证据表明，使用掌握性学习原则制订的教育干预措施将提高学习效能和效率。

需求评估

掌握性学习在 CPE 中并没有得到广泛的实施。早些时候，我们提供了几个已发表的案例来强调基于模拟的掌握性学习(simulation-based mastery learning，SBML)在 CPE 中的成功应用。少数项目使用了掌握性学习原则，例如面向医生和护士的中心静脉导管置入和维护的"培训培训者"项目[13]和教授手术或专业技能的项目[14]。

美国医学院协会(AAMC)2011 年的一项调查显示，超过 65% 的医学院和教学医院使用模拟的方法来锻炼各种技能[43]。2018 年哈里森调查(2018 Harrison Survey)是由 AAMC 和学术继续医学教育协会(the Society for Academic Continuing Medical Education，SACME)联合发起的一项两年一度的调查，该调查发现，92% 的受访者在前一年的 CME/CPD 活动中使用了模拟的次数大于或等于 1 次[44]。重新架构 CPE，从说教式的讲座转向认知参与式的基于案例的模拟，或基于团队的实际操作的交互式模拟，显然正日益频繁[21]。然而，CPE 中的模拟教学既没有稳固地基于掌握性学习原则进行常规设计，也没有纳入纵向课程(第十一章)。

无论 CPE 是为个人还是临床团队设计的，由需求评估确定的核心技能中的知识、能力或表现差距是所有 CPE 活动的基础。确定学习者或临床团队正在做或已完成的与可达成的成果之间的差距,是决定教学内容的关键初始步骤。当然,教育干预措施的设计必须符合预期结果(第三章和第四章)。缩小这些差距的教育活动为个人、团队、医疗机构和患者提供了价值。如果期望掌握例如穿刺术这样的侵入性操作,那么仅仅进行理论讲授是不足够的。结合刻意练习与反馈的模拟(认知或技术)以达到掌握性学习目的,是一种能更有效地达到预期效果的教育方法。

医疗卫生专业学习者的教育需求因专业、实践环境和经验的不同而不同。随着医疗卫生专业人员职业生涯的发展,教育需要改变。在规划 CPE 活动中,使用医疗质量改进或患者安全的数据可以帮助确定个人卫生专业人员或团队的教育需求。然而,许多 CPE 单位在制订计划时并不使用客观数据[45]。满足团队学习需求时,并不一定可以满足个人需求。例如,基于实践的学习和改进(practice-based learning and improvement,PBLI)中的核心胜任力,有助于确定执业医生的学习需求。医生可以查看与其临床实践相关的数据,并确定表现差距。先前的研究发现,医生更喜欢自我评估他们的 CPD 需求[46]。然而,自我评估教育需求的效用是有限的[46]。医生可能不知道他们真正需要知道什么,这是“Dunning-Kruger effect”的一种表现[40,41]。完成前测或基线技能评价,是确定学习者需求的另一种方式,也是掌握性学习的一个关键特征,不过前提是这些信息随后被用来定制干预措施[13]。表 18-1 提供了一个稳健的需求评估的示例。

表 18-1　稳健需求评估的示例:ECMO 案例

根据学员和系统的教育需求,稳健的需求评估可能会找出以下实践差距:
1. ECMO 团队成员缺乏一个结构化的系统来评估哪些患者可以从 ECMO 照护中受益。及时审查适应证和禁忌证对保证选择合适的患者是必要的。
2. 医生对 ECMO 静脉置管的物品选择缺乏认识和相应的策略。
3. 医生、护士、呼吸治疗师和输液师缺乏明确的角色和责任来照护 ECMO 患者。
4. 医生不具备处理 ECMO 紧急情况的能力。

发展教育干预

掌握需要刻意练习和反馈。单向信息共享是一种典型的教学模式,它不足以培养学生掌握所需的能力和技能。有很好的机会来设计能够客观地评估参与者的表现的 CPE 课程,并提供机会进行刻意练习和反馈,直到达到掌握的水平。医师学习者并不擅长基于有意识的教学设计来选择活动,他们可能更倾向于选择风格和内容都熟悉的活动[46]。只有 23% 参与 MOC 的医生认为基于模拟的教学是一项有用的 CPD 活动。72% 的参与者认为传统的以知识为基础的 CPD 或备考课程对 MOC 最有帮助[46]。执业医师的教育选择与产生最佳结果的教育活动之间存在脱节。CPD 中的掌握性学习应该首先针对潜在的高影响情况，如团队培训，以及特别危险或新的内容领域[13]。

CPE 掌握性课程研发的步骤与第三章中描述的步骤没有区别。然而，鉴于 CPE 设置中存在的限制，教育工作者必须注意：

1. 教育方案有效。

2. 学习效率达标。

3. 教材与学习者个人实践范围相关。

4. 能够利用好同伴学习、小组学习和团队学习的机会。

5. 对自己的能力有准确的认识。

6. 克服对评估[19]和新的学习模式的恐惧。

7. 管理好利益冲突和不涉及商业利益。

经验丰富的医疗卫生人员，或者说是在他们各自领域的专家，当期望或追求完美表现时，往往担心暴露出自身能力弱点。CPE 教育工作者必须消除这种顾虑，以纠正学习者的知识或技能的不足。当一种新的治疗方法或程序被引入时，学习者更倾向于主动寻求教育。必须注意反馈的形成价值和对评估恐惧的敏感性[47]。

最近对美国执业药剂师的一项调查试图了解他们关于参与 CPE 的想法。药剂师报告说，缺乏时间是他们参与 CPE 的最主要的障碍[48]。CPE 不同于本科或住院医师专业教育，因为学习时间并非医疗卫生人员时间表的固定部分。许多来源的研究证据表明，掌握性学习可以改善结果，但它也需要投入一定的学习时间和资源[25-27]。掌握临床技能的投资回报必须与时间、人员、价格和失去参与其他活动（包括生产性临床工作）的机会的成本进行权衡[49]（另见第十九章）。在 CPE 的平台上，教育工作者必须仔细选择掌握性教育的技能，以确保从高价值教学中获得学习效率。教育是一种可以改善临床表现的廉价解决方案，既可以使医生们明白工作的意义，又可以减少他们对工作的倦怠[34]。人员流动对医疗机构来说代价高昂。研究表明，教育是在提高生产率和质量的同时减少人员流动率的关键[50]。对 CPE 的机构投资允许提供者有时间参与其中，又不会造成收入损失或工作积压等后果，从而鼓励支持个人目标的教育活动，并最大限度地参与实现机构目标。

早期关于以掌握性学习为基础的 ECMO 教育计划的例子缩小了 CPE 干预的范围，该干预对一所机构也是可行的。与团队培训或诊断推理教学相比，关于 SBML 的证据对于程序性训练更有说服力。因此，医疗专业的教育工作者可能会决定从设计 ECMO 静脉置管课程开始。文献检索并没有发现关于这一操作的课程安排与和技能核查表。制定 ECMO 技能核查表、制定 MPS 和制作适当技术视频演示都是很好的出发点(表 18-2)。

表 18-2 ECMO 技能计划的教育实施情况

1. 概述要评估的预期能力
2. 使学习和评估要素与每个预期能力保持一致
3. 招募学员加入计划
4. 为如何完成线上、现场和模拟相结合的掌握性课程和形成性评估要素提供多种选择
5. 提供个人反馈和额外刻意练习和反馈,直到掌握为止
6. 实施巩固和提醒方法,以长期保持这些技能

结果评估

研究证据清楚地表明掌握性学习方法在改善患者照护和患者安全方面的有效性和价值[24-27]。这项科学工作主要集中在医学受训者身上,而不是执业医生。然而,没有理由相信研究成果不能转移到 CPE 领域。结果评估是评估 CPE 干预效果的关键。美国继续医学教育认证委员会(the Accreditation Council for Continuing Medical Education, ACCME)是负责监督美国继续医学教育项目的机构之一,它重视教育对医疗卫生人员和患者的影响。教育工作者必须衡量表现的改善,以向学习者展示好处,并使用各种方法,从活动后自我评估和知识和技能增长测试,到衡量表现、技能和患者结局。个人的改进依赖于长期跟踪相关数据。一个好的以掌握能力为基础的学习课程首先要有一份可以可靠评估基线表现的技能检查表。干预后的数据分析证明了 CPD 计划的影响[51]。

我们的例子提出了一个 ECMO 静脉置管的 SBML 课程。结果评估可以评估模拟环境中取得的结果(T1),并将其转移到更好的患者照护实践中去(T2),或改善患者预后(T3)[24]。对医生健康、敬业度和职业间协作的潜在影响的测量频率则较低。有意义和高价值的教学将推动学习者未来的学习参与度(表 18-3)(参见第十六章)。

表 18-3 ECMO 项目的结果评估[24]

案例结果	转化成科学层级
参加并完成课程的学习者人数	N/A
学习者们对课程的满意度	T1(态度)
学习者在 ECMO 知识笔试中的表现	T1(知道)
学习者在各种基于案例的不同情境下应用 ECMO 的笔试中的表现	T1(知道如何运用)
在模拟器上演示 ECMO 时学习者的表现	T1(能展示如何用)

续表

案例结果	转化成科学层级
成功接受 ECMO 治疗的合适的患者数量	T2(改善患者照护实践)
在测量设施上接受 ECMO 治疗的患者的死亡率	T3(更好的患者结局)

资料来源:参考文献[24]。

技能的巩固和保持

医疗卫生人员应在正式培训后表现出并保持其能力。监管要求和公众监督期望通过 CPE 对专业表现进行问责,并符合委员会的认证要求。监管医疗卫生人员能力维持的组织必须评估现有的方法和工具,以确定护士、医生、药剂师、助产士和其他专业人员是否符合继续行医和保障患者安全所需的预定义标准。每个医学委员会都在审查最佳策略,以帮助他们的医生掌握最佳做法,保持技能,并评估能力。这些教育和评估方法的可接受性与其确定个人能力的准确性和精确性之间存在明显的关系。很明显,掌握性学习方法和表现管理的要求将越来越多地被纳入最佳实践所需包括的条件中,认证委员会将接受这样的实践,以满足他们的需要和期望。

掌握性学习方法的障碍包括专业惰性、时间和资源缺乏、对评估的恐惧和缺乏专业责任感。越来越明显的是,卫生专业人员将需要参与教学项目,在这些项目中,设定了严格的标准,参与者有时间进行刻意练习,直到他们的表现达到严格的最低门槛。这一策略包括在标准化环境中对个人表现进行客观评估(第十七章)。

教育者也必须不断发展。建立健全的课程需要教育设计方面的专业知识(第三章)。医疗专业教育工作者还必须在掌握一项技能所需的时间和资源与大量其他学习者教育优先事项之间取得平衡(表 18-4)。

表 18-4　ECMO 技能的巩固和保持

视觉教具要放在显眼的位置,提醒临床医生 ECMO 技能中经常被遗忘的关键组成部分

结合核查表和其他巩固方法,以加强临床环境中的安全和有效实践

定期向员工反馈一段时间以来从 ECMO 项目中学习的数据和经验教训

在该课程中建立 ECMO 核心团队,定期召开会议,反思经验和策略

随着新技术的产生或新技术的引入,可以添加额外的需掌握的模块。例如,可以开发一门关于处理 ECMO 紧急情况的课程

可以提供定期安排的课程作为补充,以便进行技能练习和评估。如果医生在 ECMO 活动中的参与度低于保持其技能所需的时间,或者如果新医生在事先没有经验的情况下被要求照护 ECMO 患者,那么这样的会议就是有价值的

结语

经过正式培训后,医疗卫生人员的大部分职业生涯都是在 CPE 阶段度过的。获得的技能是参差不齐的,会随着时间的推移而衰退。许多临床医生对自己的技能过于自信,这是导致医疗差错的原因之一。医疗卫生人员很少接受严格、可靠的评估,所以找出专业实践差距,并建立更准确的自我认知,这是吸引更多人参与 CPE 所必需的。被动的 CPE 教育项目会让人产生自满情绪,因为它会强化错误的观念,让人误以为学习正在发生或已经发生,其实学习并没有发生。许多从事专业实践的学习者不愿参与认知要求高、耗时长的教学项目,即使这类项目最有可能带来临床获益。

CPE 项目还需要考虑到其学员群体的明显的多样性。一些医疗专业人员的执业范围很广,而另一些人则将他们的执业范围限制在一个专门的技能领域。其他人则从事研究、教育或行政工作,这些工作定义了职业身份。认识这些多样性,然后创造教育机会,以帮助卫生专业人员获得和保持与其工作最相关的技能,这需要慎重的规划和认真的实施。

掌握性学习模式可以很容易地转化为 CPE 环境。以掌握性学习为基石的基于能力的教育正在成为许多医疗培训项目的常态[52,53]。教育工作者将继续完善评估方法,以保证进入执业阶段的医生、护士、物理治疗师和其他专业人员的质量。掌握性学习作为一种特别严格的基于能力的教育,是改善医学教育的一项关键策略,具有巨大的潜力。认识到当前医学教育模式的局限性,并确保掌握性学习的严谨性,将提高 CPE 的质量和价值。

(黎尚荣 译)

参考文献

1. Kohn LT, Corrigan JM, Donaldson MS, (Institute of Medicine). To err is human: building a safer health system. Washington, DC: National Academy Press; 2000.
2. Arthur W Jr, Bennett W Jr, Stanush PL, McNelly TL. Factors that influence skill decay and retention: a quantitative review and analysis. Hum Perform. 1998;11(1):57–101.
3. National Academies of Sciences, Engineering, and Medicine. Improving diagnosis in health care. Washington, DC: The National Academies Press; 2015.
4. Meyer AND, Payne VL, Meeks DW, et al. Physicians' diagnostic accuracy, confidence, and resource requests: a vignette study. JAMA Intern Med. 2013;173(21):1952–9.
5. Kliegman RM, Bordini BJ, Basel D, Nocton JJ. How doctors think: common diagnostic errors in clinical judgment—lessons from an undiagnosed and rare disease program. Pediatr Clin N Am. 2017;64:1–15.
6. Singh H, Schiff GD, Graber ML, et al. The global burden of diagnostic errors in primary care. BMJ Qual Saf. 2017;26:484–94.

7. Mokros A, Habermeyer E, Küchenhoff H. The uncertainty of psychological and psychiatric diagnoses. Psychol Assess. 2018;30(4):556–60.
8. Davis DA, McMahon GT. Translating evidence into practice: lessons for CPD. Med Teach. 2018;40(9):892–5.
9. Laufer S, Cohen ER, Kwan C, et al. Sensor technology in assessments of clinical skill. N Engl J Med. 2015;372:784–6.
10. Laufer S, D'Angelo A-LD, Kwan C, et al. Rescuing the clinical breast examination: advances in classifying technique and assessing physician competency. Ann Surg. 2017;266:1069–74.
11. Pugh CM, Arafat FO, Kwan C, Cohen ER, Kurashima Y, Vassiliou MC, Fried GM. Development and evaluation of a simulation-based continuing medical education course: beyond lectures and credit hours. Am J Surg. 2015;210:603–9.
12. Weinger MB, Banerjee A, Burden AR, et al. Simulation-based assessment of the management of critical events by board-certified anesthesiologists. Anesthesiology. 2017;127:475–89.
13. Barsuk JH, Cohen ER, Nguyen D, et al. Attending physician adherence to a 29-component central venous catheter bundle checklist during simulated procedures. Crit Care Med. 2016;44:1871–81.
14. Barsuk JH, Seburn S, Cohen ER, et al. Simulation-based mastery learning improves central line maintenance skills of ICU nurses. J Nurs Adm. 2015;45(10):511–7.
15. Hafford ML, Van Sickle KR, Willis RE, et al. Ensuring competency: are fundamentals of laparoscopic surgery training and certification necessary for practicing surgeons and operating room personnel? Surg Endosc. 2013;27:118–26.
16. Birkmeyer JD, Finks JF, O'Reilly A, et al. Surgical skill and complication rates after bariatric surgery. N Engl J Med. 2013;369:1434–42.
17. Choudhry NK, Fletcher RH, Soumerai SB. Systematic review: the relationship between clinical experience and quality of health care. Ann Intern Med. 2005;142:260–73.
18. McMahon GT. Inspiring curiosity and restoring humility: the evolution of competency-based continuing medical education. Acad Med. 2018;93:1757–9.
19. McGaghie WC. Evaluation apprehension and impression management in medical education. Acad Med. 2018;93(5):685–6.
20. Leape LL. The preventability of medical injury. In: Bogner MS, editor. Human error in medicine. Hillsdale: Lawrence Erlbaum Associates; 1994. p. 13–25.
21. McMahon GT. What do I need to learn today? The evolution of CME. N Engl J Med. 2016;374(15):1403–6.
22. McMahon GT. Advancing continuing medical education. JAMA. 2015;314(6):561–2.
23. Cervero RM. Lifespan professional development through practice-based education: implications for the health professions. In: Neimeyer GJ, Taylor JM, editors. Continuing professional development and lifelong learning: issues, impacts, and outcomes. New York: Nova Science Publishers; 2011. p. 265–76.
24. McGaghie WC. Medical education research as translational science. Sci Transl Med. 2010;2:19cm8.
25. McGaghie WC, Draycott TJ, Dunn WF, Lopez CM, Stefanidis D. Evaluating the impact of simulation on translational patient outcomes. Simul Healthc. 2011;6(7, Suppl):S42–7.
26. McGaghie WC, Issenberg SB, Cohen ER, Barsuk JH, Wayne DB. Translational educational research: a necessity for effective health-care improvement. Chest. 2012;142(5):1097–103.
27. McGaghie WC, Issenberg SB, Barsuk JH, Wayne DB. A critical review of simulation-based mastery learning with translational outcomes. Med Educ. 2014;48:373–85.
28. Houle CO. Continuing learning in the professions. San Francisco: Jossey-Bass; 1980.
29. Cervero RM. Effective continuing education for professionals. San Francisco: Jossey-Bass; 1988.
30. American Board of Medical Specialties. Board certification and maintenance of certification. Available at: https://www.abms.org/board-certification/.
31. American Board of Medical Specialties. Steps toward initial certification and MOC. Available

at: https://www.abms.org/board-certification/steps-toward-initial-certification-and-moc/.

32. American Board of Medical Specialties. Value of board certification to health care. Available at: https://www.abms.org/board-certification/value-of-board-certification-to-health-care/.

33. Teirstein PS. Boarded to death—why maintenance of certification is bad for doctors and patients. N Engl J Med. 2015;372(2):106–8.

34. McMahon GT. The leadership case for investing in continuing professional development. Acad Med. 2017;92(8):1075–7.

35. Institute of Medicine. Redesigning continuing education in the health professions. Washington, DC: The National Academies Press; 2010.

36. Fletcher SW. Chairman's summary of the conference. In: Hager M, editor. Continuing education in the health professions: improving healthcare throughout lifelong learning. New York: Josiah Macy, Jr. Foundation; 2007.

37. Rifai N, Rose T, McMahon GT, Saxberg B, Christensen UJ. Learning in the 21st century: concepts and tools. Clin Chem. 2018;64(10):1423–9.

38. McMahon GT, Skochelak SE. Evolution of continuing medical education: promoting innovation through regulatory alignment. JAMA. 2018;319(6):545–6.

39. McMahon GT, Aboulsoud S, Gordon J, et al. Evolving alignment in international continuing professional development accreditation. J Contin Educ Health Prof. 2016;36(Suppl. 1):S22–6.

40. Kruger J, Dunning D. Unskilled and unaware of it: how difficulties in recognizing one's own incompetence lead to inflated self-assessments. J Pers Soc Psychol. 1999;77(6):1121–34.

41. Dunning D, Heath C, Suls JM. Flawed self-assessment: implications for health, education, and the workplace. Psychol Sci Public Interest. 2004;5(3):69–106.

42. McMahon GT. Managing the most precious resource in medicine. N Engl J Med. 2018;378(16):1552–4.

43. AAMC. Medical simulation in medical education: results of an AAMC survey. Available at: https://store.aamc.org/medical-simulation-in-medical-education-results-of-an-aamc-survey-pdf.html.

44. SACME. Academic CME/CPD in the United States and Canada: the 2015A AMC/SACME Harrison Survey. Available at: https://store.aamc.org/downloadable/download/sample/sample_id/234/

45. Cook DA, Blachman MJ, Price DW, West CP, Berger RA, Wittich CM. Professional development perceptions and practices among U.S. physicians: a cross-specialty national survey. Acad Med. 2017;92(9):1335–45.

46. Davis DA, Mazmanian PE, Fordis M, Van Harrison R, Thorpe KE, Perrier L. Accuracy of physician self-assessment compared with observed measures of competence: a systematic review. JAMA. 2006;296(9):1094–102.

47. Clark EG, Paparello JJ, Wayne DB, et al. Use of a national continuing medical education meeting to provide simulation-based training in temporary hemodialysis catheter insertion skills: a pre-test post-test study. Can J Kidney Health Dis. 2014;1:25.

48. Tsoi STA, de Boer A, Croiset G, Koster AS, Kusurkar RA. Factors influencing participation in continuing professional development: a focus on motivation among pharmacists. J Contin Educ Health Prof. 2016;36(3):144–50.

49. Cook DA, Brydges R, Zendejas B, Hamstra SJ, Hatala R. Mastery learning for health professionals using technology-enhanced simulation: a systematic review and meta-analysis. Acad Med. 2013;88(8):1178–86.

50. Society for Human Resource Management. Developing and sustaining high performance work teams. Available at: https://www.shrm.org/ResourcesAndTools/tools-and-samples/toolkits/Pages/default.aspx.

51. Prenner SB, Wayne DB, Sweis RN, Cohen ER, Feinglass JM, Schimmel DR. Simulation-based education leads to decreased use of fluoroscopy in diagnostic coronary angiography. Catheter Cardiovasc Interv. 2018;91(6):1054–9.

52. Frank JR, Snell L, Englander R, Holmboe ES, ICBME Collaborators. Implementing

competency-based medical education: moving forward. Med Teach. 2017;39(6):568–73.

53. Holmboe ES, Sherbino J, Englander R, Snell L, Frank JR, ICBME Collaborators. A call to action: the controversy and rationale for competency-based medical education. Med Teach. 2017;39(6):574–81.

第十九章
基于模拟的掌握性学习带来的投资回报

Jeffrey H. Barsuk, Sidney A. Barsuk, and Diane B. Wayne

美国近 4% 的住院患者会出现严重或致命的医源性并发症。医疗差错每年造成 100 多万人受到伤害和至少 9.8 万人院内死亡。侵入性医疗操作是患者医源性并发症的第二常见原因[2,3]。这些并发症导致住院时间（length of stay, LOS）延长和医疗成本增加[4,5]。医疗保险和医疗补助服务中心（the Centers for Medicare and Medicaid Services, CMS）不再给医院报销可预防的不良事件，而是提供奖励以减少医院获得性疾病（hospital-acquired condition, HAC）[6]。CMS 认定的可预防不良事件包括医源性感染和其他与住院或操作相关的并发症[7]。确认那些能消除可预防不良事件的流程、系统和方法是努力保障患者安全的关键，这样也能避免费用不被报销和受到处罚。

本书的第一章指出，传统的医学教育模式在很大程度上依赖基于时间的学徒模式，这些模式无法始终达到预期的学习成果。改进的另一个阻碍是，医务人员通过多项选择题的考试就能获得资格认证，而且在完成培训之前也无须证明其掌握了临床技能。尽管美国医学研究院在 2000 年具有里程碑意义的出版物 *To Err is Human: Building a Safer Health System* 中确定了基于模拟的教育作为提高患者安全的一种方式[1]，但在过去 20 年中，我们对医生的资质、许可和资格认证的方式几乎没有改变。

历史上，教育被认为是改进医疗质量和患者安全策略中薄弱的一环[8]。这是因为阅读、讲座、基于时间的学徒培养模式、专家咨询和简短的继续医学教育课程等传统方法在很大程度上是被动的干预措施，其效果千差万别。然而，越来越多的研究表明，更新的技术（例如 SBML，涉及刻意练习、个性化反馈和严格的能力评价）可产生确定的教育成果，从而改善下游患者的预后并降低医疗保健成本[9-15]。

尽管大学研究人员已经开发和研究了 SBML 干预措施，却很少根据利益相关者认可的质量改进（quality improvement, QI）指标来进行评估，这些利益相关者包括首席执行官、首席财务官、首席医疗官、护理部主任和其他医疗财务的利益相关人员。专业院校的重心是教育、患者照护、研究和创新。而高层管理人员关心的则是提高市场份额、降低费用和缩小临床质量的差异。因此，医学专业院校的领导与医疗机构的高层可能有互补的目标，只是表达方式可能不同。本章将讨论协调学术和商业利益相关者的策略，帮助教育工作者们创建一个 SBML 教育干预措施的商业案例，提供一种商业模式基础。

　　本章探讨模拟教育的领导者们如何建立基于商业的、具备投资回报的 SBML 模式，分为四个部分，内容包括：①菲利普斯投资回报（return on investment，ROI）方法论的描述；②ROI 模型与 SBML 结合使用的案例；③ROI 的其他案例；④利益相关者的参与，即说服高级管理层。

菲利普斯 ROI 模型

业务调整、预测和需求评估

　　医院和其他医疗机构关注患者医疗质量、市场份额、声誉、组织内的士气和财务回报等问题[16]。通过了解如何使用菲利普斯 ROI 模型计算 ROI，教育工作者们可以更好地解决这些问题[17]。菲利普斯 ROI 模型的第一步是实施五步需求评估。如图 19-1 所示，需求包括回报需求、业务需求、行为表现需求、学习需求和偏好需求[17]。需求评估有助于使改进干预措施与机构目标保持一

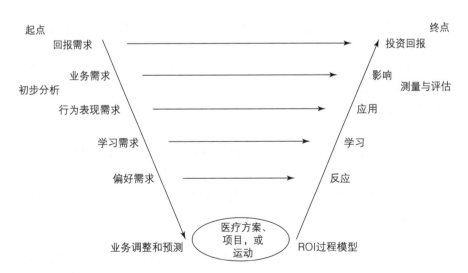

图 19-1　业务调整模型

资料来源：经 Buzachero 等许可改编[17]。版权所有 ©2013 McGraw-Hill Education。

致。需求评估中的步骤可以与医疗利益相关者特别感兴趣的关键结果联系起来(反应、学习、应用/实施、影响和投资回报)[17]。

回报需求

回报需求指解决医疗问题,并评估得到正投资回报率的可能性。回报需求同时表明,问题值得解决,提出的解决方案(例如 SBML)是可以接受的。回报需求需要一个简单问题的答案:解决这个问题能挣多少钱或节约多少钱?可以通过减少错误或浪费等缩减支出实现回报,也可以通过改进临床结果带来更高价值或增进人群或社区健康带来回报。对于许多医院、医院系统和诊所的生存来说至关重要的是要避免因 CMS 基于价值购买(VBP)服务的再入院削减计划而受到的处罚,以及由于不可报销的 HAC 而产生的费用(译者注:美国医保中心对于可预防的并发症或医源性疾病采取不予报销的政策,因此倒逼医疗机构要采取措施来降低可预防的并发症和医源性疾病的发生率)[18]。因此,这些不予报销的项目有许多回报需求。

业务需求

业务需求允许组织利用回报需求的影响来解决。换句话说,业务需求是有可衡量的结果能证明有回报。业务需求是对效率、质量、成本或生产力改进的衡量。这些收益包括减少过度使用、使用不足、低效或有缺陷的医疗服务[16]。例如,如果中心静脉导管相关血流感染和尿管相关的尿路感染会导致 HAC 不予报销的处罚,那么 SBML 干预后能检测到这些感染减少就反映了有业务需求。

行为表现需求

行为表现需求就是回报需求的原因以及应进行哪些改进。确定问题的原因有多种方法,包括调查、直接观察、模拟和病历回顾。质量改进方法诸如析因分析、失效模式与影响分析或绘制流程图等也有助于查明问题的原因[8]。例如,如果直接观察患者的诊疗就发现了感染预防技术中的错误,行为表现需求就是执行这些任务的人员所表现出来的技能缺陷。

学习需求

几乎每一项医疗质量改进工作都涉及教育[8,18]。学习需求要问应该学习什么来解决行为表现问题。学习需求的例子包括帮助员工熟悉新设备、政策或临床操作技能。学习需求是通过访谈、观察、基于模拟的评估、笔试或病历回顾发现的。

偏好需求

偏好需求关注利益相关者对项目的反应。偏好需求决定了针对医疗问题所建议的解决方案是否必要、实用且对患者诊疗有用。来自多个利益相关者的意见决定了偏好需求——项目范围、时间、资源和地点。这些信息可以从一对一的会议、访谈或调查中获得。一旦确定了学习需求,偏好需求就会反映出医院员工更喜欢接受的培训方式,例如更喜欢在线学习还是基于模拟的培训。

测量和评估:投入和产出

在了解该机构的需求后,可以制订干预措施来解决这些需求。计算需要的人员、时间和干预成本,这些是投入,而干预的结果是产出。在项目实施期间,必须客观和严格地评价、评估并向利益相关者报告投入和产出。

投入

1. 入口　谁需要参与,参与需要多少努力或时间? 入口还包括完成项目所需的场地和设备。

2. 成本　在投资回报项目开始之前,应准备保守但全面的成本估算。准确的估算有助于在当前和未来项目中与利益相关者建立信任。所有成本必须在项目开始时进行前瞻性计算,避免出现错误。我们建议保留所有项目成本的详细文件。这些成本包括所涉人员的薪酬,以及在项目规划和准备、实施和评价上花费的时间。如果团队中包括医务人员则应规划机会成本,因为他们如果不参与该项目的话本来可以通过对患者的临床服务获得报酬(译者注:医务人员参与教学培训活动,导致其不能从其正常的临床工作中获取酬劳,因此应该在教学培训的费用中弥补他们的这部分损失)。其他费用包括物资耗材、场地和设备。为了计算可靠的投资回报,成本估算和实际支出必须准确。

产出

ROI 模型的产出包括反应、学习、应用和实施、影响和 ROI。需求评估直接反映了产出。并不总是需要证明项目的所有 5 个产出才算成功或获得管理层的持续支持:

1. 反应　反应指衡量利益相关者或学员对项目的反应,并与偏好需求评估相关。了解利益相关者的反应后可以通过预先解决障碍或顾虑来帮助项目推进。与利益相关者的会议、访谈、核心组群或调查可用于获得对项目的反应。反应与项目成功的应用和实施有很强的正相关关系。

2. 学习　对学习的测量指展现已取得成就,并与学习需求评估相关。在 SBML 干预措施中,学习是通过比较前测、后测的分数来衡量的。了解前测反映出来的知识欠缺以及如何解决这些欠缺是学习成果的一个例子。

3. 应用和实施　应用和实施指测量新流程、技能或知识在真正实践中的应用程度,以及与行为表现需求评估的相关程度。应用和实施可以通过病历回顾、直接观察、调查或访谈来测量。应用和实施的结果可以是新流程被采用的数量或时间百分比。

4. 影响　ROI 项目的影响用于测量和评估业务需求。业务需求的一个例

子是减少与肺炎等临床疾病相关的住院时长。一个将肺炎住院时长缩短 60%
的项目证明业务需求产生了有意义的影响。

　　5. **投资回报（ROI）**　投资回报是衡量与回报需求相关的改进项目具有多
少价值。回报需求包括可测量的成果，如节约成本、员工敬业度、护士更替率、
可预防的不良事件和死亡率。例如，因为项目实施使住院时长缩短而节省的
成本可以折算成一个货币价值，这与回报需求相对应，并以成本 / 收益比的形
式来说明投资回报率。在计算成本时，始终使用最可靠的数据来源，以获得利
益相关者的信任。包括使用医院财务部门的数据或使用已发表的资料。投资
回报率使用以下公式计算：

$$投资回报率（\%）= \frac{项目净收益（收益 - 成本）\times 100\%}{成本}$$

　　50% 的投资回报率意味着在扣除成本后，还有额外 50% 的成本将作为收入
或节余。几项已发表的 SBML 研究将投资回报率描述为收益 / 成本比[15,19,20]。

　　在某些情况下，价值很难用成本结余来衡量。例如，教育干预后的护士或
其他参与者满意度可能与护理人员流动率降低以及减少新护士的招聘和入职
费用有关。其他无形的测量指标包括提高声誉度和改进安全文化。

基于 SBML 的 ROI 模型：中心静脉导管维护

　　我们使用 SBML 对西北纪念医院（NMH）的重症监护病房（ICU）护士进行
正确的中心静脉导管维护的技能培训[21]。该项目得到 NMH 的利益相关者的
支持，包括医生、护士、护士教育者和管理者、患者、患者安全和质量部门、首席
医疗官、首席护理官和医院院长。CMS 通过财政激励来间接支持该项目，以
减少与中心静脉导管相关血流感染（CLABSI）和 HAC。项目的计划和细节经
常通过月度会议与利益相关者进行讨论。以下部分介绍了我们使用菲利普斯
ROI 模型进行此次 SBML 干预的方法（表 19-1）。

表 19-1　使用菲利普斯 ROI 模型设计和评估针对护士的
中心静脉导管维护 SBML 课程

菲利普斯 ROI 模型步骤	评估了什么	发现了什么
需求评估		
回报	医院获得性疾病（HAC）不予报销的处罚	我们医院希望减少每年面临的 HAC 不予报销的处罚金额
业务	中心静脉导管相关血流感染（CLABSI）	降低 CLABSI 发生率将避免 HAC 不予报销的处罚，并在全国调查中改进医院的表现

续表

菲利普斯 ROI 模型步骤	评估了什么	发现了什么
行为表现	析因分析和病历回顾	感染时间表明中心静脉导管维护不佳导致了 CLABSI
学习	基于模拟的中心静脉导管维护技能培训	护士在中心静脉导管维护技能方面表现出很大差异,需要进一步培训
偏好	非正式调查	护士更喜欢模拟培训,而不是讲课和在线培训
投入		
入口	培训地点、培训的护士人数、教授课程所需的导师、足够的模型和耗材	医院会议室、2 000 名护士、12 名导师、6 台模型,以及多达 10 000 次模拟技能培训所需的耗材
成本	会议室费用、学员和导师的误工补贴、模型和耗材	会议室由医院提供,护士和导师按时薪支付,模型由行业合作伙伴捐赠,耗材由医院运营部门购买
产出		
反应	课后调查	参加 SBML 的护士认为,模拟培训很有价值,让他们做好了执行中心静脉导管维护任务的准备
学习	使用技能项目核查表和模型对五个中心静脉导管维护任务进行干预前、后测试的比较	与基线相比,所有 5 项中心静脉导管维护任务的表现都有显著提高
应用和实施	进行随机检查,评价护士是否像在模拟培训中那样对重症监护病房的患者执行中心静脉导管维护工作	护士几乎总是按照在 SBML 期间教授的方法来执行维护工作。护士根据需要接受了复训
影响	CLABSI 发生率	CLABSI 发生率下降
投资回报	HAC 处罚	避免了 HAC 不予报销的处罚

业务调整、预测和需求评估

　　NMH 医院流行病学方面的数据显示,重症监护病房中 CLABSI 呈上升趋势。因此,NMH 接到了 CMS 的通知:对于 HAC 将不予报销(回报需求)。需要降低 CLABSI 发生率,并公布应对措施(业务需求)以提高医院声誉度(无形收益)。病历回顾和析因分析显示,大多数 CLABSI 发生在中心静脉导管(central venous catheter,CVC)置入后 4~5 天。由于大多数感染是延迟发生的,这表明应注意中心静脉导管的维护,而不是 CVC 置入过程。对最佳实践的初步回顾显示,政策和设备的改进对 CLABSI 发生率并没有改善作用。因此,进行了中心静脉导管维护技能 SBML 预试验,培训心胸外科重症监护室(cardiothoracic intensive care unit,CTICU)的护士,因该病房的 CLABSI 发生率最高。前测结果显示,与中心静脉导管维护任务相关的技能差异很大[21]。该行为表现的数据确定了行为表现和学习需求,并表明导致高 CLABSI 发生率的一个主要因素是护理人员的技能差异。护士更喜欢使用模拟进行培训(偏好需要)。于是我们开发了中心静脉导管维护 SBML 课程,针对中心静脉导管维护的 5 个方面对 CTICU 护士进行培训和评价:①给药;②注射帽(无针连接器)更换;③导管更换;④抽血;⑤更换敷料[21]。希望所有参与的护士在完成 SBML 教育干预后都能掌握这五项技能。

投入和产出

投入包括场地、设备和其他成本。在此案例中,我们考虑了:①培训成本,包括教室、模型和中心静脉导管耗材;②导师花费在 SBML 课程开发、预试验、对学员进行培训和评价的时间;③培训期间的误工补贴。

ROI 模型的产出包括反应、学习、应用和实施、影响和 ROI。我们使用问卷来获取学习者对 SBML 干预措施的反馈(反应)。具体来说,参与的护士报告他们对执行中心静脉导管维护工作 5 个组成部分的自信心以及对课程的满意度。在掌握性学习教育干预(学习)期间,收集了 5 个中心静脉导管维护任务中每个任务的护士表现的前测和后测项目核查表数据。对实际的 ICU 患者护理进行了随机检查,以确定护士在 SBML 干预(应用和实施)期间使用教授的技术的频率。每月对 NMH 记录进行监控,以记录 CLABSI 发生率(影响)。CLABSI 不予报销的费用和任何 CMS 处罚均由我们的医院财务和质量部门(投资回报)监控。

自实施以来,我们报告了护士对 SBML(反应)的高满意度,并显著提高了临床技能(学习)[21]。随机检查继续显示,在实际的 ICU 患者护理(应用)期间,护士正在使用模拟教授的技能。在影响方面,自 SBML 干预以来 HAC 高昂的罚款开始降低了(每年可能高达数百万美元),NMH 的 CLABSI 发生率也大幅下降。

我们还发现 SBML 干预有其他几个好处。首先,参与的 CTICU 护士在调查中非正式地说,教育中投入的时间和资源让他们有更强的参与感和工作满意度。此外,由于 CLABSI 发生率是公开报告的,并影响到了质量排名,因此可能提高了医院的声誉度。

作为向医院领导汇报的结果之一,NMH 持续为参与护理 CVC 患者的护士们提供 SBML 中心静脉导管维护培训资金。

展示 SBML 投资回报的其他范例

目前,已发表了三项研究关于实施 SBML 之后从成本节约角度来评估投资回报。这三项研究都是在西北大学实施的。

CVC 置入的 SBML

第一项显示 SBML 投资回报的研究评估了针对医生的 CVC 置入操作培训[19]。在本报告中,将 CVC 置入 SBML 的费用与治疗 CLABSI 的医院费用进行了比较。教育干预费用包括购买超声设备、模型、CVC 套件、无菌设备、其他多种耗材,设施租赁以及导师薪酬支出。研究人员与医院质量部门和财务部门密切合作,估算医院 LOS 等项目的花费。SBML 培训项目的估计费用为111 916 美元。仅在第一年,估计培训后避免 CLABSI 而节省的费用为 823 164美元。因此,该分析表明 1 年内获得 ROI 为 636%,投资回报(收益 / 成本比)超过 7∶1。该项目成功的关键是与医院质量部门和财务部门建立合作伙伴关系,以及有足够的时间进行培训以实现学习成果。

床旁穿刺的 SBML

第二项展示 SBML 投资回报率的研究是针对医生的床旁穿刺操作培训[20]。该研究对比了经过 SBML 课程培训的内科住院医师实施床旁穿刺的成本与在介入放射科实施该操作花费的成本。

教育干预费用包括模型、与操作相关的设备和消毒用品,以及导师和住院医师的时间。在这项研究中,场地和超声设备的使用没有产生任何费用。研究人员与医院质量部门和财务部门密切合作,估算输血、介入放射科人员配备和房间使用等项目的成本。受过 SBML 培训的内科住院医师进行的旁穿刺术与在介入放射科进行的操作的成本差异被认为是净收益。床旁穿刺术的估计费用为 134.01 美元,而转到介入放射科的每个床旁穿刺术的费用为 663.42 美元。因此,该分析证明了投资回报率为 395%,基于在一年内实施操作的实际数量,回报接近 5∶1(效益 / 成本比)[20]。

腹腔镜胆总管探查术

建立 SBML 投资回报率的第三项研究涉及腹腔镜胆总管探查(laparoscopic

common bile duct exploration, LCBDE) [15]。胆囊炎合并胆总管结石梗阻时，患者通常需要两次有创手术治疗。包括外科医生实施的腹腔镜胆囊切除术，以及随后由胃肠医生进行的内镜逆行胰胆管造影术(endoscopic retrograde cholangiopancreatography, ERCP)，以去除阻塞胆总管的胆结石。LCBDE 提供了一种在一次手术中同时完成两个治疗的选项，因此患者只需接受一次麻醉，这样可能缩短住院时长和降低费用。

在这项研究中，外科医生接受了 SBML 的 LCBDE 手术培训。比较了传统的两步治疗方案(手术加 ERCP)和一步方案(LCBDE)的成本。SBML 干预成本包括开发模拟器，场地、设备和用品租赁，以及导师和医师的薪酬。研究人员与医院质量部门和财务部门密切合作，估算手术和手术室人员配置、物资和房间使用等项目的成本。由受过 SBML 培训的外科医生实施的(LCBDE)手术与非 SBML 培训的医生(从未实施过 LCBDE)实施的手术之间的成本差异被认为是净收益。在为期 3 年的研究期内，SBML 干预的成本为 10 254 美元。SBML 医生医治患者的平均住院费用为 12 987 美元 ±3 286 美元，而由非 SBML 培训的外科医生医治患者的平均住院费用为 15 022 美元 ±4 613 美元，原因是患者需要第二次手术(ERCP)并需要更长的住院时间。SBML 干预提供的三年投资回报率为 277% 或 4∶1(收益/成本比)。我们预计，随着一步治疗方案的实施变得越来越普遍，节省的成本将会更多。

正如这些范例所展示的，使用菲利普斯 ROI 模型是为支持 SBML 项目提供数据证据的有效方法。要确保项目成功，还需要其他策略，包括利益相关者参与和改革管理措施(见第七章)。

说服高层

在需求评估和 ROI 项目完成之前、期间和之后都需要利益相关者参与 [22-24]。利益相关者被定义为医疗组织内部或外部受到影响或可能影响改进项目目标的群体 [22,23]。利益相关者包括参与到项目从启动到完成整个过程中的所有利益相关者。SBML 项目与改善患者医疗有关，对所有人(医院管理人员、临床医生、患者、教育工作者)而言都是双赢的，成功的机会最高。

与利益相关者、临床和运营主管以及项目参与者进行清晰、频繁的沟通是任何质量改进项目成功的关键。电子通信最适合传达项目进度等事实信息。而重大决策和获得对项目的支持则需要面对面的会议。访谈、研讨会、核心组群和调查对于开发和参与项目也很有用。通过频繁沟通、制订日程、限期完成任务和实现目标而建立信任。

在临床环境中开发 SBML 项目时，我们至少需要遵循 10 项基本规则 [22,23]：

1. 在项目实施前让所有利益相关者参与并获得支持。

2. 通过保证透明并按共同目标限期完成任务来建立信任。

3. 与利益相关者的目标保持一致。如果关键利益相关者看不到 SBML 项目的价值，那就意味着学术团队新研究理念的 SBML 项目可能会失败。

4. 承认并尊重组织文化。每个机构都有独特的文化，那会影响到新举措是否被接纳和成功。

5. 反思过去的经验，以往的项目无论是成功还是失败，都可以从中汲取经验。

6. 做出长久承诺。

7. 确保数据准确可靠。

8. 制定可信的、保守的投资回报率计算方法。

9. 为团队成员设立明确的职责和期望。

10. 经常正式地沟通。

结语

本章回顾了如何创建支持 SBML 质量改进项目的商业案例。并非所有项目都能实现投资回报，但了解商业语言和策略有助于模拟培训的领导者证明其项目的价值，并获得对当前和未来工作的支持。SBML 是改善医学教育和患者治疗结局行之有效的策略。为了最大限度地发挥其影响力，教育工作者必须要与医疗机构所期望的需求和成果保持一致。

（刘继海　译）

参考文献

1. Kohn LT, Corrigan JM, Donaldson MS. To err is human: building a safer health system. Washington, DC: National Academy Press; 2000.

2. Brennan TA, Leape LL, Laird NM, Hebert L, Localio AR, Lawthers AG, et al. Incidence of adverse events and negligence in hospitalized patients. Results of the Harvard Medical Practice Study I. N Engl J Med. 1991;324(6):370–6.

3. Duffy FD, Holmboe ES. What procedures should internists do? Ann Intern Med. 2007;146(5):392–3.

4. Giraud T, Dhainaut JF, Vaxelaire JF, Joseph T, Journois D, Bleichner G, et al. Iatrogenic complications in adult intensive care units: a prospective two-center study. Crit Care Med. 1993;21(1):40–51.

5. Rubins HB, Moskowitz MA. Complications of care in a medical intensive care unit. J Gen Intern Med. 1990;5(2):104–9.

6. Rosenthal MB. Nonpayment for performance? Medicare's new reimbursement rule. N Engl J Med. 2007;357(16):1573–5.

7. Leape LL, Brennan TA, Laird N, Lawthers AG, Localio AR, Barnes BA, et al. The nature of

adverse events in hospitalized patients. Results of the Harvard Medical Practice Study II. N Engl J Med. 1991;324(6):377–84.

8. Joshi M, Ransom ER, Nash DB, Ransom SB. The healthcare quality book: vision, strategy, and tools. 3rd ed. Chicago: Health Administration Press; 2014.

9. Barsuk JH, Cohen ER, Feinglass J, McGaghie WC, Wayne DB. Use of simulation-based education to reduce catheter-related bloodstream infections. Arch Intern Med. 2009;169(15):1420–3.

10. Barsuk JH, Cohen ER, Potts S, Demo H, Gupta S, Feinglass J, et al. Dissemination of a simulation-based mastery learning intervention reduces central line-associated bloodstream infections. BMJ Qual Saf. 2014;23(9):749–56.

11. Barsuk JH, Cohen ER, Williams MV, Scher J, Jones SF, Feinglass J, et al. Simulation-based mastery learning for thoracentesis skills improves patient outcomes: a randomized trial. Acad Med. 2018;93(5):729–35.

12. Barsuk JH, McGaghie WC, Cohen ER, O'Leary KJ, Wayne DB. Simulation-based mastery learning reduces complications during central venous catheter insertion in a medical intensive care unit. Crit Care Med. 2009;37(10):2697–701.

13. Didwania A, McGaghie WC, Cohen ER, Butter J, Barsuk JH, Wade LD, et al. Progress toward improving the quality of cardiac arrest medical team responses at an academic teaching hospital. J Grad Med Educ. 2011;3(2):211–6.

14. Gossett DR, Gilchrist-Scott D, Wayne DB, Gerber SE. Simulation training for forceps-assisted vaginal delivery and rates of maternal perineal trauma. Obstet Gynecol. 2016;128(3):429–35.

15. Schwab B, Teitelbaum EN, Barsuk JH, Soper NJ, Hungness ES. Single-stage laparoscopic management of choledocholithiasis: an analysis after implementation of a mastery learning resident curriculum. Surgery. 2018;163(3):503–8.

16. Swensen SJ, Dilling JA, Mc Carty PM, Bolton JW, Harper CM Jr. The business case for healthcare quality improvement. J Patient Saf. 2013;9(1):44–52.

17. Buzachero VV, Phillips J, Phillips PP, Phillips ZL. Measuring ROI in healthcare: tools and techniques to measure the impact and ROI in healthcare improvement projects and programs. New York: McGraw-Hill; 2013.

18. CMS's Value Based Programs. Available from: https://www.cms.gov/Medicare/Quality-Initiatives-Patient-Assessment-Instruments/Value-Based-Programs/Value-Based-Programs.html.

19. Cohen ER, Feinglass J, Barsuk JH, Barnard C, O'Donnell A, McGaghie WC, et al. Cost savings from reduced catheter-related bloodstream infection after simulation-based education for residents in a medical intensive care unit. Simul Healthc. 2010;5(2):98–102.

20. Barsuk JH, Cohen ER, Feinglass J, Kozmic SE, McGaghie WC, Ganger D, et al. Cost savings of performing paracentesis procedures at the bedside after simulation-based education. Simul Healthc. 2014;9(5):312–8.

21. Barsuk JH, Cohen ER, Mikolajczak A, Seburn S, Slade M, Wayne DB. Simulation-based mastery learning improves central line maintenance skills of ICU nurses. J Nurs Adm. 2015;45(10):511–7.

22. AHRQ. Engaging stakeholders to improve the quality of children's health care. Available from: https://www.ahrq.gov/policymakers/chipra/demoeval/what-we-learned/implementation-guides/implementation-guide1/index.html.

23. Jeffery N. Stakeholder engagement: a road map to meaningful engagement. Doughty Centre for Corporate Responsibility. Cranfield University School of Management. 2009. Available from: http://www.som.cranfield.ac.uk/som/dinamic-content/media/CR%20Stakeholder.pdf.

24. Preskill H, Jones N. A practical guide for engaging stakeholders in developing evaluation questions. 2009. Available from: http://www.rwjf.org/content/dam/farm/toolkits/toolkits/2009/rwjf48595.

第二十章
掌握性学习的教育策略成效

Marianne M. Green,Aashish K. Didwania,Diane B. Wayne,William C. McGaghie

　　贯穿本书的掌握性学习有一个崇高的目标,那就是"人人卓越"。大多数医学教育工作者都认为,让所有学习者都取得卓越成就,使他们之间的差距极小甚至没有差别,这是一个极其困难但值得树立的雄心。我们从第七章"掌握性学习课程的实施与管理"可以了解到,将掌握性学习课程体系设置到位,并管理好其细节,可能会令人望而生畏——就像实施和管理传统医学教育课程一样。第七章"掌握性学习的实施和管理"的要点就是从小处着手,从经验和数据中学习,立足于本地实际情况,逐步构建课程,并着力于切实可行的掌握性学习的策略和实践。当然,我们承认,掌握性学习课程无论大小,其所依据的教育策略与普通医学教育的基本原理是不同的。这些教育策略的导向和范围方面的差异值得我们密切关注。

　　Webster's Ninth New Collegiate Dictionary 中对策略(policy)的定义为:①从备选方案中根据给定条件选择的明确行动方针或方法,用于指导和决定当前和未来的决策;②一个高级别的整体计划,包括总体目标以及可接受的流程。贯穿医学教育的指导策略实际表现在如下行动中,如学生遴选、早期讲授和模拟体验、临床轮转、形成性和终结性评价实践、学习者进步和毕业、教师发展以及许多其他大大小小的流程。实施和管理掌握性学习课程时需要能识别出偏离标准操作方法的教育策略。本章旨在陈述和阐明主导掌握性学习的教育策略,并阐述这种方法产生的日常效果。

　　Josiah Macy Jr. 基金会于 2017 年主办了一场主题为"实现胜任力导向、以时间为变量的医学教育"的会议[1]。会议主题与掌握性学习类似。与会者包含来自包括护理、医学、药学在内的各医学教育领域的学者和思想领袖,本章的合著者(Diane B. Wayne)就是其中一位参会者。Macy 基金会的会议报告阐明了教育策略、原则和行动,这些与本书前几章中描述的掌握性学习模式非常接近。Macy 基金会的报告中指出，"……旨在实现完全胜任力导向、以时间为变量的教育体系的教育创新不仅受到传统教育观的制约，还受到现有结构和体系的制约，如大学注册制度、执照要求、委员会认证标准，以及依赖学分、学时和固定培训期限作为足够的学术成就证据的认证制度"[1]。这些都是医学教育的惯性表现，如第一章所述。

Macy 基金会的报告继续讨论构成掌握性学习课程基础的教育策略。"全面实施胜任力导向、以时间为变量的教育策略将需要医科院校和实训基地制订一项战略来应对这一重大变化。所有利益相关者(学习者、教师、管理人员、教职工、监管人员和服务的委员会)都必须纳入这一过程中来。需要格外关注的是教师，因为他们需要承担新角色并获得新技能。"[1]

Macy 基金会会议报告阐明了 5 项关键策略建议，用以推进胜任力导向、以时间为变量的医学教育[1]：

1. 系统重新设计 需要对课程、学习环境和教师发展重新进行系统性的设计，从而构建胜任力导向、以时间为变量的、成功的医学教育体系。第三章和第九章中包含了多项与此相关的事宜。

2. 创建教育、培训、实践的连续体 只有当进阶是基于胜任力的达成，而不是时间的积累，才能显现出胜任力导向教育的优势(第三章、第十七章、第十八章)。

3. 实施稳健的评估体系 医科院校的领导者和他们的医疗卫生系统合作伙伴应该引领、开发、实施一个评估体系。该评估体系可用于支持胜任力导向、以时间为变量的培训，并将教育计划与医疗产出的改善明确联系起来(第五章、第十六章、第十八章)。

4. 赋能技术 提供医学教育和医疗卫生服务的机构应开发并使用赋能技术，在从业者的整个职业教育连续体中实施胜任力导向、以时间为变量的教育。

5. 成效评估 对教育和医疗卫生领域而言，胜任力导向、以时间为变量的医学教育都是一种方式变革。随着对实现期望的健康成效的不懈关注，医疗卫生专业人员的教育、培训和职业生涯的每个阶段都通过一系列贯穿连续体的胜任力联系在一起(第五章、第十六章、第十八章)。

Jennifer Kogan 和她的同事在 2018 年发表在 *Academic Medicine* 杂志上的一篇题为《如果美国医学教育连续体引入胜任力导向、以时间为变量的培训，那么什么样的监管要求和现有结构必须改变？》的文章中，强化并详述了 2018 年 Macy 基金会会议报告中给出的 5 项教育策略建议[2]。本章列出了 8 项教育策略，将其称为"调整监管要求和现有结构，以支持胜任力导向、以时间为变量的培训(competency-based, time-variable education, CBTVT)连续体的后续步骤"：

1. 医学教育联络委员会（Liaison Committee on Medical Education，LCME）应该从 CBTVT 的角度审查和修订其认证标准。应开发促进学习者胜任力评估和记录的新标准。

2. 医学院校应该探索、研究、报告确定学费和管理运行成本的不同模式。

3. 医学院校应该修改毕业要求，描述如何用学生的能力而不是必修课和实习轮转来决定毕业的资格。

4. 应该改革住院医师医学教育（graduate medical education，GME）的资助方式，这样薪酬就不会与最初的住院医师实习期和培训时间挂钩。

5. 教育领导者和医疗卫生服务机构需要合作以确定策略，使可预测的临床时间安排和 CBTVT 更加兼容。

6. 评审机构、执照管理机构和认证机构应共同讨论如何修改参加执照考试和认证考试的资质要求，这些要求应以胜任力为导向而不是时间。

7. 教育领导者需要减少医学教育连续体中的孤岛。这可以通过建立一套发展里程碑来实现，更好地将医学院校教育（undergraduate medical education，UME）和住院医师医学教育（GME）项目联系起来。

8. 有必要确定在学习者进阶过程中，如何使用评估信，如医学生表现评估（medical student performance evaluation，MSPE），以及推荐信来传递有关学习者能力的信息。具体而言，需要有公认的标准，明确多长时间的延长培训代表其胜任力产生了可接受的变化，多长时间意味着存在潜在问题。

Macy 基金会的会议报告[1]和 Kogan 等的期刊文章[2]给人的印象是，需要彻底改变教育策略和做法，从而在医学教育中规划并实施 CBTVT。我们力争消除这种观念。在日常实践中，采用掌握性学习课程体系是一个规模和目标问题。对于掌握性学习的新手而言，虽然应该注意到教育策略的"大局观"问题[1,2]，但经验告诉我们，现实中的课程项目应该从简单而明确的学习目标开始，并认识到医学教育课程只是代表专业实践的样本（第三章和第五章），需要从经验中学习，并以契合本地实际情况的方式逐渐成长。

本章的其余内容分为两个主要部分，涵盖了掌握性学习的教育策略成果，涉及益处和挑战。在这两个部分中，有关教育策略的讨论涉及 4 类利益相关者：①学习者；②教育课程项目；③资助组织；④管理机构和医疗卫生系统（表 20-1）。为明晰和方便起见，我们对 4 类利益相关者分别阐述。然而，他们并不相互排斥，并且有很多重叠。本章以简短的结语结束。

益处

医学教育中的掌握性学习教育课程项目能带来诸多益处。益处来自掌握性学习的策略和实践,在第二章以及本书中的其他许多地方均有具体描述。如表 20-1 所示,利益相关者包括了特定的个体学习者到更为普遍的教育课程项目、资助组织、管理机构和医疗卫生系统。

学习者

对学习者产生影响是在医学教育中实施掌握性学习教育项目最重要的好处。毫无疑问,在临床思维和临床技能培训中实施掌握性学习可以让学习者日后为患者提供临床照护做好充分的准备。最近的 5 篇综述[3-7],对护理、临床医学和其他若干医学相关专业中实施掌握性学习技能习得的多项研究进行了总结,强调了这一论点(另见第十六章)。

医学教育中的掌握性学习课程项目给学习者带来了很多益处,包括终身改进、客观测量、反馈、提高自我效能以及参与持续改进的临床文化。两个例子很能说明问题:①掌握性学习可提高经验丰富的重症监护室护士维护中心静脉导管的技能;②掌握性学习培训可改善新生儿产钳辅助阴道分娩,并降低会阴损伤发生率。

一个由重症监护室护士和护理教师组成的团队与 Jeffrey Barsuk 医生合作,设计并实施了一套基于模拟的掌握性学习(simulation-based mastery learning,SBML)课程,内容是中心静脉导管的维护和护理[8]。基于掌握性学习的中心静脉导管的维护课程干预着眼于五项任务:①给药;②注射帽—无针连接器—更换;③换管;④抽血;⑤换药。项目结果显示,任务前测分数在 0~73.1% 之间。任务后测所有分数都上升到了中位数 100%。护理经验与给药前测表现呈显著负相关。多学科掌握性学习小组得出结论,"有经验的"重症监护室护士在执行中心静脉导管维护任务能力方面表现出很大的差异。在 SBML 之后,有了显著改善,所有的护士都达到了一个[较高的]预设的能力水平[8]。

产科医生 Dana Gossett 和她的同事创建并实施了一套掌握性学习课程,用于更好地教授住院医师使用产钳助产阴道分娩新生儿[9]。课程目标是提高阴道分娩效率,降低产妇会阴损伤率。简而言之,掌握性学习教育干预的结果显示,完成了掌握性学习产钳模拟训练的住院医师与未完成该训练的住院医师相比,导致分娩妇女发生严重会阴裂伤发生率降低了 22%。调整已知的产妇和分娩危险因素后,会阴裂伤发生率进一步降低至 26%[9]。

这两项研究提供了强有力的证据,证明提供高安全性临床护理的护士和医生,在参与了基于掌握性学习策略的教育课程后,取得了强有力的专业获益。从这些强有力的教育干预措施中,也可以清楚地看到下游转化益处,如改善患者照护实践和患者治疗效果[3]。

表 20-1　掌握性学习的教育策略成效

内容	学习者	教育课程项目	资助组织	管理机构和医疗卫生系统
益处	以学习者为中心,例如,将掌握性学习法用于中心静脉导管维护；终身改进,例如特定技能培训课程项目的定期强化课程；客观测量；个性化反馈；提高自我效能；持续改进的文化	资格认证；委员会认证成功；教师与学习者的参与度	公开问责；效率；预算；持续改进的文化	公开问责；增强员工技能；提升患者安全；更好的病患治疗成效
挑战	对评价的顾虑；印象管理	学习者遴选和匹配(所有级别)；数据库安全性；时间安排的限制；师资、人员配备和培训；赋能技术；可靠的评估方法；学习者进步(标准)；惯性和当地习俗(规避风险)；针对同一课程项目中不同路径的学习者的个人掌握计划,例如如女性健康、呼吸护理；学习者能力进阶时的信息传递	数据库安全性；时间安排的限制；员工改进；教师时间和资源；资格认证要求；惯性和当地习俗(规避风险)；由于掌握培训时间增加,感知成本更高	持续进行的员工改进；资格认证和管理(例如 ACGME、ABMS、FSMB、NBME、NCSBN、APTA、ABIM 等)*；教师对评估的监督；基于时间的资助；惯性和当地习俗(规避风险)

注:1. 一项具有挑战性的任务是创建课程和策略来复杂性认知技能,如缺乏"金标准"的临床推理。
2. 可以使用"里程碑"(第十七章)作为 ACGME 尝试掌握性学习的一个例子。
3. 目前一些关键的培训主题是健康(焦虑,抑郁,冒名顶替综合征,适应力)和劳动力多样性。掌握模型法能解决这些问题吗?

*ACGME. 美国毕业后医师医学教育认证委员会;ABMS. 美国医学专业委员会;FSMB. 美国州医学委员会联合会;NBME. 美国国家医学考试委员会;NCSBN. 美国国家护理委员会理事会;APTA. 美国物理治疗协会;ABIM. 美国内科学委员会。

教育课程项目

我们预期,医学教育课程体系将受益于在掌握性学习教育策略指导下实施的课程改革。这一观点的形成源自之前引用的 2017 年 Macy 基金会会议报告[1]和 2018 年 Kogan 等发表的期刊文章《如果美国医学教育连续体引入胜任力导向、以时间为变量的培训,那么什么样的监管要求和现有结构必须改变?》[2]。经验和常识也是该观点的依据。

医学教育课程使用以掌握性学习为基础的策略,至少将有 3 个方面会受到影响。这 3 个方面是:①认证;②认证考试的成功;③教师与学习者的参与。

认证是关键因素,因为除非医学教育课程满足基本的认证要求,否则无法正常开展。医学教育认证项目的标准中留有一定的变化空间,但核心标准通常包括师资和财政资源,场地空间和设备,课程的质量、完整性以及符合新的期望,学生遴选和保有策略,教师发展,机构承诺及其他。在教育课程应对不断变化的认证体系过程中,医学教育课程监管要求和掌握性学习课程干预的创新特征之间不断磨合,必定会产生"成长阵痛"和"断层线"[10]。这些情况和相关问题在所引用的资料[1,2]和本书的第十八章和第十九章中进行了论述。在持续累积的研究课程中推广掌握性学习模式,将不断构筑证据基础,证明掌握性学习和 CBTVT 方法能够产生更优质的教育,带来更好的后续患者照护成效。这些报告中的数据将持续影响和改变认证标准,直到它们显现良好的结果,而不仅仅是基于过程的临床教育方法。

医学教育课程负责人经常挂在嘴边的话是,学术成就的一个关键指标是他们的学生在执照认证考试中的通过率。如果一名学生通过专业认证考试(如美国护理全国理事会执照考试或全国物理治疗师考试)的可能性很低,为什么要录取并培养这样的学生呢?

例如,2009 年公布的美国医学教育调查研究显示,住院医师培训项目负责人将美国医师执照考试第一阶段(USMLE Step 1)的分数作为住院医师的选拔标准,仅次于学生在所需的临床科室见习的成绩。这一发现适用于所有专科医师[11]。2018 年发布的调查研究显示,住院医师培训项目负责人在住院医师遴选方面甚至更加依赖 USMLE Step 1 的分数,将该项成绩作为最重要的遴选标准[12]。使用掌握性学习模式的本科医学教育课程允许在标准课程体系之外额外安排时间进行练习。这种灵活的教学模式要求所有学习者都必须按照严格的标准,掌握基础和临床知识,这种方式极有可能增加学习者顺利通过执照认证考试的可能性。

教师 - 学习者充分参与到教学、练习、模拟和活动中是掌握性学习课程的基石(第四章)。斯坦福大学教育学研究生院最近发布的一份报告强化了这一原则,该报告称,从大学和职业教育中受益最大的学生是那些最专注于学术的人,他们充分利用他们所在特定机构提供的机会和资源,参与是关键[13]。我们致力于将掌握性学习课程运用于医学教育中,在超过15年的经验中,我们发现了一个始终如一的现象,那就是可以通过课程满意度调查来衡量参与度高低。学习者经常表态,应该强制要求有体验临床掌握性学习[14]。

资助组织

医学教育的资助组织,如社区和四年制学院、医院、大学、职业学校、继续职业教育提供者以及其他诸多组织也从掌握性学习教育策略中受益。益处包括:毕业生做好准备,接受对其无人监管的职业实践的公开问责;目标导向和高效的教育课程运作;基于任务的预算编制;形成持续改进的文化。以前的策略认为,医学教育学习者的测试成绩广泛分布就是"足够好"的,但这样的策略现在看来已经落伍了。期望所有学习者都达到高掌握性标准,这样的教育策略成为新常态。我们称之为"人人卓越"。

管理机构和医疗卫生系统

管理医学教育的机构,如认证机构,以及更为庞大的医疗卫生系统,也受益于掌握性学习教育策略。管理机构的兴趣在于能测量和记录医疗卫生工作人员的临床胜任程度,确保进行更大程度的公开问责。医疗卫生系统受益于掌握性学习教育策略,因为该策略提高了劳动力技能,提高了患者安全性,并改善了病患治疗效果。最近,美国心脏协会(American Heart Association,AHA)赞助发表了一份学术声明,也支持这一观点,其重点是复苏培训课程。AHA的学术声明指出,这类课程应该引入一个针对行为表现的掌握性学习模型,其中规定最低通过标准,并应优先考虑那些与患者安全或临床结局有明确联系的行为表现[15]。西北大学的几项研究记录了掌握性学习干预(穿刺术、中心静脉导管置入和腔镜手术)带来的医疗成本降低,这是极为重要的公共卫生益处(第十九章)。

挑战

当说到通过掌握性学习课程实施CBTVT所遇到的挑战时,我们始终承认这对各利益相关者都有影响,包括学习者、教育课程项目、资助组织、管理机构和医疗卫生系统。

学习者

例如,为了使胜任力导向、以时间为变量的培训(CBTVT)在医学领域取得成功,学习者需要在从本科医学教育(UME)到住院医师医学教育(GME)的教育连续体中,接受透明度和数据共享,并付诸实践。学习者可能会对这种系统所期望的、更大程度的表现透明性而感到不适。和同事相比花费了更多时间才获得能力的学习者可能不愿意在当今的竞争环境中分享这些信息。如果一个医学生需要更长的时间来完成置信职业行为(EPA)要求[16],她可能会担心她的住院医师竞争力将受到影响。在住院医师医学教育阶段,住院医师课程负责人越来越关注客观数据,并以此对大量住院医师申请进行分类的背景下,花费额外时间满足所需的置信职业行为(EPA)的学习者会被"筛选出来"吗? 为了让CBTVT发挥作用,这些课程负责人需要将掌握胜任力或置信职业行为(EPA)的额外时间视为常规,而不是竞争劣势。传统文化中,学习者害怕被评价,避免寻求帮助,以此来打造他们在同伴和上级眼中的竞争印象,这种文化必须改变[17]。越来越多的人努力增加形成性评价,将评价和教育结合起来(第五章)。然而,必须接受以持续临床改进为目标寻求评估和反馈的心态,而不是污名化的补救措施。

随着培训变得个性化,学习者不仅需要欢迎建设性的反馈,将其视为提高的机会,还需要自我反思和自我指导学习的技能。能够使用评估数据创建学习目标,然后寻求额外教育和评估机会的主动学习者,在支持个人发展的系统中至关重要。最好由值得信赖的导师来完成这项工作,他可以访问学习者的表现数据,并提供反馈和指导。

教育课程项目

医学生、住院医师、专科住院医师和其他医学教育的学习者的培训课程需要认可这样一种教育模式:受训者以不同的速度进步,通过展示能力,而不是通过固定的课程时间长短,如临床轮转模块,来证明其已符合教育标准。额外的评估资源,尤其是基于工作场所的评估,至关重要[18]。随着学生和住院医师在不同的培训阶段和不同的学习方式下学习课程,需要对教师进行培训和灵活调整,以满足这些不同学习者的需求。此外,必须给教师分配时间,让他们更频繁地观察工作场所的学习者,以便对能力成就做出有效的决定[18]。这将需要额外的财政支持,同时对教师的临床需求也在增加。需要开发评估程序,使用能够产生可靠数据的测量工具,纵向的定量和定性证据,从而对学习者的成绩做出有效的决定(第五章)。大量评估数据的收集和使用将需要增强型技术系统,这些系统可以在整个教育过程中共享,并且在需要对学习者做出决定时可以轻松访问。同时我们也需要关注数据安全管理。

当学习者以不同的速度完成课程时,课程项目也将面临管理挑战。在安排和跟踪不同进度的学生时,将面临后勤方面的挑战。课程项目应该考虑如何管理不同学习者在置信职业行为(EPA)、里程碑和其他成就方面的不同进展,并在学习者能力进阶期间进行交流。我们还必须考虑学习者的个人兴趣,并提供与其目标相对应的成就里程碑。例如,女性健康跟踪和医学家培训课程。管理技术应能应对这些变化。

除了个别项目的内部时间安排问题,更大的挑战是培训进阶。如果培训对象每年只有一次毕业或进入住院医师课程项目的机会,胜任力导向、以时间为变量的培训(CBTVT)的优势是有限的。住院医师和专科住院医师项目需要全年为学习者提供住宿,这将需要修订美国和加拿大的国家居留匹配计划(NRMP)以接受这些更改。学者们认为,确定几个固定的进阶时间(每年 3~6 个月)可能更有意义[2]。

成绩单必须从记录课程学分转变为以置信职业行为(EPA)、住院医师教育里程碑或其他胜任力导向指标表示的胜任力成就(第十七章)。

资助组织

资助组织、医院和医学院校需要进行调整,以适应随时间变化的、以掌握为重点的学习。不仅需要像强化技术、教师发展和受保护的教师时间这样的资源,而且机构还需要开发解决方案来应对劳动力的改善。例如,在美国的医疗体系中,住院医师和专科住院医师目前大量参与临床医疗服务。还需要将重点从"服务"转移到"学习"上,并且可能会得到执业护士、医生助理或其他人员的帮助,以提供一致的患者照护。

正如 Kogan 和他的同事指出的那样,目前学费支付和住院医师医学教育(GME)资助的经费模式需要改变。医学院校的学费和注册是基于获得学位的时间。如果学生以更快的速度完成教育项目,学校收到学费可能会减少。或者,如果学费的计算是基于获得学位所需达成的成就,花费更多时间的学生可能会给机构财政资源带来压力[2]。同样,美国目前对 GME 的医疗保险资助模式也面临挑战。每个住院医师项目所提供的医疗保险支持的名额都有上限,并基于医院中住院医师的历史人数来计算。此外,医疗保险只覆盖住院医师在参加第一个课程项目的最低认证培训时间。后期的其他培训费用减少一半。如果学习者以更快的速度取得进步,课程项目资金可能会面临风险。如果随着培训时间的延长,资金减少,也可能会有激励措施促使住院医师更快达成学习效果。

管理机构和医疗卫生系统

监管机构也在推动变革。如今的项目认证要求、委员会认证和执照许可政策都是基于时间和流程的。医学教育联络委员会(Liaison Committee on Medical Education,LCME)是认证美国和加拿大医学院的机构,它要求学校必须明确期望学生达到的培训成效。然而,医学教育联络委员会(LCME)并不期待学校记录关键临床技能的掌握情况。此外，LCME 继续要求所有学生接受"至少 130 周的教学"。

对国家医学委员会联合会网站所提供的资料进行查阅可发现，美国几乎所有州都有基于时间的执照许可要求[19]。类似地，委员会认证还规定了在医疗机构中轮转花费的时间和其他过程性的测量指标，如完成多少数量的临床操作才能参加首次认证考试。委员会认证的时间、过程和结果措施的新组合将推动项目创新。像美国内科学委员会这样的美国医学专业委员会正在采用置信职业行为（EPA）、课程里程碑和增加的基于工作场所的评估来推进这种创新试点项目[20]。类似地，住院医师医学教育认证委员会（ACGME）已经实施了下一个认证系统，如果 GME 课程项目能够测量和记录成功的结果，那么它就有了创新的空间。新的试点课程项目必须通过 ACGME 的推进住院医师培训创新课程项目[21]获得批准。尽管前景看好，但这些课程项目包含的学习者人数很少，而且至今缺乏掌握性学习的严格评估特征。需要更加严格地证明，这些新的临床培训模式不仅更有效，而且培养了高技能高效率的医生，实现了胜任力导向、以时间为变量的培训（CBTVT）和掌握性学习的真正目标。

尽管我们已经预料到了诸多挑战，但毫无疑问，卫生职业培训教育正朝着基于结果的方法迈进，在这种方法中，进步是以掌握知识、技能和专业属性为单位，目标是实现改善个人和公众健康。

结语

对于医学中的掌握性学习课程体系，管理其设计和实施的教育策略，不同于传统意义上塑造、管理和控制健康科学教育的策略。需要大大小小的教育策略变更来指导管理实践和学习者发展。我们对医学课程体系开发人员和管理者的实际建议是，要意识到策略的转变，从小处着手，关注局部相关性，严格评估课程，并以合理的方式推进。随着时间的推移，掌握性学习对学习者、教育课程项目、资助组织、管理机构和医疗卫生系统的益处将日趋明显。

（杜华　译）

参考文献

1. Lucey CR. Achieving competency-based, time-variable health professions education. Proceedings of a conference sponsored by the Josiah Macy Jr. Foundation in June 2017; New York: Josiah Macy Jr. Foundation; 2018. Available at: www.macyfoundation.org.
2. Kogan JR, Whelan AJ, Gruppen LD, et al. What regulatory requirements and existing structures must change if competency-based, time-variable training is introduced into the continuum of medical education in the United States? Acad Med. 2018;93(3, Suppl):S27–31.

3. McGaghie WC. Medical education research as translational science. Sci Trans Med. 2010;2:19cm8.

4. McGaghie WC, Issenberg SB, Cohen ER, et al. Translational educational research—a necessity of effective healthcare. Chest. 2012;142(5):1097–103.

5. McGaghie WC, Issenberg SB, Barsuk JH, Wayne DB. A critical review of simulation-based medical education with translational outcomes. Med Educ. 2014;48(4):375–85.

6. Griswold-Theodorson S, Ponnuru S, Dong C, et al. Beyond the simulation laboratory: a realist synthesis of clinical outcomes of simulation-based mastery learning. Acad Med. 2015;90(11):1553–60.

7. McGaghie WC, Kristopaitis T. Deliberate practice and mastery learning: origins of expert medical performance. In: Cleland J, Durning SJ, editors. Researching medical education. Oxford, UK: Wiley-Blackwell; 2015.

8. Barsuk JH, Seburn S, Cohen ER, et al. Simulation-based mastery learning improves central line maintenance skills of ICU nurses. J Nurs Adm. 2015;45(10):511–7.

9. Gossett DR, Gilchrist-Scott D, Wayne DB, Gerber SE. Simulation training for forceps-assisted vaginal delivery and rates of maternal perineal trauma. Obstet Gynecol. 2016;128(3):429–35.

10. Nasca TJ, Philibert I, Brigham T, Flynn TC. The next GME accreditation system—rationale and benefits. N Engl J Med. 2012;366(11):1051–6.

11. Green M, Jones P, Thomas JX. Selection criteria for residency: results of a national program directors survey. Acad Med. 2009;84(3):362–7.

12. National Resident Matching Program. Results of the 2018 NRMP program director survey. Available at: https://www.nrmp.org/wp-content/uploads/2018/07/NRMP-2018-Program-Director-Survey-for-www.pdf.

13. Challenge Success. A "fit" over rankings: why college engagement matters more than selectivity. Available at: http://www.challengesuccess.org/wp-content/uploads/2018/10/Challenge-Success-White-Paper-on-College-Admissions-October-2018.pdf.

14. Cohen ER, Barsuk JH, Moazed F, et al. Making July safer: simulation-based mastery learning during intern boot camp. Acad Med. 2013;88:233–9.

15. Cheng A, Nadkarni VM, Mancini MB, et al. Resuscitation education science: educational strategies to improve outcomes from cardiac arrest. A scientific statement from the American Heart Association. Circulation. 2018;138:e82–e122.

16. Englander R, Flynn T, Call S, et al. Toward defining the foundation of the MD degree: core entrustable professional activities for entering residency. Acad Med. 2016;91(10):1352–8.

17. McGaghie WC. Evaluation apprehension and impression management in clinical medical education. Acad Med. 2018;93(5):685–6.

18. Singh T, Norcini JJ. Workplace-based assessment. In: McGaghie WC, editor. International best practices for evaluation in the health professions. London: Radcliffe Publishing Ltd; 2013.

19. Federation of State Medical Boards. USMLE Step 3. Available at: https://www.fsmb.org/step3/.

20. American Board of Internal Medicine. Competency-based medical education pilot programs. Available at: https://www.abim.org/program-directors-administrators/competency-based-medical-education-pilot-programs.aspx.

21. Accreditation Council for Graduate Medical Education. Advancing Innovation in Residency Education (AIRES). Available at: https://www.acgme.org/What-We-Do/Accreditation/Advancing-Innovation-in-Residency-Education-AIRE.

第二十一章
掌握性学习:机遇和挑战

William C. McGaghie,Jeffrey H. Barsuk,David H. Salzman,Mark Adler,Joe Feinglass,and Diane B. Wayne

这是本书的最后一章,旨在为医学教育和评价研究开辟新的途径。与本卷的第一章"临床教育:起源和结果"对医学专业临床教育鲜明的教学法提出了详细批评不同,本章提出了一个关于 21 世纪医学教育和评价研究的积极总结。

首先,介绍医学教育中 6 个教育教学和教育研究的机遇。这 6 个机遇包括:①更大范围的学习课程,包括更广泛的医学、护理和其他医学专业的技能培训;②将掌握性学习课程扩展到患者教育、家庭成员和患者护理人员的教育;③开发和测试掌握性学习课程,以更好地解决临床团队技能的培训;④教育模式的扩大,由同行和其他专业人员担任教师和评估人员;⑤扩大掌握性学习的领域,包括更广泛的对话,涵盖坏消息和困难的非技术临床技能等;⑥提高掌握性学习研究的质量和报告,以确保未来的研究项目是核心的、持续的、递进的,并能解决研究目标。

在掌握性学习教育和研究领域也存在许多挑战。我们列举 7 个突出的挑战:①将复杂临床问题评估作为掌握性学习的基础;②在患者照护中的适应能力;③掌握性学习的限制;④对评估的理解;⑤文化和组织问题;⑥在新兴技术的背景下的掌握性学习;⑦在美国,缺乏联邦对掌握性学习医学教育研究的资金。

机遇

掌握性学习课程的拓展

目前掌握性学习在医学教育中的运用主要集中在预备医生和护士进行有创性操作培训时(第十二章、第十三章和第十四章)。掌握性学习的教学和研究也可以提高医生的沟通技巧,例如突发坏消息与患者和家属进行沟通(第十章)。现在迫切需要将掌握性学习的课程扩展到临床技能之外,包括医学和护理的更大范围卫生体系中。临床课程的开发、教师的培训以及创建评估项目等,为学习者提升和决策提供可靠的数据,对于跨医学专业的掌握性学习也是必需的。

患者、家庭和护理者的教育

对患者、家庭和护理人员加强教育,可以提高患者的生活质量,降低发病率和死亡率,并缩短患者的住院时间和降低再入院率。掌握性学习有望实现这些医疗保健目标。

Jeffrey Barsuk 医生据此在芝加哥的西北纪念医院组建了一支由心力衰竭专业医生、护士和健康服务人员组成的跨学科团队。该团队使用基于模拟的掌握性学习(simulation-based mastery learning,SBML)来培训晚期心力衰竭患者及其护理人员(通常是家庭成员),前者通常是依靠心室辅助装置(ventricular assist device,VAD)并等待心脏移植者。Barsuk 和他的同事报告:VAD 是一种植入患者左和/或右心室的机械心泵。一根电线(动力传动系统)从泵起始,通过腹部出口连接到一个小型的计算机控制器(用来控制连接电源的泵相应动作)。VAD 自我照护需要患者和护理人员的知识储备和细致操作。VAD 不良事件包括传动系统感染及卒中等,均会导致再入院率升高。患者及其护理人员必须用无菌技术进行传动系统出口部位的敷料更换,如果发生故障则更换控制器或电源⋯⋯学习新的药物,排除控制器警报等。总的来说,应适应新的生活方式,从而防止这些不良事件的产生[1]。

这个艰巨的 VAD 掌握性学习课程通过对晚期心力衰竭患者及其看护者的教育,减少了与 VAD 相关的并发症。在精心培训后,植入 VAD 后的感染率控制在 1.31%/(人·月)。同时,使用 VAD 的患者在 1 年的死亡率仍高达 19%[2]。一项随机实验对 VAD 患者及其护理人员进行的 NMH 掌握性学习课程的早期结果令人鼓舞。用科学术语表达(第十六章),可控的模拟教育实验室的 T1 教育结果和减少床旁并发症的 T2 临床照护结果表明,基于模拟的掌握性学习(SBML)教育干预提供更好的 VAD 自我照护结果。这项研究结果说明 VAD 自我照护对于患者的发病率和死亡率的降低具有很大作用[3]。

这项对 VAD 心力衰竭患者及其护理人员培训课程的研究表明,掌握性学习模式可以用于解决各种医疗保健中的患者教育问题。掌握性学习教育的潜在目标是希望降低各种医疗保健中发病率和死亡率的风险。潜在目标包括自行腹膜透析,家庭中心静脉导管(CVC)管理,伤口、造口和引流护理,还有复杂的药物治疗方案,包括静脉注射抗生素、全肠外营养,注射如胰岛素、肾上腺素和抗凝药物等。

掌握性学习的临床团队培训

本书第十一章有力证明了医疗工作不是一个人独立完成的工作。在绝大多数临床场景中医疗照护都是由专业团队提供而不是由个人提供的。这凸显了开发和实施培训医疗专业团队掌握性学习课程的重要性。团队培训意味着教学和评估的重点从个体转移到群体。掌握性学习课程的团队教学和评估需要明确团队的构成,包括固定成员和可替代成员,例如美国陆军创伤培训团队(第十一章)。团队评估将为个人学习者设定适用于基于团队掌握性学习的最低通过标准(minimum passing standard, MPS)。我们对高级心脏生命支持(advanced cardiac life support, ACLS)团队长期经验表明,团队工作方式和个人临床技能的掌握性学习有很大不同[4]。

同伴教学与评估

掌握性学习课程实施和管理的工作强度可能很大(第七章)。学习者通过集中、深入的实践来提高临床技能和知识。培训者的工作量也很大,因为他们需要创造学习和实践的条件,记录评价者可靠度,监控学习者的进展,提供反馈和反思,指导学习者的改进,并对学习者进行专业性评价。所以说对于每位参与者来说掌握性学习的工作量都是很大的。

在掌握性学习课程中有许多机会让学习者同行担任讲师和评估人员。同行的定义很广泛,包括医学院同学或其他医疗保健提供者。作为一种教学策略,"同伴教学"的概念应得到关注。那些在同专业中提前几年参与的资深学习者,可以成为初级学习者的助教。同伴教学是有效的,因为初级学习者和他们的助教拥有相同的话语、知识储备和社会角色[5]。这种方法已被用于问题学习、床旁教学、模拟医学和其他医学教育小组学习。同伴教学对于学生是有效的,因为资深学习者可以利用他们的被教育体验来帮助年轻的同龄人[6]。

医学院校的同学可以通过教学单位的形成性评价来帮助同伴的学习。那些提前达到 MPS 要求的学习者可以成为同伴的助教,帮助那些需要更深入练习达到目标的同学(第二章)。当然,学习者和培训者之间需要有很好的合作和健康的心理状态(第八章)。

教育工作者还应考虑与学习者不同背景的医疗保健提供者对教学的贡献。一个成功的例子是呼吸治疗师对 ACLS 中的护士和医生进行教育时所做出的突出贡献(第三章、第四章)。

非操作性临床技能

掌握性学习可以很好地帮助学习者在内镜技术、腰椎穿刺术（lumbar puncture，LP）、CVC 置入和维持技术、胸腔穿刺术、穿刺抽液术和其他侵入性操作等技能的学习（第十二章、第十三章）。以团队为基础的临床技能如 ACLS，也可以通过培训掌握（第三、第十一章）。研究还表明非操作性临床技能，如沟通（告知突发坏消息，和患者与家属的临终讨论），情境判断和任务分配等都可以使用掌握性学习来培训（第十章）。

掌握性学习可以扩展到更广泛的非操作性临床技能培训，包括患者移交[7]、专业沟通、团队领导、资源管理以及临床推理等，这些取决于培训者对于培训结果评估的能力[8]。对于 Ericsson 和 Pool 所说的"成熟领域"来说，创建掌握性学习课程相对容易，在这些领域中教育结果可以被客观地衡量，正确答案有专业的共识[9]（第九章）。然而，非操作性临床技能领域的掌握性学习就很难开展，因为这些技能并不属于 Ericsson 和 Pool 所说的"成熟领域"。开发非操作性临床技能的掌握性学习课程是有难度的，除非具有评估培训结果的共识（第五章）。

掌握性学习的研究

掌握性学习包括 7 个相关的要素：①基线评价或诊断性评价；②明确的学习目标，通常按难度来排序；③教育活动的参与，例如有意识的技能练习、计算、阅读等；④为每个教学单位设置 MPSs；⑤形成性评估；⑥MPS 之上的晋升条件；⑦持续实践直到达到要求[10]（第二章）。掌握性学习的效力在于完整的 7 要素。然而，这 7 个要素中的每一个都值得研究和完善。

为了说明这一点，Coughlan 和他的同事们进行了一项足球运动员的研究，他们剖析了"专家如何练习：一种练习理论的新方式"[11]。这些研究人员发现，专家们通过训练自身技术薄弱的技能，在前测、后测和保留测试中体现出了水平的提高。相比之下，对照组只是练习了他们的相关技能[11]。Coughlan 和同事们总结：这些发现为新的实践提供了支持，并为专家如何练习和提高提供了一些方向[11]。这项研究是关于如何理解和改进掌握性学习 7 个要素之一的例子。对其他 6 个掌握性学习要素的研究也同样需要。

需要在医学专业的各个层次进行纵向的掌握性学习相关研究，从而更好地理解临床技能开始衰退的来源和时间[12]，以及为什么临床经验不能直接代表医疗水平[13]。早期的研究结果是令人鼓舞的。一项关于临床技能获取和维持的掌握性学习研究表明，达到标准的 ACLS 技能可以保留长达 12 个月[14]。掌握性学习中关于损伤性操作技能，如中心静脉导管置入[15]和危重症护理技能(如呼吸机/血流动力学参数管理和脓毒症休克治疗)[16]显示,这些技能在12个月时仍没有衰退。当然还需要更多的研究,特别是比较掌握性学习与其他训练方法对照的研究,以确定这些早期技能是否可以被复制。

除了独立研究之外,医疗体系的掌握性学习课程的效用和影响将通过专题性、持续性和累积性的研究项目来推进[17]。一个临床教育和研究项目的突出例子是由 Jeffrey Barsuk 带领的跨学科西北团队的系列 CVC 置入和维护的研究。从 T1 到 T4(第十六章)研究是一系列的 CVC 教育和研究报告:①涉及在医学模拟实验室(T1)中 CVC 技能获取的掌握性学习[18];②由专家教员小组提供的 CVC MPS 的系统设置[19];③有经验专家进行 CVC 实施且并发症很少,而不是由培训中的住院医师实施(T2)[20];④在 ICU 中依靠掌握性学习培训能减少 CVC 技能 85% 的中心静脉导管相关血运感染(T3)[21]。这种掌握性学习 CVC 教育和研究项目的附带(T4)影响包括⑤长期保留的 CVC 技能[22];⑥成本节约,7∶1 的财务投资回报[23];⑦出乎意料但受欢迎的系统性教育改进[24],促使 MPS 的提高[25];⑧将掌握性学习 CVC 项目从三级医疗机构成功传播到社区医院[26];⑨以掌握性学习标准对患者的主治医生和 ICU 护士进行 CVC 教育[27,28]。

单一、独立的关于掌握性学习的教学和评估研究几乎没有什么作用,除非它们与其他主题转化的患者结果相关联(第十六章)。研究联系有助于开展持续的工作,这将丰富、改善和发展医学教育中掌握性学习的模式边界。

掌握性学习评估研究的统一标准化报告是发展学校奖学金的另一个途径[29]。标准化研究报告形成和告知掌握性学习课程开发和研究的所有阶段,从设计、干预特征和强度、刻意练习特征、测试前和测试后开发、时间、数据可靠性估计和项目管理开始。统一的研究报告有助于清楚地理解程序和结果、数据集的连续性、研究综合等,以及在医学教育中掌握性学习的发展[29]。

挑战

复杂的评估

由医疗卫生人员和团队提供的患者护理是复杂性及可变性的职业工作。诊断、患者管理、团队合作、常规技能、药物调整、图像和诊断测试的解释、与医疗团队和家庭沟通、患者交接、电子病历(electronic medical record,EMR)、应对危机和伦理问题,解决种族和文化问题等许多能力都是医学教育潜在的掌握性学习目标。然而,关于掌握性学习中的教学和评估正如在第四章、第五章中所指出的那样,教育者不可能教学和评估专业知识、技能和职业态度等整个领域。相反,医疗教育工作者的教学和评估由认证要求、专业实践指南、当地偏好、习惯、严格的时间表和许多影响因素所形成。

Anders Ericsson 和 Robert Pool 在他们的书 *Peak:Secrets from the New Science of Expertise* 中声明,"……关于专家表现的一个关键事实是:并没有一种通用技能[9]"。这表明,试图衡量和评估诸如"医疗决策""文化能力"和"人际交往技能"等一般临床素养,因为没有明确的可操作性定义,所以终将失败。

解决复杂的临床情况对于专业教育和评估是一个真正的挑战。患者医疗状况变化迅速,对患者健康问题的管理可能不止一个正确的答案,而且专家们往往对临床行动的最佳方案存在分歧。医学教育者如何创建和管理一个掌握性学习课程,让医生、护士和其他服务者准备好管理复杂的临床和社会问题?

我们认为,答案是将复杂的临床情况分解成一套更小的教育和评估单元,例如一个关于老年护理的课程。这些单元将作为一个"高度成熟领域"的类似物,其中结果评估是客观的,或至少是半客观的,成为学习者发展的形成性和终结性判断[9]。这组操作的教学单位将涵盖老年护理的知识和技能方面,这些技能可进行掌握情况的标准测试,但永远无法评价处理临床复杂病例时所呈现的能力水平。这种设计好的抽样方法帮助医学教育工作者制订课程,更好地传授、测量和评估复杂临床病例的关键特征,从经验中学习,并找到不断改进的方法。这些较小的单位可以作为更大课程的一部分,以评估多种医疗照护职业人员的整体医疗水平。

外科医生 Atul Gawande 在他的书 *The Checklist Manifesto* 中强调了这个复杂问题的临床评估。Gawande 说:"检查表中不能详细指定所有步骤。这并不是一个全面的操作指南,这只是支持专业专家的快速和简单的工具。"[30]

适应性能力

适应性能力是专业实践能力的一个标志。认知心理学家 Keith Holyoak 认为,具有适应能力的专业人士就是"能对包含一定程度的不可预测性的情况做出恰当反应的人"。这与"能够快速准确地解决常见问题的常规专家"[31]形成了鲜明对比。

外科医生的术中决策和方案调整是适应能力的一个例子。举例说明,如果外科医生在结肠癌术中探查到术前影像学未发现的肝脏转移,她可能不得不修改手术方案。在简单或复杂的临床工作下,医务人员每天都要去适应不同情况,例如:一名儿科医生因为意外出现的副作用而改变癫痫患者的癫痫药物;一名家庭医生将老年癌症患者转到临终关怀而不是更积极的化疗;当患者说话含糊不清时,一名护士需要决定是进行卒中流程还是呼叫临床医生;一名精神病医生将认知行为疗法作为药物辅助治疗。适应性能力是医疗卫生领域的专业基石。教育者如何增加学习者获得适应性能力,并在患者照护中有效地使用这些能力呢?

医学教育中临床学习目标有时会由于时间、环境、患者的敏锐度、疾病的严重程度、不断进步的技术以及许多其他个人和人际变量而迅速改变。变动的临床条件促使教育者为学习者做好意外的准备,对不确定性做出反应并发展适应能力。Ericsson 和 Pool 提出了强有力的证据,证明了人类物种[9]的高度适应能力。这些科学家指出,经过不断完善的刻意练习,不断完善心理表征,"当一台手术偏离了外科医生的内心期待,他或她知道应该慢下来重新考虑是否有必要制订一个新计划来应对新信息"[9]。

航空业最近的例子是一个关于适应性能力的重要性和实现目标所需培训的案例研究。2009 年,飞行员 Chesley Sullenberger 在哈德逊河上安全着陆并没有人员伤亡。他最近在美国国会小组面前做证,该国会小组正在调查飞行安全方面的模拟训练。Sullenberger 说:"我们必须确保每位飞行员都完全掌握了这些信息,知识、训练、技能和判断,能够成为飞机及其所有组成系统以及在整个飞行过程中同时和持续的情况的绝对主人。"(重点补充)"飞行员需要身体的第一手模拟经验,才能为紧急情况做好准备。"Sullenberger 在总结他的证词时说,"在平板电脑上阅读它是不够的"。[32]Sullenberger 机长在国会的证词和掌握性学习与刻意练习的原则显然是一致的。

Ericsson 和 Pool 认为,一般的适应性临床能力不能被教学和评估[9]。然而,针对特定情况或条件的临床适应能力的组成部分可以被实施,并成为掌握性学习课程的基础。

掌握性学习的局限性

医学教育工作者应该承认,尽管掌握性学习在许多培训课程中都很有效,但它并不是灵丹妙药。掌握性学习并不是卫生专业中教育问题的关键。"一刀切"或"只是加点水"的心态根本不能推动掌握性学习在医学教育中的使用。

我们相信对于临床学习者在日常临床实践中习得和保持核心或基本的临床技能,掌握性学习是最有用的(第三章)。我们还相信,课程开发人员、教师和评估人员永远无法教会学员处理职业生涯中所有的复杂临床状况,特别是随着医疗保健的变化和技术的改进。因此,掌握性学习应该集中用于仔细挑选的临床技能、推理、沟通等教学中(第五章)。这些学习结果直接与患者医疗和患者预后相关(第十六章)。经过 10 多年的经验,我们确定了掌握性学习方法的几个额外优势。这些优势因素包括学习者的高满意度,对反馈的接受度,以及理解额外的刻意练习是教育必要组成部分而不是惩罚等。这些特点不仅发展了专业知识，还让学习者知道，技能的终身发展和评估对于最高水平实践是必要的[33]。

评估担忧

评估担忧在医疗卫生人员中普遍存在。指的是医疗卫生人员在培训和实践中普遍担心被评价为知识储备不足或临床技能较差。评估担忧会产生各种功能失调的行为，包括未能对不确定的临床问题和初步诊断寻求帮助，并不惜一切代价在临床环境中捍卫自己的专业形象[34,35]。

Rosenbaum 写道，"在医学上，对诊断决策的感知需求是非常高的"。Rosenbaum 还描述了临床环境中常见的"隐性计算"，"要平衡寻求帮助的需要和被看成愚蠢的可能性"[35]。麦加奇参与讨论，"许多日常临床教育和学习者评价都是一个复杂的歌舞伎游戏，涉及对失败的恐惧、印象管理、能力形象的重要性、保护颜面、主观评价，以及建立和维护自己的临床声誉。客观、可靠的数据对这些没有作用。"[34]

评估担忧是阻碍医学教育中制订和实施掌握性学习课程的一个重要因素。例如，掌握性学习前测是专门为学习和临床实践不足而设计的。反过来，这些不足被用来给学习者具体的、可操作的反馈，为刻意练习提供重点，对学员进行指导性的形成性评价，一旦达到或超越及格线，则告知终结性评价。这只能发生在心理安全的掌握性学习的环境中，评价数据是工具，而不是武器，每个人都理解并遵守规则。

必要的设计机制可以减少卫生专业掌握性学习环境中的评估理解。支持掌握性学习的医学教育者必须设计和实施安全和支持性的学习环境以减轻其影响，如预模拟小结[36]。此外，早期证据表明，掌握性学习的学习者只是"克服它"。成功的掌握性学习经验可以提高学生的自信，降低焦虑程度，并增加获得更多技能和知识的动机。学习者逐渐习惯了掌握性学习课程，通过基线评价、刻意练习和反馈、定期的形成性评价和更多的实践以达到掌握性标准步骤，这成为教育的新常态[33]。

文化和组织方面的问题

医学专业教育历来将学生和医疗保健提供者的学习和表现视为规范的结果。学生选拔的竞争、基础科学教育的进步、临床技能的获得、专业认证和执照都是通过与其他学习者进行比较的，通常是基于绩效指标的正态分布。学术成就和临床工作是通过"在曲线上评分"来判断的，而不是与所有学习者预期的 MPS 进行比较（第五、六章）。这种广泛的文化政策的共同结果是，护士、医生、物理治疗师、药剂师、助产士和其他卫生专业人员的知识和临床技能获取不平衡(第一章)。越来越多的证据表明,医疗卫生人员的技能不均衡是医疗工作不合格的一个关键来源(第十六章)。

基于规范参照的要求,认为医疗卫生领域的学习和专业实践"足够好"的想法已经有欠缺。医学教育工作者、认证和执照机构对医学生和执业专业人员的期望越来越多,以确保患者的安全。制定高教育成就和专业实践标准,并通过问责制强制执行高标准,代表了医学教育中的文化范式转变。

卫生专业的另一个文化和组织挑战(也是一个机会)涉及将掌握性学习引入继续职业教育(continuing professional education,CPE)和资质维持(maintenance of certification,MOC)项目(第十八章)。在 CPE 和 MOC 中使用掌握性学习有两个关键的障碍。第一个是医疗卫生人员关于内部自我调节的价值和效用的认识,自评和同伴互评,以及对认证后的实践范围和收入机会限制的强烈抵制。严格的 MOC 要求经常遭到反对。这种意识形态有深刻的历史根源[37]和当代表达。在当代表现为 Susskind 和 Susskind 所说的"现状偏见",即倾向于继续按今天的方式做事[38]。最近一个现状偏见的例子是美国内科学委员会 2020 年工作组的报告,该报告经过 2 年的 MOC 审议,建议该专业[39]的 MOC 多项选择测试的重点和频率只有适度的变化。这很麻烦,至少有两个原因。首先,继续依赖多项选择题考试来证明和授权有资格的医疗保健专业人员进行执业,涵盖了非常小的专业行为样本。心理测量学家 Brian Clauser 和他的同事说:"执照考试的及格分数可能被视为可接受实践的先决条件,但不是可接受实践的保证。"[40]其次,对公众非常重要的问题,包括临床技能评价、将新技术融入实践、跨专业合作和团队科学,在持续医学教育、认证和许可[38]的生命周期中尚未得到充分解决。

将掌握性学习引入医疗卫生 MOC 的第二个关键障碍是上一节讨论的评估担忧问题。如果没有可靠的基线评价和反馈,临床技能、知识储备和专业属性就无法得到改善(第五章)。一种心理安全的氛围和保证评价数据将被用作一种工具,而不是一种武器,对于解决这一文化和组织障碍[34-36]至关重要。

新技术和新兴技术

EMR 技术,数字 MRI 和皮肤科图像的自动识别,对血压、糖化血红蛋白和肾功能等生理指标的个人自动监测,机器人手术,即时超声检测,模拟教育,基因组测试,DNA 操作,以及许多其他新兴技术将挑战医疗卫生人员并改变他们未来的行为。生物学、计算机科学、纳米技术和其他领域的技术正在以惊人的速度发展。这不仅意味着大多数医疗卫生人员可能会缩小他们的执业范围,而且还意味着患者将承担起他们自己医疗保健的更多责任。心脏病专家 Eric Topol 在他 2015 年的著作 *The Patient will See You Now* 中预测,"我们将开始这样一个时代,每个人将拥有自己的医疗数据和处理它的计算能力……从子宫到坟墓……甚至可以在疾病发生之前进行预防[41]。"

我们发现具有讽刺意味的是,在这个医疗保健各个方面的快速和持续变化的今天,教育和评价医疗卫生人员的方法和一个世纪前几乎没有变化(第一章)。正如本卷的作者在许多地方指出的,我们必须改善医学教育实践以保持最新的和高质量的患者照护。新兴技术将永远挑战医学教育工作者,要求他们跟上步伐,并学会利用这些进步。掌握性学习只是达到这一目标的一种教育方法。

联邦资金

美国的医疗保健研究主要由联邦机构提供资金,包括美国国立卫生研究院(NIH)[42]和医疗保健研究和质量机构[43]。这些机构有一个悠久的历史记录,在财政上支持优秀的基础和应用生物医学研究,以推进生物科学和医疗保健临床实践。然而,尽管强有力的证据表明资金支持与医学教育研究的质量直接相关[48],但对医学教育研究的资金一直缺乏[44-47]。

这种情况促使我们医学教育研究小组的几名成员批评美国联邦政府资助的研究优先事项,并呼吁进行改革。该研究小组声称:"NIH 和 AHRQ 关于研究资助政策和优先事项的声明,重点是生物医学研究、生物医学科学家的教育和传统治疗方案。它们没有涉及临床医疗和医学专业中训练有素的劳动力价值,以及严格的临床教育对提供有效的医疗保健的重要性。我们认为,体现在合格医生和其他医疗卫生人员中人力资源是临床科学的一个基本特征,然而 NIH、医学研究所和 AHRQ 的政策和优先事项对临床医学教育对医疗卫生服务提供的贡献保持沉默"[49]。

我们支持这一说法,因为越来越多的研究表明,以掌握性学习为基础的强大医学教育对改善患者护理实践和患者结果有直接影响(第十六章)。来自美国联邦机构的财政支持将促进医学教育研究议程,并改善所服务的患者医疗保健。

结语

我们所概述的挑战是真实存在的。然而,我们已经了解到,掌握性学习可以是医学教育的一个重要组成部分。掌握性学习是一个针对个人和医疗团队的临床能力和患者照护的重要工具。

尽管掌握性学习在医学教育中还处于起步阶段,但从改善医务人员床旁表现到更好的患者预后等一系列结果中,已经有许多成功的例子(第十六章)。

在这些早期成功的基础上,我们将面对医学教育方面的新机会和挑战,这需要持续的努力。好消息是,医学教育与掌握性学习的长期融合将确保所有学习者水平的高度和一致性,从而改善我们所有患者的照护结果。

(向阳　译)

参考文献

1. Barsuk JH, Harap RS, Cohen ER, et al. The effect of judge selection on standard setting using the Mastery Angoff method during development of a ventricular assist device self-care curriculum. Clin Simul Nursing. 2019;27:39–47.

2. Kirklin JK, Pagani FD, Kormos RL, et al. Eighth annual INTERMACS report: special focus on framing the impact of adverse events. J Heart Lung Transpl. 2017;36:1080–6.

3. Barsuk JH, Wilcox JE, Cohen ER, et al. Simulation-based mastery learning improves patient and caregiver ventricular assist device self-care skills: a randomized pilot trial. Circ: Cardiovas Qual Outcomes. 2019;12(10):e005794. https://doi.org/10.1161/CIRCOUTCOMES.119.005794. Epub 2019 Oct 11.

4. Barsuk JH, Cohen ER, Wayne DB, et al. Developing a simulation-based mastery learning curriculum: lessons from 11 years of advanced cardiac life support. Sim Healthc. 2016;11(1):52–9.

5. Lockspeiser TM, O'Sullivan P, Teherani A, Muller J. Understanding the experience of being taught by peers: the value of social and cognitive congruence. Adv Health Sci Educ. 2008;13:361–72.

6. Bulte C, Betts A, Garner K, Durning S. Student teaching: views of student near-peer teachers and learners. Med Teach. 2007;29:583–90.

7. Didwania A, Kries M, Cohen ER, et al. Internal medicine postgraduate training and assessment of patient hand off skills. J Grad Med Educ. 2013;5(3):394–8.

8. Higham H, Greig PR, Rutherford J, et al. Observer-based tools for non-technical skills assessment in simulated and real clinical environments in healthcare: a systematic review. BMJ Qual Saf. 2019; 28: 672–86.

9. Ericsson A, Pool R. Peak: secrets from the new science of expertise. Boston: Houghton Mifflin Harcourt; 2016.

10. McGaghie WC. Mastery learning: it is time for medical education to join the 21st century. Acad Med. 2015;90(11):1438–41.

11. Coughlan EK, Williams AM, McRobert AP, Ford PR. How experts practice: a novel test of deliberate practice theory. J Exp Psychol: Learn Mem Cog. 2014;40(2):449–58.

12. Arthur W Jr, Bennett W Jr, Stanosh PL, McNelly TL. Factors that influence skill decay and retention: a quantitative review and analysis. Hum Perform. 1998;11(1):57–101.

13. Choudry NK, Fletcher RH, Soumerai SB. Systematic review: the relationship between clinical experience and quality of health care. Ann Intern Med. 2005;142:260–73.

14. Didwania A, McGaghie WC, Cohen ER, et al. Progress toward improving the quality of cardiac arrest medical team responses at an academic teaching hospital. J Grad Med Educ. 2011;3:211–6.

15. Barsuk JH, Cohen ER, McGaghie WC, et al. Long-term retention of central venous catheter insertion skills after simulation-based mastery learning. Acad Med. 2010;85(10, Suppl):S9–S12.

16. Moazed F, Cohen ER, Furiasse N, et al. Retention of critical care skills after simulaton-based mastery learning. J Grad Med Educ. 2013;5:458–63.

17. McGaghie WC, Issenberg SB, Barsuk JH, Wayne DB. A critical review of simulation-based

mastery learning with translational outcomes. Med Educ. 2014;48:375–85.

18. Barsuk JH, McGaghie WC, Cohen ER, et al. Use of simulation-based mastery learning to improve the quality of central venous catheter placement in a medical intensive care unit. J Hosp Med. 2009;4(7):397–403.

19. Wayne DB, Barsuk JH, Cohen ER, McGaghie WC. Do baseline data influence standard setting for a clinical skills examination? Acad Med. 2007;82(10, Suppl):S105–8.

20. Barsuk JH, McGaghie WC, Cohen ER, et al. Simulation-based mastery learning reduces complications during central venous catheter insertion in a medical intensive care unit. Crit Care Med. 2009;37(10):2697–701.

21. Barsuk JH, Cohen ER, Feinglass J, et al. Use of simulation-based education to reduce catheter-related bloodstream infections. Arch Intern Med. 2009;169(15):1420–3.

22. Barsuk JH, Cohen ER, McGaghie WC, Wayne DB. Long-term retention of central venous catheter insertion sills after simulation-based mastery learning. Acad Med. 2010;85(10, Suppl):S9–S12.

23. Cohen ER, Feinglass J, Barsuk JH, et al. Cost savings from reduced catheter-related bloodstream infection after simulation-based education for residents in a medical intensive care unit. Simul Healthc. 2010;5(2):98–102.

24. Barsuk JH, Cohen ER, Feinglass J, et al. Unexpected collateral effects of simulation-based medical education. Acad Med. 2011;86(12):1513–7.

25. Cohen ER, Barsuk JH, McGaghie WC, Wayne DB. Raising the bar: reassessing standards for procedural competence. Teach Learn Med. 2013;25(1):6–9.

26. Barsuk JH, Cohen ER, Potts S, et al. Dissemination of a simulation-based mastery learning intervention reduces central line-associated bloodstream infections. BMJ Qual Saf. 2014;23(9):749–56.

27. Barsuk JH, Cohen ER, Nguyen D, et al. Attending physician adherence to a 29-component central venous catheter bundle checklist during simulated procedures. Crit Care Med. 2016;44(10):1871–81.

28. Barsuk JH, Seburn S, Cohen ER, Slade M, Mikolajczak A, Wayne DB. Simulation-based mastery learning improves central line maintenance skills of ICU nurses. J Nurs Admin. 2015;45(10):511–7.

29. Cohen ER, McGaghie WC, Wayne DB, et al. Recommendations for reporting mastery education research in medicine (ReMERM). Acad Med. 2015;90(11):1509–14.

30. Gawande A. The checklist manifesto: how to get things right. New York: Picador; 2009.

31. Holyoak KJ. Symbolic connectionism: toward third-generation theories of expertise. In: Ericsson KA, Smith J, editors. Toward a general theory of expertise: prospects and limits. Cambridge: Cambridge University Press; 1991.

32. Cole D. Sullenberger's experience in a 737 MAX simulator made him see how pilots ran out of time. Available at: https://www.cnn.com/2019/06/19/politics/chesley-sullenberger-boeing-737-max-scenario/.

33. Cohen ER, Barsuk JH, Moazed F, et al. Making July safer: simulation-based mastery learning during intern boot camp. Acad Med. 2013;88:233–9.

34. McGaghie WC. Evaluation apprehension and impression management in medical education. Acad Med. 2018;93(5):685–6.

35. Rosenbaum L. Cursed by knowledge—building a culture of psychological safety. N Engl J Med. 2019;380(8):786–90.

36. Rudolph JW, Raemer DB, Simon R. Establishing a safe container for learning in simulation: the role of presimulation briefing. Simul Healthc. 2014;9(6):339–49.

37. Friedson E. Profession of medicine: a study of the sociology of applied knowledge. New York: Dodd, Mead & Company; 1973.

38. Susskind R, Susskind D. The future of the professions: how technology will transform the work of human efforts. Oxford, UK: Oxford University Press; 2015.

39. American Board of Internal Medicine Assessment 2020 Task Force. A vision for certification

in internal medicine in 2020. Philadelphia: American Board of Internal Medicine; 2015.

40. Clauser BE, Margolis MJ, Case SM. Testing for licensure and certification in the professions. In: Brennan RL, editor. Educational measurement. 4th ed. Westport: American Council on Education and Praeger Publishers; 2006.

41. Topol E. The patient will see you now: the future of medicine is in your hands. New York: Basic Books; 2015.

42. National Institutes of Health. NIH-wide strategic plan fiscal years 2016–2020. Available at: http://www.nih.gov/sites/default/files/about-nih/strategic-plan-fy2016-2020-508.pdf.

43. Agency for Healthcare Research and Quality. AHRQ research funding priorities & special emphasis notices, February 2019. Available at: https://www.ahrq.gov/funding/priorities-con-tacts/special-emphasis-notices/index.html.

44. Carline JD. Funding medical education research: opportunities and issues. Acad Med. 2004;79(10):918–24.

45. Reed DA, Kern DE, Levine RB, Wright SM. Costs and funding for published medical educa-tion research. JAMA. 2005;294(9):1052–7.

46. Archer J, McManus C, Woolf K, et al. Without proper research funding, how can medical education be evidence based? BMJ. 2015;350:h3445. https://doi.org/10.1136/bmj.h3445.

47. Gruppen LD, Durning SJ. Needles and haystacks: finding funding for medical education research. Acad Med. 2016;91(4):480–4.

48. Reed DA, Cook DA, Beckman TJ, et al. Association between funding and quality of published medical education research. JAMA. 2007;298(9):1002–9.

49. McGaghie WC, Issenberg SB, Cohen ER, et al. Translational educational research: a necessity for effective health-care improvement. Chest. 2012;142(5):1097–103.

中英文名词对照索引

B

本科医学教育	undergraduate medical education, UME	249
标准化患者	standardized patient, SP	6,70,89

C

程序学习和安全协作组织	Procedural Learning and Safety Collaboration, PLSC	12
持续质量改进	continuous quality improvement, CQI	78
持续专业发展	continuing professional development, CPD	313

D

胆总管结石	choledocholithiasis	196
胆总管损伤	common bile duct injury	192
低风险的学习环境	low-stakes learning environment	191
第一年的住院医师	postgraduate year 1, PGY-1	2
癫痫持续状态	status epilepticus, SE	25
电子病历	electronic medical record, EMR	348
多步骤手术	multi-step operation	195

E

儿科高级生命支持	pediatric advanced life support, PALS	241

F

发生率	complications rates	192
腹腔镜胆总管探查	laparoscopic common bile duct exploration, LCBDE	37,76,195,329
腹腔镜腹股沟疝修补术	laparoscopic inguinal hernia repair, LIHR	201
腹腔镜外科基础	fundamentals of laparoscopic surgery, FLS	192,306
腹腔镜下腹部疝	laparoscopic ventral hernia, LVH	305

G

高级创伤生命支持	advanced trauma life support, ATLS	241
高级微创外科	advanced minimally invasive surgery	202
高级心脏生命支持	advanced cardiac life support, ACLS	29,43,67,90,102,117, 177,241,298,346
高强度考核	high-stakes examinations	192,194
告知坏消息	breaking bad news, BBN	120
沟通技巧	communication skill, CS	85
国际护理临床模拟和 学习协会	International Nursing Association for Clinical Simulation and Learning, INACSL	144
国立卫生研究院	National Institutes of Health, NIH	281

H

合作学习模拟技能训练	cooperative learning simulation skills training, CLSST	36

J

机构审查委员会	Institutional Review Board, IRB	95,116
机组资源管理	crew resource management, CRM	176
基本生命支持	basic life support, BLS	240
基于模拟	simulation-based, S-B	16
基于模拟的掌握性学习	simulation-based mastery learning, SBML	25,44,50,76,103, 118,207,257,313, 336,345
基于模拟器考核	simulator-based exam	200
基于实践的学习和改进	practice-based learning and improvement, PBLI	314
基于系统的实践	system-based practice, SBP	179
急救医疗	emergency medical service, EMS	178
急诊医学	emergency medicine, EM	267
继续医学教育认证委员会	the Accreditation Council for Continuing Medical Education, ACCME	316
继续职业教育	continuing professional education, CPE	304
教育差距	educational gaps	196
颈内静脉	internal jugular, IJ	214,268,306

K

科学的团队科学	science of team science	179
刻意练习	deliberate practice, DP	70,210

客观结构化临床考试	objective structured clinical examination, OSCE	6,251
客观态度问卷调查	objective attitude survey	200
跨连续体的儿科教育	education in pediatrics across the continuum, EPAC	259
快速循环刻意练习	rapid-cycle deliberate practice, RCDP	243

L

临床技能考试	clinical skills examination, CSE	257
临床决策	clinical decision-making, CDM	85
临床胜任力委员会	Clinical Competency Committee, CCC	296
临时血液透析导管	temporary hemodialysis catheter, THDC	221

M

梅奥诊所外科住院医师培训项目	Mayo Clinic Surgical Residency Program	202
美国儿科学会	American Academy of Pediatrics, AAP	241
美国内科学委员会	American Board of Internal Medicine, ABIM	56,206
美国外科学委员会	American Board of Surgery, ABS	206
美国外科医师学会	American College of Surgeons, ACS	241
美国心脏协会	American Heart Association, AHA	43,56,339
美国医学院协会	Association of American Medical Colleges, AAMC	250,294
美国医学执照考试	United States medical licensing examination, USMLE	9
迷你临床演练评估练习	mini clinical evaluation exercises, mini-CEX	10,84,258
模拟医学教育	simulation-based medical education, SBME	13,66

N

脑脊液	cerebrospinal fluid, CSF	2
内镜逆行胰胆管造影术	endoscopic retrograde cholangiopancreatography, ERCP	196,330
内镜培训系统	endoscopic training system, ETS	194
内镜外科基础	fundamentals of endoscopic surgery, FES	193
内科	internal medicine, IM	56,267
内科重症监护室	medical intensive care unit, MICU	178

Q

气道 - 呼吸 - 循环	airway-breathing-circulation, ABC	123
情境感知	situation awareness, SA	85
情境训练演习	situational training exercise, STX	185
球囊面罩	bag valve mask, BVM	34

全科医生 primary care provider，PCP 77

R

乳房查体 clinical breast examination，CBE 84,305

S

胜任力导向、以时间为 competency-based，time-variable education，CBTVT 334
　变量的培训
胜任力导向的医学教育 competency-based medical education，CBME 286
胜任力导向教育和培训 competency-based education and training，CBET 286
实施研究综合框架 consolidated framework for implementation research， 124
　CFIR
手术室 operating room，OR 185,191
寿限 lifespan 186
随机对照试验 randomized controlled trial，RCT 56
锁骨下静脉 subclavian，SC 214,268,306

T

体外膜氧合 extracorporeal membrane oxygenation，ECMO 312
投资回报 return on investment，ROI 267
团队策略和提高绩效与 Team Strategies and Tools to Enhance Performance 182
　患者安全工具 and Patient Safety，TeamSTEPPS™
团队构成 team composition 187
退伍军人事务医疗中心 Veterans Affairs Medical Center，VAMC 216,278

W

外科协会认证 board certification in surgery 193
外科训练 surgical training 192
外科训练盒 "box-trainer" model 192
问题学习 problem-based learning，PBL 89

X

西北纪念医院 Northwestern Memorial Hospital，NMH 201,215
下一个认证系统 next accreditation system，NAS 251
下游结果 downstream outcomes 187
"现实世界"的效应 "real world" effect 201
协会认证程序 board certification process 193
心肺复苏 cardiopulmonary resuscitation，CPR 43

心室辅助装置	ventricular assist device, VAD	345
心胸外科重症监护室	cardiothoracic intensive care unit, CTICU	277,328
心血管重症监护病房	cardiovascular intensive care unit, CVICU	76
心脏病患者模拟器	cardiology patient simulator, CPS	93
新生儿复苏课程	the neonatal resuscitation program, NRP	241
学术继续医学教育协会	the Society for Academic Continuing Medical Education, SACME	313
循环-气道-呼吸	circulation-airway-breathing, CAB	123
循证原则	evidence-based principle	181

Y

腰椎穿刺术	lumbar puncture, LP	2,347
医疗保健研究与质量机构	Agency for Healthcare Research and Quality, AHRQ	212,281
医疗保险和医疗补助服务中心	the Centers for Medicare and Medicaid Services, CMS	322
医疗错误	medical errors	176
医疗模拟协会	Society for Simulation in Healthcare, SSH	144
医学教育联络委员会	Liaison Committee on Medical Education, LCME	335,341
医学教育者学会	Academy of Medical Educator, AOM	144
医学模拟复盘评价表	Debriefing Assessment for Simulation in Healthcare, DASH	145
医学生表现评估	medical student performance evaluation, MSPE	335
医学院校教育	undergraduate medical education, UME	335
医院获得性疾病	hospital-acquired condition, HAC	322
以问题为导向的教学方法	problem-based learning, PBL	6

Z

掌握性学习	mastery learning, ML	143,241
知识、技能和态度	knowledge, skill, and attitude, KSA	143
质量改进	quality improvement, QI	322
置信职业行为	entrustable professional activity, EPA	44,69,250, 291
中心静脉导管	central venous catheter, CVC	9,29,47,104,118, 267,305,328
中心静脉导管相关血流感染	central line-associated bloodstream infection, CLABSI	214
重症监护室	intensive care unit, ICU	9,118,157
住院时间	length of stay, LOS	322

住院医师医学教育	graduate medical education,GME	249,335
住院医师医学教育认证 　委员会	Accreditation Council for Graduate Medical 　Education,ACGME	156,178,206,250
资质维持	maintenance of certification,MOC	304,352
自我效能	self-efficacy,S-E	29
总体评级表	global rating scale,GRS	107
最低通过标准	minimum passing standard,MPS	3,25,49,69,82,96, 100,120,136,156, 158,242,257,268, 306,346
最佳证据医学教育	best evidence medical education,BEME	66,281

55检